生殖内分泌疾病

检查项目选择及应用

第3版

主编　杨冬梓

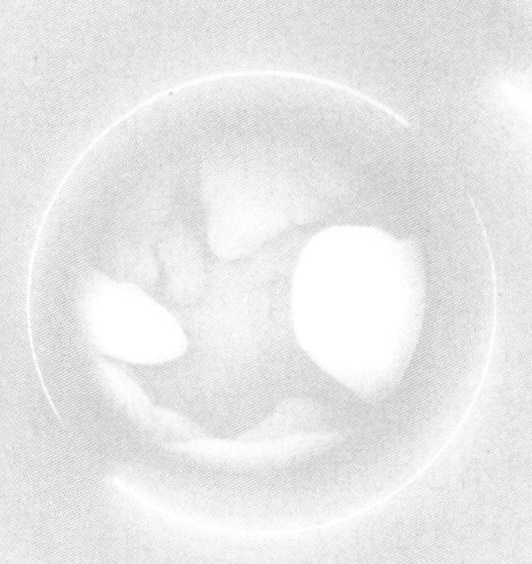

人民卫生出版社

·北　京·

图书在版编目（CIP）数据

生殖内分泌疾病检查项目选择及应用 / 杨冬梓主编
. —3 版 . —北京：人民卫生出版社，2023.10（2023.11重印）
ISBN 978-7-117-35201-7

Ⅰ. ①生… Ⅱ. ①杨… Ⅲ. ①泌尿生殖系统 – 内分泌病 – 诊疗 Ⅳ. ①R691②R58

中国国家版本馆 CIP 数据核字 (2023) 第 158941 号

人卫智网	www.ipmph.com	医学教育、学术、考试、健康， 购书智慧智能综合服务平台
人卫官网	www.pmph.com	人卫官方资讯发布平台

生殖内分泌疾病检查项目选择及应用
Shengzhi Neifenmi Jibing Jiancha Xiangmu
Xuanze ji Yingyong
第 3 版

主　　编：杨冬梓
出版发行：人民卫生出版社（中继线 010-59780011）
地　　址：北京市朝阳区潘家园南里 19 号
邮　　编：100021
E - mail：pmph @ pmph.com
购书热线：010-59787592　010-59787584　010-65264830
印　　刷：北京顶佳世纪印刷有限公司
经　　销：新华书店
开　　本：787 × 1092　1/16　　印张：25
字　　数：608 千字
版　　次：2011 年 7 月第 1 版　　2023 年 10 月第 3 版
印　　次：2023 年 11 月第 2 次印刷
标准书号：ISBN 978-7-117-35201-7
定　　价：118.00 元
打击盗版举报电话：010-59787491　E-mail：WQ @ pmph.com
质量问题联系电话：010-59787234　E-mail：zhiliang @ pmph.com
数字融合服务电话：4001118166　E-mail：zengzhi @ pmph.com

编委名单

主　编　杨冬梓

副主编　李　予　张清学　谢梅青　王文军

编　委（按姓氏笔画排序）

王　晔　中山大学附属第一医院
王文军　中山大学孙逸仙纪念医院
王良岸　中山大学孙逸仙纪念医院
古　健　中山大学附属第三医院
冯淑英　中山大学孙逸仙纪念医院
朱依敏　浙江大学医学院附属妇产科医院
杜　涛　中山大学孙逸仙纪念医院
李　予　中山大学孙逸仙纪念医院
李　轶　中山大学孙逸仙纪念医院
李　琳　中山大学孙逸仙纪念医院
杨冬梓　中山大学孙逸仙纪念医院
杨亚波　中山大学孙逸仙纪念医院
佘旭辉　广州医科大学金域检验学院
狄　娜　中山大学孙逸仙纪念医院
宋明哲　深圳中山泌尿外科医院
张少玲　中山大学孙逸仙纪念医院
张建平　中山大学孙逸仙纪念医院
张清学　中山大学孙逸仙纪念医院
陈　蓉　北京协和医院
陈　慧　中山大学孙逸仙纪念医院
陈亚肖　中山大学孙逸仙纪念医院
陈晓莉　中山大学孙逸仙纪念医院
林海燕　中山大学孙逸仙纪念医院
周力学　中山大学孙逸仙纪念医院
赵晓苗　广东省人民医院
袁　萍　中山大学孙逸仙纪念医院
贾卫娟　中山大学孙逸仙纪念医院
黄　佳　中山大学孙逸仙纪念医院
梁立阳　中山大学孙逸仙纪念医院
曾　勇　深圳中山泌尿外科医院
谢梅青　中山大学孙逸仙纪念医院

第3版 序

生殖内分泌学是一个充满了魅力与活力的学科，它与妇女一生各时期的生理变化、疾病发生、保健措施等密切相关。多年来，从起始阶段研究支持精、卵发生及其相互作用的内分泌机制，到分子测序技术的飞速发展，生理及病理状态研究的深入及技术手段的精细化带动了检验及辅助检查项目的丰富，为辅助生殖临床病因探究及诊疗方法的多样化提供了新的机遇。在此过程中，针对各类检测指标、项目与妊娠结局关系而开展的大量临床研究也不断完善、明确着技术适用范围及应用对象。同时，在预防为先的理念下，生育内分泌的有效、优效检查评估，也为育龄夫妇了解自己的生育力水平提供了重要的参考数据。

本书主编杨冬梓教授带领编委团队从实践的角度出发，全面充分地介绍了临床诊疗过程中内分泌检测的众多手段，并与时俱进，不断跟进技术发展，引导读者如何更高效精准地利用这些方法。从 2011 年出版第 1 版起，这本书就得到了庄广伦教授、郎景和院士和各位同行们的大力支持及鼓励，出版后一直很畅销，曾一度进入非教材类医学专业书籍年度销售前 10 名。

十年有余，杨冬梓教授对这本专著持续投入了相当多的情感、智慧和精力，发自内心地在编撰这本指导性强、借鉴学习意义高的著作，使其不断完善，并逐渐成为精品。每一次的再版，都如同是近年生殖内分泌领域发展的缩影和注脚。希望各位读者在览阅全书的过程中，能不断思考，理解体会技术发展及指南共识对检查检验的推动效果，并结合自己的临床经历，探索并形成更为高效的诊疗路径，让更多患者受益。

乔杰

二〇二三年十月

第 3 版 前言

第 1 版《生殖内分泌疾病检查项目选择及应用》于 2011 年出版，第 2 版于 2016 年 2 月出版。第 1、2 版出版后由于实用性强且临床指引明确而广受同行欢迎，出版社反复印刷依然售罄。2020 年 3 月启动编写第 3 版，我们对这部著作能够迎合业界同行和读者的需求而广受欢迎和热捧而欣慰，同时我们也意识到第 2 版出版后的 7 年多时间，生殖内分泌学的进展已经将第 2 版的“旧”显现出来。分子诊断学技术的迭代更新、激素检测（质谱法的应用和逐渐普及）和影像学技术（三维 / 四维彩色 B 超的逐渐普及）的进展及临床应用、对疾病的认识深入以及在生殖医学日新月异地快速发展的推动下生殖内分泌研究和临床实践不断进步，专业领域里的相关指南和共识也在不断更新。显然本书的内容也需要与时俱进。新版在第 2 版的基础上将一些过时的内容剔除，加入了新进展、新知识、新技术，并引用最新的疾病诊治指南和共识，同时更加强化实际应用。

《生殖内分泌疾病检查项目选择及应用》第 3 版的宗旨与前两版一样，主要面对的读者是临床生殖内分泌专科工作者，其他专科尤其是全科医生，还有实验室工作人员。同时，越来越多的患者及其家属也希望了解检查项目的选择及其结果报告的临床意义，本书也能够给这些对有关检查项目欲予探究的人们指点迷津。在生殖内分泌专科疾病诊治过程中可供选择的辅助检查项目日益增多，如何更高效精准地应用辅助检查项目无疑是具有挑战性的。本书力图帮助读者在面对这类挑战时找到对策或者在书中找到引导和启发。

新版分三篇，共三十三章，比第 2 版增加了四章，增添了包括单基因遗传性内分泌代谢病基因诊断的临床应用、染色体微阵列分析、骨密度测定、男性生殖相关检查；还根据新的指南共识更新了早发性卵巢功能不全、卵巢反应不良（含波塞冬分类）、功能性下丘脑性闭经和绝经后骨质疏松症等内容。

新版还增加了新的作者，带进新的活力和思维，多个学科的编者经过反复沟通和修改才得以成书，在此我衷心地感谢全体编者！特别感谢我的同事黄佳博士，在整个编写的组织联系和书稿整理中做了大量的具体工作。同时也深深地感谢给予我默默的有力支持的亲人。

在本书付梓之际，我特别缅怀生殖医学的老前辈、德高望重的庄广伦教授，第 1 版的编写得到了庄教授的鼓励和支持，他在为第 1 版做的序中写道：“治疗缘于诊断，诊断缘于检查。应该有目的地选择实验室检查与特殊的相关检查项目以建立精确的诊断依据，才可能有把握作出完善的诊断和治疗。”点明了本书的意义所在。他还指出：“内分泌疾病不是从单一孤立的内分泌进行研究，而是全方位，整体的代谢、免疫、遗传相互关联的组合”，引导我们拓展视野，促使我在构思本书的新版架构时不断地挖掘和完善相关内容。我还要衷心感谢尊敬的郎景和院士对我的专业生涯一直以来的指导支持并为第 2 版作序。郎景和院士在为本书第 2 版写的序里为生殖内分泌学的繁多检查总结了“四化”（“变化”“转化”“规范化”“个体化”），精辟地“点睛”提供项目检查选择和应用是本书的主旨和特色。我还非常高兴并感谢乔杰院士为第 3 版写序，乔院士说：“希望各位读者在览阅全书的过程中，能不断思考，理解体会技术发展及指南共识对检查检验的推动效果，并结合自己的临床经历，探索并形成更为高效的诊疗路径，让更多患者受益。”她道出了从这本专著的第 1 版编写到现在十年有余，我和编写团队持续投入情感、智慧和精力打造这本指导性强、借鉴学习意义高的著作的价值所在。

时代在变迁，医学在进步，知识的学习是无止境的，著书的内容再更新也是阶段性的。正如乔杰院士所说：“每一次的再版，都如同是近年生殖内分泌发展的缩影和注脚。”书稿交出之日，医学技术前进的步伐就已经超越了著作内容。本书出版之际，恳切希望广大读者在阅读过程中不吝赐教，欢迎发送邮件至邮箱 renweifuer@pmph.com，或扫描封底二维码，关注“人卫妇产科学”，对我们的工作予以批评指正，以期再版修订时进一步完善，更好地为大家服务。

杨冬梓

二〇二三年十月

第2版序

杨冬梓教授主编的这部书，无论从题目到内容都令人耳目一新，饶有兴致。

和杨教授交谈及浏览目录后，萌生出以下三点想法，供编者和读者参考：

其一，我一向认为产科学是妇产科学的基础，生殖内分泌学是妇产科学的内科学基础，这不意味着生殖内分泌学没有手术问题或不施行手术，而是让我们重视其理论和实践意义，无论你是否从事生殖内分泌学亚专业，正如我们各科大夫都要有良好的内科学基础一样。

从生殖到病理、从产科到妇科、从计划生育到妇科肿瘤，我们都必须掌握生殖内分泌学的基本理论和技能。否则，我们是做不好自己的亚专业的。因此，可以说，本书有广大的读者群，无论对非该亚专业的普及，到该亚专业的提高，都是难得的，甚至是必备的参考书。

其二，临床医师（或许本书的读者绝大多数是临床医师）一定要懂得检验或辅助检查语言，即读懂其结果或者报告。一位有名的病理学家对我说：最怕临床医生和病理医生没有共同语言，即病理科大夫看不懂临床大夫的申请描述，临床医生看不懂病理医生的结果报告——甚至如同来自两个星球一般。虽然没有如此严重，但“互不相懂”“互不相通”却不乏存在。

特别是生殖内分泌学，有很多检测，其结果有重要意义，因此要求临床医生必须既懂得、又理解、能分析，才能为临床诊断治疗提供帮助。

提供检查项目选择和应用是本书的主旨和特色，因此，我在这里无论如何强调都不过分。况且，正如主编所称，新版又增加了很多新的现代检查项目，如基因检测及其他分子生物学指标。读报告时必须全然明了，不可含糊懵懂，如同我们看任何结果报告一样。

生殖内分泌学的各种检查繁多，甚至复杂，有“四化”可言：一是“变化”，一种病、一个人，内分泌测定有规律，也有变化，不会固定，僵化。二是“转化”，从临床表现诊治的考虑到实验室检测的回报，要有转化意义，反之亦然，要消除“转化沟壑”。三是“规范化”，从检测方法、结果指标、应用指导，要有统筹、有规则。四是“个体化”，即具体应用的个体化判断、分析及诊治方案的决策。

其三，正确认识和应用检查项目。实验室检测及其他辅助检查对生殖内分泌问题或疾病的诊断及治疗的意义或价值，自不待言。但除了明晰检测结果之外，正确认识、理解和应用更为重要。必须与具体病人、病情相结合，林巧稚大夫告诉我们“单纯依靠检查报告做结论是危险的！”同样的结果，由于病人、病情不同，其意义不一定相同；同一病人，不同时期、不同状态，其检查结果也会有差异和变化。关爱病人、辨证施治是基本原则。也可以认为，检测或检查，是工具、是器，“君子不器”，君子用器而非器也，正是成熟医生之所为。亦正如循证医学，是为寻求证据，提供诊治决策，但证据本身并非决策，决策还必须考量其他诸方面。内分泌学检查的选择和应用也一样。

本不想多写，竟拉杂如是，就此搁笔吧。

郎景和

二〇一五年九月

第2版 前言

本书第1版于2010年编写完毕，2011年由人民卫生出版社出版。该书出版后由于实用性强且临床指引明确而广受同行欢迎，出版社已经再次印刷依然售罄。当出版社又打电话来询问第三次印刷时，我们对这部著作受到读者欢迎和热捧而欣慰，但我们对再次印刷这部几年前编写的著作又感到了犹豫和压力。本书出版后的几年里生殖内分泌的进展已经逐渐将第1版的"旧"显现出来，尤其在基因检测、激素检测和影像学技术的进展及临床应用、对疾病的认识深入以及在生殖医学日新月异地快速发展的推动下生殖内分泌研究和临床实践迅猛进步，催促着作者更新该书内容。于是编写第2版的事宜被人民卫生出版社和本书编者们提到了日程上来，并于2014年底开始组织编写。

生殖内分泌问题在男性和女性的机制有其共性也有各自的特性，在生殖医学临床诊治工作往往需要生殖男科和生殖妇科的医生合作完成，共同的理论基础和认识是合作的前提，因此本书无法回避男性生殖内分泌的问题。我们编写第2版时不但在第1版的基础上剔除一些过时的内容，加入新进展、新指南、新知识、新技术，还加入了男性生殖内分泌学的内容，特将此书更名为《生殖内分泌疾病检查项目选择及应用》。

在生殖内分泌专科疾病诊治过程中，除了医生的病史询问和体格检查外，辅助检查也发挥着越来越重要的作用。有了更多更精确的检测，许多疾病在我们的视野中更加清晰起来。本学科领域的迅速发展及其相关检查的增加，也促使我们不断地学习、研究、探讨和更新观念。临床生殖内分泌专科工作者、其他专科尤其是全科医生、还有实验室工作人员更加需要掌握检查项目选择、检查结果的临床意义判读以及正确采集合格的检测标本等知识。同时，随着社会发展和经济文化的进步，越来越多的就诊者及其家属也希望了解检查项目的选择及其结果报告的临床意义。本书第2版就是为了满足这种需求，力图回答以下问题：

1. 当怀疑患者为某种生殖内分泌疾病时，应选择哪些实验室检查和辅助检查最合理？哪些实验室检查和辅助检查对诊断、对治疗有指导意义？对判断预后有参考价值？这些检查如何分轻重急缓？操作流程如何？

2. 检测项目执行的时间、标本采集的正确时间、不同时间采集标本的不同意义以及标本如何正确处理？

3. 对检测报告或结果怎样分析、判断其临床意义？

本书分三篇共二十九章。第一篇介绍常

见生殖内分泌疾病诊疗中检查项目的合理选择及检查流程，第二篇介绍常用各种检查项目的实施、结果的分析、意义与临床应用要点，第三篇介绍相关辅助检查。本书从生殖内分泌疾病诊治的临床思维与实验室检查相结合的角度出发，既帮助临床医师了解相关的实验检查知识以便准确应用，提高诊疗效率，又强调规范诊治、人文关怀，比如检测手段的选择由无创到有创、由简到繁、由便宜到昂贵等原则，选择次序体现的临床逻辑思维。旨在让各种检查手段更好发挥辅助临床诊疗的作用，为提高医疗质量、保障医疗安全提供支持。本书尽力做到理论联系实际，内容深入浅出，实用性强；同时介绍新技术、新观点和指南。适合读者人群广。适用于各级临床医护技人员，医学院学生和对医疗知识感兴趣的患者及其家属阅读参考。

本书编写者由来自中山大学、浙江大学、上海复旦大学、深圳和美国纽约州立健康部内分泌实验室的生殖医学专科、妇科、内科内分泌专科、儿科内分泌专科、乳腺外科、实验室、超声影像科等的专业人员组成，均为在所撰写内容的领域内学有专长、经验丰富的专业工作者和学者。第 2 版还增加了新的作者，带进新的活力。在日常繁忙的工作中，本书的编写和反复修改无疑是一种劳作和挑战。我们将此书的编写作为一种专业的学习和分享，也是多学科的合作和贯通。在此，我衷心地感谢全体编者以及在我们背后给予了默默的有力支持的亲友，感谢一直鼓励、敦促和指导本书编写和出版的人民卫生出版社的编辑。我还要特别感谢生殖医学的老前辈、德高望重的庄广伦教授对本书编写的鼓励和为本书第 1 版写序；更加感谢尊敬的郎景和院士对生殖内分泌发展一直以来的指导支持并为本书第 2 版作序，他的“序”将人学、科学和哲学融会贯通，既有真知的学术点评又有睿智的哲理点睛，真应了“看书先看序跋”的先人提点。本书有此序，幸也！

我们知道，要回答来自不同层面和不同深度的问题和需求，纵使竭尽全力也仍可能有纰漏之处，加之现代科学技术发展和知识更新迅速，我们的笔耕收成总是落后于医学发展。书中难免有缺陷和不足，敬请师长同道包涵和不吝赐教。欢迎发送邮件至邮箱 renweifuer@pmph.com，或扫描封底二维码，关注“人卫妇产”，对我们的工作予以批评指正，以期再版修订时进一步完善，更好地为大家服务。

杨冬梓

二〇一六年一月一日于广州

第1版 序

妇科内分泌疾病一直受到人们关注，我国古代《黄帝内经》对女性生殖功能早有描述："女子七岁，肾气盛，齿更发长；二七而天癸至，任脉通，太冲脉盛，月事以时下，故有子；三七肾气平均，故真牙生而长极；四七筋骨坚，发长极，身体盛壮；五七阳明脉衰，面始焦，发始堕；六七三阳脉衰于上，面皆焦，发始白；七七任脉虚，太冲脉衰少，天癸竭，地道不通，故形坏而无子也。"现代医学的迅猛发展更是加速生殖内分泌研究不断深入，从传统的下丘脑-垂体-卵巢轴月经周期调节发展到轴内与轴外旁分泌和自分泌的联合调节，更进一步阐明两细胞两促性腺激素对卵泡发育与类固醇激素生成的意义。研究的深度从细胞水平发展到分子水平乃至蛋白水平妇科内分泌疾病不是从单一孤立的内分泌进行研究，而是全方位、整体的代谢、免疫、遗传相互关联的组合。

对妇科内分泌疾病的认识，是知识不断更新的过程，对妇科内分泌疾病的诊断检查也需要反复临床实践再学习。

女性除了具备常人相似的内分泌活动模式外，还在生长发育、月经与月经疾病、妊娠期持有特定的一面，这正是妇科内分泌的复杂性。因此，临床上需要妇科内分泌疾病诊断与治疗的专科。治疗源于诊断，诊断源于检查。当我们通过了解病史及初步检查判定疑似某种妇科内分泌疾病的时候，应该有目的地选择实验室检查与特殊的相关检查项目以建立精确的诊断依据，才可能有把握做出完善的诊断和治疗。我想这也是杨冬梓教授主编本书的目的所在。

本书汇集众多妇科内分泌专家经验，提出合理选择检验项目，介绍先进的检测技术，科学综合分析病情，这一技术路线将是当今医生与病人共同走向一条通向诊断与治疗最理想的康复大道。

庄广伦

二〇一一年一月一日

第1版 前言

在妇科内分泌专科疾病诊治过程中，除了医生的病史询问和体格检查外，辅助检查也发挥着越来越重要的作用。有了更多更精确的检测，许多疾病在我们的视野中更加清晰起来。本学科领域的迅速发展及其相关检查的增加，也促使我们不断地学习、研究、探讨和更新观念。临床妇科内分泌专科工作者、其他专科尤其是全科医生，还有实验室工作人员更加需要掌握检查项目选择、检查结果的临床意义判读以及正确采集合格的检测标本等知识。同时，随着社会发展和经济文化的进步，越来越多的就诊者及其家属也希望了解检查项目的选择及其结果报告的临床意义。为了满足这种需求，我们编写了《妇科内分泌疾病检查项目选择及应用》一书。本书力图回答以下问题：

1. 当怀疑患者为某种妇科内分泌疾病时，应选择哪些实验室检查和辅助检查最合理？哪些实验室检查和辅助检查对诊断、对治疗有指导价值；对判断预后有参考意义？这些检查如何分轻重缓急？流程如何？

2. 检测项目执行的时间和标本采集的正确时间及不同时间采集标本的不同意义是什么，以及标本如何正确处理？

3. 对检测报告或结果怎样分析、判断其临床意义？

本书分三篇共二十九章。第一篇介绍常见妇科内分泌疾病诊疗中检查项目的合理选择及检查流程。第二篇介绍常用各种检查项目结果的分析、意义与临床应用要点。第三篇介绍相关辅助检查。本书拟从妇科内分泌疾病诊治的临床思维与实验室检查相结合的角度出发，既帮助临床医师了解相关的实验室检查知识以便准确应用，提高诊疗效率；又可以让各种检查手段更好发挥辅助临床诊疗的作用，为提高医疗质量、保障医疗安全提供支持。本书尽力做到理论联系实际，内容深入浅出，实用性强；同时介绍新技术、新观点和指南。读者人群广，适用于各级临床医护技人员、医学院学生和对医疗知识感兴趣的患者及其家属阅读参考。

本书编写者来自中山大学和浙江大学的生殖内分泌专科、内科内分泌专科、儿科内分泌专科、乳腺外科、实验室等，他们均为在所撰写内容的领域内经验丰富的专业工作者。在日常繁忙的工作中，本书的编写和反复修改无疑是一种劳作和挑战。我们将此书的编写作为一种专业的学习和分享，也是多学科的合作和贯通。在本书杀青之际我衷心地感谢全体编者以及在我们背后给予了默默的有力支持的亲友。我还要特别感谢生殖医学的老前辈、德高望重的庄广伦教授对本书编写的鼓励和欣然应允为本书写序。

我们知道，要回答来自不同层面和不同深度的问题和需求，纵使竭尽全力也仍可能有遗漏之处，加之现代科学技术发展和知识更新迅速，我们的文字总是落后于医学发展。书中难免有缺陷和不足，敬请师长同道包涵和赐教。

杨冬梓

二〇一一年七月八日于广州

目　录

第一篇　常见生殖内分泌相关疾病的检查项目选择

第二篇　常用生殖内分泌疾病相关检查项目

第三篇 生殖内分泌疾病相关的辅助检查

第一篇

常见生殖内分泌相关疾病的检查项目选择

第一章

病理性闭经

【概述】

闭经（amenorrhea）是指无月经或异常停止，可分为生理性闭经和病理性闭经。病理性闭经分为两类：原发性闭经（primary amenorrhea）和继发性闭经（secondary amenorrhea）。2011 年中华医学会妇产科学分会内分泌学组定义如下：原发性闭经是指年龄＞14 岁，第二性征未发育；或年龄＞16 岁，第二性征已发育，月经还未来潮。继发性闭经为正常月经周期建立后月经停止 6 个月以上，或按自身原有周期停止 3 个周期以上。随着女性青春期的提前，部分学者将原发性闭经进行评估的时点限定为正常生长伴第二性征发育时超过 15 岁；无第二性征发育时超过 13 岁；或 10 岁前已有乳房发育但超过 5 年无月经来潮。

闭经是多病因导致的一种临床症状，首先应进行详细的病史询问（包括颅脑外伤、感染史；头痛、视野变化；嗅觉变化；溢乳；血管舒缩症状；饮食、运动方式；全身性疾病；情绪压力；体重变化；子宫手术史；家族史等）、体格检查（身高、体重、甲状腺、乳房发育、高雄性激素体征、神经系统、Tanner 分期等）和妇科检查。还要按照规范的诊断步骤选择辅助检查以明确病因诊断。针对不同的病因给予正确及时的治疗。原发性闭经发病率＜0.1%，而继发性闭经占 3%～4%。尽管原发性和继发性闭经在病因学上有所重叠，但其常见病因仍有不同。遗传或先天性疾病是原发性闭经的最常见原因（如染色体异常导致早发性卵巢功能不全、解剖结构异常等）。而继发性闭经中最常见的病因则主要是多囊卵巢综合征、下丘脑性闭经、早发性卵巢功能不全以及高催乳素血症等。但同时也应注意到部分疾病既可表现为原发性闭经，也可表现为继发性闭经。如功能性下丘脑性闭经（functional hypothalamic amenorrhea，FHA，详见第三章）是指能量摄入不足（热量摄入少和 / 或能量消耗过多）和应激所引起的闭经，常表现为低促性腺激素性性腺功能减退症，在原发性闭经中约占 3%，而在继发性闭经中占比 25%～35%，目前 FHA 指南建议对月经周期间隔超过 45 天或闭经 3 个月以上的女性进行 FHA 的诊断评估。诊疗过程中需要考虑广泛全面的鉴别诊断。

【检测项目】

检查项目可分别按照原发性闭经和继发性闭经诊断流程进行选择（图 1-1、图 1-2）。系统性疾病可通过评估神经内分泌和卵巢功能的实验室检查协助诊断，而解剖结构的异常可通过盆腔检查和影像学检查发现。原发性闭经初始最有效的检测在于判断有无乳房、子宫发育以及卵泡刺激素（follicle-stimulating hormone，FSH）、抗米勒管激素（anti-Müllerian hormone，AMH）水平。如果 FSH 升高、AMH＜0.5ng/ml 提示性腺发育不全可能性大，进一步应考虑染色体核型分析；如果 FSH 正常、影像学提示无正常子宫，提示可能为米勒管发育不全或雄激素不敏感综合征等；如果 FSH 正常或偏低、AMH＞1ng/ml 且存在子宫，则应以青春期发育程度为指导进一步评估。继发性闭经最初的检查包括妊娠试验、FSH、催乳素（prolactin，

PRL)、促甲状腺激素(thyroid-stimulating hormone, TSH)、AMH 等。如果病史或查体提示存在高雄激素，则应检测血清游离睾酮和总睾酮以及硫酸脱氢表雄酮等。后续检测应依据前期异常发现进一步完善(表 1-1)。

1. 激素测定 主要包括促甲状腺激素(TSH)、催乳素(PRL)、卵泡刺激素(FSH)、黄体生成素(luteinizing hormone, LH)、雌二醇(estradiol, E_2)、孕酮(progesterone, P)及睾酮(testosterone, T)等激素测定以协助诊断。取样需在停用雌孕激素药物至少 2 周后进行。

(1)人绒毛膜促性腺激素(human chorionic gonadotropin, hCG)：继发性闭经患者首先需排除妊娠，可通过血液或尿液进行检测。

(2)TSH：甲状腺功能亢进或甲状腺功能减退均可导致闭经。在某些严重的甲状腺功能减退患者中，促甲状腺素释放激素水平升高可同时刺激 TSH 及 PRL 分泌，从而抑制 FSH 的生成。

(3)PRL：催乳素测定受到多种因素影响，单次 PRL 升高建议复查。若 PRL≥100ng/ml 应行颅脑 / 鞍区的磁共振成像(magnetic resonance imaging, MRI)，以排除或确定是否存在压迫垂体柄或分泌催乳素的颅内肿瘤及空蝶鞍综合征等。PRL≥30ng/ml 但<100ng/ml 者酌情考虑颅脑 / 鞍区 MRI。部分甲状腺功能减退(简称“甲减”)患者也会合并高催乳素血症，因此建议高 PRL 患者常规筛查甲状腺疾病。排除器质性病变后考虑特发性高 PRL 血症。

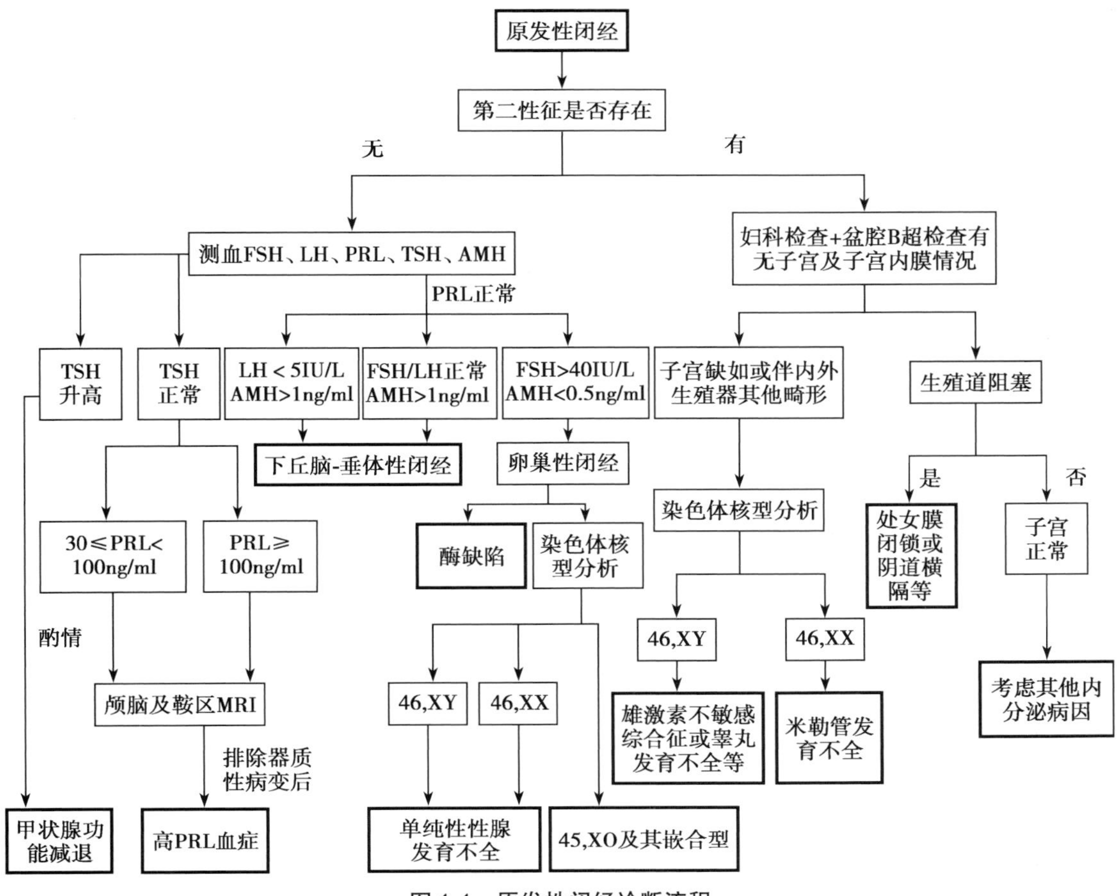

图 1-1 原发性闭经诊断流程

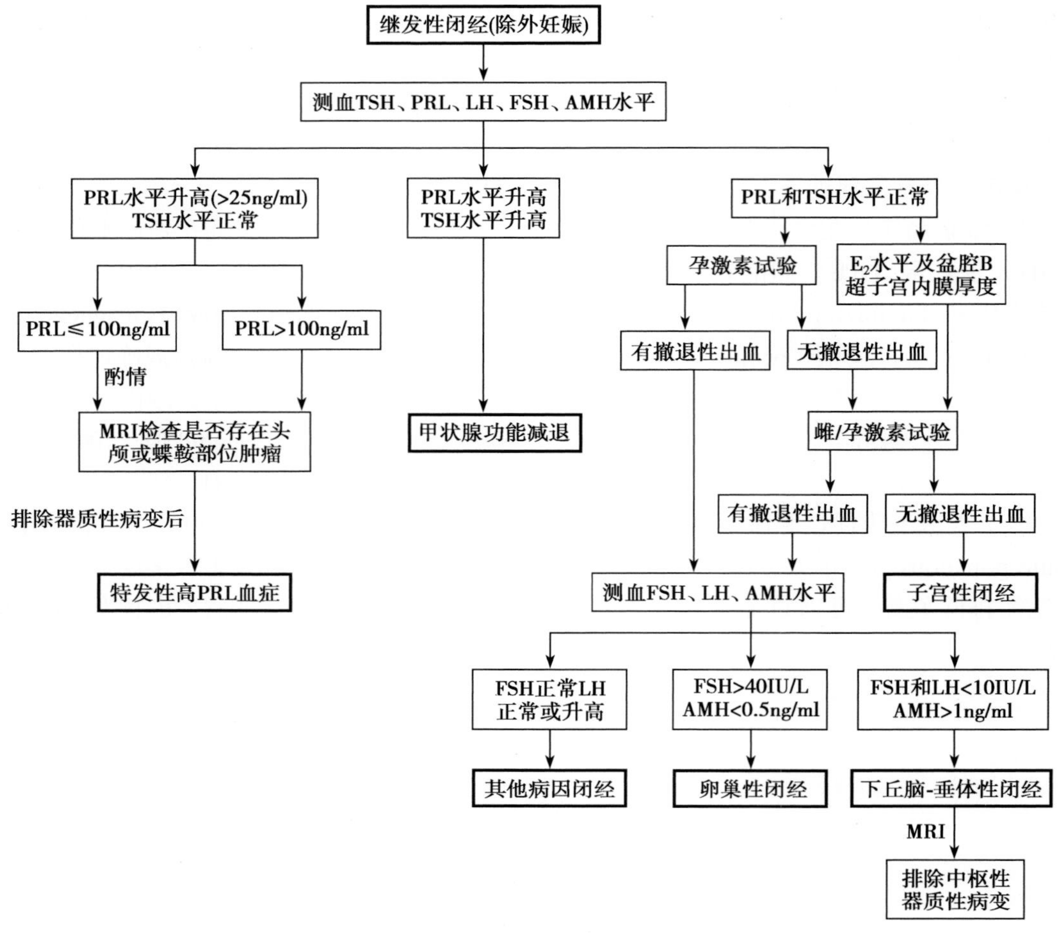

图 1-2　继发性闭经诊断流程

表 1-1　闭经检测项目选择

初始检查	盆腔超声 人绒毛膜促性腺激素、FSH、黄体生成素、PRL、TSH、雌二醇、AMH
进一步检查	染色体核型检测 睾酮、硫酸脱氢表雄酮、17α-羟孕酮 头颅、蝶鞍、垂体、盆腔磁共振成像
特殊疾病相关性检测	宫腔镜；血糖、胰岛素、血脂；骨密度；骨龄

（4）FSH 及 LH：FSH 和 LH 测定对闭经的定位诊断有重要意义。对于原发性闭经患者，FSH、LH 低下，提示功能性下丘脑性闭经、青春期延迟或原发性促性腺激素释放激素（gonadotropin releasing hormone，GnRH）缺陷；FSH、LH 升高，结合雌激素水平判断，多提示早发性卵巢功能不全，应行染色体核型分析明确是否为特纳综合征、是否存在 Y 染色体等。FSH、LH 正常水平则考虑需根据其他检测结果进一步分析。

（5）E_2 及 P：由于 E_2 几乎全部由卵巢产生，因此 E_2 降低见于原发性和继发性卵巢功能低下。孕激素浓度与黄体的发育及退化相关。E_2 测定结合盆腔 B 超可以判断内源性雌激素水平，在黄体期测定 P 可判断卵巢有无排卵及黄体功能状态，在卵泡期测定 P 可协助判断先天性肾上腺皮质增生症。

（6）AMH：AMH 主要由窦前卵泡和小窦卵泡（直径<5mm）分泌，在月经周期中相对稳定，AMH 结合窦卵泡计数（antral follicle count，AFC）是能够单独评估卵巢储备功能的敏感指标。AMH 作为评估卵巢储备功能的指标日益被临床广泛运用，在闭经诊治中可协助判断卵巢性闭经原因。

（7）雄激素：临床上存在多毛、痤疮、脱发等高雄激素体征时，需测定睾酮、硫酸脱氢表雄酮（dehydroepiandrosterone sulfate，DHEAS）和 17α- 羟孕酮（17α-hydroxyprogesterone，17α-OHP）等，以协助判断是否为多囊卵巢综合征或先天性肾上腺皮质增生症或分泌雄激素肿瘤等疾病。

（8）其他：全身性慢性疾病也可表现为下丘脑性闭经，因此可行血细胞分析及代谢指标检测，如空腹血糖、糖基化血红蛋白、胰岛素等。疑为 FHA 者还需酌情检查骨密度、甲状腺功能、生长激素水平。

2. 染色体核型分析 对于高促性腺激素性闭经及性分化异常尤其是有躯体发育异常者，应常规行染色体核型分析。染色体核型分析可明确为 46，XY 或 46，XX 单纯性性腺发育不全，或者 45，XO 及其嵌合体。对于子宫缺如或伴内外生殖器其他畸形者，46，XY 提示雄激素不敏感综合征或睾丸发育不全等。

3. 激素撤退试验 用于评估内源性雌激素水平和生殖道的功能状态。

（1）孕激素试验：具体用法见表 1-2。孕激素撤退有出血者说明体内有一定内源性雌激素水平影响；停药后无撤退性出血者则可能存在两种情况：①内源性雌激素水平低落；②经血产生或流出道（生殖道）异常所致闭经。目前激素测定和 B 超检查日益普及，可先行性激素测定，并行经阴道或直肠 B 超了解子宫内膜厚度，E_2 水平和子宫内膜厚度可反映内源性雌激素水平，E_2 水平低下且子宫内膜过薄（＜4mm）可直接行雌 / 孕激素试验。

（2）雌 / 孕激素序贯试验：即服用足够量的雌激素如戊酸雌二醇或 17β- 雌二醇 2～4mg/d 或结合雌激素 0.625～1.25mg/d，共 20～30 天，再加用孕激素（具体用法见表 1-2）；停药后有撤退性出血者可排除子宫性闭经；停药无撤退性出血者可确定为子宫性闭经。但如病史及妇科检查已明确为子宫性闭经及下生殖道发育异常，此步骤可省略。孕激素试验或雌 / 孕激素试验有撤退性出血者，应行 FSH 和 LH 的测定以明确闭经病因部位。

表 1-2 孕激素试验用药及方法

药物	剂量	用药时间
黄体酮针剂	20mg/ 次，1 次 /d，肌内注射	3～5 天
甲羟孕酮	10mg/ 次，1 次 /d，口服	8～10 天
地屈孕酮	10mg/ 次，2 次 /d，口服	10 天
微粒化黄体酮	100mg/ 次，2 次 /d，口服	10 天

4. 其他检查

（1）基础体温测定（basal body temperature，BBT）：根据体温变化为单相型或双相型协助判断排卵功能。

（2）子宫颈黏液检查：根据子宫颈黏液量、拉丝度、结晶及宫颈口开张程度评分，间接了解体内雌激素水平。

（3）阴道上皮脱落细胞检查：根据阴道上皮脱落细胞中伊红染色及角化细胞所占比例了解雌激素低落和影响程度。

（4）子宫内膜活组织检查或诊断性刮宫，了解卵巢排卵和黄体功能，并明确子宫内膜病变。

对于未婚无性生活史者一般不采用后 3 种方法。以上方法有的由于使用不便、诊断价值有限逐渐被激素测定和盆腔 B 超检查代替，但在基层医疗实践和患者自我监测中仍有使用，比如 BBT 的测定已有使用便利并且网络化的设施供应。

5. 促性腺激素释放激素（GnRH）兴奋试验 可通过了解垂体分泌 LH、FSH 的储备功能，鉴别闭经的原因在垂体或下丘脑

（详见第二十一章）。

由于下丘脑-垂体性闭经的临床处理相同，目前已不提倡行 GnRH 兴奋试验进一步鉴别闭经病因部位源于下丘脑或垂体。

【相关检查】

1. 盆腔超声检查　经腹部/经阴道/经直肠超声可了解子宫大小、子宫颈子宫体比例，子宫有无占位病变以及子宫内膜厚度；子宫颈和阴道影像的连贯性；卵巢大小、卵泡数目、卵巢有无多囊性改变及有无卵巢肿瘤；可观察盆腔内有无占位性病变，阴道直肠前有无肿块，排除阴道横隔经血潴留形成的囊性包块。B 超结果提示子宫缺如或伴内外生殖器其他畸形者，应行染色体核型分析；妇科检查和 B 超提示生殖道阻塞者，考虑处女膜闭经或阴道横隔等；B 超提示子宫正常者，应考虑其他内分泌病因，必要时行相关激素检查。

2. MRI 检查　头痛、溢乳或高 PRL 血症或诊断为低促性腺激素的患者应行头颅/蝶鞍、垂体的 MRI 检查以确定是否存在颅内肿瘤及空蝶鞍综合征等；有明显高雄激素/男性化体征的患者还应行卵巢和肾上腺超声或 MRI 检查以排除肿瘤。同时 MRI 对于特殊结构异常也是有效的检查手段，如米勒管发育不全 MRKH 综合征（Mayer-Rokitansky-Küster-Hauser syndrome）或米勒管不对称融合缺陷（单角子宫）以及肾发育异常等。

3. 宫腔镜检查　可在 B 超检查提示可疑的情况下用于排除子宫性闭经的病因。通过宫腔镜可在直视下了解子宫腔有无粘连、粘连的部位及范围，并在直视下对可疑部位组织取活检。

4. 其他　闭经超过 6 个月，严重营养缺乏或有骨折史或诊断为早发性卵巢功能不全的患者应行骨密度测量。考虑为青春期延迟患者应行骨龄测定、必要时生长激素测定以区分体质性青春期延迟和低促性腺激素性闭经，以及判断青春期延迟的病情与发展、预测最终身高等。

【注意事项】

闭经是多种疾病都可伴有的症状，治疗除针对病因外，还应针对女性生殖健康的以下几方面：①精神心理问题；②性发育幼稚及雌激素水平低落的健康问题；③对有内源性雌激素的闭经患者的子宫内膜保护；④排卵功能障碍；⑤不孕问题；⑥长期低雌激素导致的骨密度低下。

【治疗原则】

①病因治疗；②针对疾病病理生理的激素替代和内分泌治疗；③药物诱发排卵治疗；④必要时辅助生殖技术助孕治疗。

（黄佳　李琳　杨冬梓）

参考文献

1. 中华医学会妇产科学分会内分泌学组，田秦杰．闭经诊断与治疗指南（试行）．中华妇产科杂志，2011，46（9）：712-716.
2. BEREK JS. Berek & Novak. 妇科学．北京：人民卫生出版社，2018.
3. GORDON CM，KE ACKERMAN，SL BERGA，et al. Functional Hypothalamic Amenorrhea：An Endocrine Society Clinical Practice Guideline. J Clin Endocrinol Metab，2017，102（5）：1413-1439.
4. KLEIN DA，SL PARADISE，RM REEDER. Amenorrhea：A Systematic Approach to Diagnosis and Management. Am Fam Physician，2019，100（1）：39-48.
5. ANDERSON RA，SM NELSON. Anti-Mullerian Hormone in the Diagnosis and Prediction of Premature Ovarian Insufficiency. Semin Reprod Med，2020，38（4-5）：263-269.
6. PHYLACTOU M，SA CLARKE，B PATEL，et al. Clinical and biochemical discriminants between functional hypothalamic amenorrhoea（FHA）and polycystic ovary syndrome（PCOS）. Clin Endocrinol（Oxf），2021，95（2）：239-252.
7. CAPUZZO M，MARCA AL. Use of AMH in the Differential Diagnosis of Anovulatory Disorders Including PCOS. Front Endocrinol（Lausanne），2020，11：616766.

第二章

多囊卵巢综合征

【概述】

多囊卵巢综合征（polycystic ovary syndrome，PCOS）是一种常见的多病因导致的女性内分泌及代谢异常的慢性病，其发病机制复杂，临床表现高度异质性。PCOS 不仅影响女性生殖健康，还易并发糖尿病、代谢综合征、子宫内膜癌和心血管疾病等。

1935 年 Stein 和 Leventhal 首次进行了病例报道，1990 年美国国立卫生研究院（National Institutes of Health，NIH）基于专家意见提出 PCOS 的诊断需满足如下标准：临床 / 生化高雄激素，同时合并慢性无排卵，并排除其他已知疾病。2003 年由欧洲人类生殖与胚胎学学会（European Society of Human Reproduction and Embryology，ESHRE）、美国生殖医学学会（American Society for Reproductive Medicine，ASRM）共同制定了新的诊断标准——“鹿特丹标准”，即符合以下 3 项中 2 项，并排除其他疾病：①稀发排卵和 / 或无排卵，排除高催乳素血症、甲状腺疾病、低促性腺激素性性腺功能减退症、卵巢早衰等引起的无排卵。②高雄激素血症和 / 或高雄激素体征，除外先天性肾上腺皮质增生症、分泌雄激素肿瘤、库欣综合征等其他引起高雄激素血症的疾病。③超声显示卵巢多囊性改变：双侧卵巢有≥12 个直径 2～9mm 的卵泡，或卵巢体积＞10ml。近年来不同学术团体在鹿特丹标准的基础上，提出了不少与诊断相关的推荐意见，如美国雄激素过多 - 多囊卵巢综合征协会（the Androgen Excess and PCOS Society，AES-PCOS）认为，PCOS 诊断必须具有雄激素过多的临床或实验室标准。而我国 PCOS 诊断卫生行业标准指出月经稀发或闭经或不规则子宫出血是诊断的必需条件；符合高雄激素和超声表现中 1 项，即可诊断为疑似 PCOS；逐一排除其他可能引起高雄激素的疾病和引起排卵异常的疾病才能确定诊断。2018 年蒙纳士大学在澳大利亚国家健康与医学研究委员会的资助下，联合美国生殖医学学会（ASRM）和欧洲人类生殖与胚胎学学会（ESHRE）共同制定了基于循证医学的国际指南，对于诊断标准的各个条目以及诊断流程、项目选择提出了详细的建议。患者存在不规律的月经及临床高雄激素表现，行排除诊断后即可诊断 PCOS；若无临床高雄表现建议行生化高雄激素的检查；如果患者只存在单独的月经异常或高雄激素血症，则建议行超声检查是否存在卵巢多囊性变化，以明确诊断。2023 年该指南又进行了更新。PCOS 不同诊断标准的差异总结见表 2-1。

同时笔者注意到，在 2003 年鹿特丹标准制定后，AE-PCOS、NIH、美国妇产科学会、美国内分泌学会和欧洲内分泌学会等著名的生殖内分泌以及内科内分泌相关的学术团体陆续发表共识，直至 2018 年提出首个基于循证医学的国际指南。这些共识、指南不断对 PCOS 诊断标准及其表现亚型的精准性、临床实践可操作性进行剖析和提出新的观点。更为突出的是这些共识强调将 PCOS 合并的代谢异常（糖脂代谢异常、代谢综合征、心血管疾病等）引入 PCOS 诊治的主流和慢性病管理的理念。PCOS 的诊治和研究范畴已经远不止于月经问题和不孕不育等生殖相关领

表 2-1　PCOS 不同诊断标准的差异总结

标准	排除诊断	稀发排卵 / 无排卵	临床 / 生化高雄激素表现	超声卵巢多囊性改变	诊断要点
NIH 标准（1990）	排除 高催乳素血症、甲状腺疾病、低促性腺激素性性腺功能减退症、卵巢早衰、先天性肾上腺皮质增生症、分泌雄激素肿瘤、库欣综合征等	无具体说明	无具体说明	不需要	2 项必备
鹿特丹标准（2003）		无具体说明	①临床高雄激素：多毛、痤疮、男性秃发； ②生化高雄激素：游离睾酮、游离雄激素指数	卵巢内直径 2～9mm 的卵泡数≥12 个，和 / 或卵巢体积≥10ml	3 选 2
AE-PCOS 标准（2006）		周期≥35 天或<10 个月经周期 / 年； 周期≤25 天	最可靠：多毛、游离睾酮	同鹿特丹标准	3 选 2 高雄激素必备
多囊卵巢综合征诊治指南（2018）		月经稀发（周期 35 天～6 个月）； 闭经（停经时间≥6 个月，16 岁尚无月经来潮）； 月经周期或经期或经量无规律性	高雄激素症状（痤疮、性毛过多） 高雄激素血症（血清总睾酮，其参考值以本单位实验室检测设备测定当地正常育龄期女性人群后确定）	同鹿特丹标准	必备：月经异常； 剩余 2 选 1：疑似 PCOS； 疑似 + 排除 = 确诊； 青春期 PCOS：3 项标准全符合
基于循证医学的国际指南（2023）		月经不规律： 初潮 1～3 年，周期<21 天或>45 天； 初潮>3 年，周期<21 天或>35 天或<8 个月经周期 / 年； 初潮>1 年，周期>90 天； 原发性闭经（超过 15 岁或乳房发育 3 年以上无月经来潮）； 月经规律无排卵：检测孕酮水平	①临床高雄激素： 成人：痤疮、秃发（Ludwig 分类法）、多毛（mFG≥4～6 分，界值取决于种族，汉族女性≥5 分可诊断多毛）； 青春期：严重的痤疮、多毛 ②生化高雄激素： 计算游离睾酮，游离雄激素指数或计算生物活性睾酮	初潮 8 年以内不建议行超声检查； 卵巢多囊性改变： 每侧卵巢≥20 个卵泡和 / 或任一卵巢体积≥10ml（使用频率为 8MHz 的阴道内超声探头）； 若采用旧机器应考虑诊断标准为任一卵巢体积≥10ml 或采用 AMH 检测	月经不规则 + 临床高雄激素 =PCOS； 无临床高雄激素，检测生化高雄激素； 单一月经不规则、高雄激素加超声检查或检测 AMH； 青春期：月经不规律 + 临床 / 生化高雄激素 =PCOS； 月经规律 + 临床高雄激素 = PCOS 高危人群； 不建议超声和检测 AMH

域，而是涉及代谢疾病、心血管疾病、肿瘤领域、情绪障碍等慢性病的多学科长期管理问题。在 PCOS 患者一生中的不同阶段，应进行有所侧重的诊疗。在青春期及生育年龄应关注患者生殖功能障碍，之后应更加重视患者远期代谢性疾病、心血管疾病和肿瘤的诊治，检查的内容也就随之有所变化。

【检测项目】

在诊断 PCOS 和判断其代谢异常等并发症时，可根据需要检测各种性激素、相关激素以及各项糖代谢、脂代谢等相关指标（表 2-2）。

表 2-2　PCOS 的检查项目选择

诊断项目	T、FT、SHBG、FAI、DHEAS、雄烯二酮或 AMH 盆腔超声
鉴别诊断项目	FSH、LH、E_2、TSH、PRL、17α-OHP、P、皮质醇
并发症检测项目	血糖、血脂、OGTT

注：FT：游离睾酮；DHEAS：硫酸脱氢表雄酮；SHBG：性激素结合球蛋白；FAI：游离雄激素指数；17α-OHP：17α-羟孕酮；TSH：促甲状腺素。

（一）激素测定

1. 垂体促性腺激素　腺垂体在下丘脑促性腺激素释放激素（GnRH）控制下分泌促性腺激素，包括卵泡刺激素（FSH）及黄体生成素（LH）。这些激素在生育年龄的妇女随月经周期出现周期性变化。无优势卵泡情况下，且 FSH 位于正常范围内，LH/FSH>2 表明 LH 呈高值，有助于判断 PCOS。

2. 雌、孕激素　雌激素无周期性变化，有助于协助诊断 PCOS 无排卵的情况。正常情况下，血孕酮>15.6nmol/L（5ng/ml）提示有排卵，若孕酮水平持续低于黄体期水平，可协助诊断多囊卵巢综合征闭经和无排卵性月经。

3. AMH　PCOS 窦卵泡数量增多，且单个卵泡 AMH 表达量增多，血清 AMH 水平通常是非 PCOS 者的 2～4 倍。近年来 AMH 测定在 PCOS 疾病中的价值得到越来越多的重视。AMH 与基础窦卵泡数目具有较强相关性，且在一定程度上与高雄激素血症以及稀发 / 无排卵的严重程度相关。然而目前尚缺乏广泛接受的 AMH 诊断 PCOS 的界值。一项系统性综述指出，AMH 诊断 PCOS 的最佳界值是 4.7ng/ml，敏感性及特异性分别是 82.8% 和 79.4%。需注意不同 AMH 试剂盒检测稳定性不一。采用 AMH 界值诊断 PCOS 应重视检测方法、参考值来源的人群异质性等因素。

4. 雄激素（检测方法和参考值详见本书第二十章）

（1）总睾酮：PCOS 患者血清总睾酮可以正常，也可以升高，还可作为评价疗效的指标之一。尽管多数机构广泛开展总睾酮检测，但需要注意的是受限于检测方法学的缺陷，其对生化高雄激素诊断的准确性、敏感性、特异性较低，限制了其在诊断中的运用价值。正常参考值应在本单位实验室测定当地正常育龄期女性人群后确定。

（2）游离睾酮（free testosterone，FT）：血液中 65% 的睾酮与性激素结合球蛋白结合，33% 与白蛋白结合，仅 1%～2% 为游离状态。游离睾酮及与白蛋白结合的睾酮被称为有生物活性的雄激素。采用平衡透析法测定游离睾酮具有较高准确性，但由于其操作的复杂性及费用高昂，临床运用常受限。目前多推荐采用基于总睾酮、SHBG 检测后带入二阶方程计算得到的游离睾酮。

（3）性激素结合球蛋白（sex hormone binding globulin，SHBG）：SHBG 由肝脏合成，与睾酮、雌二醇等紧密结合，使它们以无活性形式在血中运输。SHBG 含量受年龄、性别影响，同时也受到其他因素影响，如甲状腺功能亢进、妊娠、雌激素治疗增加 SHBG 水平；肾上腺皮质类激素、雄激素、孕酮、生长激素、胰岛素和 IGF-1 降低 SHBG 水平。SHBG 的变化会影响具生物活性睾酮的水平。通过检测 SHBG 水平可计算游离睾酮及游离雄激素指数等，同时其亦是反应胰岛素抵抗的指标之一。

（4）游离雄激素指数（free androgen index，

FAI）：FAI＝总睾酮（nmol/L）×100/SHBG（nmol/L），可作为评价 PCOS 高雄激素血症的指标。

（5）脱氢表雄酮 / 硫酸脱氢表雄酮（dehydroepiandrosterone/dehydroepiandrosterone sulfate，DHEA/DHEAS）：血清中脱氢表雄酮 DHEA 大部分以硫酸结合物（DHEAS）的形式存在。循环中 95%～97% 的 DHEAS 来自肾上腺皮质网状带，常用于评价肾上腺雄激素分泌过多的情况。部分 PCOS 患者 DHEAS 水平增加，然而利用其诊断 PCOS 的价值有限，更重要的意义在于鉴别肾上腺分泌雄激素的肿瘤。

（6）雄烯二酮（androstenedione，A4）：雄烯二酮是由肾上腺和性腺分泌的一种 C19 类固醇，是睾酮和雌酮的前体物质，也是孕酮的衍生物，其活性≤睾酮活性的 20%。在成年女性，雄烯二酮由肾上腺和卵巢分泌。雄烯二酮的分泌受促肾上腺皮质激素（adrenocorticotropic，ACTH）的调控，黄体激素也可刺激它的分泌。随着年龄的增长，肾上腺分泌的雄烯二酮逐渐减少。PCOS 患者血清雄烯二酮可升高。

2018 年基于循证证据的国际指南指出计算游离睾酮 FT={[T]-（N ×[FT]）}/Kt{SHBG-[T]+N[FT]}，N=KaCa+1，Kt、Ka 为常数，Ca 为白蛋白浓度）、游离雄激素指数（100 *T/SHBG）或具有生物活性的睾酮（非 SHBG 结合睾酮、部分与白蛋白结合睾酮等）可作为诊断 PCOS 高雄激素血症的生化指标；应使用如液相 - 色谱质谱和提取 / 色谱免疫检测等高质量的检测方法，准确评估 PCOS 患者总睾酮、游离睾酮水平。如果总睾酮、游离睾酮水平正常，可考虑检测雄烯二酮和硫酸脱氢表雄酮；建议在检测雄激素前至少停用激素类避孕药物 3 个月。雄激素正常参考值在不同方法和实验室间差异很大，各实验室需基于健康对照人群或通过年龄、不同青春期阶段进行聚类分析获得。

（二）口服葡萄糖耐量试验（oral glucose tolerance test，OGTT）（方法详见第二十三章第一节）。

患者口服接受 1 个负荷剂量的葡萄糖后，间隔一定时间测定血糖，观察其变化从而为糖耐量异常和糖尿病的诊断提供帮助，称为糖耐量试验。

PCOS 患者空腹血糖浓度往往并不显著高于正常对照组人群，但口服糖耐量却显著低于正常对照组人群。2 小时内各个时点的血糖浓度均为 PCOS 患者>有排卵的高雄激素血症者>对照组人群。

由于 PCOS 患者的糖代谢异常大多还在胰岛素抵抗代偿、糖尿病前期，根据临床观察，测定口服葡萄糖后 2 小时血糖，已基本能反映 PCOS 患者糖代谢问题，同时也能减轻患者的负担。因此推荐 2 小时 OGTT，即分别于 0、2 小时各抽血检测血糖。如需同时检测胰岛素释放试验项目，请参见第二十一章。

1. 糖尿病及糖尿病前期的诊断标准［美国糖尿病协会（American diabetes association，ADA）2021］（表 2-3）

表 2-3　糖尿病及糖尿病前期的实验室诊断标准

项目	空腹血糖	或	2h 血糖	或	HbA1c	或	随机血糖
糖尿病	≥7.0mmol/L（126mg/dl）		≥11.1mmol/L（200mg/dl）		≥6.5%（48mmol/mmol）		≥11.1mmol/L（200mg/dl）
糖尿病前期*	5.6～6.9mmol/L（100～125mg/dl）		7.8～11.0mmol/L（140～199mg/dl）		5.7%～6.4%（39～47mmol/ mmol）		

注：*糖尿病前期（prediabetes）：包含了空腹血糖调节受损（impaired fasting glucose，IFG）和糖耐量异常（impaired glucose tolerance，IGT）。

2. 不同学术团体对 PCOS 糖代谢异常筛查建议（表 2-4）

（1）雄激素过多性疾病学会（androgen excess society，AES）建议如下：① PCOS 患者无论体重指数（body mass index，BMI）高低，均应行 2 小时 OGTT 筛查 IGT；②糖耐量正常（NGT）的 PCOS 患者应至少每 2 年复查 1 次 OGTT，对有高危因素者应缩短间隔周期；③ IGT 患者应每年监测其是否向糖尿病进展；④对 PCOS 合并 IGT 患者的主要处理是生活方式的调整和肥胖者减重；⑤青春期 PCOS 患者应每 2 年进行 2 小时 OGTT 筛查，如果发现糖耐量异常，应进行生活方式调整，并考虑给予二甲双胍治疗。

（2）欧洲人类生殖与胚胎学学会 / 美国生殖医学学会（ESHRE/ASRM）建议如下：① PCOS 是 IGT 和糖尿病的高危因素；②肥胖加速 PCOS 患者发展为 IGT、糖尿病；③筛查 IGT 和糖尿病应使用 OGTT（75g 糖粉，0、2 小时血糖）；④筛查人群包括高雄激素合并无排卵者，黑棘皮，肥胖（BMI>30kg/m²，亚洲人群 BMI>25kg/m²），有糖尿病、妊娠糖尿病家族史者。

（3）美国内分泌协会（endocrine society）建议如下：① PCOS 为糖代谢异常高危人群，推荐采用 OGTT（包括 0 及 2 小时血糖测定）筛查青春期、成人 PCOS 患者糖耐量异常、2 型糖尿病；②如果无法进行或患者不接受 OGTT 检查，可考虑检查糖化血红蛋白（HbA1c）；单检测 HbA1c 只能诊断 2 型糖尿病，不能诊断 IGT；③筛查间隔应为 3～5 年，如果存在中心性肥胖、体重增加明显和 / 或糖尿病症状时筛查时间应更加频密。

（4）基于循证证据的国际指南（2018）建议如下：① PCOS 患者发生妊娠糖尿病、糖耐量异常、2 型糖尿病的风险显著增加；

表 2-4　不同学术团体对于糖代谢异常筛查的建议汇总

学术团体	雄激素过多性疾病学会（Androgen Excess Society，AES）（2009）	欧洲人类生殖与胚胎学学会 / 美国生殖医学学会（ESHRE/ASRM）（2012）	美国内分泌协会（Endocrine Society）（2013）	基于循证证据的国际指南（2018，2023）
筛查人群	所有 PCOS 患者	高雄激素合并无排卵者；黑棘皮；肥胖（BM>30kg/m²，亚洲人群 BMI>25kg/m²）；糖尿病、妊娠糖尿病家族史	所有 PCOS 患者	所有 PCOS 患者
筛查方法	OGTT	OGTT	首选 OGTT； 无条件可采用 HbA1c	OGTT、空腹血糖、HbA1c； 高危人群*建议采用 OGTT
筛查间隔	NGT 患者每 2 年重复筛查 IGT 患者每年筛查 青春期女性每 2 年筛查 高危人群缩短筛查间隔	无推荐	3～5 年应重复筛查； 存在中心性肥胖、体重增加明显和 / 或糖尿病症状时筛查间隔缩短	1～3 年应重复筛查； 孕前应行筛查。如孕前未行 OGTT 检测，建议孕 20 周前进行检测； PCOS 孕 24～28 周应再次行 OGTT 检查

注：正常糖耐量（normal glucose tolerance，NGT）；糖耐量受损（impaired glucose tolerance，IGT）

*高危人群包括：BMI>25kg/m²，亚洲人群 BMI>23kg/m²；既往为空腹血糖调节受损；糖耐量异常；妊娠糖尿病；家族性 2 型糖尿病病史；高血压；或高危种族等。

② PCOS 患者均应行基线血糖状况筛查，后续监测间隔应在 1～3 年；③ OGTT、空腹血糖、HbA1c 均可用于血糖状况评估，但对于高危人群（BMI＞25kg/m^2，亚洲人群 BMI＞23kg/m^2；既往为空腹血糖调节受损；糖耐量异常；妊娠糖尿病；家族性 2 型糖尿病病史；高血压；或高危种族等）建议采用 OGTT 行血糖状况评估；④考虑到高血糖对于妊娠的不良影响，建议在备孕女性或寻求生育治疗的 PCOS 患者中进行 75g-OGTT 试验。如果孕前没有行 OGTT 检测，建议孕 20 周前进行检测；所有 PCOS 孕妇孕 24～28 周应再次行 OGTT 检查。

综上所述，PCOS 患者是发生胰岛素抵抗及糖尿病前期的高危人群；无论 BMI 如何，PCOS 患者的糖代谢异常随着病程延长或年龄增长而发展，建议所有的 PCOS 患者行 2 小时口服葡萄糖耐量试验，以便及早发现、干预糖尿病前期及糖尿病。

（三）胰岛素抵抗的测定

50%～75% 的 PCOS 患者存在胰岛素抵抗，进而发生代偿性高胰岛素血症，并与 PCOS 患者高雄激素、黑棘皮等临床表现相关。高胰岛素血症可刺激卵巢卵泡膜细胞雄激素分泌，降低肝脏性激素结合球蛋白（SHBG）的合成，且发生糖尿病、心血管疾病等代谢紊乱风险明显增加。诊断胰岛素抵抗的金标准是正常血糖高胰岛素钳夹试验，然而其测定方法复杂、费时、花费大，难以在临床实践中开展。可采用其他不同方法检测胰岛素敏感性，如多样本静脉葡萄糖耐量试验（FSIVGTT）、口服葡萄糖胰岛素释放试验（ITT）、胰岛素敏感试验（IST）和连续灌输葡萄糖模型评估（CIGMA）等。现将临床易行、常用的评估胰岛素抵抗的方法介绍如下：

1. 空腹评估胰岛素敏感性

（1）空腹胰岛素：适于胰岛 β 细胞和肝功能正常而胰岛素敏感缺陷的人群。临床上检测空腹胰岛素的方法多样，各地区使用的正常参考值范围存在不同。建议高于当地正常参考值 2～5 倍判定为胰岛素抵抗和高胰岛素血症。空腹胰岛素正常或轻度升高不能排除胰岛素抵抗。血糖正常的白种人群空腹胰岛素＞20μU/ml 提示胰岛素抵抗。中山大学孙逸仙纪念医院研究提示空腹胰岛素正常界值为 11.87mU/L；而复旦大学附属妇产科医院研究界值为 10mU/L。

（2）稳态模型胰岛素抵抗指数（homeostatic model assessment，HOMA-IR）：HOMA-IR=［空腹血糖（mmol/L）× 空腹胰岛素（μU/ml）］/22.5），白种人 HOMA-IR＞3.8，墨西哥裔美国人 HOMA-IR＞4.5，土耳其人 HOMA-IR＞3.2 可诊断为胰岛素抵抗。全国糖尿病防治组依照正常人群 HOMA-IR 上 1/4 位点，定义 25～74 岁中国人群（男、女）胰岛素抵抗界值为 2.69，然而 PCOS 患者特定的诊断界值尚缺乏共识性标准。中山大学孙逸仙纪念医院研究发现 HOMA-IR＞1.47，复旦大学附属妇产科医院研究提示 HOMA-IR＞1.66 可考虑诊断胰岛素抵抗。

（3）空腹血糖（mg/dl）/ 空腹胰岛素（μU/ml）比值（glucose/insulin ratio，G/I ratio）：G/I 比值 = 空腹血糖（mg/dl）/ 空腹胰岛素（μU/ml）= 空腹血糖（mmol/L）× 18/ 空腹胰岛素（μU/ml）；其值越小表示胰岛素抵抗越严重，研究发现白种人 G/I＜7.2，墨西哥裔美国人 G/I＜4.0 提示胰岛素抵抗。

2. 胰岛素释放试验（insulin release tests，IRTs） 方法详见第二十一章第三节。利用口服葡萄糖后可激发机体释放胰岛素的原理，于口服葡萄糖耐量试验的同时测定血清胰岛素水平。建议采用 5 点法（0、30、60、120、180 分钟），糖负荷后胰岛素分泌曲线明显升高（高峰值超过基础值的 10 倍以上），胰岛素曲线下面积增大，或胰岛素分泌延迟、高峰后移至 120 分钟，或胰岛素水平 180 分钟时仍不能回落至空腹水平。也有学者认为胰岛素峰值（1 小时或 2 小时）超过 80～100μIU/ml 提示高胰岛素血症，超过 300μIU/ml 提示严重的高胰岛素血症。需注意的是，受胰岛素检测方法学异质性的影响，每个实验室应该建立自己的参考值范围。

3. 脂联素 脂联素是一种主要由脂肪细胞分泌的蛋白类激素。为异质分子，具有低、中和高分子量形式。最具生物活性的高分子量脂联素的测量已被证明在检测胰岛素抵抗和代谢综合征方面具有良好的预测能力。PCOS 患者脂联素低于体重匹配的对照组，血清水平低于 8μg/ml 可能表明发生早期内皮疾病的风险特别高。除了检测实验室指标外，PCOS 存在严重胰岛素抵抗者，常存在明显的黑棘皮、中心性肥胖、月经失调、高雄激素等表现，上述检验应结合临床症状体征用于诊断 PCOS 患者的胰岛素抵抗。

（四）心血管疾病危险因素、代谢综合征筛查

心血管疾病仍然是女性最重要的死因之一，目前尚缺乏 PCOS 患者长期随访心血管事件发生风险的队列研究。然而代谢综合征及心血管危险因素在 PCOS 患者中显著增加，因此针对危险因素应积极进行筛查，应包括监测体重变化、BMI、腰围、高脂血症（总胆固醇、低密度脂蛋白、高密度脂蛋白、甘油三酯等）、高血压、糖耐量异常以及是否吸烟、缺乏运动等。根据 2005 年国际糖尿病联盟（International Diabetes Federation，IDF）的标准，女性腰围＞80cm，再满足以下 2 个或以上指标，可诊断为代谢综合征（metabolic syndrome）：①甘油三酯（triglycerides）：≥1.7mmol/L；②高密度脂蛋白（HDL-C）：＜1.29mmol/L；③血压：收缩压≥130mmHg 或舒张压≥85mmHg 或曾经接受高血压治疗；④空腹血糖≥5.6mmol/L 或已确诊的 2 型糖尿病。发生代谢综合征的患者罹患心血管疾病、脑血管疾病及肾脏疾病的危险明显增高。代谢综合征的预防与治疗，目前是临床医学及基础研究极为关注的领域。笔者的研究发现，PCOS 患者代谢综合征的发生率随着年龄和 BMI 增长而增长，应通过早筛查代谢指标，早发现代谢紊乱，教育患者注意生活方式与饮食的调节，适当控制体重，积极参加体育锻炼，以预防糖尿病与心血管疾病的发生。

近年来研究显示代谢紊乱与 PCOS 女性肝脏疾病的病理生理及疾病进展密切相关。非酒精性脂肪性肝病（non-alcoholic fatty liver disease，NAFLD）是最常见的弥漫性肝病，包含无炎症的单独脂肪堆积（脂肪变性）、发展到坏死性炎症（脂肪性肝炎）、再到肝硬化，以及门静脉高压症的后遗症等。主要危险因素是肥胖、糖尿病、血脂异常和代谢综合征。这些因素也是 PCOS 患者常见的合并症。PCOS 患者较年龄和体重匹配的正常妇女更易患 NAFLD，且病理评分更高。高雄激素血症的 PCOS 患者较非高雄激素血症的 PCOS 患者更易发生 NAFLD。肝活检是诊断 NAFLD 的金标准，受限于其局限性，目前采用影像学及纳入各种血清学标记物的算法评分用于诊断 NAFLD 和纤维化。超声、CT、MRI 成像具有相似的敏感性和特异性。中山大学孙逸仙纪念医院报道采用半定量实时瞬时超声弹性成像分析可更敏感地区分 PCOS 患者的肝实质改变。在诊断性评分中，是否存在代谢综合征和 / 或 2 型糖尿病、空腹血清胰岛素、谷草转氨酶（AST）和谷丙转氨酶（ALT）等可构成肝脂肪含量（LF%）和 NAFLD 肝脂肪评分（NAFLD-LFS）。而采用体重指数（BMI）、腰围以及甘油三酯和 γGT 水平可计算脂肪肝指数（FLI）。年龄、AST、ALT 和血小板计数可用以计算纤维化指数（FIB-4）等，这些均有助于疾病的诊断。

对各项代谢疾病及其危险因素的早期检查、发现，有利于提早进行相应干预，以期改善 PCOS 患者长期生存、生活质量。

（五）鉴别诊断

1. 硫酸脱氢表雄酮（DHEAS） 脱氢表雄酮是血液中的一种类固醇激素，大部分都以硫酸盐（DHEA-S）的形式存在。DHEAS 是更具特异性的肾上腺产物，它的检测在临床中被广泛应用。DHEAS 在肾上腺增生和各种多毛症的诊断方面具有重要作用。

DHEAS 水平升高提示雄激素可能大部分来源于肾上腺，在 PCOS 患者中有助于鉴别雄激素来源于卵巢或是肾上腺。

2. 17α- 羟孕酮（17α-hydroxyprogesterone） 17α- 羟孕酮是由肾上腺和性腺产生的一种类固醇激素。17α- 羟孕酮随促肾上腺皮质激素昼夜节律变化而变化，早晨其水平达到最高峰，夜晚则降到最低水平。17α- 羟孕酮的水平升高是临床上评估 21- 羟化酶缺乏症的方法之一。对于临床高雄激素患者，检测 17α- 羟孕酮有助于鉴别先天性肾上腺增生症、多囊卵巢综合征等疾病（检测方法和参考值详见本书第二十章）。

3. 卵泡期孕酮水平 卵泡早期孕酮的主要来源是肾上腺，在卵泡后期则主要来自卵巢。非经典 21 羟化酶缺乏（21-hydroxylase deficiency，21-OHD）的临床表现类似 PCOS，将非经典 21-OHD 误诊为 PCOS 已成为一个较为常见的临床问题。在无法开展血清 17-OHP 检测的医疗机构，临床表现为月经紊乱、不孕、卵巢多囊样改变的患者，若其卵泡期的孕酮水平反复高于上限者（1.5ng/ml），应高度怀疑 21-OHD。然而需要注意的是卵泡期孕酮检测不能完全替代 17-OHP 的诊断作用。

4. 甲状腺轴激素 甲状腺功能状态对女性生殖生理活动有较大的影响，甲状腺功能过高或过低均会造成排卵障碍或卵巢功能低下。临床上主要测定 T_3、T_4、FT_3、FT_4、TSH 来判断甲状腺功能（检测方法和参考值详见第二十章）。

对于月经紊乱、排卵功能障碍的 PCOS 患者，测定甲状腺激素有助于鉴别患者生殖生理功能紊乱是由甲状腺还是由 PCOS 所致。

5. 催乳素（PRL） 催乳素由垂体嗜酸性细胞分泌，受下丘脑催乳素抑制因子的调节。催乳素还参与机体的多种功能，特别是对生殖功能的调节。对于月经紊乱、闭经、排卵功能障碍的患者，无论有无溢乳均应测定催乳素，以排除高催乳素血症。非孕期 PRL 正常水平为 10～25μg/L，其水平与睡眠、进食、哺乳、性交、服用某些药物、应激等情况有关。一般以上午 10 时空腹取血测定的结果较稳定。要注意的是 PRL 的免疫测定水平与生物学作用不一定平行，PRL 正常者可有溢乳，而高 PRL 者也可无溢乳。

6. 小剂量地塞米松抑制试验（详见第二十一章第二节） 此试验可以鉴别高雄激素血症患者雄激素的来源，从而有针对性地进行治疗。雄激素是由肾上腺皮质和卵巢共同产生的，地塞米松可反馈性抑制垂体分泌 ACTH，从而使肾上腺皮质分泌皮质醇和雄激素等减少，进行小剂量地塞米松抑制试验，可以鉴别雄激素升高的来源。

【相关检查】

（一）盆腔超声检查

1. 卵巢多囊性改变 2003 年鹿特丹标准对卵巢多囊性改变的定义为超声下每侧（或单侧）卵巢 2～9mm 的卵泡≥12 个。已婚妇女推荐阴道 B 超，青春期及未婚女性可行经直肠 B 超。随着近年来超声技术的发展，具有高分辨率的超声机应用于临床，超过半数有排卵的女性其卵巢超声声像达到鹿特丹诊断多囊性卵巢的标准。有研究认为应将卵巢多囊性改变诊断界值提高为每侧卵巢卵泡数＞19 个或＞26 个。雄激素过多 - 多囊卵巢综合征协会（AE-PCOS）基于临床研究建议如下：①采用每侧卵巢卵泡数目≥25 个作为诊断卵巢多囊性改变标准；该标准应为使用新近的超声仪器（探头频率≥8MHz）；18～35 岁女性中单侧卵巢卵泡数预测价值更高、变异性更小，因此其作为诊断标准优于卵巢体积；②卵巢体积的界值仍然为 10ml。基于循证证据的国际指南（2018）亦同意依据超声探头频率采用不同诊断标准，使用 8MHz 阴道内超声探头，则多囊性改变定义为每侧卵巢≥20 个卵泡和 / 或任一卵巢体积≥10ml；若采用旧机器应考虑诊断标准为任一卵巢体积≥10ml。

2. 内膜的监测 PCOS 患者存在更高的子宫内膜增生和子宫内膜癌风险已被公认。

目前尚无最佳预测子宫内膜癌的方法。根据美国癌症协会制定的指南，评估是否有子宫内膜癌应该基于存在异常子宫出血的基础上，其他相关的因素有闭经、年龄以及子宫内膜的超声影像等。①子宫内膜增生过长的内膜回声特点可表现为均匀回声、多小囊状回声和不均质斑块状回声，单纯型增生过长内膜回声多呈均匀高回声，在子宫矢状面上呈梭形，腺囊型增生过长内膜内散在小囊状或筛孔状无回声区，暗区可大小相等排列整齐，也可大小不等不均匀分布，不典型增生内膜增厚，回声不均，斑块状增强回声与低回声相间。②子宫内膜癌的超声表现：子宫内膜增厚，多超过 12mm，绝经后超过 5mm，边缘不整齐、不规则、厚薄不均，也可见大光团，回声不均匀，光点粗大不均匀。彩色多普勒检查子宫内膜血流丰富、杂乱，有时浅层内膜呈繁星点状血流，深层内膜呈网状或团状血流。阻力指数 RI<0.4。详见本书第二十六章。

（二）腹腔镜检查

对于顽固性无排卵或经过规律药物治疗仍无排卵、有生育要求的不孕妇女，可行腹腔镜检查，同时进行卵巢打孔术。腹腔镜下卵巢打孔术主要适用于：有克罗米芬抵抗的无排卵 PCOS 患者；自然周期或克罗米芬促排周期高黄体生成素血症患者；因其他原因需要做腹腔镜检查的患者；就医困难无法接受促性腺激素治疗后常规监测的患者。中华医学会妇产科分会内分泌学组建议选取体重指数（BMI）≤34kg/m^2、LH＞10U/L、游离睾酮水平高的患者作为治疗对象。其方法主要包括单极电凝和激光，打孔数一般在 4～10 个，超过该范围可能导致卵巢早衰。近 50% 的患者在手术后仍需后续促排卵治疗。一般术后 12 周仍无排卵可加用克罗米芬，6 个月无排卵可应用促性腺激素。其风险包括腹腔镜手术自身风险及术后粘连、卵巢结构受损等。应由经过训练的医师开展手术，不应行无生育指征的卵巢打孔术。

（黄佳　陈晓莉　杨冬梓）

参考文献

1. ROTTERDAM EA-SPCWG. Revised 2003 consensus on diagnostic criteria and long-term health risks related to polycystic ovary syndrome. Fertil Steril, 2004, 81(1): 19-25.
2. AZZIZ R, CARMINA E, DEWAILLY D, et al. The Androgen Excess and PCOS Society criteria for the polycystic ovary syndrome: the complete task force report. Fertil Steril, 2009, 91(2): 456-488.
3. 中华医学会妇产科学分会内分泌学组及指南专家组．多囊卵巢综合征中国诊疗指南．中华妇产科杂志，2018，53(1): 2-6.
4. TEEDE HJ, MISSO ML, COSTELLO MF, et al. Recommendations from the international evidence-based guideline for the assessment and management of polycystic ovary syndrome. Hum Reprod, 2018, 33(9): 1602-1618.
5. DEWAILLY D, LUJAN ME, CARMINA E, et al. Definition and significance of polycystic ovarian morphology: a task force report from the Androgen Excess and Polycystic Ovary Syndrome Society. Hum Reprod Update, 2014, 20(3): 334-352.
6. CONWAY G, DEWAILLY D, DIAMANTI-KANDARAKIS E, et al. The polycystic ovary syndrome: a position statement from the European Society of Endocrinology. Eur J Endocrinol, 2014, 171(4): 1-29.
7. FAUSER BC, TARLATZIS BC, REBAR RW, et al. Consensus on women's health aspects of polycystic ovary syndrome (PCOS): the Amsterdam ESHRE/ASRM-Sponsored 3rd PCOS Consensus Workshop Group. Fertil Steril, 2012, 97(1): 28-38 e25.
8. 中国医师协会内分泌代谢科医师分会．多囊卵巢综合征内分泌专家共识．中华内分泌代谢杂志，2018，34(1): 1-7.
9. DI N, ZHOU X, CHEN Y, et al. Could semiquantitative analysis of real-time ultrasound elastography distinguish more liver parenchyma alterations of nonalcoholic fatty liver disease in patients with polycystic ovary syndrome? Arch Endocrinol Metab, 2019, 63(2): 128-136.
10. MACUT D, BOZIC-ANTIC I, BJEKIC-MACUT J, et al. MANAGEMENT OF ENDOCRINE DISEASE: Polycystic ovary syndrome and nonalcoholic fatty liver disease. Eur J Endocrinol, 2017, 177(3): R145-R158.
11. TEEDE HJ, CT TAY, JJE LAVEN, et al. Recommendation from the 2023 international evidence-based guidline for the assessment and management of polycystic ovary syndrome. Eur J Endocrinol, 2023,189(2): G43-G64.

第三章

功能性下丘脑性闭经

【概述】

功能性下丘脑性闭经（functional hypothalamic amenorrhea，FHA）是一种慢性无排卵形式的闭经。在原发性闭经中约占3%，而在继发性闭经中占25%～35%。FHA在初潮后青春期及整个育龄期的发生概率并无明显差异。被归类为低促性腺激素性性腺功能减退症（hypogonadotropic hypogonadism，HH）范畴。

FHA是由非器质性原因引起促性腺激素释放激素（GnRH）驱动作用降低而导致。FHA患者下丘脑GnRH脉冲性分泌降低；垂体促性腺激素脉冲性释放减少，卵泡刺激素（FSH）血清浓度降低或正常，黄体生成素（LH）脉冲频率和/或振幅降低；卵巢无正常卵泡发育，无排卵，血清雌二醇（E_2）浓度降低。除了影响下丘脑-垂体-卵巢轴外，亦会对下丘脑-垂体-肾上腺轴（hypothalamic-pituitary-adrenal axis，HPA axis）、下丘脑-垂体-甲状腺轴（hypothalamus-pituitary-thyroid axis，HPT axis）等造成影响。急性营养缺乏、社会心理影响等可激活HPA，改变调节GnRH驱动的神经级联。外源性内分泌干扰化学物质可通过调节GnRH基因转录和/或作为雌激素激动剂或拮抗剂影响GnRH活性。激活的HPA可导致下丘脑促甲状腺激素释放激素（thyrotropin-releasing hormone，TRH）分泌减少，垂体对TRH反应迟钝，继发性TSH降低，导致下丘脑甲状腺功能减退症。这是一种适应性反应，可减少新陈代谢、节省能量消耗，将能量消耗从生殖和组织修复转移到应对急性或慢性挑战（如全身性疾病）上。如果持续时间长，HPT抑制可能从合成代谢状态转变为分解代谢状态，并伴有骨质疏松症、产热减少和肌肉萎缩等。所以FHA不仅仅是对下丘脑-垂体-卵巢轴（hypothalamic- pituitary-ovarian axis，HPO axis）的孤立破坏。许多与FHA相关的健康后果可能是代谢、神经内分泌功能和无排卵的综合改变。

慢性GnRH驱动力降低归因于代谢和压力的综合影响。目前认为FHA 3个主要的潜在原因包括：①精神应激（psychological stress）：环境改变，过度紧张或精神打击等应激，导致促肾上腺皮质素释放因子（corticotropin-releasing hormone，CRH）和皮质醇分泌增加。CRH可增加内源性阿片肽、多巴胺分泌，从而抑制垂体促性腺素分泌。②体重下降、神经性厌食（weight loss，anorexia nervosa）：患者强烈惧怕肥胖，有意节制饮食；体重骤然下降，当下降超过正常体重的10%即出现闭经，继而出现进食障碍和进行性消瘦及多种激素改变。③过度运动：患者出现高水平的皮质醇和胃饥饿素，低水平的瘦素，伴有脂肪因子等异常。无论是何种触发因素，FHA的共同特征是GnRH分泌或动力学异常。能量不足（可独立于体重变化而发生）似乎是体重减轻和运动诱发FHA的关键因素。

GnRH驱动不足可能是间歇性或慢性地导致促性腺激素水平过低，也可能包括促性腺激素水平在实验室参考范围内的情况，因此可表现为一系列不同的月经周期模式。部分女性可能仅存在轻微的促性腺激素低下状态并持续多年，促性腺激素和性激素水平低于同年龄阶段。临床上可表现为黄体期缺陷表型（即月经周期长，卵泡期延长，黄体期短，经前期点滴出血或由于孕激素分泌减少导致月经提前），该部分患者可能会被归类为排卵性月经过多、黄体功能不全等。当促性腺激素低下状态进一步影响到卵泡生长、发育，可表现为无排卵性月经过多。经典的患者可表现为闭经，内分泌激素常表现为FSH水平高于LH水平（LH：FSH比率＜1），FSH和LH水平都相对较低（＜10IU/L）并伴有相对较低的E_2（＜20pg/ml）和低孕酮（<1ng/ml）。

FHA最显著的近期风险包括青春期延迟、闭经、不孕症和雌激素不足的长期健康后果。而长期风险则是骨质流失，一些FHA患者会出现骨质疏松症和骨折，特别是应力性骨折。其病因不单纯是长期的雌激素缺乏，而是营养缺乏。皮质醇升高、T_3和T_4降低、E_2降低以及导致分解代谢状态的其他激素会对骨增生产生不利影响。另外孕期胎儿丢失、小于胎龄儿、早产、剖宫产率增加的风险也是FHA的不良后果。动物研究提示社会因素诱导的生殖抑制与冠状动脉粥样硬化的加剧存在关联。

FHA的诊断是排除性诊断，“功能性”即指未识别出解剖学或器质性疾病，并且在纠正潜在原因后是可逆的。对月经周期间隔持续超过45天和/或闭经3个月或更长时间的青少年和女性应进行FHA的诊断评估。必须考虑广泛的鉴别诊断，确保排除了可能表现为闭经的潜在病因。FHA通常会表现为继发性闭经，其和PCOS是继发性闭经里最常见的原因。但需要注意的是FHA也可表现为原发性闭经。评估应包括完整采集病史、全面体格检查、生化检测、雌激素水平检测；必要时还需要影像学检查等。病史采集应重点询问饮食、锻炼、观念（如满足感、社会认可度）、对自己和他人的期望值、体重波动、睡眠模式、压力状态、情绪变化、月经模式、骨折、药物使用，还应详细了解家族史，关注饮食及生殖障碍等情况。

【检测项目】

FHA的诊断是一个排除性诊断，在符合基本临床表现时，需排除其他导致闭经的原因。FHA的诊断过程应遵循闭经的诊治流程（详见第一章）。FHA相关检测重点在于鉴别诊断及并发症等的检测。详见表3-1。

表3-1　FHA的检验项目选择

诊断项目	FSH、LH、E_2、P、心理压力评估、BMI、腰围、臀围、体重变化
鉴别诊断项目	β-hCG、TSH、T_4、PRL、AMH、T、DHEAS、17α-OHP、皮质醇、IGF-1、GH 头颅MRI 妇科超声（卵巢容积、窦卵泡计数、内膜等）
并发症检测项目	血常规、电解质、血糖、碳酸氢盐、血尿素氮、血肌酐、肝功能，必要时检查血沉和/或C反应蛋白 骨密度

1. 激素水平的评估

（1）卵泡刺激素（FSH）、促黄体激素（LH）：可表现为正常或低下水平，但FSH常高于LH水平，LH/FSH<1，与PCOS患者进行鉴别时可作为提示。FSH、LH具体数值既往多认为应小于5IU/L，但近年来的指南强调重视激素分泌模式，其较具体数值更为重要。且FSH及LH可表现为正常水平或正常值下限。而当FSH、LH数值特别低下甚至无法检测出时需警惕器质性病变，如遗传性GnRH生成及功能缺陷，垂体、下丘脑或其他部位的肿瘤、浸润性病变等。

（2）雌二醇（E_2）：常常小于50pg/ml，但需要注意检测只反映单个时间点的数值，且不能仅依靠单一雌激素数值来确诊FHA患者。且单一的低雌激素状态非FHA患者特有，需要引起重视的是FHA患者长期低雌激素状态的不利影响。

（3）孕酮（P）：常通过检测孕酮水平反映是否存在排卵状态，FHA患者常表现为低水平孕酮。

2. 生化检查

（1）全血细胞计数：反映机体是否处于长期慢性疾病状态。在能量受限患者中常表现为红细胞、白细胞水平的降低，贫血等。

（2）生化指标检测：FHA患者糖代谢、脂代谢等出现障碍。当随机血糖/空腹血糖升高时应加测糖化血红蛋白等。有严重能量不足的青少年和年轻女性（如限制性进食障碍），最终会出现血流动力学不稳定。FHA患者伴发严重心动过缓、低血压、体位性低血压和/或电解质紊乱时应收住院治疗。

（3）肝功能检测（AST、ALT）：研究显示在能量极度受限的患者中，转氨酶会呈现异常，甚至能增高到正常值上限3倍以上。

（4）血沉和/或C反应蛋白：两者均属于炎症性指标，检测异常提示机体处于慢性炎症性状态。

3. 骨密度测定　对于所有闭经≥6个月的青少年和成年女性，建议通过双能X射线吸收法（dual-energy X-ray absorptiometry，DXA）进行基线骨密度（bone mineral density，BMD）测定；对于有或怀疑有严重营养不良史、其他能量枯竭状况和/或骨脆度增高的患者，尽早行BMD测定。

4. 筛查焦虑和心境障碍　FHA患者并发焦虑、心境障碍概率较高，进行相关筛查具有重要意义。参照DSM-5（精神障碍诊断与统计手册第5版）进行诊断，也可采用简短的筛查工具如9条目患者健康问卷（patient health questionnaire-9，PHQ-9）、2条目患者健康问卷（patient health questionnaire-2，PHQ-2）、用于初级保健的贝克抑郁量表（Beck depression inventory for primary care，BDI-PC）和5项WHO健康指数（5-item World Health Organization well-being index，WHO-5）等。通过量表评价考虑存在精神障碍的患者建议转诊至专科。

5. 鉴别诊断

（1）GnRH兴奋试验：FHA患者垂体仍保留对GnRH刺激的反应性（用药后FSH/LH升高2～3倍），可作为与其他低促性腺激素性性腺功能减退症的鉴别点。

（2）雄激素检测：临床上对于高雄激素血症患者，应加做总睾酮和硫酸脱氢表雄酮（DHEA-S）检测；怀疑迟发型先天性肾上腺皮质增生症（congenital adrenal hyperplasia，CAH）时，应加晨8点17α-羟孕酮检查。FHA患者雄激素水平常在正常值低限，因此雄激素检测有助于区分FHA与PCOS患者。

（3）孕激素撤退试验：具体用法见第一章。孕激素撤退有出血者说明体内有一定内源性雌激素水平暴露，同时可排除月经流出道解剖性病因。

（4）甲状腺功能评估：FHA患者血清促甲状腺激素（TSH）、游离甲状腺素（T_4）常处于正常范围低限，当体重、精神状态恢复后相关指标可恢复正常。如果TSH降低伴FT_4升高，应考虑甲状腺功能亢进；如果TSH升高伴FT_4下降或在正常范围内，应考虑亚临床甲状腺功能减退或甲状腺功能减退。TSH正常或轻度升高伴有低FT_4可能表明中枢性甲状腺功能减退。

（5）抗米勒管激素（AMH）：AMH可协助判断卵巢储备功能，以排除早发性卵巢功能不全，在PCOS患者中AMH水平常表现为正常或明显升高。

（6）皮质醇的检测：临床若怀疑库欣综合征，可采用24小时尿液游离皮质醇、深夜唾液皮质醇或1mg地塞米松过夜抑制试验作为筛查试验。由压力导致FHA的患者其皮质醇增加程度低于库欣综合征患者，并且依然存在昼夜节律。尽管与正常人对比，FHA患者清晨及午夜皮质醇水平增加明显，但仍在正常值范围内。罕见情况如继发性肾上腺功能不全患者可表现为疲劳和无排卵，可能需要进行ACTH刺激试验来鉴别诊断。

（7）胰岛素样生长因子 -1（insulin-like growth factor 1，IGF-1）、生长激素（growth hormone，GH）的检测：GH 可直接作用于骨骼，促进骨骼的生长，也可作用于肝脏，促进合成 IGF-1，通过 IGF-1 促进骨骼生长。IGF-1 负反馈抑制垂体生长激素的释放。血清 IGF-1 的浓度和 GH 水平大致平行。GH 为脉冲式分泌，半衰期短，而且受饮食、运动、应激和血糖等因素的影响较大；IGF-1 为小分子多肽，与高亲和力的运载蛋白结合，半衰期较长。影响 GH 水平的众多干扰因素对 IGF-1 水平影响甚微。因此 IGF-1 水平相对更稳定，是评估 GH-IGF 轴功能的最重要介质。在 FHA 并发低骨量的情况下，是有价值的评估指标。神经性厌食致 FHA 患者生长激素（GH）水平较高，但下游激素胰岛素样生长因子 -1（IGF-1）水平较低，表明机体由于慢性饥饿而对 GH 处于“抵抗”状态。

（8）催乳素（PRL）检测：高催乳素血症导致性腺功能减退或其他症状如溢乳等，巨大的催乳素瘤可引起视觉障碍或头痛等神经系统症状。

（9）头颅 MRI 检查：当患者出现严重或持续头痛病史；非自身诱导的持续呕吐；其他原因不能解释的口渴或视力、尿液改变；偏侧出现神经病学相关体征；具有垂体激素缺乏或过量的临床体征和 / 或实验室结果等时建议行头颅 MRI 检查以排除肿瘤、结节病、结核、寄生虫和其他浸润性病变。

通过细致、广泛的鉴别诊断，不难将 FHA 与其他闭经原因相区别，表 3-2 罗列了常见的无排卵的病因与 FHA 的激素对比，有助于更好地理解各疾病的异同。另外也需要重视多种疾病的并存状况，如 FHA 患者合并 PCOS，常在 FHA 状态改善后表现为 PCOS 的临床征象。提示在临床诊疗过程中要结合具体案例具体分析。

表 3-2　常见无排卵病因激素对比

项目	LH（IU/L）	FSH（IU/L）	LH/FSH	E_2（pg/ml）	P（ng/ml）	AMH（ng/ml）	PRL	TSH	T_4	DHEAS	17-OHP	T
FHA	<10	<10	<1	<50	<1	>1	正常值下限	正常值下限	正常值下限	正常	正常	正常值下限
POI	>15	>15	<1	<50	<1	<0.5	正常	正常或升高	正常或降低	正常	正常	正常值下限
PCOS	<15	<10	>1	<50	<1	正常或升高	正常值上限	正常	正常	正常值上限	正常	正常值上限或升高
NCCAH	<15	<10	>1	<50	正常或升高	正常	正常	正常	正常	正常值上限	升高	升高
HPRL	<10	<10	<1	<50	<1	正常	升高	正常或升高	正常	正常或升高	正常	正常

注：功能性下丘脑性闭经（functional hypothalamic amenorrhea，FHA）；早发性卵巢功能不全（premature ovarian insufficiency，POI）；多囊卵巢综合征（polycystic ovary syndrome，PCOS）；非经典先天性肾上腺皮质增生症（nonclassical congenital adrenal hyperplasia，NCCAH）；高催乳素血症（hyperprolactinemia，HPRL）。

（黄佳　杨冬梓）

参考文献

1. 中华医学会妇产科学分会内分泌学组，田秦杰．闭经诊断与治疗指南（试行）．中华妇产科杂志，2011，46（9）：712-716.
2. GORDON CM. Clinical practice. Functional hypothalamic amenorrhea. N Engl J Med，2010，363（4）：365-371.
3. GORDON CM，KE ACKERMAN，SL BERGA，et al. Functional hypothalamic amenorrhea：an endocrine society clinical practice guideline. J Clin Endocrinol Metab，2017，102（5）：1413-1439.
4. MECZEKALSKI B，KATULSKI K，CZYZYK A，et al. Functional hypothalamic amenorrhea and its influence on women's health. J Endocrinol Invest，2014，37（11）：1049-1056.
5. ROSNER W，HANKINSON SE，SLUSS PM，et al. Challenges to the measurement of estradiol：an endocrine society position statement. J Clin Endocrinol Metab，2013，98（4）：1376-1387.
6. 中华医学会妇产科学分会内分泌学组及指南专家组．多囊卵巢综合征中国诊疗指南．中华妇产科杂志，2018，53（1）：2-6.
7. RUIZ-ZAMBRANA A，BERGA SL. A clinician's guide to functional hypothalamic amenorrhea. Clin Obstet Gynecol，2020，63（4）：706-719.

第四章

早发性卵巢功能不全和生理性卵巢老化

卵巢衰老的过程表现为卵巢储备的下降过程，称为卵巢储备功能减退（diminished ovarian reserve，DOR），也称为卵巢老化，这一过程中卵巢内卵母细胞数量减少和/或质量下降，同时伴有抗米勒管激素水平降低，窦卵泡数目减少、促性腺激素水平升高。

【生理性卵巢老化】

卵巢老化分为生理性和病理性两类，生理性的卵巢老化是女性自胎儿形成至出生及绝经后，卵巢内的卵泡经历着发生、生长、发育、成熟、凋亡、闭锁直至耗竭的过程。人胚胎发育到第20周，卵母细胞数量达高峰约为700万个，之后绝大部分卵母细胞不断凋亡；出生时卵巢中有70万～200万个原始卵泡；青春期卵巢中有30万～50万个卵泡，逐步建立下丘脑-垂体-卵巢轴正负反馈机制，进入生育成熟期；生育期妇女每个月有1个成熟卵泡排出，整个生育期排出的成熟卵泡约400个。正常生理情况下女性生殖能力最旺盛时期为20～25岁，随后进入卵巢生理性老化，至37～38岁时卵巢中仅存2.5万个卵泡，此时卵泡的数量进入快速下降期，卵子数量和质量下降、非整倍体发生增加、黄体功能退化，到51岁时，卵巢中只剩下约1 000个不良或无功能性的卵泡，最终卵泡耗竭、绝经，女性生殖寿命终止。

【早发性卵巢功能不全】

生理性的卵巢老化是无法抗拒的自然规律，然而某些妇女在年轻阶段就发生了病理性的卵巢老化，这种病理性衰老称为早发性卵巢功能不全（premature ovarian insufficiency，POI）。POI是指女性在40岁以前出现卵巢功能减退，主要表现为月经异常（闭经、月经稀发或频发）、促性腺激素水平升高、雌激素水平波动性下降。卵巢早衰（premature ovarian failure，POF）则是指女性在40岁以前出现闭经，促性腺激素水平升高、雌激素水平波动性下降，并伴有不同程度的围绝经期症状。两个概念相比，POI是指卵巢功能衰退的连续过程，而POF反映的是卵巢功能衰退的最终状态。POI的发病率为1%～2%，并且发病年龄有逐步提前的趋势。POI的一系列临床表现包括闭经或者月经不规律、不育、雌激素缺乏的相关临床症状（如性欲减退、骨质疏松、心血管疾病、神经精神障碍等）。卵巢功能减退进程分为4个阶段：正常期、隐匿期、生化异常期和临床发展期。其中，自隐匿期开始，生育能力就呈波动性持续下降趋势，对于绝大多数患者来讲，卵巢功能的损害是不可逆的。POI的病因目前尚不完全明确，已经探明的POI病因包括：遗传因素、医源性因素（药物、手术、癌症放疗或化疗）、炎症因素、环境因素（出生前宫内环境、出生后直至青春期营养）、免疫因素等，而尚有60%的特发性POI的病因有待于进一步明确。在POI的初步阶段，某些妇女月经周期改变、成熟卵子数量虽然减少，其质量不一定下降，并非所有的卵子已经老化，需要进一步甄别以便及时给予生育机会，5%～10%的POI妇女可发生自然妊娠，但是流产率和胎儿畸形概率增高。

【检测项目】

1. 卵泡刺激素（FSH） FSH由垂体前叶促性腺激素细胞合成和分泌，受雌激素和孕激素的反馈调节，当卵泡耗竭、雌激素、孕激素缺乏时，负反馈抑制作用解除，垂体分泌促性腺激素分泌增加。FSH 升高是反映卵巢功能衰退的敏感性指标。女性在 40 岁前，2 次血清 FSH＞25U/L（间隔 4 周以上），提示 POI 的可能。

2. 雌二醇（E_2） 妇女体内大部分雌激素由卵巢分泌，只有少部分由肾上腺分泌以及脂肪的外周组织转化。体内有一定的 E_2 水平标志着下丘脑 - 垂体 - 卵巢轴处于一定的活动状态。在 POI 早期，由于卵巢的无序生长，E_2 可升高至＞183pmol/L，继而随着卵泡耗竭，E_2 分泌降低至＜73.2pmol/L。

3. 抗米勒管激素（AMH） AMH 由募集的初级卵泡、窦前卵泡和小窦卵泡的颗粒细胞产生。当卵泡直径≥8mm 后，AMH 分泌快速下降，AMH 在闭锁卵泡和依赖 FSH 刺激发育的卵泡颗粒细胞中不表达。随着卵巢储备下降，即卵泡池中被募集的原始卵泡、窦前卵泡和小窦卵泡的减少而下降，血清 AMH 水平也下降。血清 AMH≤7.85pmol/L（1.1ng/ml）提示 POI 的可能，青春期前或青春期女性 AMH 水平低于同龄女性 2 倍标准差，提示 POI 的风险增加。

4. FSH/LH 比值 在基础 LH 上升前几年患者就出现了 FSH 的上升，对于基础 FSH≤15U/L 者可结合基础 FSH 分析 FSH/LH 比值，当基础 FSH/LH 比值位于 2.0～3.6 之间时提示卵巢储备功能不足，卵泡池内卵泡数减少。

5. 抑制素 B（inhibin B，INH-B） 由卵巢中小窦状卵泡的颗粒细胞产生，主要作用是反馈性抑制垂体 FSH 的分泌，直接反映卵巢的储备功能。当血清 INH B 处于 40～56ng/L，提示卵泡减少。

【相关检查】

1. 超声检查 基础窦卵泡计数（AFC）指标成本低、重复性好、无创伤、易接受，作为单个指标预测卵巢反应优于卵巢体积、血流。双侧卵巢中直径 2～10mm 的 AFC＜5 个提示患者 POI 的可能，同时会出现双侧卵巢体积缩小，到 POF 阶段可见子宫萎缩、内膜呈单线状。

2. 卵巢活检 活检卵巢组织未见卵泡。一般不主张做，而且由于取材部位的局限性很可能出现误诊。

3. 自身免疫性指标 约超过 20% 的患者在出现 POI 前就已经存在免疫性疾病，其中最常见的是甲状腺炎，其次为肾上腺功能减退（Addison 病）、甲状旁腺功能低下和 1 型糖尿病等。POI 患者抗卵巢组织抗体（anti-ovary antibodies，AOA）、抗透明带抗体、抗甲状腺微粒体抗体（anti-thyroid microsome antibody，AMA）的检出率高于正常妇女。

4. 染色体核型及基因分析 在原发性闭经的 POI 患者中，约 50% 存在着染色体核型异常，如 Turner 综合征。在继发性闭经的 POI 患者中最常见的是 X 染色体异常，约有 11% 的家族性 POI 和约 3.2% 的独立性 POI 患者存在着 *FMR1* 外显子拷贝数的异常，称为脆性 X 染色体综合征。约 2% 的 POI 患者与常染色体上的基因异常相关，已发现数十个致病基因包括：*FSHR*、*NOBOX*、*FIGLA*、*GDF9*、*MCM8*、*MCM9* 等，已经有 POI 相关的遗传检测探针技术，可以选择性地对患者进行检测。

5. 骨密度检查 POI 患者因雌激素缺乏，骨丢失率增加，存在低骨量和骨质疏松症，骨密度较同龄妇女低 1 个标准差。髋部骨折危险性增加 2.6 倍。

【试验检测项目】（具体可参考第二十一章有关内容）

1. 外源性 FSH 卵巢储备试验（exogenous FSH ovarian reserve test，EFORT） 于月经第 3 天使用 FSH 300IU，在用药前和用药后 24 小时分别采血测定 E_2、INH-B 水平的变化。如 FSH 刺激后 E_2 水平增值＜30pg/ml，INH-B＜100ng/L，为 EFORT 异常，提示卵巢储备下降。由于是 FSH 单次刺激，有一定的假

阴性，尤其是对长期缺乏内源性 Gn 刺激的卵巢。

2. 克罗米芬刺激试验(clomiphene citrate challenge test，CCCT) 月经周期第 2～3 天测基础 FSH，周期 5～9 天口服克罗米芬 100mg，每日 1 次，于周期第 10 天再测血 FSH，FSH＞10IU/L 或给药前后血清 FSH 之和＞26IU/L 为异常反应，预示卵巢老化，对治疗妊娠失败的预测可达 100%，CCCT 较基础 FSH 对卵巢老化的预测更敏感。

3. 促性腺激素释放激素激动剂刺激试验(gonadotropin-releasing hormone agonist stimulation test，GAST) 于月经周期第 2～4 天每日皮下注射短效 GnRHa 0.075～0.1mg，于周期第 2～4 天注药前和周期第 5 天晨采静脉血，以观察 E_2、FSH 和 LH 的反应。E_2 的反应类型分 4 型，以给药后 E_2 较基础 E_2 增加 2 倍或 2 倍以上者为有反应。A 型：E_2 迅速上升，周期第 4 天下降；B 型：周期第 4 天或第 5 天上升，周期第 6 天下降；C 型：E_2 迅速而持续上升；D 型：缺乏 E_2 反应。A、C 型反应提示卵巢高反应，要警惕卵巢过度刺激综合征的发生。B 型反应正常；D 型提示卵巢低反应，即使给予大剂量外源性促性腺激素，卵泡发育状态仍差，说明卵巢处于一定程度的衰竭状态，是卵巢老化的标志。但由于此项检查既耗时又昂贵，仅用于 IVF 患者的卵巢储备检测。

【诊断标准】

必须同时符合下列条件(1)和条件(2)方可确诊：

(1) 40 岁以下女性，月经稀发或闭经＞4 个月。

(2) 2 次或 2 次以上血清 FSH＞25U/L (2 次检查间隔 4 周以上)。

(3) 超声检查：两侧卵巢体积缩小、双侧卵巢窦卵泡计数＜5 个，子宫萎缩、内膜呈单线状。

仅检测到 1 次 FSH 升高不能诊断，至少 2 次或 2 次以上重复检测到 FSH 持续高水平，必要时需要结合血清 E_2 水平的下降以及超声检查结果方可做出 POI 的诊断。详细询问病史、自身免疫性抗体、染色体和基因分析等有助于病因诊断。

对于 40 岁以下，但是 2 次血清 FSH 在 15～25U/L 之间的患者，属于 POI 高危人群，提示亚临床期 POI。

【治疗原则】

目前尚无有效方法恢复卵巢功能。

1. 激素替代治疗 在没有禁忌证的情况下，应该对所有的 POI 患者进行激素替代治疗。

2. 对骨骼系统、心脑血管系统等的远期健康管理。

3. 生育相关功能的管理

(1) 对于仍有卵泡存在者，选择合适的促排卵治疗方案，争取早日妊娠。

(2) 年轻未婚者，可行卵巢组织冷冻保存，也可以选择卵母细胞冻存，以备需要生育时进行自体卵巢移植生育或者解冻卵细胞行体外受精胚胎移植。

(3) 年长不孕患者，经过各种治疗未能采用自己卵子成功生育者，建议接受赠卵或者领养孩子。

(4) 目前还有新技术在研发中，包括体外卵泡培养技术、卵母细胞线粒体置换技术、干细胞治疗等。

(朱依敏)

参考文献

1. DE VOS M, DEVROEY P, FAUSER BC. Primary ovarian insufficiency. Lancet, 2010, 376(9744): 911-921.
2. DOMNIZ N, MEIROW D. Premature ovarian insufficiency and autoimmune diseases. Best Pract Res Clin Obstet Gynaecol, 2019, 60: 42-55.
3. FRAISON E, CRAWFORD G, CASPER G, et al. Pregnancy following diagnosis of premature ovarian insufficiency: a systematic review. Reprod Biomed Online, 2019, 39(3): 467-476.
4. Practice Committee of The American Society For

Reproductive Medicine. Electronic Address Aao, M Practice Committee of The American Society For Reproductive. Testing and interpreting measures of ovarian reserve: a committee opinion. Fertil Steril, 2020, 114(6): 1151-1157.

5. Practice Committee of The American Society For Reproductive Medicine, Electronic Address Aao, M Practice Committee of the American Society for Reproductive. Fertility evaluation of infertile women: a committee opinion. Fertil Steril, 2021, 116(5): 1255-1265.
6. ATABIEKOV I, HOBEIKA E, SHEIKH U, et al. The role of gene therapy in premature ovarian insufficiency management. Biomedicines, 2018, 6(4): 102.
7. SULLIVAN SD, SARREL PM, NELSON LM. Hormone replacement therapy in young women with primary ovarian insufficiency and early menopause. Fertil Steril, 2016, 106(7): 1588-1599.
8. 陈子江，田秦杰，乔杰，等．早发性卵巢功能不全的临床诊疗中国专家共识．中华妇产科杂志，2017, 52(9): 577-581.
9. 中华医学会妇产科学分会绝经学组．绝经管理与绝经激素治疗中国指南(2018)．中华妇产科杂志，2018, 53(11): 729-737.
10. TORREALDAY S, KODAMAN P, PAL L. Premature ovarian insufficiency-an update on recent advances in understanding and management. F1000Res, 2017, 6: 2069.

第五章

卵巢反应不良

在体外受精-胚胎移植治疗中，对控制性超排卵反应正常、获得适当数量的成熟卵子是治疗成功的重要保证。卵巢反应不良（poor ovarian response，POR）是指部分患者在超排卵下不能获得理想的超排卵效果，它以超排卵后成熟卵泡或获卵子数目少和低血清雌二醇（E_2）水平为特征，并且在以后的超排卵治疗中也往往表现为反应不良，常导致治疗周期的取消和低妊娠率，甚至需要卵子赠送。卵巢反应不良的发生原因可能与以下因素相关：卵巢老化；有损害卵巢功能的外因（如手术、子宫内膜异位症、感染、放疗或化疗、吸烟等）；卵巢的颗粒细胞上促性腺激素受体缺陷；自身免疫抗体（如促性腺激素抗体、抗颗粒细胞抗体及抗透明带抗体等）。

2011 年欧洲人类生殖与胚胎学学会（ESHRE）卵巢反应不良工作组发表了目前较为公认的卵巢反应不良定义的共识，即"博洛尼亚标准（Bologna 标准）"。卵巢反应不良的"Bologna 标准"至少要符合以下 3 项中的 2 个：

（1）高龄女性（年龄在 40 岁及以上）或者存在引起卵巢反应不良的高危因素。

（2）在常规促排卵方案下既往有 1 次获卵数≤3 个。

（3）有 1 项卵巢储备功能评估检查异常，如窦卵泡数（AFC）<5～7 个或者抗米勒管激素（AMH）<0.5～1.1ng/ml。

如果一个女性有 2 次在最大卵巢刺激方案下发生获卵数≤3 个，即使无高龄和卵巢储备异常也可以定义为卵巢反应不良。一次常规刺激方案下获卵数≤3 个被认为诊断卵巢反应不良的必备条件。40 岁及以上的高龄女性或卵巢储备功能检查异常预示着卵巢储备功能降低，应更适宜定义为"预期卵巢反应不良者"（expected PORs）。在 Bologna 标准中卵巢反应不良的定义，事实上指的是患者卵巢本身储备不足而导致的对卵巢刺激反应不良，而非用药方案或用药剂量等其他原因导致的卵巢反应低下。

2011 年欧洲人类生殖及胚胎学学会"博洛尼亚标准"诊断 POR 患者的局限性是没有区分卵巢低储备导致的真性低反应和 Gn 及其受体缺陷导致的假性低反应。2016 年基于对 POR 的个体化管理，学者们提出了"波塞冬（POSEIDON）标准"，概念上从 POR 变为"低预后"，更关注低预后患者的异质性及不同亚组的助孕策略。

"波塞冬标准"的分类将 POR 患者分为非预期低反应及预期低反应 2 类，具体分组为：

1 组：年龄<35 岁，正常卵巢反应（AMH≥1.2ng/ml，AFC≥5）的非预期低反应或者反应欠佳患者，并根据获卵数分为 2 个亚组，1a 组获卵数<4 枚，1b 组获卵数 4～9 枚；

2 组：年龄≥35 岁，正常卵巢反应（AMH≥1.2ng/ml，AFC≥5）的非预期低反应或者反应欠佳患者，并根据获卵数分为 2 个亚组，2a 组获卵数<4 枚，2b 组获卵数 4～9 枚；

3 组：年龄<35 岁，卵巢低储备（AMH<1.2ng/ml，AFC<5）；

4 组：年龄≥35 岁，卵巢低储备（AMH<1.2ng/ml，AFC<5）。

1组和2组为非预期低反应患者，3组和4组为预期低反应患者。“POSEIDON标准”制定者们认为根据以上拟定的分层方法有助于制订更细致的治疗方案，例如：采用不同的GnRH类似物方案；检测促性腺激素及其受体的多态性；调整Gn的起始剂量；定制Gn的剂量；评估特殊的治疗方案，包括累计卵母细胞或胚胎，从而最大限度地改善治疗结局。

【主要评估项目】

（一）年龄及其他与卵巢反应不良相关的风险因素

卵巢储备的减少与女性年龄的增长存在明确的相关性，IVF的成功率在30岁以后开始逐渐下降，35岁以后更加显著，卵泡的储备量也存在相似的减少趋势，38岁以后卵泡的闭锁加速。虽然仅年龄并不能作为反应不良的预测因素，但随着年龄的增长POR的发生率也不断增加，≥40岁女性发生POR的概率达到50%以上，所以为公认POR的高危人群。因此40岁及以上女性，有一次卵巢刺激后获卵数≤3个即可定义为卵巢反应不良。

存在与POR相关的其他风险因素，①遗传因素：一些染色体数目和结构的异常或特定基因的突变与卵巢储备功能降低、提前绝经及卵巢刺激反应低下相关，如Turner综合征及*FMR1*突变；②盆腔炎症：输卵管的炎症和衣原体感染被报道与卵巢反应不良相关；③卵巢病变：卵巢子宫内膜异位囊肿或者有卵巢手术史破坏卵巢组织与卵巢反应不良相关；④化疗：尤其是含烷化剂的化疗方案可显著减少卵巢储备池，化疗后可有月经周期缩短、月经稀发甚至闭经，伴随卵巢储备功能检查的降低；⑤盆腔部位的放射治疗可显著减少卵巢储备，与卵巢反应不良及卵巢早衰相关。

（二）卵巢储备功能的评估

卵巢储备功能的评估包括激素测定、超声检查和动态功能试验等。理想的卵巢储备功能评估是指能准确评估卵巢内始基卵泡数目并能反映卵子生殖潜能的方法。

1. 激素测定

（1）基础FSH：月经第3天血清FSH水平升高＞10IU/L，提示卵巢储备功能下降。

（2）抑制素B（INH-B）：月经第3天血清抑制素B＜45pg/ml，在基础FSH上升之前出现下降，可反映卵巢的储备功能；还可以与外源性FSH卵巢刺激试验结合，在月经第3天给予FSH 300IU注射，于注射前及注射后24小时测定血清抑制素B的水平，升高值＜49pg/ml，也可预测卵巢反应不良。

（3）基础或降调节后FSH/LH：月经第3天或降调节后血清FSH/LH＞3，用于预测卵巢反应不良。

（4）基础雌二醇（E_2）：月经第3天基础血清E_2水平升高＞80pg/ml，与卵巢反应不良相关。

（5）抗米勒管激素（AMH）：从始基卵泡进入生长卵泡池的颗粒细胞开始表达；窦前卵泡和小窦卵泡（＜8mm）的颗粒细胞表达达到高峰；FSH依赖阶段的卵泡的壁层颗粒细胞不再表达；闭锁卵泡不表达。AMH反映了有功能的生长卵泡池的大小，与年龄、卵巢储备和对外源性促性腺激素的卵巢反应密切相关。AMH在月经周期内及不同月经周期间稳定性相对较好，可在月经周期的任何一天测定。

2. 超声检查

（1）窦卵泡计数（AFC）：经阴道超声检查双侧卵巢的窦卵泡数对卵巢反应不良有较好的预测意义。但是AFC测量的准确性受操作者、仪器的分辨率、卵巢的位置与是否合并病理状态、月经周期内与月经周期间存在差异等的影响，文献报道的预测卵巢反应不良的界值差异很大（3～12个）。2010年发表的一个适用于日常临床工作、更有利于标准化测量AFC的建议供临床参考，具体如下：

1）患者：建议对无病理状态下的卵巢

行 AFC 测量。

2）时机：月经周期 2～4 天卵泡早期进行测量，减少周期内差异的影响。

3）大小：计数直径为 2～10mm 的窦卵泡。

4）人员：固定人员，良好培训。

5）仪器：经阴道超声下测量，探头最小频率需达到 7MHz 才可以分辨直径 2mm 的窦卵泡。

6）测量程序：①确认显示清楚一侧卵巢。②两个不同平面扫描定位，确定行扫描测量的方向。③二维方法测量最大卵泡。④如果最大卵泡≤10mm，从卵巢一边扫描至另一边，计数卵巢内每一个圆形或椭圆形无回声结构。⑤如果最大卵泡>10mm，仅计数≤10mm 的卵泡。⑥同法测量对侧卵巢，获 AFC 总数。

（2）卵巢容积：超声检查卵巢容积<3ml，与卵巢反应不良相关，但是卵巢容积单独预测卵巢反应敏感性较低，与 AFC 联合应用有更好的预测价值。

（3）卵巢间质血流：彩色超声下卵巢间质血流减少与卵巢反应不良及低妊娠率相关，可与其他超声指标联合预测卵巢储备。

3. 动态功能试验（详见第二十一章）

（1）克罗米芬刺激试验（CCCT）：月经周期第 5～9 天服用克罗米芬 100mg/d，服药后血清 FSH 浓度升高（≥均值 +2*SD*）或>10IU/L 为异常，对基础 FSH 正常的女性也可预测卵巢储备。

（2）外源性 FSH 卵巢刺激试验（EFORT）：月经周期第 3 天，给予 FSH 300IU 单次注射，24 小时后血清雌二醇水平升高<110pmol/L 被认为反应异常，可预测卵巢反应不良。

（3）促性腺激素释放激素激动剂刺激试验（GAST）：卵泡早期给予 GnRH-a，用药后 24 小时血清 E_2 水平升高<80pmol/L 者为异常（详见第二十一章），可预测卵巢反应不良。

（4）多变量模型：将上述 2 个或 2 个以上的检查指标组合来增加预测卵巢反应不良的敏感性和特异性，目前尚无公认的预测模型。

目前研究显示在众多卵巢储备功能评估方法中，AFC 和 AMH 预示了卵泡发育后期对外源性 Gn 反应的能力，是预测卵巢反应性的最佳参数。尽管 AFC 和 AMH 预测卵巢反应具有最好的敏感性和特异性，但在研究设定的最适宜界值，仍有 10%～20% 的假阳性率。“Bologna 标准”的共识中提出，如果无高龄或其他 POR 风险因素的女性有 1 次常规卵巢刺激后发生获卵数≤3 个，结合卵巢储备功能评估有异常，即可定义为卵巢反应不良。

“Bologna 标准”的共识中推荐的界值是 AMH<0.5～1.1ng/ml 及 AFC<5～7 个，可判断为卵巢储备功能异常，在预测卵巢反应不良方面优于年龄和基础 FSH。而“波塞冬标准”以 AMH<1.2ng/ml，AFC<5 个为界值，区分非预期低反应人群和预期低反应人群。

（三）既往发生 POR

在常规促排卵方案下获卵数≤3 个，这个标准用于 2 个方面：在治疗过程中判断为 POR 及作为既往 POR 史来预测卵巢反应不良。既往 POR 常与卵巢储备功能下降相关，再次发生 POR 的概率达 62.4%，但仍有约 1/3 的女性在后续周期中卵巢反应正常，可能与卵泡募集周期间的差异或者用药方案、剂量相关。

（谢言信　李予）

参考文献

1. FERRARETTI AP, MARCA L, FAUSER BC, et al. ESHRE consensus on the definition of poor response to ovarian stimulation for in vitro fertilization: the Bologna criteria. Hum Reprod, 2011, 26（7）: 1616-1624.
2. POSEIDON G, ALVIGGI C, ANDERSEN CY,

et al. A new more detailed stratification of low responders to ovarian stimulation: from a poor ovarian response to a low prognosis concept. Fertil Steril, 2016, 105(6): 1452-1453.

3. HUMAIDAN P, MARCA A L, ALVIGGI C, et al. Future perspectives of POSEIDON stratification for clinical practice and research. Front Endocrinol (Lausanne), 2019, 10: 439.
4. DEWAILLY D, ANDERSEN CY, BALEN A, et al. The physiology and clinical utility of anti-Mullerian hormone in women. Hum Reprod Update, 2014, 20(3): 370-385.
5. LA MARCA A, SUNKARA SK. Individualization of controlled ovarian stimulation in IVF using ovarian reserve markers: from theory to practice. Hum Reprod Update, 2014, 20(1): 124-140.
6. Practice Committee of The American Society for Reproductive Medicine. Electronic Address Aao, M Practice Committee of The American Society for Reproductive. Testing and interpreting measures of ovarian reserve: a committee opinion. Fertil Steril, 2020, 114(6): 1151-1157.
7. GIANNELOU P, SIMOPOULOU M, GRIGORIADIS S, et al. The conundrum of poor ovarian response: from diagnosis to treatment. Diagnostics (Basel), 2020, 10(9): 687.
8. OVARIAN STIMULATION T, BOSCH E, BROER S, et al. ESHRE guideline: ovarian stimulation for IVF/ICSI(dagger). Hum Reprod Open, 2020, 2020(2): hoaa009.
9. UBALDI FM, CIMADOMO D, VAIARELLI A, et al. Advanced maternal age in IVF: still a challenge? The present and the future of its treatment. Front Endocrinol (Lausanne), 2019, 10: 94.

第六章

卵巢过度刺激综合征

卵巢过度刺激综合征(ovarian hyperstimulation syndrome, OHSS)是卵巢对促排卵治疗产生过度反应，导致多个优势卵泡同时发育，雌激素水平异常升高、颗粒细胞黄素化，造成水钠潴留和血管壁通透性增加，全身血流动力学改变，从而出现影响全身各脏器功能的一系列症状和体征。OHSS 的发生与所用促排卵方案、药物的种类、剂量及患者的基础状况有关。一般在接受促排卵的患者中，OHSS 总体发生率为 23.3%，其中轻度为 8%～23%，中重度 OHSS 的发生风险为 1%～5%(一般低于 2%)。

【病理变化及临床表现】

1. 卵巢增大 表现为多发性滤泡囊肿及黄体囊肿形成、间质水肿。

2. 毛细血管通透性增加 出现急性体液外渗、胸腹腔积液，甚至全身水肿，低血容量，继发肾灌流量减少、肾近曲小管对盐和水分重吸收增加，导致尿量减少甚至无尿，同时伴水电解质紊乱如低钠血症、高钾血症、氮质血症、低血容量性休克。血液成分浓缩导致血液高凝状态，严重者出现血栓形成如深静脉血栓、脑血管栓塞等。

3. hCG 加重 OHSS 病情 hCG 诱导颗粒细胞增生，刺激卵泡及黄体合成肾素的前体，卵巢局部的肾素 - 血管紧张素系统被激活，通过 VEGF 促进血管生成、增加毛细血管通透性，参与 OHSS 血管内体液外渗的病理变化。一旦妊娠，随着体内 hCG 的迅速增长，症状严重者将持续 2～3 个月；而当体内 hCG、雌激素下降，如妊娠失败或流产后，症状和体征则可迅速缓解。

【病情分级】

1. 轻度 症状和体征通常于排卵后 3～6 日或注射 hCG 后的 5～8 日开始出现，有下腹不适、沉重感或轻微下腹胀痛，轻度恶心、呕吐、腹泻。卵巢直径增大，但通常＜8cm。

2. 中度 明显下腹胀痛，恶心、呕吐、口渴，可伴腹泻；B 超可见明显腹水声像，卵巢直径通常在 8～12cm 之间。血细胞比容(HCT)＞41%，白细胞(WBC)升高＞15×10^9/L。

3. 重度 腹水明显增加，腹胀痛加剧，卵巢直径通常＞12cm。口渴、少尿(＜400ml/d)或无尿(＜100ml/d)、腹胀甚至无法进食，难治性恶心、呕吐；大量腹水使膈肌升高或胸腔积液致呼吸困难、不能平卧等临床症状；胸腔积液、腹水导致心肺功能障碍、血液浓缩、呈高凝状态、电解质失衡(低钠血症、高钾血症、低白蛋白血症)、肝肾功能受损等。HCT＞0.55，WBC＞25×10^9/L，CrCl＜50ml/min，Cr＞1.6mg/dl，Na^+＜135mEq/L，K^+＞5mEq/L。

4. 极重度 严重腹水、大量胸腔积液、中心静脉压降低、快速体重增加(＞1kg/d)。心包积液，少尿或无尿甚至急性肾衰竭，血栓栓塞，急性呼吸窘迫综合征。HCT＞0.55，WBC＞25×10^9/L。

【检测项目】

1. 密切监测生命体征 包括心率、呼吸、血压，心肺体格检查，计每日出入量、体重及腹围：每日尿量少于 400ml，提示少尿。一般不需要用利尿剂，在经过积极补液，血容量得到纠正后 HCT＜38% 仍有少尿的患者，可考虑使用利尿剂。当症状改善尿量增多时，应迅速减少静脉补液量，增加口服补液。

2. 雌二醇（E_2）测定 E_2 可能是预测 OHSS 的重要指标。E_2 绝对值高或者是迅速升高均有发生 OHSS 的风险。有统计显示血清 E_2 浓度＜3 660pmol/L（1 000pg/ml）时很少发生 OHSS，达到 14 640pmol/L（4 000pg/ml）时，所有妊娠者均可能发生 OHSS。据此认为血清 E_2 过高（＞14 640pmol/L），OHSS 发生的可能性增加。减少外源 hCG 的使用可能降低体内雌激素水平，从而降低 OHSS 发病：可将常规诱发排卵的 10 000IU hCG 减量至 3 000～5 000IU，减少 hCG 使用量有可能降低 OHSS 发病率；或者采用 GnRH 激动剂诱发排卵（使用拮抗剂方案时），另选用黄体酮类药物代替外源 hCG 进行黄体支持治疗。

3. 卵泡数和获卵数 E_2＞2 500pg/ml，卵泡数＞30（大于 10～14mm 卵泡）时易发生 OHSS，PCOS 本身是发生 OHSS 的高危因素，但单独 E_2 增高或卵泡数增加并不能准确预测其发生，只有两者均增高才有意义。IVF 周期获卵数超过 15 个时，发生 OHSS 的可能性增加；获卵 30 个以上者 OHSS 发生率是获卵 20 个以下者的 6.7 倍；获卵数超过 35 个，发生重度 OHSS 的可能性明显增加。

4. hCG 测定 正常情况下于排卵后 8 天，胚胎植入后 1 天 hCG 取代 LH 的作用，此时在母血中即可测到血 hCG。妊娠 7 周前主要依赖于内源性 hCG 刺激卵巢黄体分泌的类固醇激素，妊娠 7～10 周其作用逐渐被胎盘取代，hCG 于妊娠 8～10 周达到血清浓度的高峰。hCG 是 OHSS 发生的重要因素，故妊娠后会加重 OHSS 的发生。一旦发生 OHSS 需停止任何促性腺激素包括 hCG，使用黄体酮代替 hCG 进行黄体支持。

5. 血常规（包括血细胞比容及全血细胞计数等） HCT＞0.45，WBC＞15×10^9/L 可能提示重度 OHSS。血细胞比容从 0.45 上升至 0.47，血浆容量实际将下降 8%。

6. C 反应蛋白 临床上检测 C 反应蛋白用于一些疾病术后的并发症判断、感染鉴别。在 OHSS 白细胞异常升高的患者中，可联合用于感染性白细胞升高的鉴别。

7. 凝血功能 APTT（参考值范围 32～43s），PT（参考值范围 11～13s），Fg（参考值 2～4g/L），D- 二聚体（参考值＜200μg/L）等。在严重 OHSS 中，纤维蛋白原上升、抗凝血酶降低，血栓形成是威胁生命的并发症，故应密切关注，并防止血栓形成，必要时可预防性应用肝素（5 000IU s.c.，q.d.～q.12h）。

8. D- 二聚体 D- 二聚体来源于纤溶酶溶解的交联纤维蛋白凝块，主要反映纤维蛋白溶解功能。D- 二聚体的临床检测主要应用在静脉血栓栓塞（venous thromboembolism，VTE）、深静脉血栓形成（deep venous thrombosis，DVT）和肺栓塞（pulmonary embolism，PE）的辅助诊断。主要用于 OHSS 患者病情严重程度的监测，也可联合用于重度、极重度 OHSS 患者血栓形成风险的评估及早期诊断。

9. 酸碱平衡及电解质 OHSS 患者出现低血容量，应测定血酸碱平衡及电解质如二氧化碳结合力、钾、钠、氯、钙等，二氧化碳结合力（参考值 22～31mmol/L），血钾（参考值 3.5～5.1mmol/L），血钠（参考值 135～147mmol/L），血清氯（参考值 95～105mmol/L），血清钙（2.25～2.58mmol/L）。为纠正酸碱及电解质失衡，对于住院患者起始治疗快速补液 500～1 000ml，此后补液应谨慎，维持尿量＞20～30ml/h，逆转血液浓缩即可。

10. 肝肾功能 AST（参考值 10～40IU/L），ALT（参考值 10～40IU/L），GGT（参考值＜50IU/L），BUN（参考值 3.2～7.1mmol/L），Cr（参考值 88.4～176.8μmol/L 或 1～2mg/dl）。

血清尿素氮的临床意义：在蛋白质摄入

及体内代谢恒定状态下，血清尿素浓度取决于从肾排出的速度，在一定程度上血清尿素反映肾小球滤过率，只有在约 50% 以上有效肾单位受损时，血清尿素才开始上升。在肾功能不全代偿期，肌酐清除率开始下降，当血尿素氮水平升高或肌酐清除率下降（血肌酐>1.6mg/dl 或肌酐清除率<50ml/min）以及少尿，提示已经是重度 OHSS 状态。患者因血容量不足，肾灌流量下降，导致肾前性肾功能障碍。若血尿素氮和肌酐水平进一步升高，合并高血钾、无尿，说明尿毒症加重，必须纠正血容量不足、减低腹压、改善循环和肾灌注血流量。可采用小剂量多巴胺 0.18mg/（kg·h）扩张肾脏血管增加肾血流灌注，必要时可采取透析治疗。

11. 血白蛋白浓度测定　参考值 40～55g/L。白蛋白相对分子质量为 69 000，是低分子量蛋白质，为循环中含量最高的蛋白质。维系 75% 的胶体渗透压，50g 白蛋白可使约 800ml 液体 15 分钟内回流至血液循环，并且非特异性地结合、运送激素、药物等物质，作用持续 24～48 小时。重度患者大量腹水形成，白蛋白丢失较多，若出现低蛋白血症，一般需要同时补充胶体溶液及静脉滴注白蛋白。

【相关检查】

1. 盆腔超声检查　基础卵巢体积、平均未成熟卵泡的数目与 OHSS 的发生成正相关。可用于卵巢体积变化及盆腹腔积液变化的监测。在卵泡早期，B 超下卵巢内直径 2～8mm 的小卵泡呈串珠状排列，多数小卵泡在促排卵药物的刺激下均可发育，易发生 OHSS。卵巢彩色多普勒检查可提供血流信息，有助于判断增大的卵巢是否发生扭转：增大的卵巢周围血流正常，表示未发生卵巢扭转，若卵巢表面血流消失、卵巢异常增大，表示发生卵巢扭转并淤血增大。

2. 血管彩色超声多普勒检查　双侧颈内静脉彩超，可检测颈内静脉栓塞，当患者颈部疼痛、肿大，应注意鉴别。若出现双上下肢疼痛、肿胀，彩超检查可鉴别静脉栓塞和低蛋白血症所致的水肿。

3. 胸、腹部超声检查　用于判断胸腔积液、腹水的严重程度。一旦出现腹水，即提示发生中度 OHSS。经 B 超引导下穿刺可缓解腹水引起的疼痛及呼吸功能障碍，但是每次抽吸腹水的量以及抽吸的间隔时间尚无定论。抽吸胸腹腔积液只能作为缓解症状的方法，而不是最终治疗手段。

4. 胸部 X 线检查和心脏超声检查　对于怀疑有胸腔或者心包积液的患者可考虑行此检查。

5. 监测中心静脉压（central venous pressure，CVP）　参考值为 0.59～0.98kPa，对于严重病例，锁骨下静脉穿刺测定 CVP，可指导每天液体的出入量平衡。大量输注晶体液可导致液体在第三间隙聚集，应进行密切监测，包括体检和 CVP 的监测。低血压往往提示静脉回流不足，导致心输出量降低，肾脏血流灌注不足，将增加并发症的发生率。

6. 动脉血气分析　临床上进行动脉血气分析检查的临床意义主要有以下几点：检查体内是否出现低氧血症，高碳酸血症及电解质紊乱；动脉血内二氧化碳含量是否超出正常范围，是否存在呼吸衰竭的情况；体内氧含量，氧容量是否在正常范围之内；判断酸碱平衡是处于代偿状态还是失代偿状态。动脉血气分析在临床上是呼吸系统疾病诊断的重要指标，常常作为极重度 OHSS 患者首选的辅助检查。

7. CT 肺血管造影（computed tomographic pulmonary angiography，CTPA）　CTPA 指的是 CT 下肺动脉造影检查，主要适用于肺血管病变如肺动脉栓塞、肺动脉高压的检查。通过该项检查可以了解肺动脉的情况，如肺动脉栓塞等。必要时，对于重度或极重度 OHSS 患者可进行此项筛查。

（林海燕　谢言信　王文军）

参考文献

1. Practice Committee of The American Society for Reproductive Medicine. Electronic Address Aao, M Practice Committee of The American Society for Reproductive. Prevention and treatment of moderate and severe ovarian hyperstimulation syndrome: a guideline. Fertil Steril, 2016, 106(7): 1634-1647.
2. SCHIRMER DA, KULKARNI AD, ZHANG Y, et al. Ovarian hyperstimulation syndrome after assisted reproductive technologies: trends, predictors, and pregnancy outcomes. Fertil Steril, 2020, 114(3): 567-578.
3. GYNAECOLOGISTS RCOOA. The management of ovarian hyperstimulation syndrome. Green-top guideline. 2016, 5.
4. 刘风华，杨业洲，张松英，等．辅助生殖技术并发症诊断及处理共识．生殖与避孕，2015，35(7): 431-439.
5. TIMMONS D, MONTRIEF T, KOYFMAN A, et al. Ovarian hyperstimulation syndrome: a review for emergency clinicians. Am J Emerg Med, 2019, 37(8): 1577-1584.
6. NELSON SM. Prevention and management of ovarian hyperstimulation syndrome. Thromb Res, 2017, 151(Suppl 1): S61-S64.
7. NASTRI CO, TEIXEIRA DM, MORONI RM, et al. Ovarian hyperstimulation syndrome: pathophysiology, staging, prediction and prevention. Ultrasound Obstet Gynecol, 2015, 45(4): 377-393.

第七章

月 经 疾 病

第一节 痛 经

痛经，即月经期疼痛，是月经前后或月经期出现的下腹部绞痛、坠痛、胀痛，伴腰酸或其他不适，影响生活和工作者。可分为原发性痛经和继发性痛经，前者是指生殖器官无器质性病变的痛经，后者是指盆腔器质性疾病引起的痛经，常见引起继发性痛经的盆腔器质性病变有：子宫内膜异位症、盆腔炎性疾病、子宫肌瘤、生殖道畸形、盆腔淤血综合征、盆腔宫内节育器等。原发性痛经与其他引起痛经的器质性疾病的鉴别见表 7-1。

【检测项目】

1. 血常规 用于鉴别是否为感染引起的下腹痛。

2. 尿常规 用于排除由反复尿路感染引起的下腹痛。

3. 尿妊娠试验及血 hCG 检测 用于排除因先兆流产或异位妊娠引起的腹痛及阴道流血。

4. 其他血液学测定 用于鉴别由子宫内膜异位症、子宫腺肌病或盆腔肿瘤引起的继发性痛经。

表 7-1 原发性痛经与其他疾病的鉴别

疾病	发病年龄	腹痛与月经关系	妇科检查	B超	腹腔镜	其他检查
原发性痛经	青少年	围月经期出现	(－)	(－)	(－)	
子宫内膜异位症	生育期	围月经期出现，继发性痛经逐渐加重	可触及或发现异位病灶	可发现异位病灶	可发现异位病灶	
子宫腺肌病	生育期	围月经期出现，继发性痛经逐渐加重	子宫增大	子宫增大，子宫肌层回声不均	子宫增大	
盆腔炎	生育期	与月经无关	子宫、附件压痛	可有盆腔积液	盆腔充血、粘连	
子宫颈管粘连	生育期	宫腔操作后出现月经期下腹痛	子宫可增大、压痛	宫腔积液		探针不能进入，子宫腔分离后经血流出
盆腔淤血综合征	生育期	持续下腹坠痛、腰痛、性交痛、月经期加重	子宫肥大、后位、子宫颈呈紫蓝色	曲张迂曲的盆腔静脉		盆腔静脉造影显示盆腔静脉淤血
处女膜闭锁或阴道横隔	青少年	周期性下腹痛	可发现闭锁的处女膜或阴道横隔	子宫腔可有积血		

（1）CA125：CA125 为糖蛋白性肿瘤相关抗原，存在于卵巢肿瘤的上皮细胞内，在胚胎时期的体腔上皮及羊膜有阳性表达，一般表达水平低并有一定的时限。在多数卵巢浆液性腺癌表达呈阳性，一般阳性准确率可达 80% 以上。常用血清检测阈值为 35IU/ml。在临床上广泛用于盆腔包块鉴别诊断，检测治疗后病情进展以及判断预后等。在生殖器官良性疾病中，子宫内膜异位症和子宫腺肌病最常引起血 CA125 水平升高，并且与疾病的严重程度和进展相关，急性盆腔炎也会引起血 CA125 一过性升高。子宫内膜异位症患者血清 CA125 值变化很大，在非月经期，病变轻微者可为 14～31IU/ml，中重度患者为 13～95IU/ml，在月经期可能会更高，但很少超过 200IU/ml。

（2）血液 CD4、CD8 的测定：有文献报道，原发性痛经患者月经期、卵泡期 $CD4^+$ 量及 CD4/CD8 的比值显著低于正常无痛经妇女，原发性痛经患者整个月经周期 $CD8^+$ 明显高于正常无痛经妇女。研究表明，原发性痛经患者存在免疫功能低下。故检测血液中淋巴细胞亚群中 CD4、CD8 百分比值，对原发性痛经的诊断及治疗有一定的价值。但是，目前此项检查并未被列为常规。

【相关检查】

根据患者临床表现及体检提示有目的性地选择以下检查，尤其是有创性的检查需充分知情同意。

1. B 超检查 原发性闭经伴随周期性下腹痛者，可以通过盆腔 B 超检查发现阻塞性生殖道畸形，如：先天性无阴道、阴道闭锁、处女膜闭锁、阴道横隔、阴道斜隔、残角子宫。长期痛经者，容易发生子宫内膜异位症，盆腔 B 超检查可发现盆腔或卵巢子宫内膜异位症病灶，对卵巢子宫内膜异位囊肿、子宫腺肌病、直肠阴道隔内异症的诊断价值高。典型的卵巢子宫内膜异位囊肿的超声影像为“囊内低回声，内有密集光点”；经阴道或直肠超声检查对浸润直肠或直肠阴道隔深部病变的诊断和评估有意义。经腹或经直肠超声能够检测到未婚少女子宫动脉血流参数；原发性痛经患者月经周期第 1 天子宫动脉灌注阻力高；原发性痛经严重程度与螺旋动脉的搏动指数、阻力指数相关。

2. 探针检查 怀疑先天性阴道闭锁或阴道横隔时，用于探测有无阴道及阴道横隔；探测有无子宫颈管狭窄。不作为常规检查。

3. 盆腔 MRI、CT 如痛经合并有可疑盆腔包块，MRI 可以了解盆腔包块的性质。盆腔 MRI 检查对浸润直肠或直肠阴道隔深部病变的诊断和评估有重要意义，也可以用于子宫腺肌病的诊断。

4. 子宫输卵管碘油造影或超声造影 可发现生殖道畸形、子宫腔内赘生物、粘连、输卵管积水等。

5. 宫腔镜检查 在 B 超发现可疑病变的前提下，宫腔镜检查可发现黏膜下子宫肌瘤、宫腔粘连及双子宫、双角子宫、单角子宫、子宫纵隔、阴道斜隔等生殖道病变或畸形。

6. 腹腔镜检查及病理检查 有创，不作为常规检查。但是，对于妇科三合诊、盆腔 B 超检查均无阳性发现的慢性腹痛伴痛经患者，可以选择腹腔镜检查以明确病变，腹腔镜可在直视下观察子宫及双附件有无异常、炎症和粘连等情况，并可同时进行治疗。腹腔镜下对子宫内膜异位病灶形态的观察是子宫内膜异位症诊断的常用手段，术中要仔细观察盆腔，特别是子宫骶韧带、直肠子宫陷凹这些部位。病理检查能确诊子宫内膜异位症，病理组织学结果是子宫内膜异位确诊的基本证据，但临床有部分病例的确诊未能找到组织病理学证据。病理诊断标准：病灶中可见子宫内膜腺体和间质，伴有炎症反应及纤维化。由于需在腹腔镜下或开腹获得病理组织标本，不作为常规检查。

7. 膀胱镜 膀胱镜检查并行活检组织病理检查可确诊膀胱内异症、膀胱炎或肿瘤等病变。

8. 肠镜 肠镜检查并行活检组织病理检查可确诊肠道内异症或肿瘤等病变。

第二节　经前期综合征

经前期综合征（premenstrual syndrome，PMS）是指妇女在月经来潮前反复周期性出现躯体、精神以及行为方面改变的症状，如烦躁易怒、精神紧张、抑郁、头晕、头痛、失眠、乳房胀痛、水肿、身痛、发热等，严重者影响日常生活，月经来潮后症状即自然消失。临床特点为周期性发作，与月经周期密切相关，症状轻重不等。

经前期综合征目前尚无确切的病因，可能与精神社会因素、卵巢激素失调和神经递质异常有关。

根据经前期出现周期性典型症状，诊断多不困难。但需与轻度精神病及心、肝、肾等疾病引起的水肿相鉴别。必要时可同时记录基础体温，以了解症状出现与卵巢功能的关系。

【经前综合征的诊断】

临床上对女性进行PMS诊断时，应使用症状日记（通常是DRSP：DAILY RECORD OF SEVERITY OF PROBLEMS），前瞻性地记录2个周期内的症状，并在患者开始治疗前完成症状日记（DRSP见附表1）。

美国精神病协会对PMS的严重类型称为经前焦虑症（premenstrual dysphoric disorder，PMDD）。PMDD的诊断可采用美国精神病协会推荐的标准（表7-2）。

诊断PMDD的要求：表中所列11项症状中必须有5项于月经前有严重的表现，而于月经来潮4天内缓解，持续到周期第13天无发作。连续3次月经前出现符合上述诊断标准的表现。

【检测项目】

1. 卵泡刺激素（FSH）、雌二醇（E_2）　用于了解患者所处的生殖阶段。

2. 促甲状腺素（TSH）　用于鉴别甲状腺疾病。

3. 催乳素　用于鉴别高催乳素血症。

表7-2　PMDD的诊断标准

在过去的12个月中的大多数周期中，至少应出现以下11种症状中的5种。其中至少包含（1）~（4）中的1种症状： （1）抑郁情绪； （2）焦虑，紧张； （3）情感不稳定； （4）愤怒，烦躁； （5）对日常活动兴趣下降； （6）集中注意力困难； （7）精力不足，疲劳； （8）食欲及对食物渴望的改变； （9）睡眠变化（嗜睡，失眠）； （10）感到不知所措，“失控”； （11）身体不适，如乳房压痛，关节痛，头痛，腹胀，体重增加 另： （1）PMDD显著影响日常活动（如工作、学习、社交、人际关系）。 （2）PMDD并非仅仅是潜在疾病（例如抑郁、焦虑）的恶化。 （3）应通过连续2个周期的每日前瞻性评估来确诊PMDD。

4. 皮质醇　用于鉴别Cushing综合征。

5. 乳腺检查　以乳房高频彩超、钼靶摄片等排除乳腺疾病。

6. 其他　血常规、血沉、B超等检查均无异常。

（李扬志　姚佳娜　谢梅青）

参考文献

1. TAYLOR HS，PAL L，SELL E. Speroff's Clinical Gynecologic Endocrinology and Infertility：Lippincott Williams & Wilkins；2019.
2. 曹泽毅．中华妇产科学．第3版．北京：人民卫生出版社，2014.
3. REID RL，SOARES CN. Premenstrual dysphoric disorder：contemporary diagnosis and management. J Obstet Gynaecol Can，2018，40（2）：215-223.
4. Management of Premenstrual Syndrome：Green-top

Guideline No. 48. BJOG, 2017, 124(3): e73-e105.

5. STUTE P, BODMER C, EHLERT U, et al. Interdisciplinary consensus on management of premenstrual disorders in Switzerland. Gynecol Endocrinol, 2017, 33(5): 342-348.

6. ISMAILI E, WALSH S, O'BRIEN PMS, et al. Fourth consensus of the International Society for Premenstrual Disorders (ISPMD): auditable standards for diagnosis and management of premenstrual disorder. Arch Womens Ment Health, 2016, 19(6): 953-958.

7. NEVATTE T, O'BRIEN PM, BACKSTROM T, et al. ISPMD consensus on the management of premenstrual disorders. Arch Womens Ment Health, 2013, 16(4): 279-291.

附表1 DRSP症状日记

姓名__________ 日期____________

记录至少2个月

每天晚上记下你遇到下列问题的程度。在与严重程度相对应的方框中输入"×"：1-没有，2-轻微，3-轻度，4-中等，5-重度，6-极重度。																																
开始日期（用星期记录）																																
点滴出血记录S																																
月经记录M																																
评估日期		1	2	3	4	5	6	7	8	9	10	11	12	13	14	15	16	17	18	19	20	21	22	23	24	25	26	27	28	29	30	31
1. 感到沮丧、悲伤、忧郁或者感到绝望；觉得自己一文不值或者内疚	6																															
	5																															
	4																															
	3																															
	2																															
	1																															
2. 感到焦虑、紧张或烦躁	6																															
	5																															
	4																															
	3																															
	2																															
	1																															
3. 情绪波动（即突然感到悲伤或流泪），或对拒绝很敏感，或感觉很容易受到伤害	6																															
	5																															
	4																															
	3																															
	2																															
	1																															

续表

每天晚上记下你遇到下列问题的程度。在与严重程度相对应的方框中输入“×”：1- 没有，2- 轻微，3- 轻度，4- 中等，5- 重度，6- 极重度。																																
4. 感到愤怒或暴躁	6																															
	5																															
	4																															
	3																															
	2																															
	1																															
5. 对日常活动不太感兴趣(工作、学校、朋友、爱好)	6																															
	5																															
	4																															
	3																															
	2																															
	1																															
6. 注意力不集中	6																															
	5																															
	4																															
	3																															
	2																															
	1																															
7. 感到昏昏欲睡、疲倦或疲乏；或缺乏精力	6																															
	5																															
	4																															
	3																															
	2																															
	1																															
8. 食欲增加或食量过多；或者对特定食物有偏好	6																															
	5																															
	4																															
	3																															
	2																															
	1																															
9. 嗜睡、打盹，起床困难，或者难以入睡，失眠	6																															
	5																															
	4																															
	3																															
	2																															
	1																															

续表

每天晚上记下你遇到下列问题的程度。在与严重程度相对应的方框中输入“×”：1- 没有，2- 轻微，3- 轻度，4- 中等，5- 重度，6- 极重度。																																
10. 感到不知所措或无法应付；或者感觉失控	6																															
	5																															
	4																															
	3																															
	2																															
	1																															
11. 有乳房压痛，乳房肿胀，体重增加，头痛、关节或肌肉疼痛，或其他身体症状	6																															
	5																															
	4																															
	3																															
	2																															
	1																															
上述问题中至少有 1 个导致工作、学习、家庭或日常生活效率降低	6																															
	5																															
	4																															
	3																															
	2																															
	1																															
上述问题中至少有 1 个导致爱好或社交活动减少或停止	6																															
	5																															
	4																															

第八章

异常子宫出血

月经是指女性规律、周期性的子宫出血，为正常的子宫出血。正常月经应具备一定的要素，在周期规律性、周期长度、经期长度、出血量4个方面均需满足相应的标准。只要上述任何1项不符合正常月经的标准、并且确定是源自子宫腔的出血，均称为异常子宫出血（abnormal uterine bleeding，AUB）。AUB是妇科常见问题。一般所指AUB不包括绝经后出血和妊娠相关出血。

过去将AUB的病因归类为器质性、功能失调性和医源性3大类，其中最受重视的是功能失调性子宫出血（简称“功血”），也是处理的难点。2011年，国际妇产科联盟（International Federation of Gynecology and Obstetrics，FIGO）提出了育龄期非妊娠妇女异常子宫出血的PALM-COEIN病因分类系统（图8-1）。命名源于英文相应单词的首字母，“P”指息肉，“A”指子宫腺肌病，“L”指子宫肌瘤，“M”指恶性肿瘤和增生，“C”指凝血疾病，“O”指排卵障碍，“E”指子宫内膜局部因素，“I”指医源性，“N”指未分类和不明原因。“PALM”部分可采用影像学技术和/或组织病理学方法明确诊断，属于结构性改变；而“COEIN”部分无法通过影像学技术和/或组织病理学方法诊断，属于非结构性改变。在该体系中，另一个重要变化是名词的改变，强调“异常子宫出血”，废除了以往的“功血”名词；同时还提出慢性AUB和急性AUB的概念。所谓慢性AUB是指6个月内发生3次以上AUB，急性AUB是指1次必须立即处理的严重出血。急性AUB可以在慢性AUB的基础上发生，也可以没有慢性AUB而突然发生。该分类系统发表后迅速得到了多个国家相关学术机构的认可。2014年我国的《异常子宫出血诊断与治疗指南》发表，自此我国也接受了PALM-COEIN分类系统。

在选择检查检验项目之前，详细的病史采集、仔细的全身及妇科查体是非常必要的。应仔细询问患者本次出血情况、既往月经史、合并其他疾病史、家族性血液病史等。至少询问此前1～3次的月经情况，应重点关注自然月经而非药物诱发的人工月经。注意询问性生活情况和避孕措施以除外妊娠或产褥期相关的出血（必要时测定血β-hCG水

P	息肉
A	子宫腺肌病
L	子宫肌瘤：黏膜下、其他
M	恶性病变及子宫内膜不典型增生

C	凝血功能障碍
O	排卵障碍
E	内膜病变
I	医源性
N	未归类

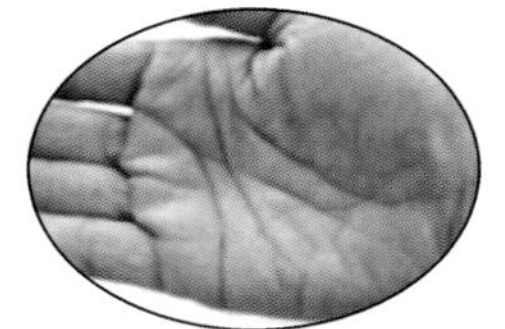

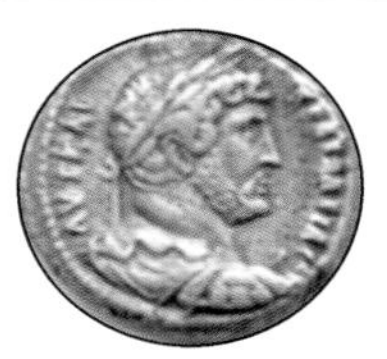

图8-1 FIGO非妊娠育龄妇女AUB病因分类系统

平）。不要轻信患者特别是年轻未婚女性无性生活的叙述，询问此类病史需注意技巧，尤其是不要当着其亲人询问。注意询问有无使用口服避孕药（特别是紧急避孕药）、放置宫内节育器或使用可能含雌激素的保健品等与医源性出血相关的情况。对于经期延长的患者还需注意询问有无剖宫产史，以除外剖宫产后瘢痕憩室造成的经后淋漓不尽。已在外院就诊过的患者，需仔细询问已做过的检查、已给予的诊治措施及治疗的疗效。

通过病史的询问可明确异常子宫出血的模式。可按照正常月经的4个要素来进行AUB模式分类：从周期频率角度，有月经频发、月经稀发、闭经；从周期规律性角度，有不规则出血、经间期出血；从月经量角度，有月经过多、月经过少；从经期长度的角度，有经期过长或经期过短。经期过短常与月经过少联系在一起，不再单纯讨论经期过短。闭经需按照相应的闭经指南进行诊治。

其次，初诊时全身检查及妇科检查均不可或缺。可及时发现相关体征，如性征、身高、体重、泌乳、痤疮、体毛、脱发、甲状腺、腹部包块等线索，也可初步排除阴道或子宫颈病变引起的出血，以及不是来源于生殖道的出血。即使在出血期间，初诊时也应该全面检查，应在充分消毒并获得病人同意后进行检查。只要注意消毒，体格检查不会增加感染。

此后，根据患者的情况选择合适的检验或检查。

【检测项目】

1. 尿妊娠试验或血β-hCG　AUB指育龄期妇女非妊娠所致的异常子宫出血，首先应排除妊娠相关疾病。目前尿妊娠试验的敏感性已经比较高，并可迅速得到结果，可作急诊筛查用。血β-hCG准确度更高，但并非所有的医院急诊均可进行，可作为进一步检查项目。

2. 血常规　为必查项目。主要关注血红蛋白水平，明确有无贫血及严重程度。血红蛋白的测定值是判断病情严重程度的重要依据，也是选择临床治疗方案的重要参考。如血红蛋白值尚在正常范围内或仅提示轻度贫血，可采用孕激素撤退治疗。如血红蛋白<90g/L，则不宜采用孕激素撤退治疗，往往先采用口服避孕药或大剂量雌激素等治疗，同时还应该积极对症止血，甚至输血抢救。评价血红蛋白水平时还应注意血细胞比容，当血细胞比容过高或过低时，均可能影响对血红蛋白水平的解读。其次，血小板值异常可能提示血液系统疾病。另外，长时间出血，部分患者可能合并感染，因此白细胞及分类亦值得关注。

3. 凝血功能　选择检查，包括凝血酶原时间、部分促凝血酶原激酶时间、出凝血时间等。研究表明，13%的月经量过多妇女存在通过生化检测可发现的凝血系统异常，最常见的是血管性血友病，其中约90%的患者存在家族史。根据FIGO指南，满足以下标准者应进一步评估（表8-1）。

表8-1　月经过多者潜在凝血障碍的临床筛查

编号	项目	
1	自月经初潮就有月经过多	
2	具备下述1条	产后出血 外科手术相关的出血 牙科相关操作的出血
3	下述症状具备2条以上	每月1～2次瘀伤 每月1～2次鼻出血 有出血家族史

注：满足1、2、3中任何一项即为筛查阳性，应做进一步评估，包括血液学专家会诊和/或冯·维勒布兰德因子（von Willebrand因子），即血管性血友病因子和瑞斯托霉素复合因子检测。

需注意的是，即使没有血液病，急性大量出血的患者也会因为凝血因子的快速消耗发生凝血功能障碍。

4. 血生化检查　选择性检查如肝功能、肾功能、血糖等，以期排除肝肾疾病及糖尿病。

5. **性激素和/或其他内分泌激素**　酌情选择检查，一般不作为急诊检查项目。

（1）甲状腺激素：甲状腺功能减退或亢进均有可能发生AUB，且甲状腺疾病的发病率较高，因此推荐适当情况下应进行该项检查。如临床提示有甲亢或甲减相关征象，则更应积极检查。

（2）催乳素（PRL）：在正常育龄妇女，经过至少2次严格按要求进行准确测定的血清PRL＞25μg/L（请注意各实验室检查正常值的差异），可确诊高催乳素血症。PRL的测定与月经周期关系不大。高催乳素血症的原因可以是生理性、药理性、病理性或特发性。如血清PRL＞100μg/L，应进一步检查是否患垂体肿瘤，最常见为垂体微腺瘤或腺瘤。高催乳素血症引起的AUB通常为月经量过少或闭经。

（3）促性腺激素（FSH、LH）、雌二醇（E_2）、雄激素（T）：酌情检查。促性腺激素及雌二醇水平与月经周期关系密切，不同时间检查意义不同。为检测其基础水平，于月经第2～4天检查以了解卵巢的储备功能；阴道持续出血时，如果B超没有提示有优势卵泡，没有黄体形成，也可以作为基础水平。但AUB患者往往因不规则出血难以判断月经周期，其检测结果对于AUB诊断无决定性意义。如果检验结果符合多囊卵巢综合征（PCOS）的特征，应结合其他检查结果，采取相应治疗。如雄激素水平高，患者有明显的高雄激素体征，应进一步检查游离睾酮（FT）、硫酸脱氢表雄酮（DHEAS）、性激素结合蛋白（SHBG）、17α-羟孕酮（17α-OHP），有助于鉴别是否有引起高雄激素的器质性病变，如产生雄激素的肿瘤、先天性肾上腺皮质增生症等。

（4）孕酮（P）：适时测定可确定有无排卵及黄体功能。

（5）肾上腺激素：皮质醇、促肾上腺激素，必要时行地塞米松刺激试验、ACTH刺激试验，以排除肾上腺肿瘤、库欣综合征等。

6. **血清CA125**　怀疑子宫腺肌病或者恶性病变时，应考虑检测血清CA125水平，必要时同时检测CA199等其他肿瘤标记物。

7. **沙眼衣原体**　美国妇产科医师学会（the American College of Obstetricians and Gynecologists，ACGO）指南将沙眼衣原体列为AUB应行的检查项目之一，尤其针对高危感染风险者，可行沙眼衣原体抗体检测。

【相关检查】

1. **盆腔超声**　对鉴别诊断有重要价值，其目的是排除结构异常所致AUB，可了解子宫内膜厚度及回声，明确有无子宫腔占位病变及生殖道的其他器质性病变。已婚者首选经阴道超声检查；无性生活史者为了更清楚了解子宫颈及以下部位情况，可选择经直肠超声检查；出血量较多时，为了及时排除盆腔器质性病变，可以选择经腹超声检查。据报道，阴道超声异常的阳性预测值为87%，阴道超声正常的阴性预测值为89%。因盆腔超声检查具有无创、无放射性、价格较便宜等诸多优点，通常作为必查项目。需注意的是，在出血量多的阶段，超声测量的子宫内膜厚度并不准确，并可能影响对邻近器官的判断，常建议在血止后或基本止住后复查超声。

2. **诊断性刮宫**　主要目的为明确子宫内膜病理诊断，同时也可以起到止血作用。如疑有子宫内膜癌，应行分段诊刮。ACGO指南提出，45岁以上急性AUB患者，首选子宫内膜活检；45岁以下无拮抗雌激素环境暴露的患者（如肥胖症、PCOS等），药物治疗失败及持续急性AUB的患者亦应进行子宫内膜活检。诊刮的局限性在于，可能漏刮子宫腔的一些区域，有时子宫内膜息肉和黏膜下子宫肌瘤也不易被刮出，其敏感性仅为65%。必要时可在宫腔镜下诊刮，以提高准确性。需注意，诊断性刮宫不宜作为止血的主要手段反复进行，主要目的是明确病理诊断。

3. 宫腔镜检查　可直视子宫腔内病变并定位取材，弥补了诊刮的盲目性，具有超声或诊刮不可比拟的优势，目前已成为鉴别 AUB 病因的重要手段。宫腔镜检查可提示子宫内膜息肉、子宫内膜炎、黏膜下子宫肌瘤、子宫内膜增生过长、子宫内膜癌、子宫腺肌病、子宫内膜结核，且可同时行宫腔镜下治疗。该项检查的细则请参看有关章节。

4. 子宫颈细胞学检查　必要时行子宫颈 TCT 检查和宫颈管搔刮术，排除肉眼不可见的子宫颈恶性病变。

5. 基础体温测定（basal body temperature，BBT）　有助于判断有无排卵。双相体温提示有排卵或卵巢有黄体形成［未破卵泡黄素化综合征（luteinized unruptured follicle syndrome，LUFS）］。双相体温，但体温升高天数<11 天，或上升缓慢（72 小时未达峰），或高温相波动较大，提示黄体功能不足，患者常伴有经前少量点滴出血及不孕；高相期体温下降缓慢（月经来潮后还未下降），伴月经淋漓不尽，常提示黄体萎缩不全。当基础体温双相，在排卵日前后出血，则提示为排卵期出血。当基础体温双相，经间期出现不规则出血时，应考虑生殖道器质性病变。基础体温测定无需花费，却可以提供很多信息，但临床使用不方便。对于急性 AUB 急性期止血后的调整周期治疗，或者慢性 AUB 的治疗均有裨益。

【AUB 的诊断流程及要点】

（一）第一步：确定出血模式

不同出血模式 AUB 病因、鉴别诊断、处理都不同，应首先明确。首先需确认为子宫出血。通过详细的病史询问及体格检查、妇科查体，初步排除非生殖道、阴道或子宫颈病变引起的出血。其次，应明确子宫出血的类型、时间及诱因，明确出血详细过程及诊治经过，对药物治疗的反应。此外，急性大量出血已造成严重贫血者，即使暂时不能明确 AUB 病因，也应首先对症处理（图 8-2）。

（二）第二步：排除器质性病变

借助必要的检查和检验，进一步排除引起 AUB 的器质性疾病。可以选择的检查、检验项目及应用时机如上所述。

（三）第三步：区分有无排卵

通过既往月经史、基础体温、B 超监测排卵、激素水平等可鉴别。

中华医学会妇产科学分会妇科内分泌学组在 2014 年第 11 期《中华妇产科杂志》发表了异常子宫出血诊断与治疗指南，详细描述了 AUB 病因诊断流程（图 8-3～图 8-6），可供参考。

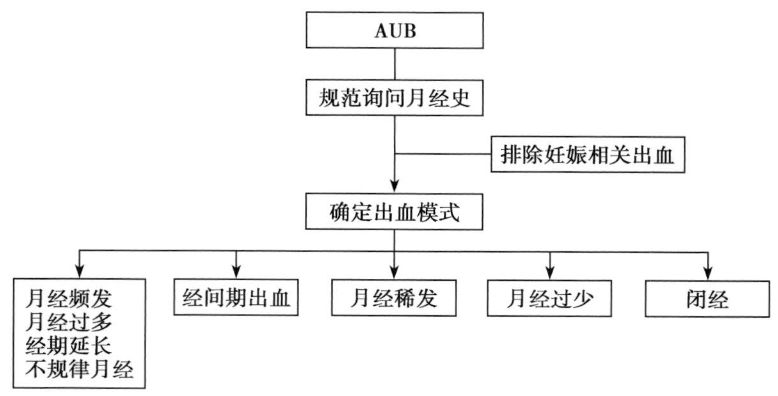

图 8-2　确定 AUB 的出血模式

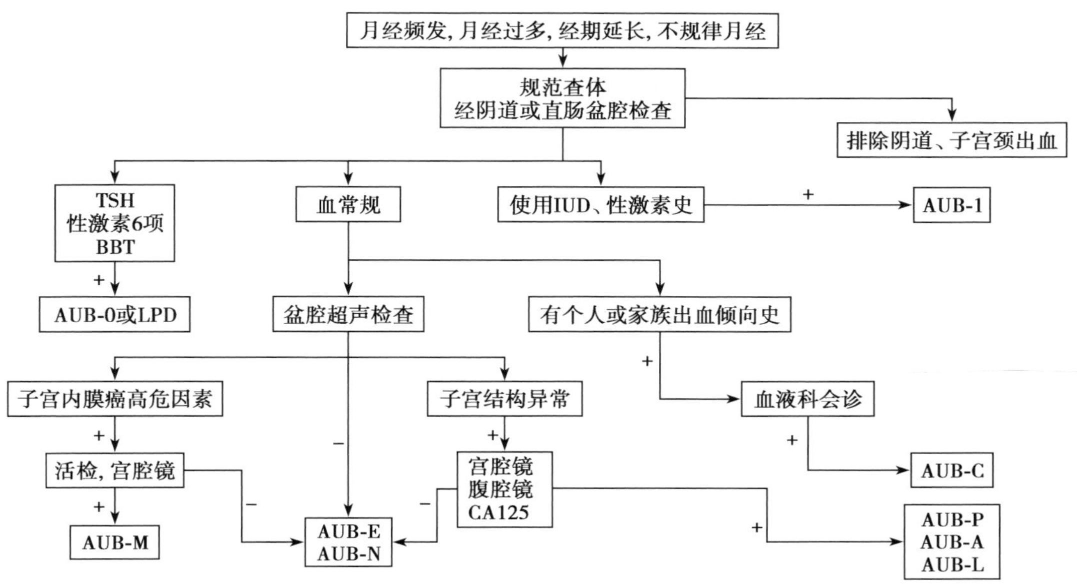

图 8-3　月经频发、月经过多、经期延长、不规律出血的诊断流程图

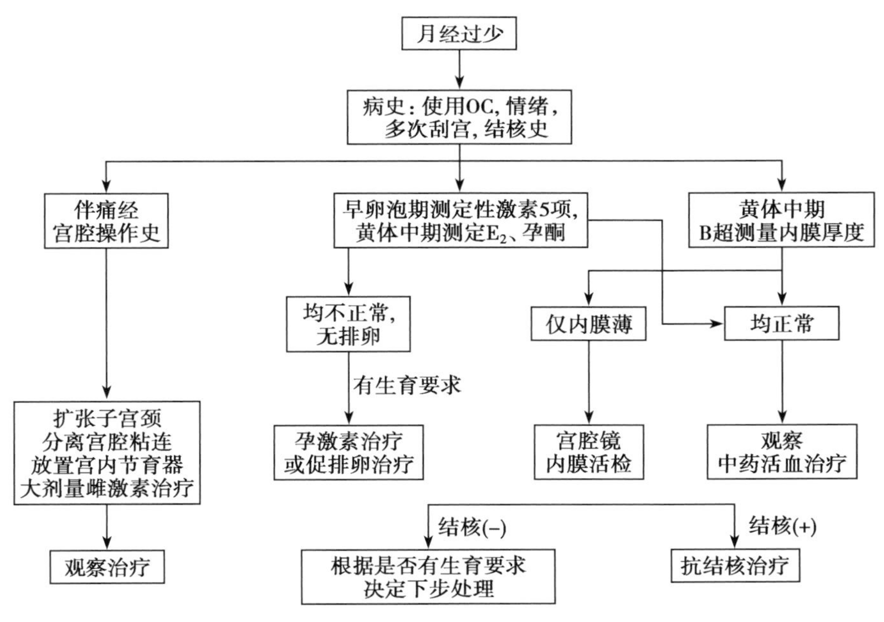

图 8-4　月经过少的诊治流程图

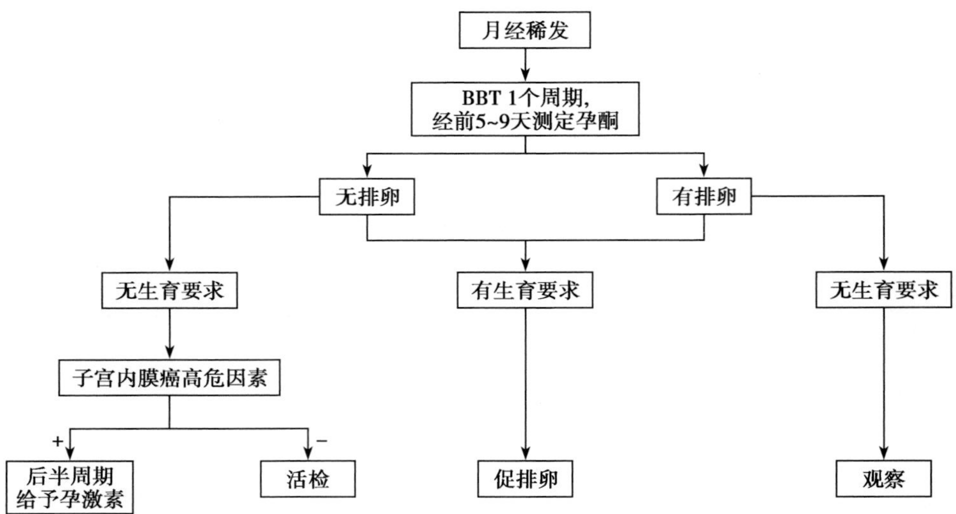

图 8-5 月经稀发的诊治流程图

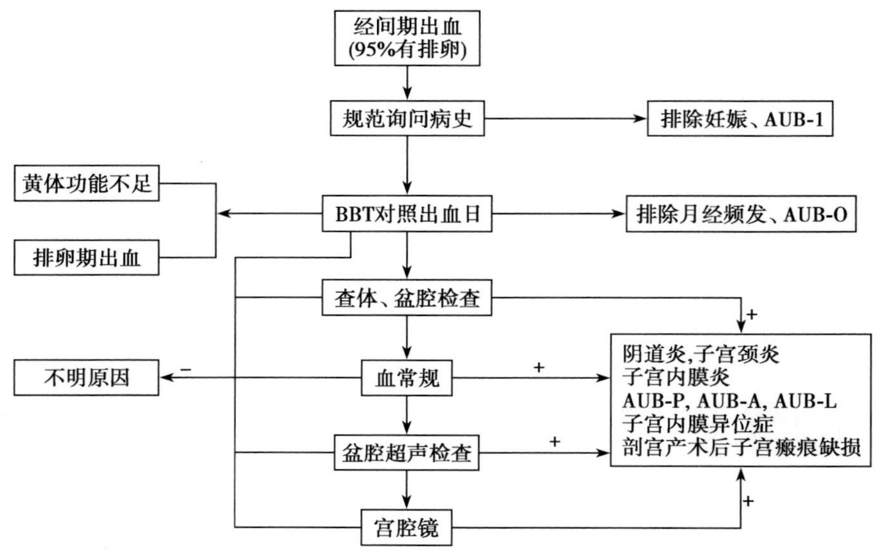

图 8-6 经间期出血的诊治流程图

（古健 陈蓉 唐瑞怡）

参考文献

1. MUNRO MG, CRITCHLEY HO, FRASER IS, et al. The FIGO classification of causes of abnormal uterine bleeding in the reproductive years. Fertil Steril, 2011, 95(7): 2204-2208, 2208 e2201-2203.
2. ACOG committee opinion no. 557: Management of acute abnormal uterine bleeding in nonpregnant reproductive-aged women. Obstet Gynecol, 2013, 121(4): 891-896.
3. COMMITTEE ON PRACTICE B-G. Practice bulletin no. 128: diagnosis of abnormal uterine bleeding in reproductive-aged women. Obstet Gynecol, 2012, 120(1): 197-206.
4. MUNRO MG, CRITCHLEY HOD, FRASER IS, et al. The two FIGO systems for normal and abnor-

mal uterine bleeding symptoms and classification of causes of abnormal uterine bleeding in the reproductive years：2018 revisions. Int J Gynaecol Obstet，2018，143（3）：393-408.

5. MUNRO MG，CRITCHLEY H，FRASER IS. Research and clinical management for women with abnormal uterine bleeding in the reproductive years：More than PALM-COEIN. BJOG，2017，124（2）：185-189.

6. Heavy menstrual bleeding：assessment and management. National institute for health and care excellence：clinical guidelines. London：2021.

7. DOUGLASS LA，DAVIS AM. Assessment and management of heavy menstrual bleeding. JAMA，2020，323（3）：270-271.

8. 2021 exceptional surveillance of heavy menstrual bleeding：assessment and management（NICE guideline NG88）. London：2021.

9. 中华医学会妇产科学分会妇科内分泌学组．排卵障碍性异常子宫出血诊治指南．中华妇产科杂志，2018，53（12）：801-807.

10. 中华医学会妇产科学分会绝经学组．围绝经期异常子宫出血诊断和治疗专家共识．中华妇产科杂志，2018，53（6）：396-401.

第九章

高催乳素血症

【定义】

高催乳素血症（hyperprolactinemia，HPRL）是指各种原因引起外周血催乳素（PRL）水平持续增高的状态。正常育龄妇女严格按要求进行准确测定的血清值一般低于30ng/ml（1.36nmol/L），但不同实验室的标准值可能存在差异。HPRL是年轻女性最常见的下丘脑-垂体轴内分泌紊乱。

【发病率】

不同人群HPRL发生率的报告不尽相同。在未经选择的正常人群中，约有0.4%的人患HPRL；25～34岁妇女中HPRL的年发病率为23.9/10万；在继发性闭经的患者中，HPRL占10%～25%；而在闭经伴有溢乳的患者中，约有70%～80%存在HPRL。约15%的无排卵妇女同时患有HPRL，43%无排卵伴有溢乳者存在HPRL。月经正常的妇女中5%～10%可有泌乳，月经正常伴泌乳的妇女中27%存在HPRL。

【分子特点及生理变化】

（一）催乳素的分子特点

1. 分子特点 PRL是一种蛋白类激素，它由198个氨基酸组成，氨基酸序列中有16%与生长激素一致，13%与胎盘PRL一致。

2. PRL的分子类型及分布 垂体与血液循环中的PRL有4种异构体，分别有4种不同的分子量。非糖基化单体PRL（小PRL）分子量为23 000Da，生物学活性和免疫活性最高；糖基化单体PRL（G-PRL）分子量为25 000Da，共有两种，即G1-PRL和G2-PRL，生物学活性和免疫活性明显低于小PRL，是血液循环中的主要存在形式。大分子PRL分子量为50 000Da，为糖基化单体PRL的二聚体或三聚体。可以转换为小PRL。大大分子PRL分子量是单体PRL的4倍以上，100 000Da，可能是单体PRL和免疫球蛋白的结合物。正常情况小分子PRL占80%，大分子及大大分子占不到20%。

（二）催乳素的生理变化

1. 节律性变化 垂体PRL分泌呈脉冲波动，频率约90分钟1次。血液中PRL的水平有昼夜变化，一般情况下，入睡后60～90分钟血PRL水平开始上升，早晨醒前达高峰，醒后1小时内急剧下降，上午9～11时进入低谷。

2. 不同生理情况的变化 妇女在不同的生理情况下，血中PRL的水平有很大变化。

（1）胎儿期：胎儿胎龄在12～18周时出现垂体PRL细胞，胎龄10～20周时，血PRL水平为36～96ng/ml，足月时平均为（168±14）ng/ml，高于母血水平。

（2）新生儿期：出生后由于受胎盘内分泌的影响，血PRL水平相对较高，可达500ng/ml；出生1个月后开始下降，6周时达青春期水平。3个月后处于儿童期水平。

（3）儿童期：PRL维持在较低水平。

（4）青春期：PRL从青春期开始随雌激素升高而逐渐升高，血清PRL水平高于男性。

（5）生育期：正常月经周期的妇女血清PRL水平波动与雌激素一致，但波动较小，正常值为5～25ng/ml。排卵前形成一个小峰，整个黄体期维持在较高水平。

（6）妊娠、分娩、产褥期：孕期PRL逐日增高，到足月可达到200～400ng/ml，临产时PRL明显下降，于分娩前2小时达最低谷，产后2小时又升至高峰。产后不哺乳者血PRL

在3周后恢复正常，哺乳者因乳头吮吸刺激促进PRL分泌，一般半年至1年才恢复正常。

（7）绝经期：绝经后雌激素水平降低，PRL水平也降至较低水平。

3. 应激性变化　人处于精神或身体的应激状态下，PRL水平均明显增高，这种情况下PRL增高可能与5-羟色胺的调节有关。可能引起PRL增高的状况包括：运动、性生活、麻醉/手术、乳房/胸部刺激、高蛋白类饮食。

由于PRL的分泌有明显的节律性，而且受很多因素的影响。因此，在临床上测定PRL时，要充分考虑采取标本的时间和机体状况，避免误诊。

【病因】

HPRL的病因包括下丘脑因素、垂体因素、系统疾病、药物因素等，其中引起PRL增高的最常见原因是垂体PRL瘤，占HPRL的30%左右。因此，对于HPRL来说，发现PRL增高后，具体的病因诊断十分重要（表9-1）。

（一）下丘脑疾患

下丘脑或邻近部位的肿瘤，包括颅咽管瘤、神经胶质瘤、脑膜瘤、结节性嗜酸性肉芽肿等会导致PRL升高；下丘脑炎症或破坏性病变、脑膜炎、结核、组织细胞增多症、头部放疗等影响PRL抑制因子分泌导致PRL；头外伤引起垂体柄切断催乳素抑制因子（prolactin inhibiting factor，PIF）分泌可导致PRL升高；另外下丘脑功能失调，如假孕也是PRL升高的原因之一。

（二）垂体疾患

高PRL血症中20%～30%有垂体瘤，75%垂体瘤患者有PRL增高，垂体瘤按功能分为无分泌功能瘤及有分泌功能瘤，后者包括PRL瘤、GH瘤、ACTH瘤、TSH瘤及混合瘤。空蝶鞍综合征、垂体继发性转移瘤等也可导致PRL增高。

（三）其他因素

引起HPRL的其他因素包括：多囊卵巢综合征、原发性甲减、肾功能不全、支气管癌、肾癌、胸壁创伤、带状疱疹、神经炎、乳腺手术等。

表9-1　高催乳素血症的因素

生理性

性交、运动、哺乳、妊娠、睡眠、压力

病理性

1. 下丘脑-垂体柄损伤
   （1）下丘脑或邻近部位肿瘤：颅咽管瘤、神经胶质瘤、脑膜瘤、结节性嗜酸性肉芽肿等；
   （2）下丘脑炎症或破坏性病变：脑膜炎、结核、组织细胞增多症、头部放疗等；
   （3）外伤或手术：头外伤引起垂体柄切断，蝶鞍上手术
2. 垂体病变　垂体瘤、空蝶鞍综合征、垂体转移瘤、感染（如结核）、肢端肥大症、肉状瘤病、组织细胞增多症、库欣综合征、Addison病等
3. 系统疾病　原发性甲减、肾功能不全、异位PRL增高分泌（如支气管癌、肾癌）、胸壁疾病或乳腺慢性刺激等
4. 特发性高催乳素血症
5. 药物因素
   （1）多巴胺受体拮抗剂：吩噻嗪类、丁酰苯类等神经精神科药和胃复安
   （2）多巴胺耗竭剂：甲基多巴，利血平
   （3）多巴胺转化抑制剂：阿肽
   （4）多巴胺重吸收阻断剂：诺米芬辛
   （5）苯二氮䓬类衍生物：苯妥英钠、地西泮
   （6）组胺和组胺H_1、H_2受体拮抗剂：5-羟色胺、苯丙胺类、致幻药、甲氰咪胍
   （7）单胺氧化酶抑制剂：苯乙肼
   （8）血管紧张素转化酶抑制剂：恩纳普利
   （9）激素类药物：雌激素、口服避孕药、抗雄激素类药物、达那唑
   （10）麻醉药：吗啡、可卡因、异烟肼等

（四）药物性因素

多巴胺受体拮抗剂，如吩噻嗪类、丁酰苯类等神经精神科药和胃复安等；多巴胺耗竭剂，如甲基多巴、利血平；多巴胺转化抑制剂，如阿肽；多巴胺重吸收阻断剂，如诺米芬辛；苯二氮䓬类衍生物，如苯妥英钠、地西泮等；组胺和组胺 H_1、H_2 受体拮抗剂，如 5- 羟色胺、苯丙胺类、致幻药、甲氰咪胍等；单胺氧化酶抑制剂如苯乙肼；血管紧张素转化酶抑制剂如恩纳普利等。此外，激素类药物，如雌激素、口服避孕药、抗雄激素类药物等；麻醉药，如吗啡、可卡因、异烟肼、达那唑；促甲状腺激素释放激素等均可引起 PRL 升高。

【临床表现】

（一）月经紊乱及不孕

HPRL 妇女 90% 有月经紊乱，以继发性闭经多见，也可表现为月经量减少、月经稀发或无排卵月经。原发性闭经、月经频繁、经量增多、不规则出血相对较少见。当 PRL 轻度升高时（<100mg/ml），表现为黄体功能不足，可引起不孕及流产；中度升高时常为月经稀发、受孕困难；当 PRL 明显升高时表现为闭经、无排卵性不孕。

（二）异常泌乳

指非妊娠或产后停止哺乳>6 个月仍有乳汁分泌。发生率约 90%。因大分子 PRL、乳腺 PRL 受体数或 PRL 敏感性的差异，血 PRL 水平与泌乳严重程度可能不呈正比。

（三）肿瘤压迫症状

1. 其他垂体激素分泌减低　如 GH 分泌减低引起儿童生长迟缓，Gn 分泌减低引起闭经、青春期延迟、抗利尿激素分泌减低引起尿崩症，TSH 或 ACTH 分泌减低引起继发性甲状腺或肾上腺皮质功能降低。

2. 神经压迫症状　垂体瘤患者可能会压迫脑部或视神经，出现头痛、恶心、嗜睡、视野缺损或视力下降等症状。

（四）其他

低雌激素状态可能导致骨量丢失加速、骨质疏松、生殖器官萎缩、性欲减低、性生活困难等。约 40% 患者可出现多毛。

（五）男性 HPRL 的症状

男性 HPRL 多表现为抑制性的结果，雄激素分泌减少出现性欲减退、精子数目减少、不育、阳痿、女性样发育乳房、骨质疏松、肌肉组织减少。

【检测项目】

一、催乳素测定

（一）血催乳素水平测定

血 PRL 测定最好在上午 9～11 点，并在空腹及安静状态下进行。确定高催乳素血症的标准是 PRL>25ng/ml 或>800mIU/L，具体的参考值以各医院的实验室标准值而定。

PRL 增高时要排除生理因素、应激因素、妊娠因素、药物因素导致的增高，然后进一步检查确定病因。PRL 升高的程度与垂体瘤的大小密切相关，当出现 PRL 水平过高应进一步检查除外垂体瘤。垂体瘤分为垂体微腺瘤（直径<1cm）、垂体大腺瘤（>1cm）和垂体侵袭性瘤，PRL 超过 100ng/ml 时，患垂体微腺瘤的可能性大，垂体微腺瘤 PRL 水平通常在 100～200ng/ml；当 PRL>200ng/ml 时要高度怀疑垂体大腺瘤，特别是 PRL>250ng/ml 时，垂体大腺瘤的可能性更大，但很少超过 1 000ng/ml，但此时要除外药物因素导致的 HPRL，因为有时药物会导致 PRL 严重升高；当 PRL 极度增高时有可能是垂体侵袭性瘤。

当某些患者的临床症状明显，而实验室测定值却与症状不匹配时，可能因为 PRL 水平太高以至于超过了实验室所能测定的范围，这种情况需要用倍比稀释的方法重复测定患者血清 PRL 水平，以避免因钩状效应（hook effect）影响测定结果。

（二）大 PRL 水平测定

大分子高催乳素血症（macroprolactinemia）是指血清 PRL 60% 以上是大分子 PRL 的一种状态。文献报道大分子催乳素血症的发生率高达 10%～26%。当出现 PRL 水平高而缺乏临床表现时，需要注意某些患者体内 PRL 分子以大分子复合物形式存在为主，它可能以二聚体、三聚体或多聚体的形式存在，或者以免疫复合物的形式存在。这种大分子形式的 PRL 活性低，但是在 PRL 测定的时候会检测出来。患者可以表现为 PRL 水平升高，而没有高 PRL 血症的临床症状，不能解释 PRL 升高程度。当怀疑存在大分子 PRL 血症时，需进行聚乙二醇沉淀法筛查大分子 PRL，但凝胶过滤色谱分析法才是测定大分子 PRL 的金标准，但耗时且价格昂贵，只有聚乙二醇沉淀法无法得出结论时建议采用。

（三）动态及功能试验

利用功能兴奋或抑制试验可了解下丘脑 - 垂体 PRL 的储备功能，以协助鉴别 PRL 是否为自主分泌。

1. 动态试验　PRL 的水平不稳定，常受外界刺激影响，单次、非休息状态下的学标本测定可能会导致 HPRL 的过度诊断。为避免应激因素干扰，可进行动态测定，测定 0、30 分钟的 PRL 水平。但相关指南认为动态试验并不比基础测定优势更大，因此仍推荐一次性测定，必要时复查。

2. 抑制试验　左旋多巴试验，服用左旋多巴 500mg，正常妇女 2～3 小时内血 PRL 水平明显下降至 4mg/ml，无改变者提示为自主分泌存在，垂体瘤不能除外。

3. 兴奋试验　①甲氧普胺兴奋试验：肌内注射甲氧普胺 10mg，于注射前（清晨空腹基础状态）和注射后 30、60、90、120 分钟分别抽血，测定血清 PRL。结果：正常人给药 90 分钟后出现峰值，较基础值增加 3 倍以上或峰 / 基比值＞2.5。单纯性或功能性泌乳症兴奋试验结果为正常反应。部分性垂体功能减退和垂体催乳素瘤为低弱反应或反应延迟，峰值升高小于 3 倍。垂体前叶功能减退峰值升高小于 2 倍。②氯丙嗪试验：肌内注射氯丙嗪 25～50mg，正常情况下在 60～90 分钟内 PRL 水平增加 1 倍，并持续 3 小时，垂体瘤患者几乎无波动。

二、其他激素及生化测定

（一）相关激素测定

1. hCG 测定　妊娠、异位妊娠、先兆流产等相关性疾病都会伴有 PRL 升高，因此已婚或有性生活的未婚女性出现月经异常，应该通过尿 hCG 试验或血 β-hCG 测定除外妊娠及其相关疾病，以免误诊或漏诊。

2. LH 及 FSH 测定　可正常或偏低，垂体兴奋试验反应正常或偏低。

3. 其他内分泌腺激素水平测定　测定肾上腺激素水平了解有无皮质醇增多症；测定甲状腺激素可了解有无甲状腺水平低下；还可检测血 GH 水平，了解有无生长激素分泌过度。若是垂体瘤，这些检查可以判断是否为垂体混合瘤。

（二）生化测定

1. 肾功能　由于 PRL 通过肾脏排泄，当 PRL 在肾脏降解异常，如慢性肾功衰竭时，会出现 PRL 在体内蓄积导致其水平升高。

2. 肝功能　肝脏是 PRL 降解的器官，当肝功能出现异常，如功能衰竭、肝硬化时可出现 PRL 增高；当肝性脑病时，假神经递质形成，从而使催乳素抑制因子作用减弱，可出现 PRL 升高。

【相关检查】

（一）影像学检查

影像学检查是确定垂体瘤大小、部位的主要手段，以往主要靠 X 线摄片，但不够敏感，不能检出微小肿瘤。由于 CT 和 MRI 技术的发展，现在普遍采用 CT 和 MRI，诊断水平显著提高。一般外周血 PRL＞100ng/ml 时，应当进行 CT 或 MRI 检查，以确定是否存在垂体瘤及瘤体的大小，并了解蝶鞍是否遭到侵犯。

1. MRI　MRI 是 HPRL 患者可疑垂体瘤时的首选检查，一般用增强扫描增加垂体微腺瘤的诊断准确率。该方法的特点是软组织分辨率高，可多方位成像，在垂体微小腺瘤的检出、鞍区病变的定性和定位诊断、治疗、随访等各个方面都明显优于 CT，无放射线损伤，可以多次重复进行。

2. CT 扫描　该方法的特点是软组织分辨率方面不及 MRI，常不能显示小的病变，如垂体微腺瘤，但对于较大病变 CT 可以满足临床的诊断需要。但 CT 对显示钙化、骨质结构的改变较 MRI 更敏感，因此在外科手术前进行CT检查可评估肿瘤对骨质的侵袭。另外在无条件行MRI时也可以考虑使用CT扫描。高催乳素血症的影像学检查流程见图9-1。

（二）视野检查

一般而言，蝶鞍内的垂体微腺瘤并不需要进行视野检查。垂体大腺瘤或瘤体位于视交叉时，建议进行眼神经功能评估，包括视敏度、视野、外眼球运动、瞳孔和眼底检查。视野检查可以估计垂体瘤的大小和扩张程度、是否有视神经的压迫等。

高催乳素血症诊断流程见图9-2。

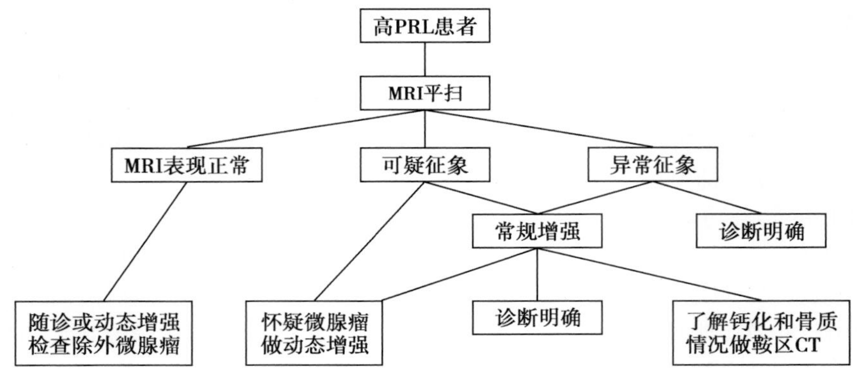

图9-1　高催乳素血症影像学检查流程图

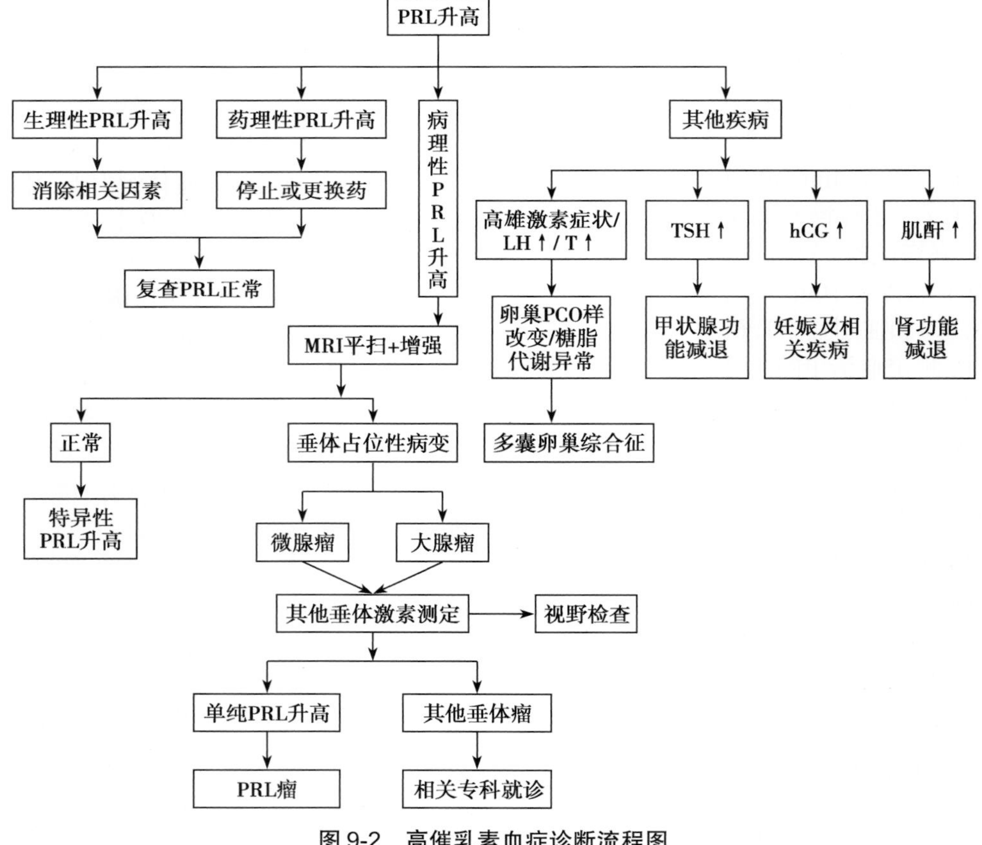

图9-2　高催乳素血症诊断流程图

（焦雪丹　张清学）

参考文献

1. MATALLIOTAKIS M, KOLIARAKIS I, MATALLIOTAKI C, et al. Clinical manifestations, evaluation and management of hyperprolactinemia in adolescent and young girls: a brief review. Acta Biomed, 2019, 90(1): 149-157.
2. JI L, YI N, ZHANG Q, et al. Management of prolactinoma: a survey of endocrinologists in China. Endocr Connect, 2018, 7(10): 1013-1019.
3. VILAR L, ABUCHAM J, ALBUQUERQUE JL, et al. Controversial issues in the management of hyperprolactinemia and prolactinomas - an overview by the Neuroendocrinology Department of the Brazilian Society of Endocrinology and Metabolism. Arch Endocrinol Metab, 2018, 62(2): 236-263.
4. GLEZER A, BRONSTEIN MD. Prolactinomas. Endocrinol Metab Clin North Am, 2015, 44(1): 71-78.
5. VILAR L, FLESERIU M, BRONSTEIN MD. Challenges and pitfalls in the diagnosis of hyperprolactinemia. Arq Bras Endocrinol Metabol, 2014, 58(1): 9-22.
6. CAPOZZI A, SCAMBIA G, PONTECORVI A, et al. Hyperprolactinemia: pathophysiology and therapeutic approach. Gynecol Endocrinol, 2015, 31(7): 506-510.
7. SAMPERI I, LITHGOW K, KARAVITAKI N. Hyperprolactinaemia. J Clin Med, 2019, 8(12): 2203.
8. MELMED S. Pituitary-tumor endocrinopathies. N Engl J Med, 2020, 382(10): 937-950.
9. 中国垂体腺瘤协作组．中国垂体催乳素腺瘤诊治共识(2014 版). 中华医学杂志, 2014, 31(4): 2406-2411.
10. 中华医学会妇产科学分会．女性高催乳素血症诊治共识．中华妇产科学杂志, 2016, 51(3): 161-168.

第十章

性 早 熟

性早熟（sexual precocity 或 precocious puberty）是指女孩在 8 岁前，男孩在 9 岁前出现第二性征发育。近年来研究显示儿童青春期发育时间有提前趋势，但国际上目前仍沿用以往的标准。性早熟按下丘脑 - 垂体 - 性腺轴（hypothalamic-pituitary-gonadal axis，HPGA）功能是否提前启动分为中枢性性早熟（central precocious puberty，CPP）或 GnRH 依赖性、真性、完全性性早熟、外周性性早熟（peripheral precocious puberty）或非 GnRH 依赖性、假性性早熟。不完全性性早熟（部分性性早熟、变异型青春期）为性早熟的变异，包括单纯性乳房早发育（premature thelarche）、单纯性阴毛早现（premature pubarche）和单纯性早初潮（premature menarche）。

根据我国《中枢性性早熟诊断与治疗共识（2015）》，中枢性性早熟的诊断需符合以下标准：①第二性征提前出现：女孩 8 岁前、男孩 9 岁前出现第二性征发育。以女孩出现乳腺硬结、男孩睾丸体积增大为首发表现。②线性生长加速：年生长速率高于正常儿童。③骨龄超前：骨龄超过实际年龄 1 岁或 1 岁以上。④性腺增大：盆腔 B 超显示女孩子宫卵巢体积增大，且卵巢内可见多个直径＞4mm 的卵泡；男孩睾丸容积≥4ml。⑤下丘脑 - 垂体 - 性腺轴功能启动，血清促性腺激素及性激素达青春期水平。外周性性早熟的诊断要点包括：①第二性征提前出现（符合定义的年龄）。②性征发育不按正常发育程序进展。③性腺大小在青春前期水平。④促性腺激素在青春前期水平。

【检测项目】

1. 下丘脑 - 垂体 - 性腺轴功能是否启动的评估

（1）生殖激素的基础值检测：主要包括卵泡刺激素（FSH）、黄体生成素（LH）和性激素（E_2、T）的测定。生殖激素基础值传统采用放射免疫法测定，近年来临床上已广泛采用较放射免疫法更为灵敏的免疫化学发光法（ICMPS）。生殖激素基础水平测定的临床意义有限，因为此类激素多为脉冲式分泌；其水平又受检测方法的影响而差异较大，临床缺乏相应的正常值资料。基础的 FSH、LH、E_2 均升高至青春期水平时对 CPP 诊断有佐证意义。在中枢性性早熟的诊断过程中，LH 较 FSH 更具有临床意义。基础 LH 水平具有筛查意义，如 LH＜0.1IU/L 提示未有中枢性青春发育，LH＞3U/L 可考虑下丘脑 - 垂体 - 性腺轴功能启动。但青春早期时基础 FSH、LH、E_2 可在青春前期值范围内，因此，单凭基础值不能确诊时需进一步做 GnRH 激发试验。孤立的 E_2 升高无诊断意义。但当 E_2 水平＞100pg/ml（367pmol/L）时，应高度警惕卵巢囊肿或肿瘤。睾酮水平升高有辅助诊断意义。

β-hCG 和甲胎蛋白（alpha fetoprotein，AFP）应当纳入性早熟儿童的基本筛查，是诊断分泌 hCG 生殖细胞瘤的重要线索。

（2）促性腺激素释放激素（GnRH）激发试验：对 CPP 诊断至关重要，也是鉴别 CPP 和外周性性早熟的重要依据。在 GnRH 激发试验的过程中应注意以下问题：①激发药物：激发试验所用的常规药物为 GnRH，剂量为每次2.5～3μg/kg，最大剂量100μg，皮下或静脉注射。于注射的0、30、60和90分钟测定血清LH和FSH水平。类似物GnRHa对CPP诊断的判断值与用天然GnRH类同，但其激发作用比天然GnRH强，峰值在60～120分钟出现，并可持续至次晨。如用GnRHa替代，最好有各实验室自己的药物剂量及试验数据。②检测方法：应用不同的方法检测时，诊断临界值不同。如用免疫化学发光法（ICMA）测定，LH峰值>5U/L是提示性腺轴启动的界点。FSH的激发值往往不稳定，且常无规律性，青春前期也可以被激发而升高，因此，GnRH激发后仅FSH升高诊断意义不大。③LH峰值/FSH峰值的意义：LH峰值/FSH峰值>0.6，考虑青春期启动，但应注意同时应满足LH值>5U/L。单纯以LH峰值/FSH峰值>0.6作为诊断指标，易造成误诊。目前认为以激发后30～60分钟单次的激发值，达到以上标准也可诊断。另外，在CPP极早期GnRH激发可呈阴性结果，对此类患儿应密切随访性征发育情况、生长速率、骨龄等，若副性征不消退则可在3～6个月后复查。

2. B超检查 单侧卵巢容积>1ml（卵巢容积＝长×宽×厚×0.523 3）可提示进入青春期，至青春中期才显著增大。除卵巢容积外，尚需观察最大卵泡直径，B超显示任一侧卵巢有4个以上直径≥4mm的卵泡可提示进入青春发动。卵泡大小还可作为鉴别孤立性卵巢囊肿所致假性性早熟和中枢性性早熟的参考：前者卵泡可>9mm，而后者在初潮未呈现时多数<9mm。子宫是E_2的靶器官，其发育呈显著的雌激素依赖性。E_2除使子宫肌层增厚、子宫体增大外，还使内膜增厚。宫体长度>3.5cm时，可认为子宫已发育。并因肌层增厚而从管状变为琵琶状。子宫和卵巢同时呈发育表现，对CPP诊断有重要意义。但仅子宫大而卵巢无发育表现则需考虑为外周性性早熟，尤其内膜明显增厚者。子宫内膜回声具有较好的特异性，但敏感性稍低，可作为CPP与正常女孩及单纯乳腺早发育女孩鉴别诊断的辅助检查之一。单凭子宫和卵巢B超所见对CPP没有独立诊断意义，需结合其他指标综合判断。

男孩睾丸：睾丸容积≥4ml（睾丸容积＝长×宽×厚×0.71）或睾丸长径>2.5cm，提示青春期发育。男孩同时要注意肾上腺皮质等部位。

【相关检查】

1. 骨龄 骨龄是判断生理成熟状态可靠而简便的指标。骨龄对CPP诊断无特异性，但按骨龄提前程度及增长速度可判断成熟程度的骤缓，骨龄也是预测成年身高、对性早熟预后估计以及疗效判断的重要依据。骨龄评价有不同方法，不同人读片及同一个人在不同时间读片可以有误差，正确的评价关键在于评阅者对读片标准的熟悉程度以及要有好的重复性。骨龄超过生活年龄1岁以上可视为提前，超过2岁则视为明显提前。骨龄评估方法及意义等详见第三十二章。

2. 头颅影像学检查 头颅CT和MRI检查是发现中枢器质性病变的重要诊断工具。因此，对年龄小于6岁的中枢性性早熟女孩以及所有男性性早熟患儿均应常规进行头颅MRI影像学检查。6～8岁的CPP女孩是否均需行头颅MRI尚有争议，但对有神经系统表现或快速进展型者均应行头颅MRI检查。

3. 其他检查 根据患儿的临床表现可进一步选择其他检查，如怀疑甲状腺功能减退可测定T_3、T_4、TSH；性腺肿瘤睾酮和雌二醇浓度增高；先天性肾上腺皮质增生症患儿血17-羟孕酮（17-OHP）和尿17-酮类固醇（17-KS）明显增高。

（梁立阳）

参考文献

1. EUGSTER EA. Update on precocious puberty in girls. J Pediatr Adolesc Gynecol, 2019, 32(5): 455-459.
2. ROBERTS SA, KAISER UB. GENETICS IN ENDOCRINOLOGY: Genetic etiologies of central precocious puberty and the role of imprinted genes. Eur J Endocrinol, 2020, 183(4): R107-R117.
3. SHIM YS, LEE HS, HWANG JS. Genetic factors in precocious puberty. Clin Exp Pediatr, 2022, 65(4): 172-181.
4. MAIONE L, BOUVATTIER C, KAISER UB. Central precocious puberty: recent advances in understanding the aetiology and in the clinical approach. Clin Endocrinol (Oxf), 2021, 95(4): 542-555.
5. 中华医学会儿科学分会内分泌遗传代谢学组．中枢性(真性)性早熟诊治指南．中华儿科杂志，2015, 53(6): 412-414.
6. 中华人民共和国卫生部．性早熟诊疗指南(试行). 中国儿童保健杂志, 2011, 19(4): 390-392.
7. KLETTER GB, KLEIN KO, WONG YY. A pediatrician's guide to central precocious puberty. Clin Pediatr (Phila), 2015, 54(5): 414-424.
8. LATRONICO AC, BRITO VN, CAREL JC. Causes, diagnosis, and treatment of central precocious puberty. Lancet Diabetes Endocrinol, 2016, 4(3): 265-274.
9. BRADLEY SH, LAWRENCE N, STEELE C, et al. Precocious puberty. BMJ, 2020, 368: 16597.
10. SORIANO-GUILLEN L, ARGENTE J. Central precocious puberty, functional and tumor-related. Best Pract Res Clin Endocrinol Metab, 2019, 33(3): 101262.
11. AGUIRRE RS, EUGSTER EA. Central precocious puberty: from genetics to treatment. Best Pract Res Clin Endocrinol Metab, 2018, 32(4): 343-354.
12. HADDAD NG, EUGSTER EA. Peripheral precocious puberty including congenital adrenal hyperplasia: causes, consequences, management and outcomes. Best Pract Res Clin Endocrinol Metab, 2019, 33(3): 101273.

第十一章

青春期迟缓

青春期迟缓（delayed puberty）是指青春发育比正常人群性征出现的平均年龄晚 2.5 个标准差，在女性通常指 13 岁仍未出现乳房发育，或 15 岁仍无月经初潮，或乳房发育后 5 年仍无月经初潮。

青春期迟缓的发病率为 0.4%～0.6%，可为特发性或各种病理因素所致，鉴别病因学类型对其治疗有重要的指导意义。根据其发病机制可分为三大类（表 11-1）。病史、体格检查对青春期迟缓的诊断相当重要，且促性腺激素等内分泌激素的测定、骨龄的评估及影像学检查对鉴别其病因类型是不可缺少的，而高促性腺激素性性腺功能减退症和低促性腺激素性性腺功能减退症多为遗传性青春期发育延迟，因此染色体核型和基因检测结果也是重要的诊断依据。

【检测项目】

1. 内分泌检查

（1）性激素：①雌激素：主要通过测定雌激素水平来了解卵巢的功能状态，青春期迟缓患者血清雌二醇（E_2）水平明显低于同龄女性。当 E_2＞33.03pmol/L（9pg/ml）时一般认为已有青春期功能活动，但 E_2 水平常有波动，不能仅以此判断。②睾酮：有 Y 染色体的患者可有睾丸、血清睾酮水平明显升高，可达男孩水平。

（2）促性腺激素：包括卵泡刺激素（FSH）和黄体生成素（LH）的测定，为青春期迟缓患者的常规检查，有助于判断性征不发育的病因在卵巢还是垂体及下丘脑。若 FSH 及 LH 水平升高，提示病因可能在卵巢，但对于骨龄小于 11 岁的患者其诊断的准确性下降，高促

表 11-1　青春期迟缓的分类

1. 体质性（特发性）青春期延迟	⑤高催乳素血症
2. 低促性腺激素性性腺发育不全	⑥神经性厌食
（1）中枢神经系统疾病	⑦心因性闭经
1）肿瘤	⑧运动性闭经
2）先天性畸形	3. 高促性腺激素性性腺发育不全或不发育
（2）单纯促性腺激素缺乏	（1）性腺发育不全
1）Kallmann 综合征	1）Turner 综合征
2）特发性垂体性侏儒	2）嵌合型性染色体异常
（3）混合性垂体激素缺乏	3）真性性腺发育不全
1）Prader-Willi 综合征	（2）原发性卵巢功能不全
2）Laurence-Moon-Biedl 综合征	1）特发性卵巢功能不全
3）功能性促性腺激素缺乏	2）卵巢化疗或放射性损伤
①全身慢性疾病和营养不良	（3）甾体类激素合成酶缺陷
②甲状腺功能减退	1）P450c17 异常
③库欣综合征	2）P450scc 异常
④糖尿病	3）17- 酮类固醇还原酶异常

性腺激素性性腺功能减退的患者应进一步行染色体核型分析。若 FSH 及 LH 水平减退，可为体质性青春期迟缓或低促性腺激素型性腺发育不全，可进一步行垂体兴奋试验。

（3）垂体兴奋试验：又称促性腺激素释放激素（gonadotropin releasing hormone，GnRH）刺激试验，其原理是用 GnRH 兴奋垂体分泌促性腺激素，通过测定用药前后血 LH 浓度，了解垂体对 GnRH 的反应性，评估垂体功能。传统的方法：GnRH 100μg 溶于生理盐水 5ml 中，30 秒内静脉注射完毕。于注射前及注射后 15、30、60、120 分钟分别采血测定 LH 浓度。对于低促性腺激素性性腺功能减退的患者，若用外源性 GnRH 后 LH 水平升高，说明垂体已受到内源性 GnRH 的影响，能对外源性 GnRH 起反应，提示青春期来临，多为体质性青春期迟缓。但在青春期前，低促性腺激素性性腺发育不全者则无法与之鉴别。由于长时间未受 GnRH 刺激，青春期迟缓的患者垂体兴奋试验需持续数小时甚至数天才有反应。

（4）催乳素（PRL）：催乳素由垂体催乳激素细胞分泌，受下丘脑催乳素抑制因子的调节。儿童期 PRL 维持在低水平，随着卵巢的发育，血 PRL 水平逐渐上升。PRL 分泌受睡眠、进食、乳房刺激等的影响，故一般选择在清晨空腹、乳房检查前采血测定。青春期前发生高催乳素血症，可抑制促性腺激素的分泌，而导致青春期迟缓及原发性闭经，但在青春期迟缓的患儿中较为罕见。患儿可不出现溢乳，但按摩乳房可有液体流出。高催乳素血症可以是垂体肿瘤或甲状腺功能减退所致。

（5）甲状腺功能：甲状腺素的分泌在出生后第 1 年内逐渐达到成人正常水平。青春期适量的甲状腺激素能刺激促性腺激素的分泌及性激素的合成，并影响卵巢等生殖器官的反应性，对性腺的发育成熟及维持正常月经周期是必要的。甲状腺激素不足或过量均可出现青春发育受阻，青春期迟缓的患者应测定血清 TSH、T_3、T_4 水平了解甲状腺功能。如 TSH 升高，T_3、T_4 降低提示甲状腺功能减退；如 TSH 降低，T_3、T_4 升高提示甲状腺功能亢进。

（6）抗米勒管激素（AMH）：AMH 是由女性卵巢窦前卵泡和小窦卵泡的颗粒细胞分泌的一种糖蛋白，在性腺发育及性别分化过程中发挥重要作用，临床上常用来评估卵巢储备功能及预测卵巢对促排卵药物的反应性。AMH 在女性儿童期及青春期逐渐升高，并在青春期后达到高峰，血清 AMH 的变化可能反映青春期性腺发育的程度。但由于 AMH 在女性幼年及青春期前的数据相对有限，且成年后 AMH 水平个体差异性较大，暂无公认的青春期前 AMH 的正常值范围。但有人提出 AMH 可作为原发性卵巢功能不全导致青春期迟缓患儿的标志物。Turner 综合征患者血清 AMH 较同龄女性下降，尤其是 45，X 核型人群的血清 AMH 水平极低，甚至不能检出。除此之外，AMH 可用于鉴别女童男性化、青春期迟缓的病因，如染色体核型正常的男性化女童在青春期前 AMH 水平较低，常常无法检出，而雄激素不敏感女童的 AMH 水平上升，卵巢支持 - 间质细胞肿瘤的男性化女童 AMH 水平则显著升高。

（7）硫酸脱氢表雄酮（DHEAS）：DHEAS 是较具特异性的肾上腺产物。在婴儿期，DHEAS 随胎儿肾上腺皮质退化由新生儿期的较高水平迅速降低并维持在较低水平，儿童期血 DHEAS 水平超过 50μg/L 时，即标志着已有肾上腺功能出现的现象。通常认为肾上腺功能出现 2 年后青春早期的 E_2 和促性腺激素水平才上升，故测定 DHEAS 有助于预测青春期的发动时间。

（8）生长激素（growth hormone，GH）：生长激素由垂体前叶分泌，是调节生长代谢的重要激素。在青春期，如生长激素分泌过多或不足，除影响生长外，还可引起青春发育延迟。由于生长激素的分泌是脉冲式的，需要 24 小时内多次取血测定才能比较真实地反映机体的生长激素分泌状态，故一般只用于科研或特殊需要时，临床工作中应用较少。全垂体功能减退者可有GH水平减退，但生长激素稍低于正常水平时，亦不能除外体质性青春期迟缓。

（9）其他：17-α羟化酶/17，20-裂解酶缺乏时孕烯醇酮、17-羟孕酮、11-脱氢皮质醇、皮质酮等水平升高，皮质醇水平降低；库欣综合征患者血尿皮质醇升高，24小时尿游离皮质醇（urinary free cortisol，UFC）水平升高；17-酮类固醇还原酶异常者本胆烷醇酮增高。

2. 染色体核型分析　详见第二十九章。高促性腺激素性性腺功能减退的患者有一类为染色体异常导致的性腺分化障碍，故应常规行染色体核型分析。Turner综合征染色体核型主要表现为1条X染色体部分或完全缺失，约50%的患者核型呈45，X；另嵌合体型有45，X/46，XX（10%～15%）、45，X/46，XY（2%～6%）、45，X/46，X，i（Xq）、45，X/46，X，del（Xp）、45，X/46，XX/47，XXX等，染色体核型与其临床表现有一定的相关性。Swyer综合征染色体核型可为46，XY或45，XO/46，XY。约半数的Prader-Willi综合征患者伴有15号染色体长臂q11～13区域缺乏。Klinefelter综合征染色体核型为47，XXY。

3. 骨龄检查　骨骺骨化中心的成熟程度称为骨龄。骨龄是一个独立的生长指标，不依赖时间年龄和生长速度而变化，比时间年龄能更好地反映机体生长发育的成熟程度，青春期起始与骨龄的相关性明显大于与生理年龄的相关性。

（1）方法：一般根据左腕骨X线片骨化中心出现的时间和大小来计算骨龄，因手腕部聚集多种骨型且投照方便，较易辨认。目前常用的判断骨龄的方法有2类，①标准图谱法：各年龄组选取一张同地区、同性别健康儿童中位数水平的手腕骨X线相，按年龄从小到大顺序排列，即为“骨龄标准图谱”。将被测者的X线片与同部位的标准图谱对照，与其最相近的标准片所对应的年龄即为被测者的骨龄。最常用的有Greulich-Pyle骨龄图谱。②计分法：将各骨的成熟程度用相片和线条图分成几个等级，每一等级给予相应分数，根据不同年龄骨发育所得分数，计算各年龄组的标准总分，各骨成熟时得分总和为1 000分。将被测者的X线片按各骨的成熟程度计算分数，所得总分与标准分进行对照，与其最相近的标准分所对应的年龄即为被测者的骨龄。最早的有Tanner骨龄计分标准，我国学者建立的有百分计数法骨龄标准。此外，国内还建立了以图谱和计分相结合的图谱计分法。

（2）意义：体质性青春期迟缓者骨龄均迟于时间年龄，但骨龄比时间年龄延迟一般不超过4年，因其只是青春期发动延迟，当骨龄达到相应年龄后（通常骨龄为13岁左右），自然会开始进入正常的青春期发育过程，如骨龄达到13岁青春期仍未开始则应考虑可能与促性腺激素缺乏有关。测定骨龄有助于鉴别体质性青春期迟缓和低促性腺激素性性腺发育不全，但应定期观察。另外，骨龄可用于评估青春期迟缓的病情与发展，并可预测最终身高，若身高年龄小于骨龄则可预测其成年的最终身高矮于正常人，体质性青春期迟缓的患者身高年龄一般与骨龄相符，其最终身高可达到正常水平。

【相关检查】

1. B超　盆腔B超可了解子宫及卵巢的发育情况，间接评估体内雌激素状态，同时观察卵巢有无肿瘤及滤泡囊肿。肾上腺B超有助于除外肾上腺肿瘤。

2. 头颅CT或MRI　可用于排除中枢神经系统肿瘤，如颅咽管瘤、垂体瘤及胚组织瘤时呈现下丘脑-垂体区占位性病变，组织细胞增生症可出现垂体柄结节状增粗。另先天性下丘脑-垂体疾病者可呈现垂体前叶变小、垂体柄变细、中断及垂体后叶高信号区消失或异位等改变。Kallmann综合征患者头部MRI可显示缺乏嗅沟和嗅球。

3. 基因检测　青春期发育延迟与多种遗传因素相关，发病率为0.4%~0.6%。低促性腺激素性性腺功能减退症相关疾病如Kallmann综合征、可育性类无睾症等疾病和高促性腺激素性性腺功能减退症如Noonan综合征、雄激素不敏感综合征等均有已知的致病基因，详见第三十章第一节。

【诊断流程图】

女性青春期迟缓的诊断流程见图11-1。

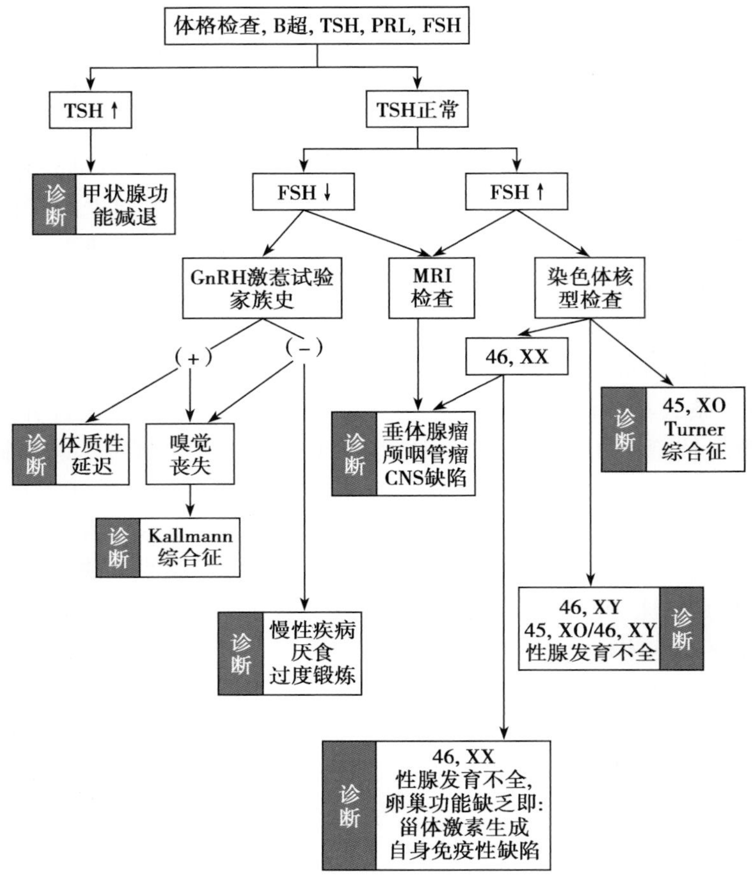

图11-1　女性青春期迟缓的诊断流程图

（焦雪丹　郑灵燕　张清学）

参考文献

1. DYE AM, NELSON GB, DIAZ-THOMAS A. Delayed puberty. Pediatr Ann, 2018, 47(1): e16-e22.
2. BUTLER G, PURUSHOTHAMAN P. Delayed puberty. Minerva Pediatr, 2020, 72(6): 484-490.
3. HOWARD SR, DUNKEL L. Delayed puberty-phenotypic diversity, molecular genetic mechanisms, and recent discoveries. Endocr Rev, 2019, 40(5): 1285-1317.
4. PALMERT MR, DUNKEL L. Clinical practice. Delayed puberty. N Engl J Med, 2012, 366(5): 443-453.
5. SULTAN C, GASPARI L, MAIMOUN L, et al. Disorders of puberty. Best Pract Res Clin Obstet Gynaecol, 2018, 48: 62-89.
6. GOHIL A, EUGSTER EA. Delayed and precocious puberty: genetic underpinnings and treatments. En-

docrinol Metab Clin North Am, 2020, 49(4): 741-757.

7. SEPPA S, KUIRI-HANNINEN T, HOLOPAINEN E, et al. Management of Endocrine Disease: Diagnosis and management of primary amenorrhea and female delayed puberty. Eur J Endocrinol, 2021, 184(6): R225-R242.
8. RAIVIO T, MIETTINEN PJ. Constitutional delay of puberty versus congenital hypogonadotropic hypogonadism: Genetics, management and updates. Best Pract Res Clin Endocrinol Metab, 2019, 33(3): 101316.
9. HOWARD SR. Genes underlying delayed puberty. Mol Cell Endocrinol, 2018, 476: 119-128.
10. FESTA A, UMANO GR, MIRAGLIA E, GIUDICE DEL, et al. Genetic evaluation of patients with delayed puberty and congenital hypogonadotropic hypogonadism: Is it worthy of consideration? Front Endocrinol (Lausanne), 2020, 11: 253.

第十二章

性发育异常疾病

青春期可能发生多种发育异常的情况，包括时间异常，如性早熟、青春期迟缓；性器官分化和躯体发育异常，统称"性发育异常"。

性发育异常属于性发育异常疾病（disorders of sex development，DSD），是一类先天性、由于染色体、性腺发育或性激素异常等所致的性发育异常疾病，新生儿发病率为1/4 500。正常性腺发育主要涉及3个方面的作用：①性别染色体（XY和XX）；②宫内调节性器官分化发育的相关因子，如*SRY*基因；③下丘脑-垂体-性腺轴功能，任何环节发生异常均可导致性腺及性器官异常发育分化，出现性发育异常。

2006年，美国和欧洲儿科内分泌协会的专家们在芝加哥会议中达成共识，摒弃原有界定混淆又加剧患者心理负担的命名方式，如：假两性畸形（pseudohermaphroditism）、真两性畸形（hermaphroditism）、阴阳人（intersex）、性反转（sex reverse）等命名方式，分为性染色体性发育异常，即46，XY性发育异常和46，XX性发育异常。表12-1～表12-3均引自2006年芝加哥会议的性发育异常疾病新分类。

表12-1　性发育异常疾病新旧命名对比

以前命名	新命名
阴阳人（intersex）	性发育异常
男性假两性畸形，男性女性化	46，XY性发育异常
女性假两性畸形，女性男性化	46，XX性发育异常
真两性畸形	卵睾性发育异常
表现为男性外表的XX或XX性反转	46，XX睾丸型性发育异常
XY性反转	46，XY完全型性腺发育异常

表12-2　性发育异常疾病新分类及常见疾病举例

性染色体异常	46，XY性发育异常	46，XX性发育异常
45，X（Turner综合征和变体）	性腺（睾丸）发育异常：①完全性腺发育不全（Swyer综合征）；②部分性腺发育不全；③性腺退化；④卵睾性发育异常	性腺（卵巢）发育异常：①卵睾性发育异常；②睾丸性发育异常（如*SRY*阳性，*SOX9*重复）；③性腺发育不全
47，XXY（Klinefelter综合征和变体）	雄性激素合成或功能异常：①雄激素合成异常（如17羟类固醇脱氢酶缺乏、5α还原酶缺陷、StAR变异）；②雄激素功能异常（完全/部分性雄激素不敏感综合征）；③黄体生成素受体缺陷（支持细胞发育不全）；④抗米勒管激素（AMH）和AMH受体异常（持续性米勒管综合征）	雄激素过剩：①胎儿（如21或11羟化酶缺乏症）；②胎儿胎盘（芳香酶缺乏，如P450氧化还原酶）；③母体（如黄体瘤，服用雄激素类药物等）
45，X/46，XY（混合性腺发育不全，卵睾性发育异常）		其他[（如泄殖腔外翻、阴道闭锁，米勒管、肾脏、颈胸部和体节复合异常）、其他综合征]
46，XX/46，XY（嵌合体，卵睾性发育异常）		

表 12-3　Turner 综合征的临床表型

部位及生长	体格特征	发生频率 /%
眼	上睑下垂，内眦赘皮，近视，斜视，眼球震颤	20～39
耳	中耳炎，听力受损	40～59
口腔、颚	高腭穹，小下颌，齿发育缺陷	60～79
皮肤，皮肤附件	手、足淋巴水肿，色素痣增多，体毛多，指 / 趾甲发育不良，秃发症，白癜风	60～79
颈	颈短，发际低，蹼颈	60～79
胸	盾状胸，乳距宽，乳头内翻	60～79
骨骼	肘外翻，掌骨短，海绵状骨结构，脊柱侧凸	40～59
心血管	主动脉峡部狭窄，二叶式主动脉瓣，主动脉扩张，动脉瘤	40～50
肾	肾脏畸形，如马蹄肾，肾不发育，肾盂和输尿管异常，肾血管畸形	40～59
卵巢	卵巢发育不全	80～100
生长	小于胎龄儿，出生后生长发育缓慢	80～100

性发育异常疾病的诊断与其他疾病一样，均要求有详尽的病史询问、体格检查以及必要的辅助检查，图 12-1 列出了常见性发育异常疾病诊断流程图及其鉴别诊断内容。以下按照性染色体、性腺与性激素异常所致三大类性发育异常的检测项目进行论述。

青春期 DSD 患者诊断思路可参考图 1-1，临床通常表现为 3 类症状：①女孩原发性闭经，伴有或不伴有乳房发育；②女孩出现雄性化体征；③男孩青春期延迟。临床医生应对疑似患者做全面的体格和影像学检查，但同时也要考虑到这些检查对患者心理带来的影响，一些检查必要时可在麻醉状态下进行。

原发性闭经女孩若 14 岁未有青春期发育或者有青春期发育 16 岁仍未月经来潮者，

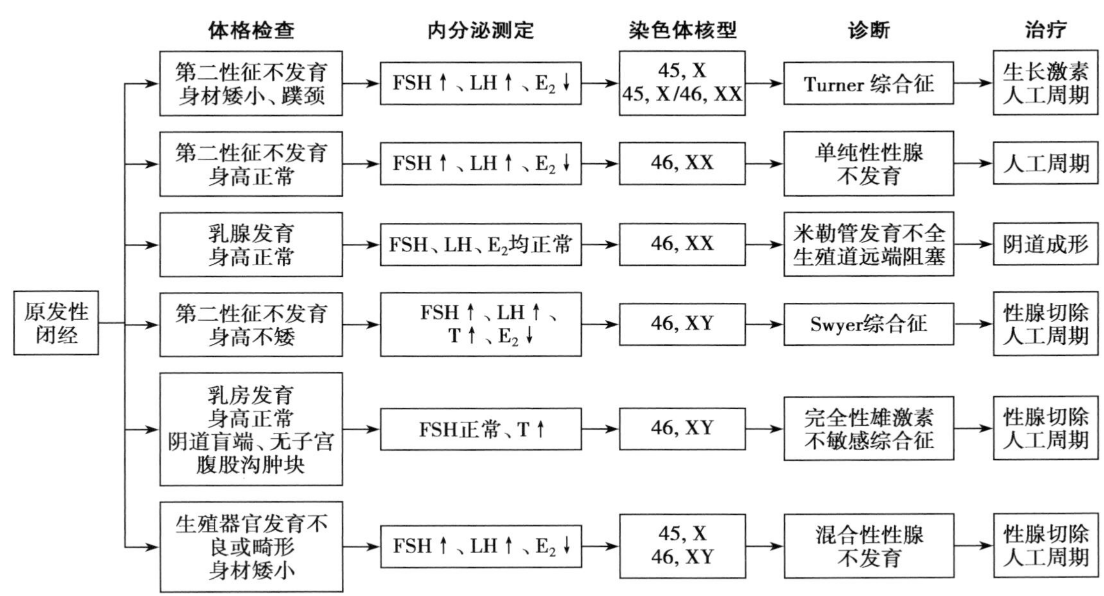

图 12-1　常见的性发育异常疾病的诊断流程及鉴别诊断

应考虑做全面的检查。病史询问包括家族史、既往史、锻炼及体重变化情况。体格检查包括身高、体重、血压、第二性征发育、阴蒂是否肥大等。初步的实验室检查包括电解质水平、FSH、LH、E_2、PRL、AMH、TSH、T、FT_4、A_4、SHBG。由有经验的医生进行经腹部B超检查，若促性腺激素升高或子宫缺如(乳房正常发育)应检查染色体核型。

患者青春期若出现雄性化体征如阴蒂增大且未见子宫是46，XY DSD的常见表现，主要病因为17-β脱氢酶和3-α还原酶缺乏。部分型雄激素不敏感综合征(partial androgen insensitivity syndrome，PAIS)患者出生时可表现为外生殖器模糊。上述患者子宫等米勒管结构为缺如状态。部分性腺退化、*SF1/NR5A1*基因突变患者在出生时表现为轻度阴蒂增大但通常被忽视，而在青春期时阴蒂增大则会变得更明显。这些患者必须与先天性肾上腺增生(congenital adrenal hyperplasia，CAH)、卵巢或肾上腺雄激素肿瘤患者相鉴别，后者具有子宫等米勒管结构。初步的实验室检查包括FSH、LH、T、SHBG、DHEA、DHEAS、A_4、17-OHP，若收集24小时尿液检测17羟类固醇激素的分泌水平有助于鉴别5α-还原酶缺乏症、CAH、肾上腺分泌雄激素肿瘤。腔道超声(经直肠或经阴道)可协助判断是否存在子宫结构。

尽管一些男孩出现青春期延迟可能是生理性的，但是若超过14岁仍未有青春期发育则必须要行全面检查。超重的男孩必须仔细查体，避免隐藏的阴茎与微小阴茎混淆。PAIS、性腺退化、雄激素轻度合成异常，特别是合并尿道下裂或睾丸固定术后的患者，偶尔也出现类似的表现。初步检查包括FSH、LH、T、PRL以及骨龄，同时须行染色体检查区别Klinefelter综合征(47，XXY)或45，X/46，XY嵌合体。外生殖器模糊的患者也可通过AMH协助诊断是否存在睾丸组织。正常生理状态下，女婴的AMH主要由卵巢分泌，AMH水平在出生时极低，逐步升高，至青春期达到高峰，然后随着年龄增加又逐渐下降。男婴的AMH主要由睾丸组织分泌，AMH在出生时处于较高水平，然后随着年龄增加逐渐降低。因此，根据婴儿出生时AMH水平较高提示有睾丸组织存在(男婴或卵睾)。

一、性染色体异常DSD

(一)先天性卵巢发育不全综合征(Turner综合征)

先天性卵巢发育不全综合征又称Turner综合征，是由于X染色体畸变导致女童生长发育异常的一种常见性发育异常疾病。本征的别名繁多。曾被称为“45，X综合征”“Albright氏Ⅱ型综合征”“XO综合征”“生殖腺侏儒”“先天性性腺发育不全(congenital gonadal dysgenesis)”及“Turner-Varvy二氏综合征(Turner-Varvy’s syndrome)”。据统计，Turner综合征占流产胚胎的3%～10%，多见于孕10～15周；仅0.2%的45，X胎儿达足月，人群发生率新生儿为10.7/10万，女婴为22.2/10万。患儿除矮小、第二性征不发育和原发性闭经外，还可引起许多其他系统的疾病或异常，如心血管或肾脏畸形，听力或脊柱异常等。

【临床表现及特征】

除导致患儿矮小、第二性征不发育和原发性闭经外，还可引起许多其他系统的疾病或异常，如心血管或肾脏畸形，听力或脊柱异常等(表12-3)。

Turner综合征患者的临床表型与染色体核型类型有关，特别是不同比例的嵌合体患者在表型方面有很大差异，可从完全正常到典型的45，X表型。性染色体结构异常者，性染色体长臂缺失或短臂等臂的核型在临床上只有性腺发育不良，而没有身材矮小的特征。由此推测：身高与性腺的发育异常与长臂和短臂均有关系。正常身高长臂短臂都不可缺少，但短臂起决定作用；性腺亦如此，但长臂起主要作用。

【遗传方式及相关致病基因】

由于在细胞减数分裂或有丝分裂时，完全或部分丢失 1 条 X 染色体。其中最常见的核型为 45，X，约占 50.4%，绝大部分此类核型胎儿在母亲怀孕的早期或中期自然流产。其次为 45，X/46，XX 嵌合体，约占 11.3%，嵌合体核型的胎儿易成活，病情相对较轻，但其表型严重程度与异常核型嵌合比例相关（45，X 核型细胞比例越高，畸形相对较多；45，X 核型细胞比例越低，则畸形相对越少）。46，X，iXq 也是一类较常见核型，约占 7.4%。

【实验室诊断】

1. 性腺轴激素测定　自 10～11 岁起 LH 和 FSH 显著升高，FSH 的升高大于 LH 的升高，雌激素水平低、AMH 低。

2. 染色体核型检查　主要是性染色体异常，有如下几种核型：

（1）X 单体型（45，X）：无染色质。具有典型的本综合征表型，最多见。

（2）X 染色体缺失：46，X del（Xp），46，X del（Xq）。

（3）等臂染色体：46，X，iXq，约有 1/5 伴发甲状腺炎和糖尿病。

（4）嵌合体：核型为 45，X/46，XX、45，X/47，XXX、45，X/46，XY、45，XO（包括上述核型）即可确诊。需有足够数量的细胞以明确是否有嵌合体的存在。

此外，也可能存在其他染色体结构异常，需通过分带技术了解缺失或易位部分的染色体。部分微缺失患者必要时用芯片分析：array-CGH 或 SNP-array。

【诊断标准】

诊断除根据临床表现外，最主要的是染色体核型检查。Turner 综合征患儿的每个时期都有其特征临床表现：妊娠期胎儿 B 超显示水囊状淋巴管瘤，30%～70% 可能为 Turner 综合征，其他 B 超异常发现有颈背半透明、主动脉缩窄、短头（畸形）、肾脏畸形、羊水过多或过少和宫内生长异常等；淋巴水肿是婴儿期筛查 Turner 综合征最常见的原因；身材矮小则是儿童期筛查 Turner 综合征的常见原因。这些是诊断 Turner 综合征的重要临床线索。

【治疗与预后】

对症治疗，早期干预。

1. 身材矮小治疗　身高小于第 5 百分位的患儿，建议 4～5 岁即可开始生长激素（GH）治疗，一项随机对照临床研究显示 5～7 年的 GH 治疗，可使 Turner 综合征患儿的成年身高增长 7.3cm；一般在骨龄≥14 岁或年身高增长＜2cm 时可考虑停止治疗；治疗期间应定期观察疗效，复查甲状腺功能、血生化，监测脊柱侧弯和脊柱后凸的发生。

2. 青春期发育的诱导治疗　在确认身高增长已经结束（骨骺闭合）后，一般于患儿 12 岁后可开始雌激素（E_2）替代治疗，模拟正常的性发育过程，促进乳房的发育和女性体征的形成。开始治疗时 E_2 剂量应较小，用 6～12 个月；其后每 3～6 个月逐渐增加剂量，在内膜增厚、出现青春期性征发育后可周期性加用孕激素。

【遗传咨询与产前诊断】

1. 遗传咨询时除现有的临床症状外，需注意与患者沟通其今后可能发生的其他症状，并嘱咐患者应到相应临床科室就诊。

2. 对于部分嵌合体型的 Turner 综合征患者，建议尽早进行生殖评估和生育力保存咨询，告知可能的卵巢早衰所致不孕风险。

3. 对于已生育过 Turner 综合征患儿的正常女性，其再生育患儿的风险可能高于普通人群，建议此类育龄女性再次妊娠后进行介入性产前诊断，以避免患儿出生。

（二）Klinefelter 综合征

先天性睾丸发育不全综合征（Klinefelter syndrome，简称克氏征），是男性比较常见的性染色体异常疾病，也是男性不育最常见的遗传因素。在一般人群中的发病率为0.1%～0.2%，在不育男性中占3.1%。主要临床特征为类无睾症体形、小睾丸、第二性征缺乏、不育、男子女性型乳房、高促性腺激素性性腺功能减退症。

【临床表现及特征】

因先天畸形、智能低下、生殖器异常而就诊。青春期后由于性腺发育不良，雄激素水平低，表现为睾丸容积小，质硬，男性第二性征发育差，体毛少，胡须少或无，阴毛分布如女性，此外身材高，皮肤细腻，声音尖细。大多数成年男性存在性欲减退，无精子导致的不育、男子女性型乳房（表12-4）。

表12-4　Klinefelter综合征的临床表型及发生频率

表型特征	发生频率/%
男性不育（成年）	>99
小睾丸（双侧睾丸体积＜6ml）	＞95
无精子症（成年）	＞95
睾丸穿刺活检后获得精子	30～50
听力损伤（儿童）	＞75
睾酮水平降低	63～85
胡须减少（成年）	60～80
阴毛减少（成年）	30～60
男性乳房发育（青少年、成年）	28～75
语言发育迟缓（儿童）	40
身高增长（青春期、成年）	30
腹部肥胖（成年）	50
代谢综合征（成年）	46
骨量减少（成年）	5～40
2型糖尿病（成年）	10～39
隐睾	27～37
小阴茎（儿童）	10～25
心理疾病	25
先天疾病：唇裂、腹股沟疝	18
骨质疏松（成年）	10
二尖瓣脱垂（成年）	0～55
乳腺癌（成年）	风险增加约50倍
纵隔肿瘤（儿童）	风险增加约500倍
骨折	风险增加2～40倍

【遗传方式及相关致病基因】

由生殖细胞减数分裂或胚胎细胞有丝分裂早期染色体不分离所引起，典型核型为47，XXY。母源性主要是由MⅠ、MⅡ期或有丝分裂早期的错误所致，其中以MⅠ期的差错为主；而父源性仅仅是由MⅠ期错误所致。

【实验室诊断】

遗传学检测方法：染色体核型分析。

【诊断标准】

诊断主要依据染色体核型结果：47，XXY或其嵌合体。

【治疗与预后】

Klinefelter综合征患者的治疗和护理需要多学科协作完成，包括语言治疗、心理治疗、儿科、内分泌科、泌尿科、生殖科。

该病目前尚无有效的治疗方法，青春期后长期乃至终身的雄激素补充是治疗该病的主要措施，主要是促进患者的第二性征发育，改善其精神状态，提高生活质量，预防并发症。由于男性乳房发育的恶变率较高，首选手术治疗。

【遗传咨询与产前诊断】

Klinefelter综合征患者多数为无精子症，少数患者可通过睾丸切开显微取精术获得精子后，通过辅助生殖技术的卵胞质内单精子注射获得后代。研究表明，该方法获得的胚胎多数染色体核型正常，不建议Klinefelter综合征患者行胚胎植入前遗传学诊断。

如患者睾丸穿刺或切开取精仍未获得精子，建议采用供精辅助生殖技术。

（三）45，X/46，XY卵睾性DSD

45，X/46，XY卵睾性DSD（45，X/46，XY ovotesticular DSD），又称XO/XY性腺发育不全，为2种染色体核型45，X/46，XY的嵌合体，主要表现为性分化异常。临床上较少见，国外发病率约为1.5/10 000。

【临床表现及特征】

患者的临床表现型多样，不同的表现型

推测与不同组织中不同的细胞系分布有关。表型可从伴有隐睾或会阴部尿道下裂，到外观几乎正常的男性，到难于与 45，X 的 Turner 综合征区别的女性等不同类型。主要有以下 3 种类型：

1. 表现型为男性　这是最常见的类型，约 95% 的 45，X/46，XY 患者为此表型。外生殖器有一定程度的女性化，如阴囊很小，近乎平坦，内有发育不良的小睾丸。成年型往往表现为无精子症。亦存在发生性腺恶变的概率。

2. 表现为性发育异常　也称为混合性性腺发育不良症（mixed gonadal dysgenesis）。其一侧性腺为条索状，另一侧为发育不良的睾丸；或一侧是睾丸或条索状性腺，对侧是性腺肿瘤。这种个体通常表现为两性化的外生殖器。一个重要的临床表现是通常有米勒管衍生器官，如子宫。只要一个性发育异常的个体具有两侧睾丸和 1 个子宫，无论是否鉴定出两种细胞遗传学的细胞系，都可诊断为 45，X/46，XY 嵌合体。

3. 表现为女性生殖器　具有 Turner 综合征的特征，但临床上可能区别于 Turner 综合征。这种个体往往身高正常，躯体无异常。有约 25% 的 45，X/46，XY 患者性腺发生恶性肿瘤。偶尔由于条索状性腺受促性腺激素作用而出现男性化。

凡有 Y 染色体而性腺发育不全者，性腺发生肿瘤的可能性较大。据报道其肿瘤发生率为 10%～20%。此类患者容易发生性母细胞瘤。约 1/5 在条索状性腺切片时发现。有时可合并生殖细胞瘤、内胚窦瘤、胚胎性癌或绒癌等恶性肿瘤。性母细胞瘤本身恶性程度低，转移少。

【遗传方式及相关致病基因】

45，X/46，XY 嵌合体的个体具有 45，X 细胞系，同时至少有 1 个细胞系含有 1 条 Y 染色体，有时存在结构异常的 Y 染色体。机制可能与有丝分裂后期部分细胞丢失 1 条 Y 染色体相关。

【实验室诊断】

1. 染色体核型检测　样本类型可以是外周血、组织、胎儿绒毛、胎儿羊水等。

2. 超声或腹腔镜检查　见子宫细小或缺如，盆腔一侧见条索状性腺，另一侧见发育不良的睾丸，或双侧发育不全的睾丸或卵巢，有时可见输卵管。

【诊断标准】

诊断主要根据上述临床表现及染色体核型测定。需注意：①血中没有 45，X/46，XY 嵌合体存在，可能需做多种组织染色体检查；因不能除外其他组织中存在嵌合体。②血中 45，X/46，XY 细胞之比不反映其他组织中这些细胞的比例。

【治疗与预后】

45，X/46，XY 卵睾性 DSD 患者，由于性腺分化不成熟而易恶变，建议性腺切除术。正常男性外表的 45，X/46，XY 卵睾性患者，睾丸异位者可行睾丸固定术，由于目前无法估算发生肿瘤的风险值，只能推算其概率偏低，建议此类型患者保守治疗，并定期行睾丸活检和随访。45，X/46，XY Turner 的女孩，由于没有男性化迹象，发生肿瘤的风险较低，但在大多数情况下性腺组织是一种非功能性条纹，保存性腺毫无用处，建议性腺切除术（除非患者强烈要求保留性腺）。

【遗传咨询与产前诊断】

45，X/46，XY 卵睾性 DSD 患者由于为嵌合体，常规外周血染色体核型检测无法反映组织中染色体核型比例，建议有生育要求的患者妊娠后行介入性产前诊断（如绒毛穿刺或羊水穿刺的染色体核型）。胚胎植入前遗传学诊断可作为预防治疗性流产的选择之一。

（四）46，XX/46，XY 卵睾性 DSD

46，XX/46，XY 卵睾性 DSD 既往被称为真两性畸形，是同一个体内同时具有睾丸和卵巢 2 种性腺组织的性分化异常性疾病。患者主要表现为外生殖器形态模糊，难以清晰辨别男女。其核型大部分为 46，XX（占

80%～90%)，约 2/3 的患者被当作男性抚养；也可为 46，XY(约 10%)，极少部分为嵌合体(chimera)。黑种人或非洲国家发病率较高。

【临床表现及特征】

多数 46，XX/46，XY 卵睾性 DSD 患者在新生儿时即可被发现，少数在儿童期或青春期被发现。外生殖器检查发现下列情况时可考虑 DSD：①明显外生殖器模糊；②明显女性外生殖器伴有增大的阴蒂，阴唇后部融合和腹股沟 / 阴唇肿块；③明显的男性外阴伴双侧隐睾，小阴茎，单纯会阴型尿道下裂，或轻度尿道下裂伴有隐睾。

【遗传方式及相关致病基因】

46，XY DSD 和 46，XX DSD 涉及多个基因，呈性连锁遗传、常染色体显性遗传或常染色体隐性遗传等多种方式(具体可见第三十章)。

【实验室诊断】

1. 遗传学检测

(1)染色体核型分析：核型鉴定对 DSD 的诊断与处理有一定帮助，但对于染色体诊断为 46，XY DSD 和 46，XX DSD 者却难以从核型来确定性腺异常，因其核型大部分为 46，XX，也可为 46，XY 或嵌合体。

(2)必要时用 X、Y 特异性探针进行荧光原位杂交(FISH)技术辅助确诊，使用 X、Y 染色体全染色体或其特殊位点的探针标志，可以测定 X、Y 染色体易位。

(3)基因诊断：根据其临床具体表现(详见第三十章)，进行致病基因的筛查。① 46，XX DSD 患者检测 *SRY*、*SOX9*；② 46，XY DSD 患者检测 *SRY*、*SOX9*、*DAX1*(*NROB1*)等。

2. 类固醇激素及其代谢产物、垂体 - 肾上腺轴和垂体 - 性腺轴功能检查 尿 17 酮类固醇测定、血皮质醇及 ACTH 测定可帮助鉴别肾上腺皮质增生引起的 46，XX DSD。性腺发育不良者可有 FSH、LH 增高。hCG 兴奋试验有助于了解有无具备功能的睾丸组织及其睾酮合成能力。

3. 影像学检查

(1)超声、CT 或 MRI 检查：了解有无子宫或性腺(卵巢或未下降的睾丸)以及尿道情况，但对混合性性腺发育不良者不能分辨卵巢或未下降的睾丸；了解肾上腺或肾脏形态学变化。

(2)逆行尿生殖窦造影：膀胱镜经尿生殖窦开口插入确定阴道状况，有无子宫、子宫颈及尿道开口部位，并可做逆行造影明确内生殖器解剖结构。

4. 腹腔镜检查 可见子宫残遗体或发育不良的子宫，仅少数患者子宫发育良好，性腺的表现多种多样，在盆腔两侧可见灰白色的性腺(有时一侧是卵巢，一侧为睾丸；或双侧为卵巢；或每侧性腺既有卵巢又有睾丸——卵睾)，有时，一侧睾丸因在腹股沟管内或下降到阴囊，此时腹腔镜下仅在盆腔见到一侧性腺，有卵巢的那侧有输卵管。

【诊断标准】

临床诊断主要为患者外生殖器模糊，腹腔镜检查可见 2 种生殖腺(卵巢和睾丸)。致病基因检测可进一步确诊。

【治疗与预后】

DSD 的治疗取决于诊断时的年龄和对患者内、外生殖器功能的评估。应当充分评估患儿及其家属的心理需求，对患儿及家属进行充分的告知。性别确定之后，应当进行性腺、内外生殖器和第二性征器官的手术治疗从而维持患者正常的社会性别角色和社会生活。选择社会性别女性的患者应进行外生殖系统整形，同时需要进行维持第二性征的维持治疗。

【遗传咨询与产前诊断】

46，XX/46，XY 卵睾性 DSD 患者遗传咨询时，需建议患者先进行染色体核型检测，核型正常患者需进行致病基因的确诊。有生育要求的患者建议妊娠后行介入性产前诊断(如绒毛穿刺或羊水穿刺的染色体核型或致病基因检测)。胚胎植入前遗传学诊断可作为预防治疗性流产的选择之一。

二、46,XY 性发育异常疾病

（一）性腺（睾丸）发育异常：*SOX9* 基因

性腺（睾丸）发育异常主要发生于双向性腺（bipotential gonad）向睾丸分化时出现异常，涉及的影响因子可能有 SRY、SOX9、DHH 等。这里主要介绍 SOX9 转录因子表达异常（*SOX9* 基因点突变或基因上游调控区缺失突变）导致的性发育异常疾病。*SOX9* 基因点突变最先发现于弯肢发育异常，伴或不伴有性反转（男→女），随后人们在部分未找到 *SOX9* 基因点突变的患者中发现其基因上游非编码区域缺失性拷贝数目变异可导致单纯性 46，XY DSD。

【临床表现及特征】

患者表型多样，严重的骨骼异常可致出生后因呼吸衰竭而死亡。根据临床表现可分为单纯性 CD、肢体屈曲性发育不良（acampomelic campomelic dysplasia，ACD）、CD 或 ACD 合并 DSD。主要临床表现可有如下几项，① CD：先天性弓形长骨（股骨和胫骨变短、成角），肩胛骨发育不良，11 对肋骨、骨盆和脊柱畸形，杵状足（club feet），以及面部异常（小颌畸形、腭裂、巨舌、鼻梁扁平等）。② ACD：被认为是轻型 CD，约占 10%；可有面部小颌畸形、腭裂等，部分患者身材矮小，但长骨不弯曲。③ DSD：正常女性外貌，可见正常女性外生殖器、阴道、输卵管及子宫。生殖腺可有睾丸组织，部分患者为正常形态的卵巢或性腺呈条索状；75% 的 CD 和 ACD 患者伴有 DSD 表现。

【遗传方式及相关致病基因】

该病为常染色体显性遗传，其致病基因 *SOX9* 定位于 17q24.3，全长约 5.4kb，含 3 个外显子，属于 *SRY*-related box（*SOX*）基因家族。其编码的 SOX9 蛋白为 HMG-box 系列的 DNA 结合蛋白，可与序列特异性（CCTTGAG）区域结合，作为转录因子参与调控软骨形成及通过 SF-1 调控 AMH 表达。*SOX9* 基因广泛表达，如心、脑、肾、胰腺、前列腺、睾丸等。基因型和表型有一定相关性。

SOX9 基因蛋白编码区域突变可导致 CD，伴或不伴 DSD 表型；而基因上游 607.1～639.6kb 区域含 32.5kb（chr.17：69，477，571～69，510，055）缺失型突变（XY sex reversal region，XYSR）可单纯性表现为 DSD，或伴有 ACD。

同时，涉及 17q24.3 区域的染色体相互易位患者，也会有 ACD（伴或不伴）DSD 的临床表现。

值得注意的是，上述突变所致的 DSD 表型在 46，XX 核型的女性携带者中不会表现，仅在 46，XY 核型中表现出来。所以家系图谱表现为母亲遗传多见，或为新发突变。

【实验室诊断】

1. **性激素检测** LH 和 T 均正常，FSH 正常或升高，AMH 低下。

2. **骨骼影像学检查** 骨骺发育不良，长骨弯曲或成角，胸椎异常，脊柱侧弯等。

3. 盆腔超声或腹腔镜手术可见子宫（正常或偏小）、输卵管、正常卵巢 / 睾丸，或条索状性腺，或性腺母细胞瘤。

4. **染色体核型** 46，XY 或含 17q24.3 区域的相互易位。

5. **分子遗传诊断** 46，XY 核型患者，存在 *SOX9* 基因蛋白编码区的杂合性致病突变，或基因上游 607.1～639.6kb 区域含 32.5kb（chr.17：69，477，571～69，510，055）缺失型突变。

【诊断标准】

由于 CD 及 DSD 表型多样，诊断主要以遗传学诊断为主，即外观为女性，46，XY 的染色体核型，同时 *SOX9* 基因蛋白编码区的杂合性致病突变，或基因上游含 XYSR 区域的缺失。

【治疗与预后】

以对症治疗为主。CD 患者症状较重，且早期致死性。ACD 患者可早期进行腭裂修补术。如伴有 DSD 表型者，建议行性腺切除术，以防恶变。

【遗传咨询与产前诊断】

上述表型患者遗传咨询时，建议患者先进行染色体核型检测，如核型确诊为 DSD（性反转），即 46，XY 核型女性，需进行致病基因的确诊（相关基因可能有：*SRY*、*SOX9*、*WT1*、*NR5A1*、*DHH*、*MAP3K1*、*CBX2*）。排除基因编码区域突变后，需注意 *SOX9* 基因上游缺失型拷贝数目变异，可通过 aCGH 或 qPCR 技术检测。

大部分单纯性 46，XY DSD 或伴有 ACD 表型的患者，仍然具有生育能力，对有生育要求的患者建议妊娠后行介入性产前诊断（如绒毛穿刺或羊水穿刺的染色体核型或致病基因检测）。胚胎植入前遗传学诊断可作为预防治疗性流产的选择之一。

（二）雄激素合成或功能异常所致睾丸发育异常

主要包括雄激素合成过程中的多种酶缺乏和雄激素受体不敏感，包含急性调节蛋白（StAR）、类固醇 17α- 羟化酶（CYP17A1）、3β- 羟类固醇脱氢酶（HSD3B2）、17β- 羟类固醇脱氢酶 -3（HSD17B3）、米勒管永存综合征（persistent Mullerian duct syndrome）、5α- 还原酶（SRD5A2）缺乏、雄激素不敏感综合征（androgen insensitivity syndrome）和 LH 受体基因突变等多种类型。

雄激素不敏感综合征（androgen insensitivity syndrome，AIS）最早由 John Morris 于 1953 年报道并命名，是男性性发育异常疾病中最常见的类型之一。患者的染色体核型为 46，XY，主要表现为不同程度的男性性分化发育异常及某些特发性男性不育症。该病根据外生殖器女性化程度分为 3 型：完全型（complete androgen insensitivity syndrome，CAIS），部分型（partial androgen insensitivity syndrome，PAIS）和轻度（mild androgen insensitivity syndrome，MAIS）。其中以 CAIS 较多见，发病率占出生男婴的 1/99 100～1/20 400。

【临床表现及特征】

CAIS、PAIS 和 MAIS 的临床表现存在差异。

1. CAIS　典型表现为青春期原发性闭经及婴儿期腹股沟包块。多数患者在新生儿期诊断很困难，出生后按女性抚养，个别患者可因大阴唇或腹股沟包块或者疝修补术发现睾丸而被确诊。由于睾丸常位于腹股沟管内，导致生精异常而不育。成年后呈女性体态，有青春期乳房发育，但阴道呈盲端且较短浅。

2. PAIS　典型表现为小阴茎，严重的尿道下裂（会阴阴囊），及阴囊壁裂（可能含有生殖腺）。此类临床表型多样，患者女性化不完全，阴蒂肥大，阴唇部分融合。有部分男性化表现，但仍为女性体形，乳房青春期亦有一定程度发育。

3. MAIS　以男性不育为主要表现，而外生殖器未见异常。采用高雄激素治疗后患者可能部分恢复生精能力，或可生育。此外，MAIS 患者还可表现为延髓和脊髓性肌萎缩（Kennedy’s disease），这与 *AR* 基因外显子 1 区域 CAG 重复（≥38）相关。

【遗传方式及相关致病基因】

AIS 表现为 X- 连锁隐性遗传，其致病基因 *AR* 定位于 Xq12，全长约 185kb，含 8 个外显子，编码的雄激素受体含有 3 个重要的结构域：N 末端结构域、DNA 结合结构域和雄激素结合域。AR 广泛表达于睾丸、卵巢、前列腺等生殖系统。作为一种甾体激素激活的转录因子，在与激素配体结合时，受体会从辅助蛋白上解离，转移到细胞核内，受体二聚化从而激活雄激素相关基因转录。目前已知的突变类型超过 800 种，大多数突变发生在配体结合结构域导致 CAIS，突变多位于 688～712、739～784 和 827～870 之间的氨基酸残基。

【实验室诊断】

1. 激素测定　青春期前 AIS 患者的 LH 和 T 水平与其年龄相符，青春期后血浆 T 水平和 LH 水平比正常男性高，FSH 水平正常，生殖腺切除后明显升高。血浆雌二醇值也高于正常男性（约为正常男性的 2 倍）。

2. 遗传学检查

（1）染色体核型及性染色质试验：46，XY 核型，性染色质试验阴性。

（2）基因检测：致病基因 *AR* 基因。

3. hCG 刺激试验　有血睾酮（T）和二氢睾酮（dihydrotestosderone，DHT）的正常增加，这在鉴别诊断中很有意义。

4. 影像学检查　如有大阴唇或腹股沟包块，应当行影像学检查明确是否存在睾丸恶变。

5. 性腺病理检查　完全型雄激素不敏感者睾丸处于发育不成熟状态，精曲小管充满了支持细胞，有少数精原细胞，但没有精母细胞。青春期后没有精子生长的现象，精曲小管基膜变厚，个别段落有透明变性，间质细胞过度增生。约 50% 的患者有附睾，但其组织多纤维化。不完全型雄激素不敏感者在 12 岁前，睾丸的构造是正常的，12 岁后睾丸开始退化，精曲小管中的支持细胞及精原细胞不多，间质细胞却过度增生，罕见有精子生长。由于大多数的性腺没有生殖细胞，患者不能生育。附睾形成正常，这一点与完全型者不同。

6. 腹腔镜检查　可见子宫和输卵管均缺如，双侧睾丸大小可正常（完全性雄激素不敏感者）、亦可小于正常（不完全性雄激素不敏感者），当睾丸位于腹股沟管内或大阴唇内时，盆腔内则未见睾丸。

【诊断标准】

AIS 患者表型多样，临床诊断需注意与其他 DSD 疾病相鉴别。主要诊断要点：典型临床特征，染色体核型 46，XY，hCG 刺激后血 T 和 DHT 的正常增加。

【治疗与预后】

AIS 患者的女性表型与染色体核型 46，XY 使其存在遗传性别、性腺性别和身体性别的不一致性，面临着身份认同异常。根据患者及其家属意愿及患者女性化程度决定性别选择及治疗方案，如性腺切除术、激素替代治疗、阴道功能重塑等。心理咨询是治疗的重要组成部分，有助于患者调整心态，正确认识自身情况，健康成长。可考虑在 2～3 岁时进行尿道下裂手术并将睾丸固定在阴囊内。

【遗传咨询与产前诊断】

1. 遗传咨询

（1）确定咨询者家系中先证者以闭经、腹股沟包块、两性生殖器官模糊为特征的临床诊断，建立遗传咨询档案。

（2）绘制遗传家系系谱图，是否符合 X-连锁隐性遗传特征。

（3）AR 基因检测有利于确诊，特别是 MAIS 患者。对先证者明确致病基因及突变后，进行家系成员该突变位点的验证，以确定表型 - 基因型共分离。

2. 产前诊断

（1）男性为 AIS 患者，绝大多数可能存在无精子症，部分轻微型患者经过治疗后可恢复生精功能，建议妊娠后行介入性产前诊断（如绒毛穿刺或羊水穿刺的致病基因检测），或胚胎植入前遗传学诊断，可作为预防治疗性流产的选择之一。

（2）如存在家族史患者，前期未行致病基因检测，可考虑妊娠期行羊水细胞核型鉴定，如果为 46，XY，则应用 B 超探查外阴部。怀孕 28 周后 B 超探查外阴的正确率较高，必要时可采用胎儿镜检查。

三、46，XX 性发育异常疾病

此类患者已存在单纯性腺（卵巢）发育异常和雄激素过多导致的性腺发育异常，如 *SRY* 基因易位，CAH 中 21- 羟化酶缺乏症等。

（一）性腺（卵巢）发育异常：*SOX9* 基因

性腺（卵巢）发育异常主要发生于双向性腺（bipotential gonad）向卵巢分化时出现异常，涉及的影响因子与睾丸分化有所不同，可能有 RSPO1、FOXL2、WNT4 等。这里主要介绍 SOX9 转录因子表达异常（*SOX9* 基因上游调控区重复突变）导致的性发育异常疾病。不同于 *SOX9* 基因所致的睾丸发育异常，其特征在于染色体核型为 46，XX 男性（46，XX DSD：女→男），主要以泌尿生殖系统改变为主。

【临床表现及特征】

患者表型为男性，出生时可表现为单纯性男性外生殖器畸形（如阴茎短小、尿道下裂），但双侧阴囊可触及性腺；或表现为女性会阴尿道下裂，但双侧阴道发育不全或不对称。部分症状较轻患者第二性征正常但睾丸偏小，因无精子症等不育问题就诊发现。这类患者的精神运动、生长发育及智力均正常，未见骨骼或青春期发育异常。

【遗传方式及相关致病基因】

该病为常染色体显性遗传，其致病原因为 *SOX9* 基因上游 516～584kb 区域含 68kb 重复（duplication/triplication）突变（XX sex reversal region，XXSR）。

值得注意的是，46，XY 核型的男性突变携带者不会有任何表型，仅在 46，XX 核型中表现出来。所以家系图谱表现为父亲遗传多见，或为新发突变。

【实验室诊断】

1. 性激素检测　LH 正常，T 正常或下降，FSH 正常或升高，AMH 低下。

2. 性腺切除术后组织病理检测　睾丸组织病理存在间质细胞（Leydig 细胞）和支持细胞（Sertoli 细胞），严重减少和萎缩的精曲小管，未见生精功能；部分分化的卵巢组织病理可见分散的原始卵母细胞和极少见的窦卵泡；部分性腺可见卵睾性（萎缩的精曲小管内 Sertoli 细胞和原始卵泡）。

3. 染色体核型　46，XX。

4. 分子遗传诊断　46，XX 核型患者，存在 *SOX9* 基因上游 516～584kb 区域含 68kb 重复（duplication/triplication）突变。

【诊断标准】

46，XX 核型的男性患者，*SOX9* 基因上游含 XXSR 区域的重复突变。

【治疗与预后】

以对症治疗为主。确诊后，建议行性腺切除术，以防恶变。同时进行激素（睾酮）替代治疗。

【遗传咨询与产前诊断】

上述表型患者遗传咨询时，建议患者先进行染色体核型检测，如核型确诊为 DSD（性反转），即 46，XX 核型男性，需进行致病基因的确诊（相关基因可能有：*WNT4*、*RSPO1*）。排除基因编码区域突变后，需注意 *SOX9* 基因上游重复型拷贝数目变异，可通过 aCGH 或 qPCR 技术检测。

大部分 46，XX DSD 几乎无法生育，因此产前诊断主要针对先证者父母及家族其他成员再生育时进行。

（二）雄激素过多

先天性肾上腺皮质增生症详见第十九章第四节。

（袁萍　李轶　杨冬梓）

参考文献

1. LEE PA, HOUK CP, AHMED SF, et al. Consensus statement on management of intersex disorders. International Consensus Conference on Intersex. Pediatrics, 2006, 118(2): e488-500.
2. VORA KA, SRINIVASAN S. A guide to differences/disorders of sex development/intersex in children and adolescents. Aust J Gen Pract, 2020, 49(7): 417-422.
3. GRAVHOLT CH, VIUFF MH, BRUN S, et al. Turner syndrome: mechanisms and management. Nat Rev Endocrinol, 2019, 15(10): 601-614.
4. PAOLUCCI DG, BAMBA V. Turner syndrome: care of the patient: birth to late adolescence. Pediatr Endocrinol Rev, 2017, 14(Suppl 2): 454-461.
5. HUTAFF-LEE C, BENNETT E, HOWELL S, et al Clinical developmental, neuropsychological, and social-emotional features of Turner syndrome. Am J Med Genet C Semin Med Genet, 2019, 181(1):

126-134.
6. LANFRANCO F, KAMISCHKE A, ZITZMANN M, et al. Klinefelter's syndrome. Lancet, 2004, 364(9430): 273-283.
7. BEARELLY P, OATES R. Recent advances in managing and understanding Klinefelter syndrome. F1000Res, 2019, 8.
8. GRAVHOLT CH, CHANG S, WALLENTIN M, et al. Klinefelter syndrome: integrating genetics, neuropsychology, and endocrinology. Endocr Rev, 2018, 39(4): 389-423.
9. COLINDRES JV, AXELRAD M, MCCULLOUGH L, et al. Evidence-based management of patients with 45, X/46, XY gonadal dysgenesis and male sex assignment: from Infancy to adulthood. Pediatr Endocrinol Rev, 2016, 13(3): 585-601.
10. HUGHES IA, DAVIES JD, BUNCH TI, et al. Androgen insensitivity syndrome. Lancet, 2012, 380(9851): 1419-1428.
11. MONGAN NP, TADOKORO-CUCCARO R, BUNCH T, et al. Androgen insensitivity syndrome. Best Pract Res Clin Endocrinol Metab, 2015, 29(4): 569-580.
12. GONEN N, LOVELL-BADGE R. The regulation of Sox9 expression in the gonad. Curr Top Dev Biol, 2019, 134: 223-252.

第十三章

不　孕　症

男女同居有规律性生活未避孕 1 年而未妊娠者，称为不孕症(infertility)。不孕症发病率因国家、民族和地区不同而存在差异，我国不孕症发病率为 7%～10%。未避孕而从未妊娠者称为原发性不孕；曾有过妊娠而后未避孕而不孕者称继发性不孕。反复自然流产或异位妊娠而未获得活婴，亦属于不孕不育范围。对于有正常规律性交，未用避孕措施的配偶，第 1 年的受孕机会为 80%～85%，第 2 年的累积受孕机会为 90%～92%。生育力会随着年龄的增加而降低，对于 35 岁或小于 35 岁女性，第 3 年累积受孕率可达 94%，38 岁女性，第 3 年累积受孕率可达 77%。不孕不育的病因可概括如图 13-1 所示。

【不孕因素的筛查流程】

不孕夫妇中，男方因素占 25%～40%，女方因素占 40%～55%，男女双方共同因素占 20%～30%。对于初次就诊的自称为不孕不育的夫妇，在诊断不孕症和判断其病因时，需分别询问男女双方病史、双方体格检查，然后进行相应的辅助检查，如精液检查、各种性激素、相关激素以及影像学检查等指标。

1. 男方病史和体检　不育年限、性交频率和时间，勃起和 / 或射精能力、既往的避孕方法以及时间、近期不育相关检查及治疗经过；有无隐睾、青春期延迟或早熟等先天性发育异常；性传播疾病、泌尿生殖系感染、腮腺炎合并睾丸炎、病毒性睾丸炎、肝肾功能不全、糖尿病、附睾炎、结核、有无放疗史、有无嗅觉丧失、中线缺陷(腭裂)及其他慢性疾病；既往手术史；既往性伴侣有无妊娠；职业及生活

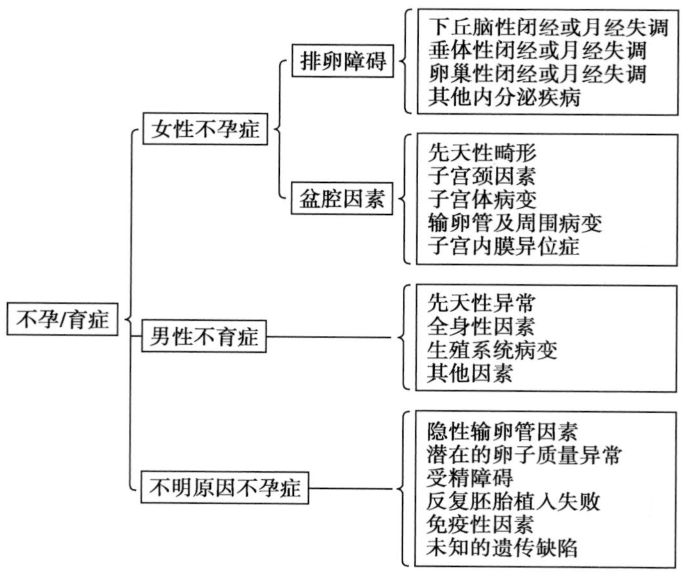

图 13-1　不孕不育病因概括图

环境是否高温或接触化学毒物，吸毒史。

2. 男方体格检查 身高、体重、血压及是否肥胖；躯干肢体比例；男性第二性征；生殖系统检查。男性的体重指数（body mass index，BMI）与精液中正常运动速度的精子数量成反比，BMI 在 25～30kg/m^2 的超重男性和 BMI＞30kg/m^2 的肥胖男性，其精子活动率低于 BMI 20～24kg/m^2 的男性。BMI＞25kg/m^2 的男性精子中，DNA 碎片的比例较高。

3. 女方病史和体检 不孕年限、盆腹腔痛或炎性疾病、低热、盆腔包块和/或手术史、泌乳、近期心理情况、进食、过度运动史、月经史和婚育史、结核或性传播性疾病史及治疗结局等；自身免疫性疾病史、其他器官疾病和外伤史以及幼时特殊患病史、慢性疾病服药史；吸烟酗酒、接触化学毒物史；近期辅助检查情况及治疗经过。

4. 女方体格检查 身高、体重、体脂分布特征、乳房及甲状腺情况等；雄激素过多体征（多毛、痤疮、黑棘皮症等）；妇科检查；体重指数（BMI）。对于西方人而言，BMI 在 25～27.5kg/m^2 的多囊卵巢综合征妇女，流产率会增加。BMI＞29kg/m^2 的无排卵女性，调节饮食、减轻体重有助于受孕。中国女性的 BMI 可参考《中国成人超重和肥胖症预防与控制指南》的分级：＜18.5kg/m^2（体重过低）、18.5～23.9kg/m^2（正常体重）、24.0～27.9kg/m^2（超重）、≥28kg/m^2（肥胖）。对于体重过低的女性，通常是低雌激素性闭经。

【检测项目选择及临床意义】

在病史采集及体格检查后，通过男方因素检查、女方卵巢储备功能及排卵情况、女方输卵管通畅情况 3 方面进入后续病因筛查的各种辅助检查（图 13-1），原则是首选无创性检查。

一、男方因素的检查

1. 精液检测 目前使用的是世界卫生组织（WHO）第 5 版的标准。关于精液质量，WHO 的“参考值”不是“正常值范围”（表 13-1），不能因为精液的数值不在此范围内就诊断为“男性不育症”。

表 13-1 2009 年 WHO 制定的精液参考值

参数	参考值
精液量	≥1.5ml
液化时间	≤60 分钟
精子密度	≥15 × 10^6/ml
总精子数	每次射精≥39 × 10^6
活动力	射精后 60 分钟内，前向运动精子加非前向运动精子 40%
前向运动精子	32%
存活率	58%
形态学*	正常形态精子≥4%
白细胞	＜100 万个/ml
pH	7.2 或稍高
过氧化物酶阳性的白细胞	＜1.0 × 10^6
MAR 试验	＜50%
免疫珠试验	＜50%
精浆锌（μmol/每次射精）	≥2.4
精浆果糖（μmol/每次射精）	≥13
精浆中性葡糖苷酶（mU/每次射精）	≥20

注：* 精子形态学检查，目前 WHO 推荐的是精子改良巴氏染色法、精子形态学 Shorr 染色法和精子形态学快速染色法（Diff-Quik 快速染色系统）。

精液分析异常时，应再次检查以明确诊断。按 WHO 第 5 版的标准程序进行各项参数的检测，初诊患者 4 周内要进行 2～3 次精液检查，取其基线数据，每次检查禁欲时间尽可能相同。若出现精液参数异常，按照人类生精过程的生物学机制，人类精子从精原干细胞到成熟精子的生精周期全过程约 3 个月，因此，再次进行精液检查需间隔约 3 个月。但是，若严重的少精症（无精症或严重少精症）则应该尽快再次检查。

若精液白细胞增加，若非明确找到感染因素，不必常规使用抗生素。男性附属性腺感染可引发附睾炎症产生梗阻性无精子症或附睾功能障碍，刺激抗精子抗体的产生，引起尿道炎、尿道狭窄及射精功能紊乱而导致不育症。临床合并附睾炎、前列腺炎、精囊炎等。

精液质量的相关定义见表 13-2。

表 13-2　精液质量的相关定义

诊断名称	定义
正常精液	射出精液在 WHO 参考值范围
少精症	精子密度少于 WHO 参考值
轻中度少精子症	连续 3 次标准的精液分析，其精子浓度在 5×10^6～<15×10^6/ml 之间
严重少精子症	连续 3 次标准的精液分析，其精子浓度在 1×10^6～<5×10^6/ml 之间
极严重少精子症	连续 3 次标准的精液分析，其精子浓度在<1×10^6/ml
弱精症	活动率低于 WHO 参考值
特发性弱精子症	至少连续 2 次合格的精液分析，其精子总活力低于 40%，或前向运动精子活力 32%，且不符合其他男性不育诊断
畸精症	形态学低于 WHO 参考值
特发性畸形精子症	精子正常形态率低于 4%，推荐使用改良巴氏染色法行精子形态染色，且不符合其他男性不育诊断
少弱畸形精子症	精子密度、活动率和正常形态精子百分率 3 项指标都异常（或只有前 2 项异常也诊断）
无精症	射出精液中没有精子（3 次精液高速离心后沉淀显微镜检查均未见精子，且不符合其他男性不育诊断）
无精液症	无精液射出
隐睾	离心后几乎找不到精子

2. 性激素测定（FSH、LH、T、PRL）　精子浓度低于 5×10^6/ml，则需要做性激素检测，可排除下丘脑疾病、垂体疾病、内源性和 / 或外源性激素异常。若血液中促性腺激素水平低于正常，有可能是下丘脑或垂体功能不足；若血液中促性腺激素水平升高，有可能是睾丸功能下降；若内分泌和睾丸都没有异常，可能是输精管道（梗阻性无精子症）梗阻。高催乳素血症及促性腺激素分泌不足的患者可行下丘脑 - 垂体区域的影像学检查。

（1）下丘脑疾病：促性腺激素缺乏，如 Kallmann 综合征；选择性 LH 缺乏症；选择性 FSH 缺乏症；先天性低促性腺激素综合征。

（2）垂体疾病：垂体功能不足（肿瘤、感染、梗死、手术、放射、浸润和肉芽肿性病变等影响垂体功能所致）；高催乳素血症（常见于垂体腺瘤）。

（3）内源性和外源性激素异常：雌激素和 / 或雄激素过多；糖皮质激素过多；甲状腺功能亢进或减退。

3. 抗精子抗体　不建议常规进行血清抗精子抗体的筛查，因为没有证据表明通过有效的治疗措施可改善受孕力；全身使用皮质类固醇药物治疗抗精子抗体的效果仍有待考证。目前，国内临床上用于抗精子抗体检测的主要方法是酶联免疫吸附试验（ELISA），由于只能检查游离抗体的存在，因此，对免疫性不育的诊断不具有足够的临床意义。混合抗球蛋白反应（mixed antiglobulin reaction，MAR）试验，又称混合凝集试验，主要用于诊断免疫性不孕患者体内是否有抗精子抗体存在。它以经典的Coombs试验为理论基础，能够直接检测出新鲜精子表面附着的以及体液中能同精子表面结构发生特异性结合的抗精子抗体，以活动精子与标记颗粒间的混合凝集作为精子表面存在精子抗体的指标。当观察到抗体附着于活动精子的比率≥50%（若男科实验室使用的试剂盒的说明是≥10%，应在检查结果的参考范围备注）为阳性，可诊断为免疫性不育。

4. 遗传学异常 Y染色体微缺失：精子浓度越低，Y染色体微缺失发生率越高，如条件许可建议精子浓度低于5×10^6/ml时，采用多重PCR方法筛查。如染色体核型异常、Kallmann综合征、雄激素受体基因突变而导致的男性不育，临床多表现为无精子症。

5. 生殖系统B超 包括前列腺、精囊腺、睾丸、附睾等，对隐睾、精索静脉曲张、肿瘤、鞘膜积液等诊断很有价值，此外，生殖系统检查中有可疑异常发现的可做相关B超检查。精索静脉曲张性不育特指伴有精液参数异常的精索静脉曲张。

6. 睾丸活检 评估睾丸生精功能，排除睾丸肿瘤。梗阻性无精子症：3次精液高速离心后沉淀检查均未见精子，睾丸活检提示有大致正常的生精过程，且不符合其他男性不育诊断。

7. 女方子宫颈黏液性交后检查 当缺乏精子功能检查、不能判断精子的受精能力时，有部分学者认为通过性交后检查子宫颈黏液的活动精子情况，判断或预测妊娠能力。每高倍视野中有6～20条活跃精子者为良好，1～5条活动精子者属尚好，仅有少数不活动精子为较差，无精子者为阴性。但是，这一检查的意义目前仍有争论。

二、女方因素：卵巢储备功能及排卵情况

（一）激素值的分析和评估（详见第二十章）

1. 基础激素水平 月经周期第2～4天的激素水平反映了卵巢的储备功能。

（1）FSH：>12U/L提示卵巢功能减退，≥25U/L提示卵巢功能不全，>40U/L提示卵巢功能衰竭，<5U/L提示低值。

（2）LH：基础LH水平随卵巢功能减退而逐渐升高；LH/FSH≥2提示PCOS可能。

（3）E_2：一般不高于80pg/ml（292.8pmol/L），水平升高提示卵巢功能减退可能。卵泡期E_2水平随卵泡的生长逐渐升高，卵泡成熟时可达每个卵泡1 098pmol/L（即300pg/ml）。

（4）PRL：升高时需要排除干扰因素、避免应激状态后复查，必要时行垂体CT或MRI扫描排除垂体腺瘤。高催乳素血症伴有月经不调、闭经、卵泡发育异常、黄体功能不足时，考虑为不孕的原因。并非所有女性都需要做血清催乳素检查，只有在排卵紊乱、溢乳、垂体瘤的不育妇女，才需要做该项检查。有3.8%～11.5%的高催乳素血症的女性有规律排卵。在排卵正常时，不必用药物干预高催乳素血症，此时的催乳素水平与孕酮、累积妊娠率无关。

（5）T：升高时需要根据临床表现和排卵监测的结果，判断是否为高雄激素血症导致的排卵障碍；测定性激素结合球蛋白可综合判断游离雄激素的水平；T≥本实验室正常值上界的2～2.5倍，要排除卵巢或肾上腺分泌雄激素的肿瘤。同时还要排除库欣综合征和先天性肾上腺皮质增生症导致的高雄激素血症。

（6）P：黄体期孕酮>9.51nmol/L（即3ng/ml）提示近期有排卵；黄体中期的孕酮水平可反映黄体功能[一般高于31.7nmol/L（即10ng/ml）]，但准确的阈值难以确定。

2. 排卵检测和评估

（1）排卵前尿 LH 动态监测＞10U/L，或大于基础值 3 倍提示排卵前峰值出现。尿 LH 出峰时间通常比血 LH 迟 12 小时。

（2）卵泡期 E_2 水平随卵泡的生长逐渐升高，卵泡成熟时可达 300pg/ml 卵泡。如果伴 FSH、LH、E_2 3 种激素水平均偏低时，提示低促性腺激素性排卵障碍；如果伴 FSH 和 LH 升高、E_2 水平下降时，提示卵巢性高促性腺激素性排卵障碍或卵巢功能减退。

（3）回顾性监测排卵还可以在规则月经（周期 28 天）的第 21 天前后（黄体中期）查血清孕激素，孕激素在 16～28nmol/L 或＞5ng/L 可判断为有黄体生成。

（4）无排卵、稀发排卵分 3 种类型

1）Ⅰ型：下丘脑 - 垂体功能衰竭（下丘脑性闭经或低促性腺激素性性腺功能减退）。特征是低促性腺激素、低雌激素、正常催乳素，占排卵障碍的 10%，这类患者是由于卵泡不发育造成低雌激素性闭经。此类闭经用含有 LH 的促性腺激素促排卵。

2）Ⅱ型：下丘脑垂体功能障碍。特征是促性腺激素紊乱、正常雌激素，占排卵障碍的 85%，造成无排卵性闭经或月经稀发，如多囊卵巢综合征等。

3）Ⅲ型：卵巢功能衰竭。特征是高促性腺激素、低雌激素，占排卵障碍的 4%～5%。

3. TSH 升高提示甲状腺功能减退或亚临床甲状腺功能减退。TSH 降低提示甲状腺功能亢进可能。严重的甲亢和甲减都可能导致排卵异常和不孕。

4. AMH 是一种由小窦卵泡分泌的激素，反映了卵巢小卵泡的储备量，不受周期的影响，可较准确地预测卵巢的基础状态和功能（详见第二十章）。

（二）超声检查卵巢储备及监测排卵（详见第二十六章）

1. 卵巢基础状态的测定　①通常在月经周期第 3～5 天，监测卵巢体积、双侧卵巢内 2～9mm 直径的窦卵泡计数、主导卵泡的直径（如果有）。通常情况下，双侧正常卵巢窦卵泡计数共≥9 个；双侧卵巢窦卵泡数均≥12 个，可视为多囊卵巢征象；双侧卵巢窦卵泡数＜5 个可视为卵巢功能减退征象，需要复查及结合其他指标确定。②确认卵巢内是否存在异常回声，如存在则需报告其性质、大小、与邻近器官的关系。泥沙样囊液回声提示子宫内膜异位囊肿可能；持续存在或增大的囊性或实性包块提示卵巢肿瘤可能；继发于促排卵周期的包块，需要与卵泡囊肿或黄体相鉴别。

2. 排卵监测　如果周期是 28～30 天，第 1 次卵泡监测一般从周期第 12 天开始，卵泡直径在 18mm 以上时视为成熟卵泡。在卵泡排卵后，观察到原主导卵泡塌陷或消失，可能伴有少量盆腔积液；在内源性 LH 峰值或外源性 hCG 注射后 48 小时再监测时，如果卵泡仍然没有塌陷或消失，可视为“未破卵泡黄素化”，但是这个诊断存在较大争议，一般需要至少≥2 个周期才能考虑。根据卵泡的生长规律，一般在 1 个周期中做 3～4 次 B 超检查即可以完成排卵监测。如果≥2 个周期没有主导卵泡出现；主导卵泡直径＜18mm 排卵；成熟卵泡不破裂；窦卵泡计数低于正常范围等征象持续发生，可考虑为排卵障碍性不孕，需要进一步检查确诊。

3. 子宫内膜监测　包括厚度和分型。子宫内膜随卵泡的发育逐渐增厚，一般成熟卵泡阶段可达到 9mm。卵泡期的子宫内膜“三线征”清晰，为 A 型；排卵期的内膜回声增强，三线依稀可见，为 B 型；黄体期子宫内膜可以呈高回声征象，为 C 型。

（三）基础体温测量

基础体温测量，是采用体温表经口腔或体表皮肤（如腋窝）连续每天晨起测量和记录 1 个月经周期的基础体温变化的方法。排卵后血清中孕酮水平可刺激下丘脑的体温中枢，使基础体温升高 0.3～0.5℃，双相体温变化提示该周期排卵可能发生。该方法对于年轻、试孕阶段、月经不调的不孕不育夫妇可作为自行的初步检测，一般2个以上周期的基础体温测量才能评估排卵的发生。基础体温测量不能作为本周期排卵的预测，不能作为黄体功能不足的诊断依据，也不能确诊未破卵泡黄素化综合征。推荐基础体温应结合其他监测排卵方法使用。

（四）子宫内膜组织学

不作为常规检查。月经前的内膜组织学检查提示增殖期改变，或分泌不良表现，可能提示无排卵或黄体功能不足。

（五）输卵管通畅试验（详见第三十一章）

1. 子宫输卵管X线造影 造影剂选择：① 25%碘化钠，对腹膜有刺激作用，需要加适量普鲁卡因；② 40%碘化油，显影清晰，无腹痛，但进入静脉可引起油栓塞；③ 76%泛影葡胺，有腹痛，但程度轻。造影时机：月经干净后3～7天、排卵前，注意需要做过敏试验。显影：正常输卵管纡曲细线状，粗细不一，长10～12cm，输卵管通畅时，造影剂迅速通过而流入盆腔，当游离于盆腔时，可呈葡萄串状，在脏器表面呈多弧状分布，24小时后摄片，盆腔碘化油扩散于腹膜和肠管表面，呈云雾状，称为盆腔涂抹。

2. 子宫输卵管超声造影 造影剂分为正性造影剂（如Echovist）和负性造影剂（无菌生理盐水）。Echovist是含有大量半乳糖微泡的半乳糖溶液，声像图显影呈增强回声。造影时间选月经干净2～7天，即子宫内膜增殖早期。先将生理盐水注入子宫腔内，子宫腔扩张后，在超声引导下注入造影剂约20ml，随机观察两侧输卵管内有无微气泡回声形成的低回声区或增强回声区。输卵管通畅的征象是：见到液气泡通过输卵管伞端，直肠子宫陷凹有含气泡的液体积聚。超声造影的优点在于造影剂5～10分钟就代谢吸收，对下一周期的妊娠无不良影响，缺点在于造影剂容易进入血管，使显像欠清。

（六）其他检查

1. 腹腔镜检查 有适应证的患者方考虑行腹腔镜检查（详见第二十八章）。腹腔镜检查可在直视下发现盆腔解剖结构异常，直肠子宫陷凹的积液和粘连、盆腔粘连的部位和致密程度、是否存在盆腔囊性或实性包块，子宫周围或附件区是否存在粘连或子宫内膜异位病灶。腹腔镜检查及通液试验可在直视下观察输卵管的走行、柔软度及周围有无粘连。同时，腹腔镜下可观察卵巢体积和形态。

2. 宫腔镜检查 有适应证的患者方考虑宫腔镜检查（详见第二十七章）。宫腔镜可观察子宫腔的形态、结构，可发现子宫黏膜下肌瘤、子宫内膜瘢痕、宫腔粘连、纵隔畸形、发育异常和子宫内膜息肉等病变，但是这些病变不一定是患者不孕病因的唯一解释；宫腔镜下子宫输卵管插管和通液检查可评价输卵管通畅程度。

3. 血清学检查 血清CA125测定可以作为子宫内膜异位症的参考诊断，C反应蛋白不是诊断盆腔炎的特异性指标，但急性盆腔炎患者C反应蛋白往往增高。

4. 有必要者可行白带、子宫颈分泌物的感染病原体检测。

总而言之，不孕症的检查需要综合考虑不孕症的男方因素和女方因素（图13-2）。当精液参数不在参考值内时，视少、弱、畸形精子的程度，在女方仍有一定卵巢储备的情况下，考虑男方的治疗和行辅助生殖技术。若严重少弱畸形精子症，精液参数达到男方因素不育有体外受精的指征时，可考虑体外受精，不必做女方输卵管通畅度检查。若精液参数达到人工授精指征，需做女方输卵管通畅检查。在无精症患者中，需鉴别男方低促性腺激素性无精子症还是梗阻性无精子症，若是低促性腺激素性无精子症所致的轻微的男方因素不育症，可考虑男方治疗及进行3～6个周期的人工授精；梗阻性无精症可考虑外科手术治疗，以恢复精液质量，或者直接接受辅助生殖技术助孕。

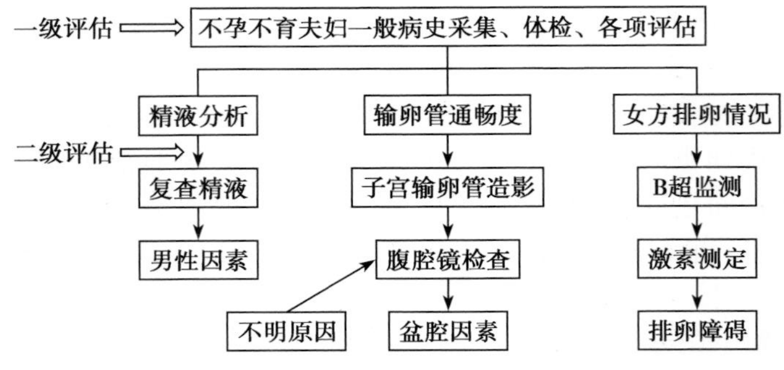

图 13-2　不孕症的初筛诊疗流程图

（王文军）

参考文献

1. CUNNINGHAM J. Infertility：A primer for primary care providers. JAAPA，2017，30（9）：19-25.
2. Infertility Workup for the Women's Health Specialist：ACOG Committee Opinion，Number 781. Obstet Gynecol，2019，133（6）：e377-e384.
3. SCHLEGEL PN，SIGMAN M，COLLURA B，et al. Diagnosis and treatment of infertility in men：AUA/ASRM guideline part I. Fertil Steril，2021，115（1）：54-61.
4. SCHLEGEL PN，SIGMAN M，COLLURA B，et al. Diagnosis and treatment of infertility in men：AUA/ASRM guideline PART II. J Urol，2021，205（1）：44-51.
5. Practice Committee of The American Society for Reproductive Medicine. Electronic Address AAO. Definitions of infertility and recurrent pregnancy loss：a committee opinion. Fertil Steril，2020，113（3）：533-535.
6. Practice Committee of The American Society for Reproductive Medicine. Electronic Address Aao，M Practice Committee of The American Society for Reproductive. Evidence-based treatments for couples with unexplained infertility：a guideline. Fertil Steril，2020，113（2）：305-322.
7. Practice Committee of The American Society for Reproductive Medicine. Electronic Address Aao，M Practice Committee of The American Society for Reproductive. Fertility evaluation of infertile women：a committee opinion. Fertil Steril，2021，116（5）：1255-1265.
8. Practice Committee of The American Society for Reproductive Medicine. Electronic Address Aao，M Practice Committee of The American Society for Reproductive. Obesity and reproduction：a committee opinion. Fertil Steril，2021，116（5）：1266-1285.
9. Practice Committees of The American Society for Reproductive M，E The Society for Reproductive，Infertility. Diagnosis and treatment of luteal phase deficiency：a committee opinion. Fertil Steril，2021，115（6）：1416-1423.
10. Practice Committee of The American Society for Reproductive Medicine. Electronic Address Aao. Role of tubal surgery in the era of assisted reproductive technology：a committee opinion. Fertil Steril，2021，115（5）：1143-1150.
11. Practice Committee of The American Society for Reproductive Medicine. Electronic Address Aao，M Practice Committee Of The American Society for Reproductive. The role of immunotherapy in invitro fertilization：a guideline. Fertil Steril，2018，110（3）：387-400.
12. 陈子江，刘嘉茵，黄荷凤，等．不孕症诊断指南．中华妇产科杂志，2019，54（8）：505-511.

第十四章

男性不育症

按照世界卫生组织（WHO）的定义，夫妇同居并且性生活正常，未采用任何避孕措施1年以上，由于男方因素造成女方不孕者，称为男性不育症。男性不育症往往不是独立的疾病，而是由多种因素和/或疾病综合造成的。

【病因】

在约50%的不育症夫妇中可以发现男方存在精液参数异常。引起男性生育力下降的原因有：先天性或获得性泌尿生殖道畸形、泌尿生殖系感染、阴囊温度升高（例如精索静脉曲张）、内分泌紊乱、遗传疾病、免疫因素。根据影响生殖环节的不同，引起男性不育症的病因可分为睾丸前因素、睾丸性因素和睾丸后因素3大类。另外，60%～75%的患者找不到明确病因，临床称为特发性男性不育。

（一）睾丸前因素

睾丸前因素通常为内分泌性病因，患者的生育力损害继发于体内的激素失衡。与男性生殖有关的主要内分泌腺包括下丘脑、脑垂体、睾丸，又称为下丘脑-垂体-睾丸轴系。这3种内分泌腺本身的疾病，或其他疾病与因素干扰这些内分泌腺从而导致男性不育（图14-1）。

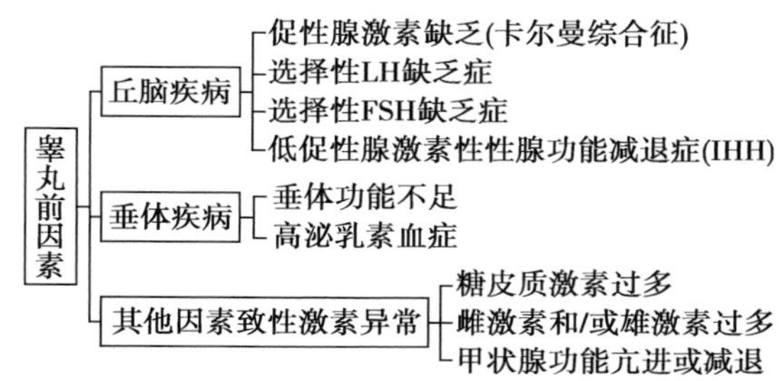

图14-1　睾丸前因素

（二）睾丸性因素

睾丸性因素是指患者的生育力损害由于各种原因导致的睾丸本身病变引起，如先天性异常、睾丸创伤和手术、睾丸炎、血管性因素、全身性疾病、免疫性因素、生殖腺毒素接触等，这些因素概括起来有局部因素和全身因素2种。局部因素包括：①睾丸炎症，如腮腺炎引起的睾丸炎、睾丸结核、非特异性睾丸炎等；②先天性异常，如无睾症、隐睾症、睾丸不发育或睾丸发育不良、纯睾丸支持细胞综合征（Sertoli cell only syndrome，SCOS）、染色体或基因异常（Klinefelter综合征、Y染色体微缺失、XYY综合征、Noonan综合征XX男性综合征）、雄激素功能障碍（雄激素不敏感综合征、外周雄激素抵抗）等；③血管性因素，如精索静脉曲张、睾丸创伤和手术、睾丸扭转坏死、睾丸受压迫（如厚壁的鞘膜积液、巨大疝）等；④免疫性因素或生殖腺毒素，如抗精子抗体、化学品、药物、食物、射线、生活和工作环境因素；⑤生活习惯因素，如穿紧身衣裤、频繁热浴、泡温泉、蒸桑拿等。全身因素包括：①神经内分泌疾病；②严重的肝和/或肾功能不全；③镰形细胞病；④全身发热性疾病、病毒性感染等；⑤营养障碍，如体重迅速下降，维生素A、E、C及B缺乏；⑥工业危害，如铅、砷、锌等；⑦药物影响，呋喃类、烷基化物、激素、螺内酯、5-羟色胺、单胺氧化酶抑制剂、环磷酰胺、氨甲蝶呤、大量阿司匹林等；⑧不良习惯和嗜好，如吸烟、过量饮酒、过度紧张和情绪剧烈变化（图14-2）。

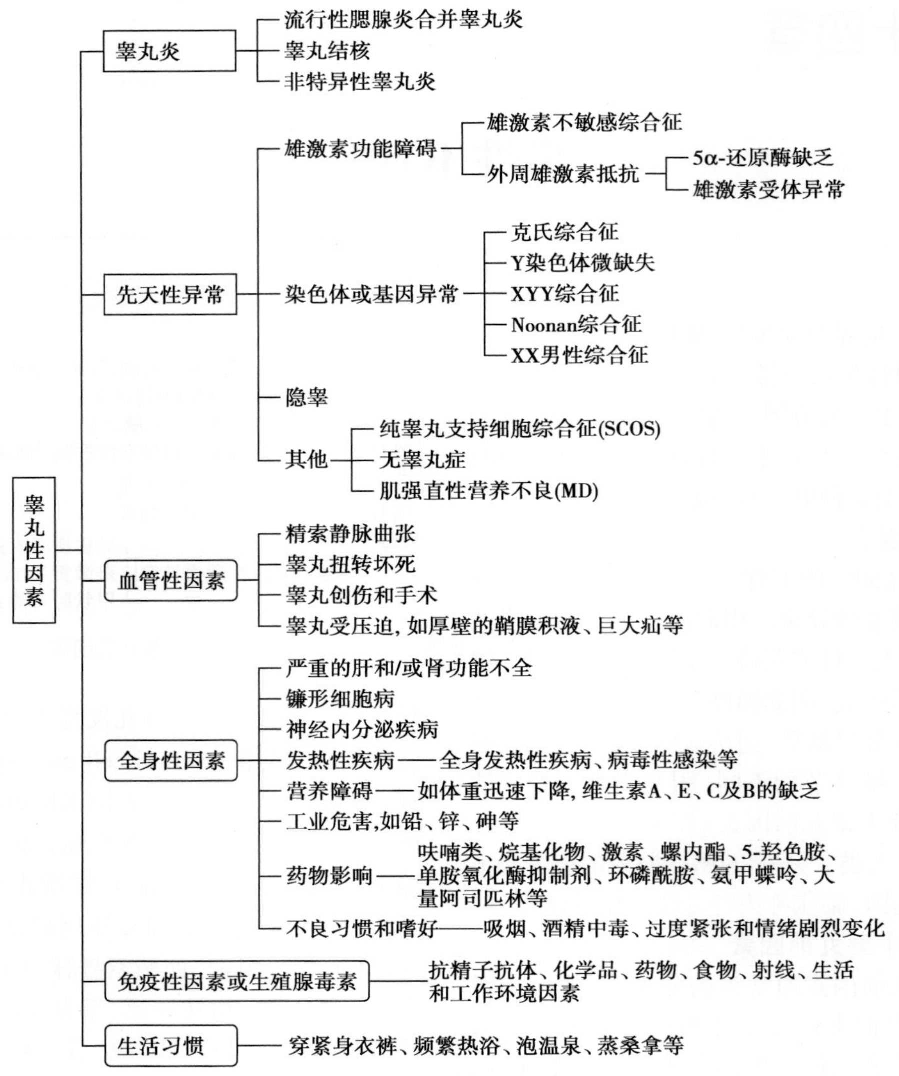

图 14-2　睾丸性因素

（三）睾丸后因素

导致男性不育的睾丸后因素，包括各种原因导致的精子输送障碍，如精子功能障碍、输精管道梗阻、性欲减退、勃起功能障碍和射精功能障碍等（图 14-3）。其中，输精管道梗阻是男性不育的重要病因之一，梗阻性无精子症在男性不育患者中为 7%～10%。尿道畸形如尿道下裂等解剖异常，由于射出精液距子宫颈过远，可导致不育。糖尿病、膀胱尿道炎症、膀胱颈部肌肉异常、手术或外伤损伤神经，也可导致不射精或逆行射精，从而导致不育。另外，性欲减退、勃起功能障碍和射精功能障碍也是男性不育症的常见原因。不良的性习惯如性交过频、不当使用润滑剂等也会影响生育。

【常用检查】

精液检查包括精液分析、精子功能分析和精浆生化检查。其中，精液分析是男性生育力评估不可或缺的一环。根据世界卫生组织（WHO）制定的标准，如果精液检查正常，那么精液检查 1 次就足够；如果 2 次精液分析的结果异常，则需要做进一步的男

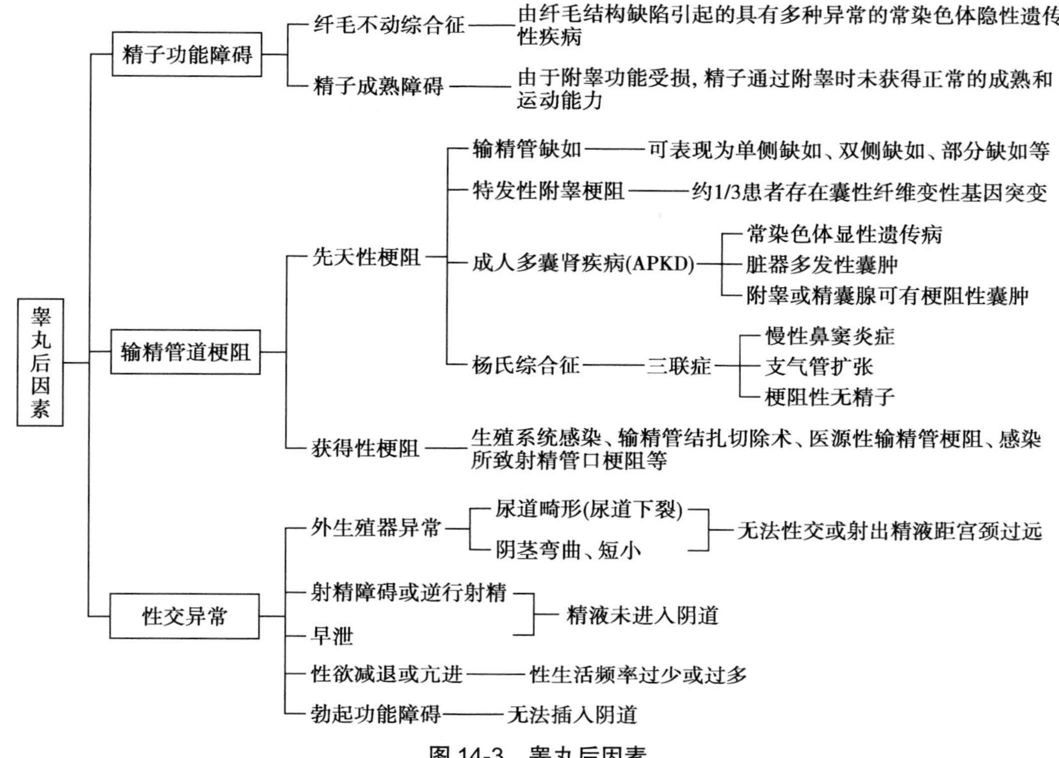

图 14-3　睾丸后因素

科检查以明确病因及诊断。根据《世界卫生组织人类精液检查与处理实验室手册（第五版）》（简称 WHO 第五版，下同）分类标准可将精液异常分为：少精子症（WHO 第五版：精子数＜15×10^6/ml；WHO 第六版：精子数＜16×10^6/ml）、弱精子症（WHO 第五版：前向运动精子数＜32%；WHO 第六版：前向运动精子数≤30%、畸形精子症（正常形态的精子＜4%）。若 3 种病理状况同时发生，称为少弱畸形精子综合征（oligo astheno terato-zoospermia，OAT）。精子功能分析包括精子顶体反应、人类宫颈黏液试验、人卵透明带结合试验、去透明带仓鼠卵穿透试验，其中，由于临床实践中很少应用或已经被淘汰，WHO 第六版中删除了人类宫颈黏液试验、人卵透明带结合试验、去透明带仓鼠卵穿透试验相关内容（图 14-4）。

无精子症的患者需与无精液症、射精功能障碍和逆行射精等进行鉴别诊断，应该通过病史资料及建立系统性的诊疗流程进行细致的病情评估以避免误诊、漏诊。根据病情需要，可结合生殖内分泌激素、遗传学评估和影像学检查综合判断。

【诊断分类】

根据患者的病史资料、体格检查以及辅助检查结果、生殖腺毒素接触情况等，按发病部位（睾丸前、睾丸性或睾丸后不育），可以得出初步诊断。针对男性不育的病因学进行分类，男性不育症的诊断可简要分为 4 大类 16 小类（图 14-5）。

【治疗方法】

男性不育症往往是诸多病因作用的结果，生育力与夫妇双方有关。因此，治疗时要特别注意夫妇共同治疗（图 14-6）。即使是不射精症、无精子症等不做治疗不能获得生育的绝对不育男性，在治疗前也应对女方的生育力进行评估。治疗前评估男性不育的原因非常重要，如果不育的原因可以纠正就提供治疗；如果特定的治疗无效或者原因无法纠正，则应考虑采用其他方法，如辅助生殖技术。

男性不育症常用的检查项目
尿液检查
尿常规
细菌培养
支原体、衣原体检测
分泌物检查
细菌培养
分泌物涂片检查
精液检查
精液分析
精子形态学分析
精液常规
精子功能分析
精子顶体反应
精浆生化检查
反映附睾功能及协助判断精道梗阻部位
前列腺液检查
前列腺有无炎症及功能判断
血液检查
生殖内分泌激素检查
遗传学检查
染色体
Y染色体微缺失
无精子症行CFTR检查
STD
组织病理检查
前列腺活检、睾丸活检、阴茎活检
影像学检查
超声
了解生殖、泌尿系统的情况
MRI
常用于梗阻性无精症了解梗阻部位
X线、CT
有辐射性、慎用

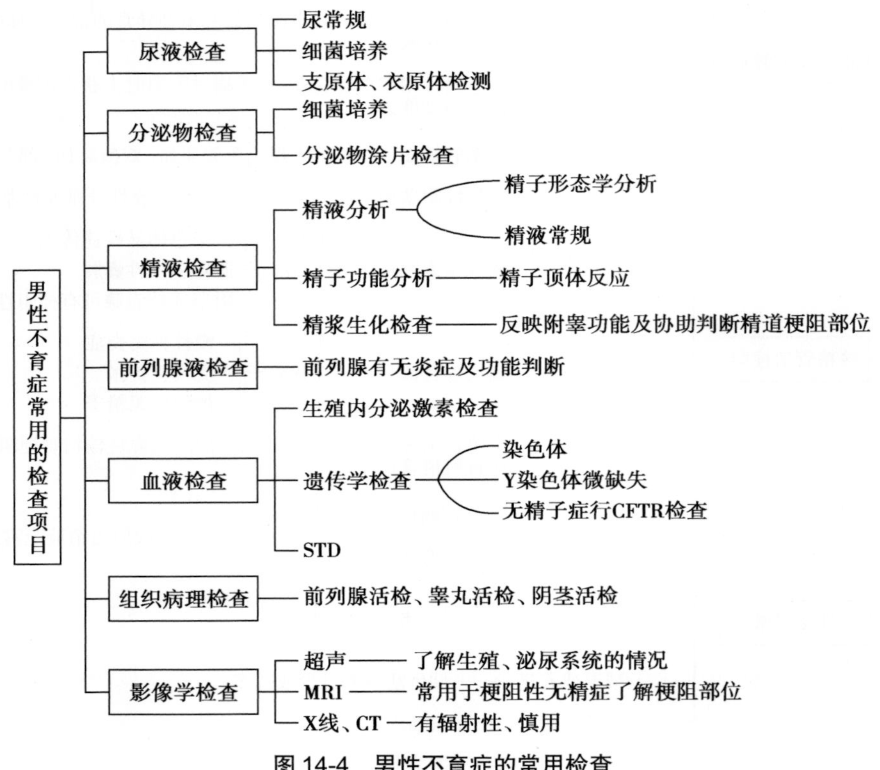

图 14-4　男性不育症的常用检查

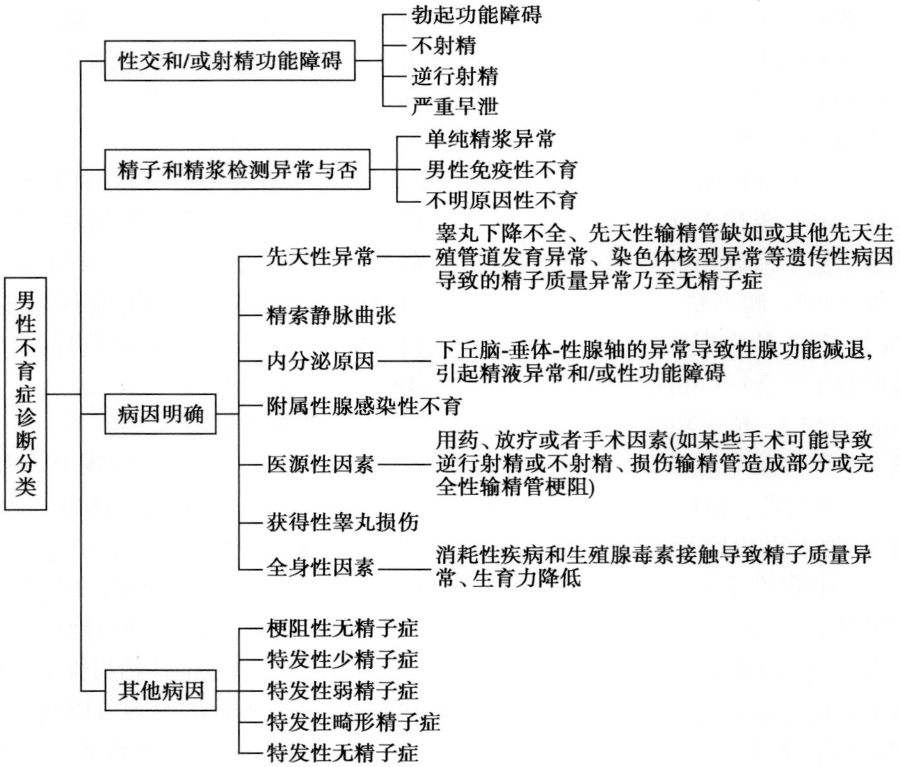

男性不育症诊断分类
性交和/或射精功能障碍
勃起功能障碍
不射精
逆行射精
严重早泄
精子和精浆检测异常与否
单纯精浆异常
男性免疫性不育
不明原因性不育
病因明确
先天性异常
睾丸下降不全、先天性输精管缺如或其他先天生殖管道发育异常、染色体核型异常等遗传性病因导致的精子质量异常乃至无精子症
精索静脉曲张
内分泌原因
下丘脑-垂体-性腺轴的异常导致性腺功能减退，引起精液异常和/或性功能障碍
附属性腺感染性不育
医源性因素
用药、放疗或者手术因素(如某些手术可能导致逆行射精或不射精、损伤输精管造成部分或完全性输精管梗阻)
获得性睾丸损伤
全身性因素
消耗性疾病和生殖腺毒素接触导致精子质量异常、生育力降低
其他病因
梗阻性无精子症
特发性少精子症
特发性弱精子症
特发性畸形精子症
特发性无精子症

图 14-5　男性不育症的诊断分类

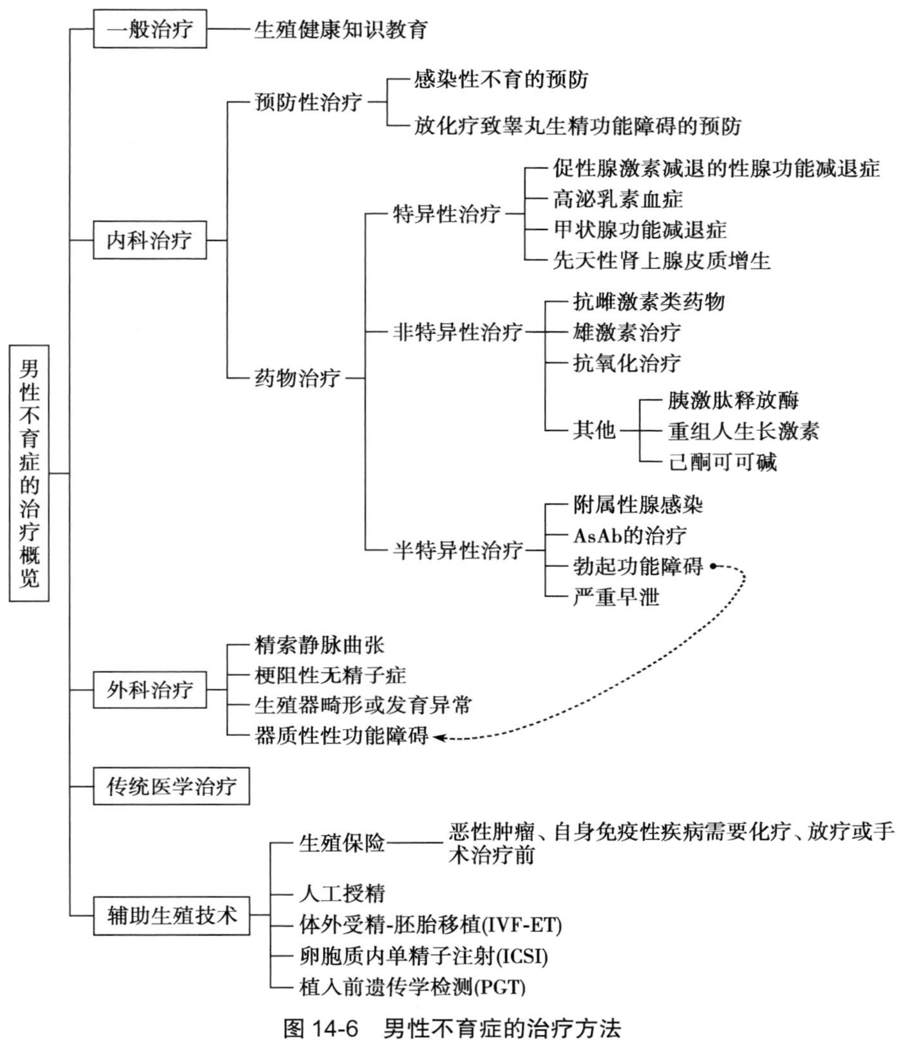

图 14-6　男性不育症的治疗方法

（梁中锟　李金）

参考文献

1. CHOY JT, EISENBERG ML. Male infertility as a window to health. Fertil Steril, 2018, 110(5): 810-814.
2. SHARMA A, MINHAS S, DHILLO WS, et al. Male infertility due to testicular disorders. J Clin Endocrinol Metab, 2021, 106(2): e442-e459.
3. FAINBERG J, KASHANIAN JA. Recent advances in understanding and managing male infertility. F1000Res, 2019, 8.
4. KRAUSZ C, RIERA-ESCAMILLA A. Genetics of male infertility. Nat Rev Urol, 2018, 15(6): 369-384.
5. ORGANIZATION WH. WHO laboratory manual for the examination and processing of human semen, Sixth edition. Geneva: 2021.
6. KRAUSZ C. Male infertility: pathogenesis and clinical diagnosis. Best Pract Res Clin Endocrinol Metab, 2011, 25(2): 271-285.
7. BHASIN S, BRITO JP, CUNNINGHAM GR, et al. Testosterone therapy in men with hypogonadism: an endocrine society clinical practice guideline. J Clin Endocrinol Metab, 2018, 103(5): 1715-1744.
8. SAVASTANO S, DI SOMMA C, PIVONELLO R, et al. Endocrine changes (beyond diabetes) after bariatric surgery in adult life. J Endocrinol Invest,

2013, 36(4): 267-279.

9. ANDERSON RC, NEWTON CL, ANDERSON RA, et al. Gonadotropins and their analogs: current and potential clinical applications. Endocr Rev, 2018, 39(6): 911-937.
10. BRAY GA, HEISEL WE, AFSHIN A, et al. The science of obesity management: an endocrine society scientific statement. Endocr Rev, 2018, 39(2): 79-132.
11. 中华医学会 . 临床诊疗指南——辅助生殖技术与精子库分册 . 北京：人民卫生出版社，2009.

第十五章

男性生殖内分泌相关疾病

第一节　男性生殖内分泌生理学

下丘脑 - 垂体 - 性腺（hypothalamic-pituitary-glands，HPG）轴在人类的生殖内分泌调节中，处于至关重要的地位。HPG 轴在男性是下丘脑 - 垂体 - 睾丸（hypothalamic-pituitary-testicular，HPT）轴，在女性是下丘脑 - 垂体 - 卵巢（hypothalamic-pituitary-ovarian，HPO）轴。HPG 轴虽然男女有别，但其生殖内分泌激素的释放与调控却表现出极大的相似性，下面就男性的下丘脑 - 垂体 - 睾丸（HPT）轴（图 15-1）进行介绍如下。

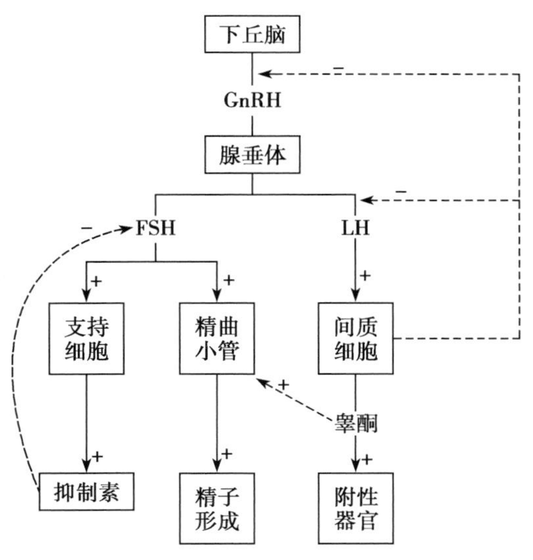

图 15-1　下丘脑 - 垂体 - 睾丸轴示意图

一、下丘脑内分泌激素的释放与调节

下丘脑能产生多种神经激素，是神经内分泌的核心器官。下丘脑激素（hypothalamic hormones）是下丘脑不同类型的神经核团细胞产生的一系列肽类激素的总称。它们储存于神经末梢，受到生理刺激后泌出，汇集于正中隆起区的毛细血管丛，经垂体门脉系统，输送到与下丘脑邻近的垂体前叶，分别调节促甲状腺激素、促肾上腺皮质激素、促性腺激素、生长激素、催乳素等蛋白质和肽类激素的生成和释放。

下丘脑是性与生殖内分泌调控的起始部位，与生殖内分泌调控关系最密切的是促性腺激素释放激素（gonadotropin-releasing hormone，GnRH），可调节腺垂体促性腺激素（FSH 和 LH）的合成和释放，而卵泡刺激素（FSH）和黄体生成素（LH）可调节性腺功能。在下丘脑和垂体中存在由免疫细胞合成的多肽类活性物质，即细胞因子。这类细胞因子也具有激素样作用，也对下丘脑、垂体的分泌与合成神经递质及激素具有调控作用。性腺分泌的性激素又可反馈性地作用于下丘脑和腺垂体，相互制约、相互协调，从而保证整个生殖活动的稳定性。

研究表明，GnRH 的分泌是脉冲性的，这可能与促性腺激素细胞的 GnRH 受体数量改变有关。脉冲性 GnRH 可上调 GnRH 受体表达，持续性给予 GnRH 则会降低 GnRH 受体的数量和敏感性，经过短暂的兴奋，转而会出现促性腺激素细胞的抑制状态。因此，脉冲性的分泌方式是增加促性腺激素表达所必需的。GnRH 脉冲释放的频率和幅度对于下丘脑 - 垂体 - 睾丸轴的功能极其重要，脉冲频率与幅度异常均可引起生殖内分泌功能紊乱。文献报道表明，不同生理条件下，GnRH 频率和振幅是不同的，人的 GnRH 脉冲频率波动在 90～180 分钟。

在下丘脑 - 垂体 - 睾丸轴系统中，下丘脑的神经激素对垂体及睾丸的激素进行调节与控制；同时，靶腺对于下丘脑 - 垂体的分泌功能也起着调节作用。这些调节机制从调节的方向上可以分为正反馈和负反馈 2 种类型；根据各腺体间反馈调节的关系，又可分为长反馈机制、短反馈机制和超短反馈机制。正反馈作用是指当外周血中性腺所分泌的激素水平升高时，可反馈性地促进下丘脑 - 垂体的分泌功能，使促垂体或促性腺激素分泌增多。负反馈作用是指当睾丸分泌的激素在下丘脑 - 垂体的兴奋刺激下分泌过度增多时，可以反过来抑制下丘脑 - 垂体激素的分泌，使之分泌减少。负反馈为最常见的调节稳态的机制。下丘脑 - 垂体 - 睾丸轴的活动除了上述反馈调节机制外，还受到 3 种不同反馈机制的调节，①“长”反馈系统：由睾丸和肾上腺产生的甾体激素（主要是雄激素）提供抑制信号，通过体液途径作用于下丘脑，调节 GnRH 的分泌；②“短”反馈系统：由垂体前叶合成的促性腺激素提供抑制信号，作用于下丘脑，影响 GnRH 的分泌；③“超短”反馈系统：血液中 GnRH 的浓度变化反过来作用于下丘脑，调节其自身的分泌（负反馈）。

二、脑垂体促性腺激素的释放与调节

黄体生成素（LH）和卵泡刺激素（FSH）是垂体前叶分泌的激素，两者协同作用，可刺激睾丸中生殖细胞的发育及性激素的生成和分泌。FSH 和 LH 的合成与分泌受 GnRH 的脉冲频率与幅度的影响。连续性灌注 GnRH 可以产生双相 LH 峰，LH 初步释放在 30 分钟达高峰，第 2 个峰从 90 分钟开始，持续达 4 小时。与 LH 双相反应不同，在 GnRH 灌注时仅有一个单相渐进的 FSH 升高，反映了在促性腺细胞中缺乏可快速释放的 FSH 池。

LH 和 FSH 通过激活睾丸内的支持细胞和间质细胞而发挥作用。这些受体的激活可刺激腺苷酸环化酶系统而调节激素的生成和配子的发生。LH 对间质细胞（Leydig 细胞）的作用表现为促使睾酮（testosterone）的合成与释放，对副性腺的发育和精子最后形成起决定作用。不同剂量的 LH 可引起间质细胞的不同反应：生理量可引起受体升调节，并伴有腺苷酸环化酶的活化；超生理剂量则只引起短暂的受体升调节，继之降调节，受体不同腺苷酸环化酶耦联，导致靶细胞甾体激素生成障碍。FSH 主要通过支持细胞（Sertoli 细胞）及管周细胞作用于精曲小管，促进精子的发育、成熟。FSH 的主要作用是促进生精上皮发育和精子形成。根据试验观察，FSH 能促进精曲小管的增长，促进生精上皮分裂，刺激精原细胞增殖，并在睾酮的协同作用下促进精子形成。

三、性腺水平的激素释放与调节

雄性激素的相对活性以双氢睾酮（dihydrotestosterone，DHT）为最高，睾酮次之。双氢睾酮绝大部分来自睾酮，主要由外周组织通过 5α- 还原酶转化而来。由于体内睾酮的量远大于双氢睾酮，其生物效能又明显大于其他代谢物，故常用睾酮代表雄激素水平。

男性睾丸的间质细胞是睾酮的主要来源。男性睾酮 95% 左右来源于睾丸的间质细胞，其余来源于肾上腺皮质和其他组织。睾酮分泌存在昼夜节律，清晨睾酮处于高峰水平。人睾酮的合成与分泌无季节波动，不受光照长短影响。正常男子睾丸睾酮每日分泌量 4～9mg（血中睾酮浓度为 10～45nmol/L）。间质细胞分泌的睾酮一方面可释放到淋巴液，经 Sertoli 细胞分泌的载体蛋白的浓缩，并转运到精曲小管及附睾，促进精子的发生与成熟；另一方面，睾酮进入血液。人睾丸内的雄激素浓度比血液中高 50～200 倍。血液中睾酮以结合和游离 2 种形式存在，在血液中睾酮大部分与蛋白质结合，称蛋白结合型，占 97% 以上。其中与睾酮结合蛋白（TeBG）结合 57%，与白蛋白结合 40%，与皮质醇结合蛋白（CBG）结合 1%。游离睾酮占 1%～3%。TeBG 一般比较稳定，所以与 TeBG 结合的睾酮无生物活性，而与白蛋白结合的睾酮在毛细血管床中可以解离被组织摄取，因此有生物活性。因此，仅仅测定游离血睾酮并不能全面反映血中有生物活性的睾酮。

睾酮进入血液后由扩散作用而透入靶组织，通过 4 种方式发挥作用：①直接与组织中睾酮受体结合，合成蛋白质。②经 5α- 还原酶作用先转变为双氢睾酮再起作用。③经芳香化酶作用变成雌激素后与雌激素受体结合，然后产生生物效应。④不与睾酮或雌激素受体结合，通过其他途径起作用。睾酮主要的生理作用有：

1. 促进雄性性器官和附属性腺的生长发育。

2. 促进男性副性征的发育　FSH 和 LH 刺激 Leydig 细胞合成分泌雄激素，促进青春期的启动和发育：促进睾丸发育、精子产生；促进附睾发育，以利于精子的成熟；促进男性副性腺发育；促进阴茎发育。

3. 调节精子发生　睾酮在 FSH 和 LH 共同作用下，可刺激睾丸的生精功能，维持精子的发生和延长精子在附睾中的存活时间。

4. 调节下丘脑和垂体的激素分泌　睾酮可通过负反馈调节作用抑制下丘脑或垂体分泌 FSH 和 LH，以维持体内激素的平衡状态。

5. 促进机体的合成代谢　睾酮对骨骼肌和骨组织具有明显的促进蛋白质合成的作用，可增加肌纤维的数量和厚度等。

6. 刺激骨髓造血功能　睾酮能刺激骨髓造血功能，尤其是在骨髓造血功能低下时，通过刺激肾脏产生促红细胞生成素，从而促进红细胞的生成。

7. 其他作用　睾酮还能影响肝脏多种蛋白质的合成及分泌，增强远端肾小管对水、钠的重吸收作用，以及促进免疫球蛋白的合成，具有类似糖皮质激素的抗炎作用。

FSH、LH 和睾酮 3 种激素均不能直接作用于生精细胞，而是直接或间接作用于支持细胞。相邻支持细胞间紧密连接构成血 - 睾屏障，致使睾丸血液与精曲小管之间不能发生直接交换。血 - 睾屏障可以避免有害因子对精子产生影响，仅能允许 FSH、LH、睾酮等激素通过，却阻止分子量同样大小的其他物质进入。

临床上可发现很多男性不育患者并不存在性腺轴的异常，他们有着正常的 FSH 和睾酮水平，需考虑可能是睾丸局部因素所致。睾丸内的局部调节一方面体现在支持细胞及其胞外基质、细胞黏附分子与生精细胞的密切接触，进行直接调节；另一方面是在全身和局部因素作用下，睾丸内的细胞通过自身分泌多种因子，进行精细调节。

细胞外基质包括胶原蛋白、蛋白多糖、弹性蛋白等，它们不仅是细胞支持物，同时还有生物活性，可介导细胞黏附、增殖分化和运动。细胞黏附分子主要有整合素、选择素、粘连素等，可协调细胞外基质和细胞骨架的相互作用，介导生精细胞与胞外基质及支持细胞的黏附，影响生精细胞增殖、分化和迁移。

目前已知在睾丸内有 50 多种生物活性物质，多数为睾丸自身分泌，主要有：抑制素（inhibin）、激活素（activin）、TGF、IGF、NGF、POMC 等。睾丸内细胞和分泌因子之间的旁分泌、自分泌作用构成了一个十分复杂的局部调节网络，它们通过睾丸内一系列复杂的调节机制来维持精子发生的最适微环境，保证精子发生正常、有序地进行。

四、男性生殖内分泌的其他调节因素

1. 抑制素（inhibit） 抑制素是糖蛋白激素，由α与β亚单位经过2个硫键相连组成。于1932年由McCullagh在睾丸提取物中发现。抑制素是源于睾丸支柱细胞的一种大分子多肽，具有强烈抑制FSH分泌的作用，但对LH的分泌仅具有轻微的抑制作用。在男性生殖内分泌调节过程中，抑制素是一个重要角色。抑制素能够选择性地抑制脑垂体前叶合成和分泌FSH，还可阻断下丘脑GnRH刺激引起垂体的FSH释放，它对FSH的分泌发挥着极强的负反馈作用。抑制素可通过抑制FSH而终止精子发生，但不影响间质细胞分泌睾酮。抑制素B由生殖系统细胞分泌，对生殖功能具有内分泌、旁分泌和自分泌的调节作用。目前已证实抑制素B是卵巢储备功能和睾丸精曲小管功能的主要标记物，可以用于卵巢因素引起的女性不孕和精曲小管功能障碍引起的男性不育检测。男性出生后不久，血清抑制素B水平逐渐上升，于青春期Ⅱ期达到成年人水平，从青春期Ⅲ期至成年，抑制素B与FSH之间一直维持负相关关系。20～30岁时，抑制素B水平到达另一个高峰，此后抑制素B水平随年龄增加逐渐降低。生精功能低下与生精阻滞的男性血清抑制素B水平显著低于正常生精功能男性。纯睾丸支持细胞综合征（SCOS）男性血清抑制素B水平极低，SCOS的发生与血清抑制素B的水平显著相关。通常认为，抑制素B水平反映了整个睾丸组织的功能。成年男性血清中维持可检测的抑制素B水平需要生精细胞存在，因此抑制素B被认为是男性精子发生的血清标志物。抑制素B或抑制素B/FSH比值变化常能反映支持细胞的损伤及损伤程度，血清抑制素B水平下降的程度与生精障碍的严重程度呈正相关关系。男性血清、精液中的抑制素B水平和血清FSH呈显著负相关，与精子密度呈显著的正相关，生育男性与不育男性之间血清抑制素B水平差异也有统计学意义。

2. 瘦素（leptin） 瘦素（leptin）是肥胖（*ob*）基因的产物，主要由脂肪细胞分泌，是一种由167个氨基酸组成的蛋白质，对控制摄食和能量消耗起重要作用，参与保持机体脂肪量恒定的自稳态调节机制。研究表明，性腺功能减退的男性，其瘦素水平比正常男性高，经睾酮治疗后，瘦素可降至正常，说明瘦素对睾酮的调节与性成熟状态有关。通过对生育者与不育症者血浆中瘦素观察发现，无精子症者血浆瘦素浓度较正常生育者显著升高，这种升高与促性腺激素无明显关系，提示瘦素可能直接作用于睾丸，影响精子的形成。实验研究表明，ob/ob雄鼠睾丸萎缩，精子数目减少与形态异常，间质细胞数也减少，可导致生育力下降甚至不育，而瘦素治疗可逆转上述异常，使动物恢复生育能力。可见，瘦素通过与其特异性受体结合或中间物的介导，对下丘脑-垂体-性腺轴激素的分泌起调节作用，是整个轴系平衡调节的重要参与者，并与其他反馈机制共同控制着整个轴系成为一个完整的调节体系。

（梁中锟　李金）

第二节　男性不育症的内分泌诊治

男性不育与内分泌有着极为密切的关系。睾丸内精子发生和雄激素的合成都受到下丘脑-垂体的调控，而睾丸局部产生的雄激素和雌激素又通过负反馈作用调节下丘脑-垂体激素的分泌。中枢系统内分泌功能的紊乱可能会影响睾丸精子的发生，睾丸功能受损又可影响下丘脑-垂体轴的内分泌功能。虽然真正由内分泌原因引起的男性不育症并不常见，然而，临床上由于内分泌功能紊乱影响男性生殖潜能的情况并不少

见。如能及时发现存在的内分泌病因，特异性的内分泌治疗有助于改善男性生育功能。此外，通过测定血清生殖内分泌激素水平，有助于筛查男性不育症的病因，进一步明确诊断，对选择治疗方法和评估预后有重要的意义。

一、精子发生的内分泌调节

精子产生于睾丸，在附睾内进一步发育成熟。精子的产生、成熟、运输和获能通过中枢神经系统、下丘脑、垂体和睾丸性腺轴的内分泌激素调节得以实现。在青春期前，睾丸精曲小管上皮中只有支持细胞和精原细胞；进入青春期，在垂体促性腺激素的作用下，精曲小管内精原细胞开始分裂增殖并分化发育成为精子。

未分化的精原干细胞经过一系列发育阶段成为精子的过程称为精子发生，是一个复杂的生物学过程，可分为 3 个阶段：①精原细胞有丝分裂，增殖更新分化为初级精母细胞：暗型精原细胞（Adark）是储存干细胞，由它发育而来的亮型精原细胞（Apale）是活性干细胞。Ad 经过有丝分裂可以生成新的 Ad 细胞和 Ap 细胞，Ap 细胞可以分裂成 2 个 B 型精原细胞，B 型精原细胞进一步分化成初级精母细胞。②精母细胞减数分裂：初级精母细胞青春期开始启动减数分裂，第 1 次减数分裂结束后每个初级精母细胞分裂成 2 个次级精母细胞，然后不进行 DNA 复制，直接进行第 2 次减数分裂，形成单倍体的圆形精子细胞。③精子形成：圆形精子细胞不再分裂，经过复杂的变态过程和核蛋白转型和修饰，发育为成熟的流线型精子。主要包括顶体形成、核浓缩、尾部鞭毛的形成、胞质脱落等过程。

整个精子发生过程在睾丸精曲小管内进行。各级生精细胞按照一定的规律分布：精原细胞贴近基膜，向管腔方向依次为初级、次级精母细胞和精子细胞，精子最靠近管腔，待精子发育完善后由支持细胞释放进入精曲小管管腔，然后随小管液流入附睾。精子的成熟过程是沿着精曲小管的长径、半径逐渐缩小的螺旋线形式进行的。精子发生过程有以下几个生物学特点，①周期性：从 Ap 精原细胞开始，经过分裂、分化、发育成精子所需要的时间，即为精子发生周期。不同物种的精子发生周期是不同的，人类生精周期为（64±4.5）天；同一种属的所有 A 型精原细胞一旦启动发育，其分化成精子的速率和周期是恒定的。②不同步性：不同位置的精原细胞进入精子发生周期的时间被有序地错开，从而保证连续不断的精子生成。来自同一个精原细胞的所有子细胞同步发育，并以细胞质桥互相连接；而来自不同精原细胞的子细胞发育不同步。所以在精曲小管的某一横截面，可以见到不同发育阶段的细胞，它们通常来源于不同的精原细胞。③生精细胞的凋亡：精子发生过程中，大约有 75% 的生精细胞会凋亡，只有 25% 可以发育形成精子，但是大部分为形态欠佳的畸形精子，最终可利用的精子只有 10%～15%。生精细胞凋亡是一种激素控制的过程，且具有阶段特异性，生精上皮各阶段对不同诱因的敏感性存在差异。

总之，精子发生是一个复杂的生物学过程，受下丘脑 - 垂体 - 睾丸轴的精密调控。垂体前叶通过分泌促性腺激素调节睾丸的生精功能和分泌雄激素的功能，而其本身又受到下丘脑分泌的促性腺激素释放激素（GnRH）和来自睾丸的性激素等负反馈信息调控。任何一个环节发生紊乱，都可能诱发男性不育症。

垂体分泌的卵泡刺激素（FSH）作用于睾丸支持细胞上的特异性受体，对精子发生有多方面的影响和作用：①青春发育期 FSH 对支持细胞的分化、增殖与成熟至关重要，而支持细胞的数量和功能与精子数量有极强的正相关。②调节人类精原细胞增殖和精子发生的启动。③可刺激支持细胞产生雄激素结合蛋白（ABP），后者与雄激素结合，维持精曲小管局部睾酮高浓度，有利于精子发生。④促进芳香化酶的合成，使睾酮转变成雌二醇。⑤促进支持细胞合成和分泌抑制素（inhibin），作用于垂体负反馈抑制 FSH 的分泌。

黄体生成素（LH）与睾丸间质细胞的 LH 受体结合，促进睾酮的合成和分泌。睾酮进入精曲小管作用于支持细胞，与 FSH 共同调节精子的发生。另外，FSH 可以增加间质细胞上 LH 受体的数量，提高睾酮的产量。总之，睾丸的正常功能需要 2 种促性腺激素、2 种细胞来共同完成，任何对 FSH 和 LH 分泌具有调节作用的因素，都会对睾丸的生精功能产生不同程度的影响。

调节睾丸功能与调节卵巢功能的内分泌系统既有基本的共性，又有截然不同的特点。主要区别是男性精子的产生和雄激素的分泌在青春期后是持续进行的，而女性则是周期性的。这是因为睾丸激素对促性腺激素的释放没有正反馈作用，因而也没有激素分泌峰和配子的周期性产生。在男性生殖系统轴中，睾丸对下丘脑垂体激素的分泌只有负反馈作用：①睾酮和雌二醇对下丘脑-垂体分泌功能的调控：睾酮可以在下丘脑水平和垂体水平抑制促性腺激素的分泌，主要是通过芳香化产生的雌二醇起作用，但并不完全依赖雌二醇。其作用机制是通过降低下丘脑 GnRH 的频率和降低垂体 GnRH 受体的反应性，进而抑制 FSH 和 LH 的分泌。②抑制素对 FSH 的调控：抑制素是睾丸支持细胞分泌的糖蛋白激素，可以特异性抑制垂体 FSH 的分泌；而生理剂量的抑制素对 LH 的分泌没有明显影响。成年男性血清抑制素 B 水平与 FSH 水平有很强的负相关性，可以作为判断睾丸生精功能的标记物。这样下丘脑-垂体-睾丸形成一个闭环反馈系统，使激素水平限制在一定范围内波动，维持正常的生精功能。

睾丸生精功能除受到下丘脑-垂体的调控以外，还受到睾丸局部自分泌、旁分泌调节机制的影响。睾酮既作为内分泌激素，又作为局部调节物质而存在，具有重要的作用。睾丸内睾酮水平是血清中睾酮水平的 100 多倍，远远高于精子发生所需要的雄激素水平。且睾丸内睾酮与血清睾酮相比，更容易受到激素的调节控制，对激素反应更为敏感。动物实验表明，当睾丸内睾酮水平降低到正常值的 20% 时，仍然可以维持正常的精子发生；低于 20% 则精子产生数量剧减。维持正常精子发生需要局部睾酮达到一定的水平，但在人类睾丸中其阈值尚不清楚。另外，雌激素在睾丸和精液中的浓度也远远超过了雄性血清中的浓度，甚至达到雌性血清的雌激素水平，而且在支持细胞、间质细胞、生精细胞和输精管道中都存在雌激素受体，表明雌激素对睾丸功能也发挥了重要作用。但是如何确定维持正常精子发生所需要的局部雌激素水平，尚需进一步研究。

另外，还有其他一些对生精过程有调节作用的激素，都是通过改变下丘脑-垂体-睾丸轴的功能发挥作用。催乳素（PRL）是垂体分泌的一种多肽激素，与促性腺激素的关系较为复杂。高催乳素血症与生殖功能紊乱有关，可以使下丘脑释放的 GnRH 脉冲信号减弱，造成患者血清睾酮水平降低和性腺功能减退。高催乳素血症的患者使用溴隐亭治疗后，性功能显著改善。部分患者是由垂体催乳素瘤所致，必要时需进行手术治疗。另外，孕酮及其受体也存在于男性性腺并参与男性生殖。人精子膜上存在孕酮受体，孕酮可能通过与精子膜上的结合位点或其受体相互作用来调节钙离子通道，进而影响精子功能。孕酮与精子获能、顶体反应、精卵结合等过程密切相关，孕激素受体缺乏可导致精子的数量、活力或功能异常，从而引起男性不育。

二、男性不育的性激素测定

内分泌紊乱可能会引起精子发生障碍，常可导致精子数量或功能异常。精液检查只能提供精子数量不足或精子活动力差等信息，但不能提供任何造成精子数量异常或功能不足的可能原因相关的信息，而性激素水平的测定则可能为一部分男性不育患者提供病因和定性、定位相关的信息。

【检测项目】

1. 血清激素　男性不育的内分泌检查项目主要是血清卵泡刺激素（FSH）、黄体生成素（LH）、睾酮（T）、雌二醇（E_2）、催乳素（PRL）、抑制素 B（INHB）和抗米勒管激素（AMH）。具体含义和意义如下：

（1）FSH 和 LH 是垂体分泌的促性腺激素，受到下丘脑 GnRH 的调节，同时还受到 T、E_2 和抑制素的负反馈调节。男性体内的 FSH 主要作用于睾丸支持细胞，LH 主要作用于睾丸的间质细胞。睾丸生精功能受损时，激素的反馈调节可能引起血清 FSH、LH 水平异常。

（2）睾酮由睾丸间质细胞分泌，与 FSH 共同作用于支持细胞调控精子的发生。另外，雄激素对附睾、前列腺等其他附属性腺的功能也有重要作用。

（3）精子发生、输送和成熟需要雌激素的广泛参与，男性体内的雌激素需要维持在一定的水平，太高或太低都可能导致精子数量、活力降低和功能异常。

（4）催乳素是垂体分泌的一种蛋白质激素，可以间接反映垂体的功能。

（5）抑制素 B 和抗米勒管激素（AMH）均由支持细胞分泌，可直接反映睾丸支持细胞功能，常用作睾丸生精功能的血清学指标。研究表明两者与精液质量和男性不育相关。

2. 激发试验　对于性腺功能减退的患者，为了明确病因是由下丘脑 GnRH 释放障碍还是由垂体病变所致，常常通过激素类药物刺激试验来判断。临床上常用克罗米芬刺激试验来评价下丘脑功能，用 GnRH 刺激试验来判断垂体功能。

（1）克罗米芬试验：克罗米芬是具有弱雌激素样作用的雌激素受体拮抗剂，可与内源性雌激素竞争结合雌激素受体，阻断雌激素的负反馈作用，促进 GnRH 释放，使 FSH 和 LH 分泌增加，LH 进一步作用于睾丸间质细胞使睾酮分泌增加。测定方法是服药前 2 天测定血清 FSH、LH 和 T，作为基础水平，从第 3 天起口服克罗米芬 200mg，连续 10 天，最后 2 天抽血检测血清 FSH、LH 和 T 含量。如果经克罗米芬刺激后出现 FSH 和 LH 分泌增加，则说明下丘脑 - 垂体功能正常；若同时出现睾酮分泌增加，则说明睾丸间质细胞对内源性 LH 也有反应。

（2）GnRH 刺激试验：给受试者注射外源性 GnRH 后，在不同时间点抽血测定促性腺激素水平，来了解垂体的功能。测定方法为：早晨空腹、第 1 次抽血后 15 分钟第 2 次抽血，随即静脉注射 GnRH 100μg，注射后 20、60 及 120 分钟分别第 3、4、5 次抽血，所有血样均进行 FSH、LH 含量测定。以第 1、2 次血样为基值，高峰时 LH 升高可达 3～6 倍，FSH 一般不超过 3 倍。若试验后反应低于正常人水平或无反应，应考虑存在垂体病变，可通过影像学手段进一步确诊。

3. 精浆性激素　精浆性激素的测定与血清性激素测定方法相同，目前常用化学发光法。但是精浆中的性激素水平与血清水平是否相关，目前缺乏明确证据。小样本研究表明，精浆 FSH、LH 水平均很低，与血清水平成正相关，而其他激素 T、E_2、PRL、P 均与血清水平无明显相关性。精浆中激素水平存在较大的个体差异，可能与检测方法存在缺陷、性腺和附属性腺功能存在较大的个体差异等因素有关。目前，精浆性激素的测定只用于科研，尚未在临床上广泛开展。

【结果分析】

性激素检查是男科检查中十分重要的一个组成部分，性激素水平升高或降低具有重要的临床意义，不但能反映器官功能是否正常，而且对诊断不同类型的男性不育及分析男性不育病因起到非常重要的作用。

1. 血清睾酮、FSH 和 LH 均降低提示低促性腺激素性性腺功能减退症(HH)。HH 是指由于下丘脑 - 垂体病变引起的 GnRH 和 / 或 FSH、LH 分泌缺乏或减少，引起睾丸功能低下的一类疾病，常表现为无精子症或严重少精子症。依据病因，HH 可分为先天性低促性腺激素性性腺功能减退症(CHH)和获得性低促性腺激素性性腺功能减退症(AHH)2 类。CHH 由先天性因素或不明原因引起下丘脑 GnRH 释放减少所致；AHH 常为下丘脑 - 垂体轴损伤、肿瘤等病变引起的结构性损伤，或某些疾病、药物等功能性因素导致垂体促性腺激素缺乏所致。血清睾酮、FSH 和 LH 水平降低提示存在中枢性病变，若需明确病变位于下丘脑还是垂体，要通过上述 GnRH 激发试验来进行鉴别。HH 导致的少精子症或无精子症若存在生育需求，促生精治疗方案有促性腺激素治疗和 GnRH 脉冲治疗 2 种。所有 HH 引起的 NOA 均可采用促性腺激素治疗，垂体前叶功能正常者可采用脉冲式 GnRH 治疗，两者疗效相似。若无生育需求，可行外源性雄激素替代治疗。

2. 血清睾酮、FSH 和 LH 均升高常见于雄激素不敏感综合征(AIS)。雄激素不敏感综合征因雄激素受体缺陷而导致体形和外生殖器发育异常，表现出女性特征。根据组织对雄激素不敏感程度的差异，又可分为完全性和不完全性 2 种。出现这种综合征的机制是睾酮或双氢睾酮与其受体的相互作用发生障碍。理论上，睾酮水平过高会对 FSH 和 LH 的分泌有抑制作用，但是这类患者的 FSH 和 LH 不降反升，是由于下丘脑垂体对雄激素不敏感，睾酮不能正常发挥负反馈作用所致。雄激素受体基因突变引起的雄激素不敏感是男性不育的一个重要的遗传学原因，大约 2% 的男性不育是由于雄激素受体 *AR* 基因的错义突变引起的。对这类患者应该筛查有无雄激素受体基因的突变。

3. 血清睾酮降低、FSH 和 LH 升高提示高促性腺激素性腺功能减退症，为各种原因引起的原发性生精功能衰竭引起，表现为无精子症或严重少精子症。原发性睾丸生精功能衰竭的原因可分为两类：一类是先天性因素，主要包括克氏综合征、Y 染色体微缺失等；另一类是获得性因素，包括腮腺炎性睾丸炎、隐睾、精索静脉曲张、睾丸外伤或扭转、放射、化疗、生殖毒性物质、热应激等。此类患者睾丸里没有或仅有极少的精子存在，目前缺乏特异性疗法，部分患者可尝试手术取精，成功获得精子后行卵胞质内单精子注射(ICSI)治疗。

4. 血清睾酮和 LH 正常、FSH 异常评价无精子症和重度少精子症时，测定血清 FSH 的意义很大。若血清睾酮和 LH 正常、FSH 降低，属于选择性 FSH 缺陷症。经 GnRH 刺激后，血清中原本正常的 LH 迅速升高，而 FSH 反应不明显。这类患者具有正常男性特征，除精液中无精子或精子重度减少以外，无其他异常。睾丸活检可见精子发生阻滞，少量精曲小管内可见到精子，而间质细胞一般正常。克罗米芬可使血清 FSH 水平升高，继而生精得到改善，已有此类治疗成功妊娠的病例报道。

血清睾酮和 LH 正常、FSH 降低较罕见，而 FSH 升高较常见。当睾丸生精上皮受损时，导致支持细胞分泌的抑制素减少，对 FSH 的负反馈抑制作用减弱，造成血清 FSH 异常升高。有人认为，血清 FSH 水平的测定可以作为睾丸生精功能的一个重要指标。FSH 升高意味着睾丸内发生了不可逆的生精上皮损伤，患者常表现为无精子症或严重的少精子症。有报道通过增加 GnRH 脉冲的频率，可使 FSH 水平恢复正常，但是否可以改善生精功能，尚无此类报道。

5. 精浆性激素测定的意义 血清中性激素水平的变化可以判断男性不育是由下丘脑和 / 或垂体功能障碍还是睾丸病变所致，激发试验可以明确是下丘脑还是垂体病变，而精浆性激素的检查则可以衡量睾丸的损伤程度，局部激素水平的变化很有可能是真正影响生精功能的因素。有研究结果显示，精浆中雄激素水平、游离睾酮、雌激素水平或催乳素都与精液质量有不同程度的相关性。若为梗阻性无精子症患者，血清激素水平基本正常，而精浆激素均处于下限或检测不到。但是对于非梗阻性无精或少弱畸形精子症，究竟精浆中性激素水平如何影响精子的发生和成熟？精浆中性激素与血清中性激素水平保持怎样的关系？还有待进一步的观察和研究。

男性不育症血清 FSH 测定结果分析流程详见图 15-2。

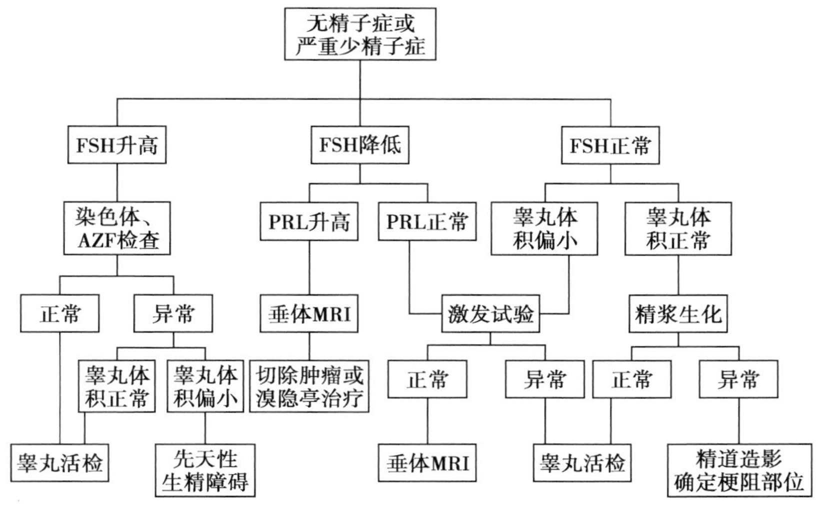

图 15-2　男性不育症血清 FSH 测定结果分析流程图

（曾勇　宋明哲）

第三节　男性性腺功能减退

男性性腺功能减退症是一种由雄性激素缺乏所致的临床综合征。研究证据表明睾酮水平随年龄增长而逐渐下降，在健康男性中也会发生。导致成年男性性腺功能减退症的风险因素包括肥胖、慢性疾病和不良的健康状态，对于男性性腺功能减退症，可依据下列几个层面来分类：

（1）睾丸（原发性性腺功能减退）；

（2）下丘脑和垂体（继发性性腺功能减退）；

（3）下丘脑 / 垂体和性腺（成年男性的性腺功能减退）；

（4）激素靶器官（雄激素不敏感 / 抵抗）。

【临床表现】

1. 睾酮缺乏的症状与体征　主要表现为睾丸体积减小、男性不育症、体毛减少、男性乳房异常发育、体重与肌肉力量下降、内脏型肥胖、代谢综合征、胰岛素抵抗和 2 型糖尿病、骨矿物质密度降低（骨质疏松）和低创伤性骨折、轻度贫血。

2. 性方面症状　主要表现为性欲和性活动减少、勃起功能障碍、夜间勃起减少。

3. 认知和心理症状　主要是潮热、情绪变化、疲劳和愤怒、睡眠障碍、抑郁、认知功能减退。

【病因学检查】

性腺功能减退一般可见睾酮水平下降，但是并不总有明显的睾酮水平低下。在睾酮水平与症状不一致的情况下，应分析游离睾酮（free testosterone，FT）水平。至少需要评估 2 次，如果差异＞20%，应该进一步评估。性腺功能减退症分为原发性和继发性，血中促性腺激素测定可以进行区分。为明确诊断，需要测定血清 FSH 和 LH 水平。最好在 30 天内，在禁食状态下进行 2 次血清 FSH、LH 和睾酮水平的测定。对于激素水平的监测不再局限于 7～9 点，而是要求在 7～11 点进行。原发性性腺功能减退患者促性腺激素基值升高，而继发性者减少。促黄体素释放激素（luteinizing hormone releasing hormone，LRH）兴奋试验能测定垂体的储备能力。垂体性性腺功能减弱呈低弱反应，下丘脑性性腺功能减退症呈低弱反应或延迟反应，原发性性腺功能减退呈活跃反应。对于儿童发育异常和隐睾症及无睾症患者，需要通过绒毛膜促性腺激素（hCG）兴奋试验区分，正常男性或儿童血浆睾酮至少升高 1 倍，隐睾症注射后血浆睾酮也升高，而无睾症者无上述反应。第二性征发育情况，睾丸的部位、大小、质地以及血浆睾酮水平，精液常规检查也有助于确立睾丸功能不全的存在与程度。染色体核型分析，以及血浆双氢睾酮检测有助于进一步分类。

准确全面诊断男性性腺功能减退症是获得满意治疗的前提和基础。在全面了解患者病史、详细的体格检查之后，还需要进行针对性的病因学检查。

1. 病史询问 可发现患者罹患性腺功能减退症的高危因素。如患者既往患有糖尿病、肝硬化、慢性肾功能不全等，长期酗酒、营养不良以及服用西咪替丁和抗抑郁药等。

2. 体格检查

（1）详细记录患者身高、体重，并据此计算 BMI，测量腰臀围、腰臀比、体脂等。

（2）检查第二性征发育情况：仔细检查生殖系统，包括阴茎、睾丸、附睾、精索和输精管的发育情况，性腺功能减退患者常常有睾丸偏小、睾丸质地偏软的情况；注意毛发发育情况，阴毛稀少、胡须和腋毛稀疏可能提示雄激素水平低下；观察有无蜘蛛痣等雌激素过高的情况，观察有无乳腺发育情况，雌激素过高可能会抑制雄激素的分泌。

3. 实验室检查

（1）总睾酮（total testosterone，TT）：总睾酮是目前诊断男性性腺功能减退最常用也是最重要的指标，目前最常用于临床的测定方法是免疫分析法。性腺功能减退症并不总是有明显的睾酮水平低下，为了区分原发性和继发性性腺功能减退症，以及确定成年男性性腺功能减退，需要测定血清 LH 水平。最好在 30 天内，在禁食状态下进行 2 次血清 LH 和睾酮水平的测定。对于激素水平的监测不再局限于 7～9 点，而是要求在 7～11 点进行。

（2）游离睾酮（FT）和生物可利用睾酮（bioavailable testosterone，Bio-T）：男性性腺功能减退症的诊断基于雄激素缺乏症的症状和体征，同时伴有持续性的血清睾酮水平下降。但是中老年男性的总睾酮水平有时随着年龄的增加只发生很小的变化，不能全面反映男性性腺功能减退的临床表现，同时血液及睾丸内的生物可利用睾酮与血清总睾酮不完全一一对应，因此总睾酮的测定结果只能作为诊断的参考依据，而不是唯一依据。相比总睾酮水平，游离睾酮和生物可利用睾酮能更精确地评估睾酮在人体里实际利用的程度，与临床症状更密切相关。研究显示，中老年人群中，如果总睾酮水平低，但是游离睾酮正常的男性，可以没有雄激素缺乏的症状。同时，即使总睾酮在正常值范围内，如果游离睾酮偏低，也会出现性腺功能减退的症状和体征。

（3）性激素结合球蛋白（sex hormone-binding globulin，SHBG）：血液中循环的睾酮 98% 是蛋白结合型，其中约 43% 与性激素结合球蛋白相结合，约 55% 与亲和力较弱的白蛋白结合，其余为游离可利用睾酮。随着年龄的增大，SHBG 结合的睾酮增多，游离睾酮可能减少，因此测定非 -SHBG 结合的睾酮更有价值。另外一些疾病状态也会造成 SHBG 的波动，如肥胖和 2 型糖尿病会导致低 SHBG，而病毒性肝炎或酒精性肝硬化会引起 SHBG 升高，这时候应该测定非 -SHBG 结合的睾酮或者游离睾酮，能够更好地反映体内睾酮实际利用的情况。

（4）FSH 和 LH：青少年时期罹患原发性性腺功能减退症者，可能因睾丸间质细胞分泌睾酮缺乏，而引起 FSH 和 LH 反应性升高，如低促性腺激素性性腺功能减退症、Kallmann 综合征以及克氏综合征等。多数中老年男性的促性腺激素水平在正常值范围内，如果其总睾酮水平明显偏低，低于 4.58nmol/L 的参考值下限，则应检查 FSH、LH 和催乳素水平，评估下丘脑 - 垂体 - 性腺轴功能，排查有无继发性性腺功能减退的情况。如果 LH 水平升高，则可能是原发性性腺功能减退；如果 LH 水平降低，则可能是继发性性腺功能减退，或者 FSH 和 LH 同时降低，考虑中枢性性腺功能减退，则应进行头颅磁共振成像，排查下丘脑 - 垂体病变可能。

（5）PRL：当怀疑患者性腺功能减退与垂体功能相关，应进行 PRL 检测，排查高催乳素血症，同时可进行垂体磁共振检查，排查有无垂体腺瘤。

（6）瘦素：性腺功能减退的中老年人可出现瘦素升高，当进行雄激素补充治疗后，瘦素水平可降低，但其与雄激素的关系尚不十分明确。

（7）一般血清学指标：包括血常规、血细胞比容、红细胞沉降率、尿常规、尿酸、肌酐、电解质、血脂生化等。这些基本的检查可以让医生对患者的基本生理状态进行一个基本的评估，排查一些潜在的高危因素和基础疾病。

（曾勇　宋明哲）

第四节　其他男性内分泌异常相关疾病

一、睾丸内分泌功能异常

（一）无睾症

睾丸位于阴囊内，左右各一，是男性特有的性腺器官。睾丸有生精功能，还有内分泌功能。男性单侧或双侧睾丸缺失即为无睾症。无睾症可以是先天性，也可以是获得性的。无睾症应该区别于因诸如精索扭转或睾丸炎等引起的部分或完全性睾丸萎缩，后者至少组织学上能够发现退化残存的睾丸组织。

男子先天性双侧无睾症发病率仅为 1/20 000，而单侧的发病率是它的 4 倍。宫内感染、遗传病、创伤和致畸因素均可导致单侧或双侧睾丸缺如。目前认为宫内睾丸扭转可能是最常见的原因。

【临床表现】

1. 先天性双侧无睾症　患者不但从组织学上不能发现睾丸组织，而且从内分泌功能上也不能发现睾丸功能。患者儿童期时血清 FSH 和 LH 就已经升高，到了青春期时升高到去势水平，而睾酮水平则很低。在做鉴别诊断时应排除隐睾症，可以用人绒毛膜促性腺激素兴奋试验来区分。隐睾症患者注射 hCG 后可以检测到血清睾酮水平升高，而双侧无睾症患者，注射 hCG 7 天后血清睾酮水平仍然很低。AMH 水平的检测较睾酮更敏感，并且同样具有特异性。需要特别注意的是，怀疑单侧无睾症时，必须通过影像学技术（超声、CT 或 MRI）确定确实没有睾丸组织，必要时可进行手术探查，因为未下降睾丸组织或发育不全的睾丸组织恶变的概率很高。

2. 获得性无睾症　外伤、睾丸扭转、肿瘤、严重的炎症、手术意外（如腹股沟疝修补术、睾丸引降固定术）或手术切除（如因为前列腺癌）等情况均可引起获得性无睾症。如果对侧睾丸生精及分泌睾酮功能正常，则无需治疗。如果双侧睾丸丧失，应该注意在数周内精液中仍有可能找到精子，可予以收集保存。双侧睾丸丧失的临床表现取决于睾丸功能丧失的时间。青春期前睾丸丧失会呈现类无睾症的表现，而在青春期之后丧失睾丸则会呈现青春期后睾酮不足的表现。双侧睾丸丧失后，应该在预期青春期开始时就予以睾酮替代治疗，以免青春期发育迟滞；成人则应该立即予以睾酮替代治疗，以维持各种雄激素依赖的功能。

（二）睾丸炎

睾丸炎是男科常见疾病，通常由细菌和病毒引起。睾丸本身很少发生细菌性感染，由于睾丸有丰富的血液和淋巴液供应，对细菌感染的抵抗力较强。细菌性睾丸炎大多数是由于邻近的附睾发炎引起，所以又称为附睾睾丸炎。常见的致病菌是葡萄球菌、链球菌、大肠埃希菌等。

流行性腮腺炎病毒、柯萨奇病毒、淋巴细胞性脉络丛脑膜炎（lymphocytic choriomeningitis，LCM）病毒、马尔堡病毒、B组虫媒病毒、登革热病毒、水痘-带状疱疹病毒及各种相似的病毒均可导致睾丸损伤，引起病毒性睾丸炎。最多见的是流行性腮腺炎病毒，这种病原体主要侵犯儿童的腮腺。但是，这种病毒也好侵犯睾丸，所以往往在流行性腮腺炎发病后不久，出现病毒性睾丸炎。

【临床表现】

青春期后发生流行性腮腺炎病毒感染，约25%的病例会发生睾丸炎，其中1/3为双侧受累。通常，睾丸炎发生于腮腺炎之后，但也可先于腮腺炎起病。睾丸炎主要临床表现如下：

1. 高热、畏寒。

2. 睾丸疼痛，并有阴囊、大腿根部以及腹股沟区域放射痛。

3. 患病睾丸肿胀、压痛，如果化脓，触诊有积脓的波动感。

4. 常伴有阴囊皮肤红肿和阴囊内鞘膜积液。

5. 儿童发生病毒性睾丸炎，有时可见到腮腺肿大与疼痛现象。

【相关检查】

1. 抽血化验　肿瘤标记物人绒毛膜促性腺激素（hCG，正常值<5μg/L）和甲胎蛋白（AFP正常值<25μg/L）超过正常值时，应做进一步检查。

2. B超检查　可较准确测定睾丸的大小、形态及有无肿瘤发生。凡是隐睾患者，可了解睾丸发育情况及是否肿大、恶变等。

（三）睾丸下降不全

胚胎发育前3个月时，睾丸从肾区移至腹股沟管内口。妊娠最后2个月时，睾丸从腹股沟管内环附近下降入阴囊。出生时，睾丸一般均已降入阴囊，这也是新生儿发育成熟的一个标志。但是睾丸的下降可以在任何一个位置被终止，成为睾丸下降不全，按照睾丸所在的位置，睾丸下降不全被分为：

（1）隐睾症：睾丸位于腹股沟管内环以上甚至腹膜后，不能看到也不能摸到。

（2）腹股沟睾丸：睾丸位于腹股沟管内。

（3）可回缩睾丸：睾丸位于腹股沟管外口处，可以被推入阴囊内，但放松后又缩回到原处。有时，睾丸可以从阴囊内自动缩到腹股沟管，又可回到阴囊内。

（4）睾丸易位：睾丸位于睾丸下降路线之外的位置。

睾丸下降不全往往不会造成内分泌功能异常，但常常会导致生精上皮异常，导致不育，还有发生睾丸肿瘤的可能。因此，睾丸下降不全应尽早治疗。如果到1岁时睾丸仍未降入阴囊，就应该进行激素治疗。可以应用hCG或GnRH进行治疗。2岁以内可应用hCG 500IU肌内注射，每周1次，共5周；2岁以上剂量可增加到1 000IU肌内注射，每周1次；6岁以上可增加到2 000IU，每周1次。如果激素治疗无效，那就应行睾丸引降术。睾丸引降术前应用激素治疗对成年后精液指标的改善有好处。如果睾丸下降不全合并腹股沟疝或是睾丸易位，则术前不能应用激素治疗。

（四）精索静脉曲张

精索静脉曲张（varicocele，VC）是一种血管病变，指精索内蔓状静脉丛的异常扩张、伸长和纡曲，可导致疼痛不适及进行性睾丸功能减退，是男性不育的常见原因之一。普通男性人群中精索静脉曲张的患病率为10%～15%，在原发性男性不育中占30%～40%，在继发性不育中占69%～81%。精索静脉曲张患者的一级亲属共患病概率显著增加：有21.1%的父亲和36.2%的兄弟可能出现精索静脉曲张。

【临床表现】

患者常常由于缺乏自觉症状而得不到及时诊治，最终导致部分患者生精能力受损。少数患者可有立位时阴囊肿胀，阴囊局部持续或间歇坠胀疼痛感、隐痛和钝痛，可向下腹部、腹股沟区或后腰部放射，劳累或久站后及行走时症状加重，平卧休息后症状减轻或消失。患有精索静脉曲张的不育症患者可表现为少精、精子无活力、畸形精子，或者是这些表现的不同组合，还会合并血清FSH升高，雄激素水平下降，表明生精上皮和睾丸内分泌功能的损害。要指出的是，并非所有精索静脉曲张的患者都有精液指标的下降和生育力的损害，因此，患者是否需要接受治疗，需要根据临床症状、精液分析和性激素情况综合评估。

（五）生殖细胞发育不良（SCO综合征）

纯睾丸支持细胞综合征（Sertoli-cell-only syndrome，SCO）：患者精曲小管缩小，只有Sertoli细胞而没有生精细胞，而由Leydig细胞分泌的睾酮通常很少受影响，所以患者男子性征一般正常，往往是因为不育而就诊。

【临床表现及相关检查】

完全性精子发育不全的患者表现为无精症。局灶性SCO患者可以表现为少精症，也可表现为无精症。通常睾丸体积缩小或是位于正常下限。睾丸超声影像呈非均匀回声。血清FSH通常升高，其水平可以和精子发育不全的程度呈正相关，而抑制素B则和睾丸损伤的程度呈负相关。通过睾丸活检病理可确诊，而且可以区分完全性和局灶性。

（六）精子发育停滞

精子发育停滞是精原细胞发育到精子的过程中断。精子发育停滞可以发生在任何一个阶段，如精原细胞、初级和次级精母细胞以及精子细胞期。文献报道有4%～30%的男性不育患者睾丸活检表现为精子发育停滞，其中大概1/3为双侧。病因有可能是原发性遗传因素也有可能是继发性感染引起。

【临床表现及相关检查】

完全性精子发育停滞的患者表现为无精症。如果是部分停滞，可以表现为不同程度的少精症，但也可表现为无精症。患者的睾丸体积、血清FSH和抑制素B都可能在正常范围内或相应地升高或降低，因此，无法单纯根据抽血结果和影像学检查确诊，确诊只能靠睾丸活检。无精症和严重的少精症患者可表现为血清FSH和睾丸体积正常，这时往往需要做睾丸活检来区分精子发育停滞和输精管道阻塞。

（七）Klinefelter综合征

先天性精曲小管发育不全综合征又称为克兰费尔特综合征（Klinefelter综合征），是一种较常见的性染色体畸变遗传病，男性中的发病率约为0.2%。约80%的患者是由先天染色体数目异常——47，XXY所致，20%为46，XY/47，XXY嵌合体、一个或多个Y染色体（如48，XXYY）、X染色体高度非整倍体（48，XXXY；49，XXXXY）或X染色体结构异常。

【临床表现】

患者在儿童期无异常，常于青春期或成年期方出现异常。患者体形较高，下肢细长，皮肤细嫩，声音尖细，无胡须，体毛少等。约半数患者两侧乳房肥大。外生殖器常呈正常男性样，但阴茎较正常男性短小，两侧睾丸体积小，多小于3ml，质地坚硬，性功能较差，精液中无精子，患者常因不育或性功能减退求治。

【相关检查】

1. 血清睾酮　部分病例降低，游离睾酮下降。

2. 血清卵泡刺激素（FSH）和黄体生成素（LH）　均增高。

3. 血清雌二醇（E_2）　多数病例增高，有男性乳房发育的患者增高较为明显。

4. 血清雄激素结合蛋白（ABP）　多数有不同程度的增高。

5. 人绒毛膜促性腺激素（hCG）试验　血清T对hCG刺激的反应降低或正常。

6. 促性腺激素释放激素（GnRH）试验　血清LH及FSH对GnRH刺激的反应往往呈过强反应。

7. 口腔黏膜涂片性染色质检查　口腔黏膜刮片检查，凡具有2条或2条以上X染色体者染色质（Barr小体）为阳性。

8. 精液检查　多数病例为无精子或少精子，但少数46，XY/47，XXY型患者精液检查可基本正常。

9. 染色体核型分析　一般取外周血淋巴细胞进行染色体核型分型。

二、下丘脑与垂体功能异常

（一）垂体瘤

垂体瘤（pituitary adenomas），广义上是指一组原发于垂体前叶和后叶及颅咽管上皮残余细胞的肿瘤，狭义上的垂体瘤即指垂体腺瘤。垂体瘤占颅脑肿瘤的15%，是仅次于脑膜瘤和胶质瘤之外的第三大颅脑肿瘤。国外报道的发病率从2.7/100 000～105/100 000不等。按照分泌功能，可分为无功能腺瘤、生长激素腺瘤、催乳素瘤、促甲状腺激素腺瘤、促肾上腺皮质激素腺瘤、促性腺激素腺瘤和混合性腺瘤等，其中，催乳素瘤为最常见的垂体肿瘤，占垂体瘤的40%～73.3%。

垂体瘤是继发性男性性腺功能减退症的重要病因，可导致男性发育障碍、性功能障碍及不育，严重影响男性健康和生活质量，应关注垂体瘤相关男性性腺功能减退症的诊治。

【临床表现】

男性略多于女性，垂体瘤通常发生于青壮年时期，常常会影响患者的生长发育、生育功能、学习和工作能力。临床表现为激素分泌异常症候群、肿瘤压迫垂体周围组织的症候群、垂体卒中和其他垂体前叶功能减退表现。青春期前起病的垂体瘤相关男性性腺功能减退症常导致青春发育障碍，主要表现为外生殖器、睾丸、阴茎、阴毛不发育或发育不良，第二性征缺乏或发育不全，可伴有男性乳房女性化、骨骺不闭全等。成人垂体瘤主要表现为性功能障碍及不育。催乳素瘤导致的男性性功能障碍中，以勃起功能障碍及性欲减退较常见，可伴有性高潮缺乏、逆行射精和射精延迟等。

【实验室检查】

1. 垂体肿瘤压迫、侵袭垂体正常细胞、累及Gn合成细胞时，可导致其产生Gn减少，血清卵泡刺激素（FSH）、黄体生成素（LH）降低，睾丸分泌睾酮下降。

2. 垂体瘤累及生长激素释放细胞时，生长激素释放减少，因此青春期前发病的生长激素缺乏患者，常出现GH相关的性腺功能减退；在成人则因生长激素缺乏导致糖脂代谢紊乱，间接影响性腺轴的功能，最终导致性腺功能减退症的发生。

3. 催乳素瘤可造成高催乳素血症，抑制下丘脑促性腺激素释放激素（GnRH）的产生，进而抑制Gn的产生和生物活性，最终导致性激素下降，性腺轴功能被抑制。

（二）孤立/特发性低促性腺激素性性腺功能减退症（IHH）和Kallmann综合征

孤立/特发性低促性腺激素性性腺功能减退症（Isolated/Idiopathic hypogonadotropic

hypogonadism，IHH）和 Kallmann 综合征是密切相关的疾病，其特征为下丘脑 GnRH 分泌或作用紊乱。由 GnRH 缺乏引起的性腺功能减退是孤立 / 特发性低促性腺激素性性腺功能减退症唯一的临床表现。Kallmann 综合征患者则以嗅觉障碍及偶尔一些其他体格异常为特征（图 15-3）。

【临床表现】

1. 常见性腺功能减退的体格特征，睾丸体积小，隐睾或睾丸固定术病史，阴茎小，阴毛、腋毛、胡须和体毛稀疏或者缺乏，性欲低或无，可伴骨质疏松。

2. Kallmann 综合征的第二个特征性症状为嗅觉缺失，而 IHH 没有嗅觉缺失。

3. 未治疗的 IHH 和 Kallmann 综合征患者表现为无精液症和 / 或无精子症。

【实验室检查及鉴别诊断】

患者基础 LH、FSH 和 T 水平明显低于正常，促性腺激素对 GnRH 刺激的反应低下或完全缺乏反应，无精液或少许精液但无精子。

（三）高催乳素血症

高催乳素血症的病因有：①分泌催乳素的垂体腺瘤（催乳素瘤）是高催乳素血症最常见的原因。催乳素瘤可以分为微小催乳素瘤（直径＜10mm）和大催乳素瘤。催乳素基础水平在很大范围内与腺瘤的大小有关。大的、快速增殖的催乳素瘤，可超过蝶鞍的边缘并能引起周围组织尤其是视神经的破坏。②垂体肿瘤、颅咽管瘤及其他蝶鞍区病

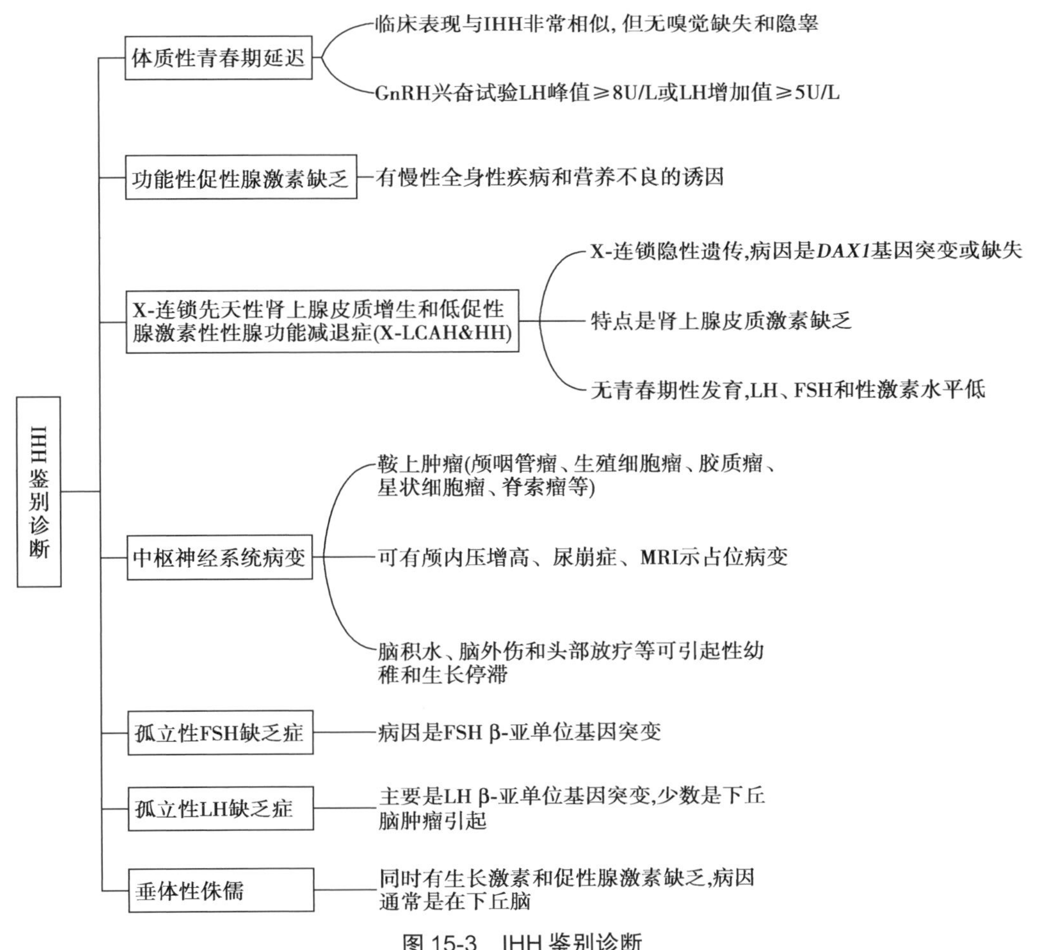

图 15-3　IHH 鉴别诊断

变。③分离性高催乳素血症，即下丘脑或垂体柄的病变导致过量催乳素分泌。④原发性下丘脑功能紊乱，可能通过增加催乳素释放因子[可能为TRH，血管升压素及血管活性肠肽（VIP）]而增加对垂体的刺激。⑤慢性肾衰竭。⑥甲状腺功能减退。⑦药物引起，如多巴胺拮抗作用的丁酰苯类、吩噻嗪、丙米嗪、甲氧氯普胺，干扰多巴胺合成的α-甲基多巴，可直接刺激催乳素合成和分泌的 H_2 受体阻滞剂、雌激素等（图 15-4）。

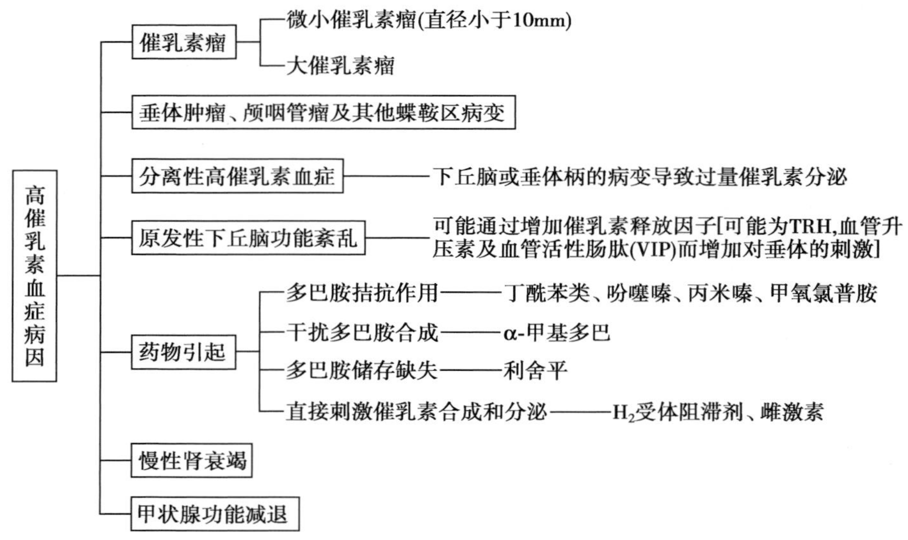

图 15-4　高催乳素血症的病因

【临床表现】

男性高催乳素血症临床上表现为雄激素缺乏和生育力低下。有的患者主诉性欲和性功能紊乱，但是也有某些已证实为高催乳素血症的男性没有症状和主诉。高催乳素血症能够通过多种机制引起男性生殖功能紊乱。在下丘脑水平，高催乳素血症可能损害脉冲性 GnRH 释放，导致 LH 和 FSH 水平受抑制，从而发生继发性性腺功能减退，伴随睾酮水平降低及精子发生受抑制。另外，蝶鞍区肿块依肿瘤的位置和大小可引起其他症状，如头痛或视野受损。

【相关检查及诊断】

基于血清催乳素水平升高可诊断高催乳素血症，仍需进一步检查以明确病因诊断。为了评估垂体功能，应当测定基础激素水平（包括 LH、FSH、TSH、ACTH、GH、甲状腺素、皮质醇、IGF-1）。在某些病例，还应行联合的垂体功能试验（GnRH、TRH、GRH、CRH）。

三、甲状腺功能异常

甲状腺是人体重要的腺体，是调节机体代谢的重要内分泌器官之一，主要功能是在高级神经和体液系统调节之下摄取碘化物而制成甲状腺激素。甲状腺激素（thyroid hormone，TH）有甲状腺素（3，5，3'，5'-tetraiodo thyronine，T_4）及三碘甲状腺原氨酸（3，5，3'-triiodothyronine，T_3），参与机体能量代谢、生长发育、心血管系统等调节，是机体内重要激素之一。大量临床资料及实验研究均证实，适量的甲状腺激素对维持下丘脑 - 垂体 - 性腺轴的稳定起重要作用。甲状腺功能紊乱会影响性激素分泌水平及性腺功能，引起下丘脑 - 垂体 - 性腺轴功能紊乱的情况，可导致男性患者性欲减退、性功能异常、精子异常、乳房发育和不育等。

（一）甲状腺激素对性激素的影响

1. 甲状腺功能亢进症（甲亢）与性激素水平的关系　研究发现，男性甲亢患者体内血清中卵泡刺激素（FSH）、黄体生成素（LH）、雌二醇（E_2）、睾酮（TT）、性激素结合蛋白（SHBG）高于正常人，且睾酮、SHBG 水平随着总三碘甲状腺原氨酸（TT_3）、总甲状腺素（TT_4）升高而升高。甲亢控制后，TT、E_2、SHBG 可降低，性功能可恢复至正常，其机制可能如下（图 15-5）：

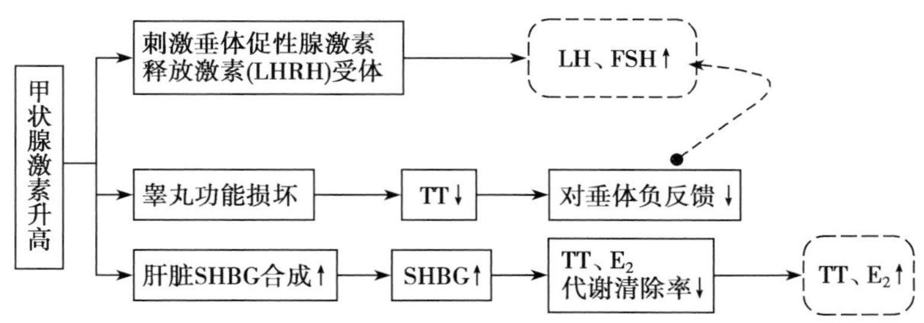

图 15-5　甲状腺功能亢进对性激素的影响

（1）高浓度的甲状腺激素对垂体促性腺激素释放激素（LHRH）受体产生影响，直接刺激垂体对促性腺激素释放产生影响，进而导致 LH、FSH 分泌增加；

（2）高浓度的甲状腺激素对睾丸功能产生影响，导致睾酮水平降低，对垂体释放 FSH、LH 的抑制作用减弱，进而导致血 FSH、LH 升高；

（3）T_3 刺激肝细胞内 SHBG mRNA 表达升高，进而 SHBG 合成及分泌量增加，使得 TT、E_2 代谢清除率降低，TT、E_2 水平升高；TT 在外周组织向 E_2 转化率增高，E_2 水平进一步升高。

2. 甲状腺功能减退症与性激素水平的关系　与甲亢相反，甲减患者体内雌二醇（E_2）、睾酮（TT）、性激素结合蛋白（SHBG）降低，但卵泡刺激素（FSH）、黄体生成素（LH）、催乳素（PRL）水平则升高，其机制可能如下（图 15-6）：

（1）甲状腺激素水平降低，导致机体耗氧量及蛋白质合成、代谢迟缓，肝脏内合成 SHBG 水平降低；

（2）SHBG 合成减少，导致机体内睾酮及雌激素的代谢率增加，使体内 TT、E_2 水平降低；

（3）睾酮及雌激素水平降低，对促性腺激素释放激素（GnRH）、FSH、LH 抑制作用降低，导致 FSH、LH 水平升高；

（4）三碘甲状腺原氨酸（T_3）、甲状腺素（T_4）水平降低，对促甲状腺激素释放激素（TRH）的抑制作用降低，TRH 分泌增加，促甲状腺激素（TSH）、PRL 也随之增加（TRH 可调节 TSH、PRL 的分泌）。

（二）甲状腺激素对性功能的影响

男性生殖系统的正常维持需要依赖甲状腺功能的正常调节，TH 可通过其本身功能特性及在生殖系统受体的分布，通过复杂的网络信号转导路径对类固醇性激素的合成与

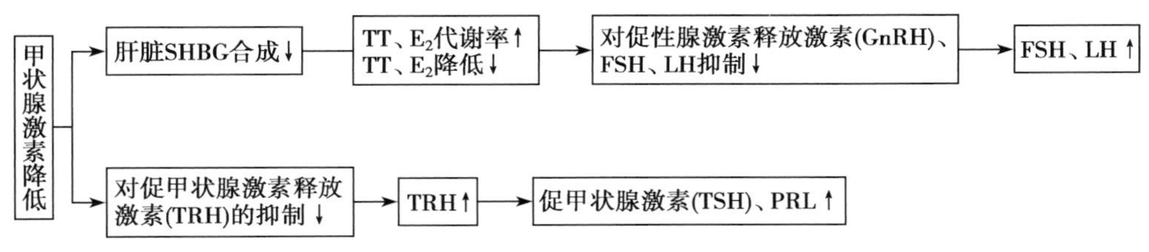

图 15-6　甲状腺功能减退对性激素的影响

分泌产生重要影响，直接或间接地影响男性生殖健康。男性性功能障碍主要包括勃起功能障碍（erectile dysfunction，ED）和早泄（premature ejaculation，PE）。甲亢及甲减都能引起ED与PE，说明TH在机体有着时间及量的平衡，此种平衡被打破便可引发男性健康问题。因甲状腺功能紊乱而导致的ED、PE及生育力下降，在经过恰当的治疗痊愈后，上述相关异常也会随之好转。

1. 甲状腺激素与ED的关系　ED病因很多，可由心理、血管、内分泌或直接肌源性病变单独或共同导致，而TH则可通过影响心理、生殖激素、神经及血管病变而诱发ED。一项对3 203例性功能障碍的男性进行的多中心研究发现，甲亢患者中出现ED症状的构成比高达60%，提示甲状腺功能亢进症（甲亢）患者患ED的风险增加，其机制可能如下：

（1）甲亢可诱发阴茎海绵体中一氧化氮合酶（nitricoxide synthase，NOS）下降，从而减少NO、CO的生成，导致阴茎海绵体血管扩张作用减弱，从而引起ED的发生；

（2）T_3可促进性激素结合球蛋白（SHBG）的合成，而SHBG可结合游离睾酮（T）和雌二醇（E_2），T与SHBG的结合能力比E_2高3倍，T/E_2比值降低，机体出现相对高雌激素状态而诱发ED。

相对于甲亢患者，甲状腺功能减退症（甲减）患者患ED的风险可能更大，其机制可能如下：

（1）甲减患者常伴发情绪抑郁、性欲下降等，可导致ED发生；

（2）甲状腺功能减退可以引起阴茎海绵体内NOS含量降低。有研究表明，甲减引起阴茎海绵体内NOS含量低于甲亢组，说明甲减诱发低NOS作用强于甲亢，从而更能通过对血管的损伤导致患者出现ED，但经适当治疗后，此种损害是可逆的。

（3）甲减患者易伴发血清高催乳素血症（hyperprolactinemia，HPRL），可伴发抑制性神经递质5-羟色胺（5-hydroxytryptamine，5-HT）的增高而引起ED。

2. 甲状腺激素与PE的关系　PE是常见的性功能障碍，对其病理机制目前没有统一，大致包括性感觉中枢反馈功能下降、射精反射刺激阈值降低、前列腺炎及甲状腺功能紊乱。据报道，甲亢伴发PE高达50%，而甲减伴发PE者约为7.1%。研究表明，甲亢时往往伴发焦虑和肾上腺素能神经交感活性增强，可导致阴茎皮肤交感反应的潜伏期和波幅较正常男性分别明显缩短和增大，从而可诱发PE出现。

PE与甲减的相关性临床研究甚少，其可能机制为：甲减时可伴HPRL，HPRL可能通过激活5-HT1A受体使潜伏期缩短，增加下丘脑多巴胺（dopamine，DA）的合成与释放而导致PE发生。

（三）甲状腺激素对睾丸功能的影响

已有研究证实，TH受体存在于人类、大鼠、鱼等脊椎动物体内，因此，甲状腺可通过对睾丸间质细胞、支持细胞和精子的影响而影响睾丸功能，其机制可能如下：

1. TH对支持细胞的影响　TH主要通过调控支持细胞的数量及代谢标志物如抗米勒管激素（AMH）、芳香化酶、神经细胞黏附分子（neural cell adhesion molecule，NCAM）的表达来影响支持细胞的功能。例如，T_3可降低AMH在支持细胞内的水平，引起胎儿米勒管退化障碍；T_3可减少支持细胞中芳香化酶基因的表达，从而影响生殖激素的合成；T_3还能增加支持细胞周期抑制蛋白P27和P21水平，对细胞周期起负调控作用。

2. TH对间质细胞的影响　一方面，T_3可促使睾丸间充质干细胞分化为成熟间质细胞以及影响间质细胞上LH受体蛋白合成，另一方面，TH可通过对睾丸间质细胞的调控而影响生殖激素的合成。

3. TH对精子的影响　TH在维持睾丸氧化与抗氧化物质平衡中起着重要作用，而活性氧族增加可减少精子线粒体鞘ATP的产生，通过生殖细胞的过度氧耗或供氧不足可降低精子活动力。研究报道，甲减、甲亢及机体甲状腺过氧化物酶抗体（thyroid peroxi-dase autoantibodies，TPO-Ab）的存在都对精子参数存在不同影响，表明 TH 可通过影响精子的数量、形态、活动力而导致男性不育。

四、肾上腺功能异常

肾上腺为形态不一的成对器官，左右各一，位于腹膜后双肾的上方。从侧面观察，肾上腺腺体分皮质和髓质 2 部分：周围部分是皮质，内部是髓质，两者在发生、结构与功能上均不相同，实际上是 2 种内分泌腺。皮质细胞由外及内排列成 2 个同心带，分别为球状带、束状带、网状带。最外层的球状带分泌盐皮质激素，主要是醛固酮，调节水电解质的平衡，当出现增生或肿瘤使得醛固酮自主性合成分泌增多时，称为原发性醛固酮增多症；束状带分泌糖皮质激素，主要有皮质醇等，参与糖、蛋白质和脂肪的代谢，此层发生增生或肿瘤时，糖皮质激素合成分泌增多，可引起库欣综合征；网状带最薄，分泌性激素，如睾酮，主要影响性征。肾上腺髓质位于肾上腺的最内部，由交感神经节细胞和高度分化的嗜铬细胞组成，后者分泌儿茶酚胺，嗜铬细胞瘤可引起高血压等一系列症状。由于肾上腺本身的原因或垂体分泌 ATCH 不足导致肾上腺皮质激素分泌不足，称为肾上腺皮质功能减退症（图 15-7）。

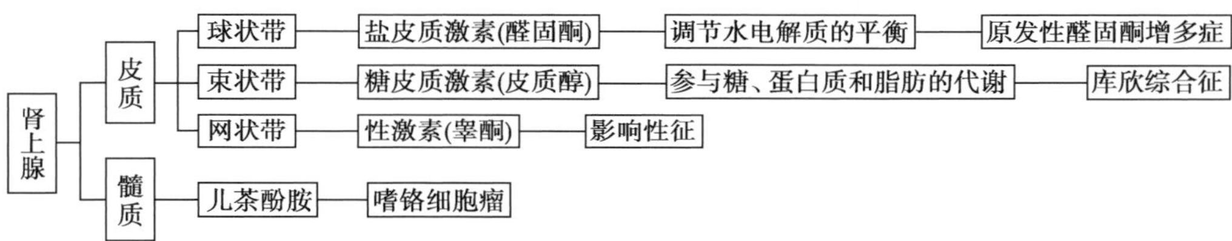

图 15-7　肾上腺功能

（一）原发性肾上腺皮质功能减退症

原发性肾上腺皮质功能减退症（primary adrenal insufficiency）又称艾迪生病（Addi-son's disease），主要由肾上腺本身的病变致肾上腺皮质激素分泌不足和反馈性血浆 ACTH 水平增高。若由下丘脑 - 垂体病变引起的 ACTH 分泌不足而导致，称为继发性肾上腺皮质功能减退症。长期给予超生理剂量糖皮质激素或 ACTH，可使 ACTH 和 CRH 合成、分泌受抑制，在停药或急骤减量时可出现肾上腺皮质功能减退的症状，称为医源性肾上腺皮质减退症。

肾上腺皮质功能减退症的常见相关检查及其临床意义如图 15-8 所示。原发性肾上腺皮质功能减退症的临床表现不具有特异性，而且部分本病患者正常情况下没有症状，仅在遇到感染、手术、外伤等应激时才以急性肾上腺皮质功能减退症的表现出现，因此详细的病史询问（特别是使用外源性糖皮质激素的历史）、体格检查非常重要（详见第十九章“内科常见内分泌疾病”）。

（二）库欣综合征

皮质醇增多症（hypercortisolism）又名库欣综合征（Cushing syndrome），由多种原因使肾上腺皮质分泌过多的糖皮质激素（主要为皮质醇）所致，临床表现为满月脸、多血质外貌、向心性肥胖、皮肤紫纹、痤疮、高血压和骨质疏松等，按病因可分为内源性和外源性库欣综合征（图 15-9）。前者又可分为 ACTH 依赖性和非依赖性。ACTH 依赖性库欣综合征主要是垂体依赖性库欣综合征（即垂体 ACTH 腺瘤）所致，少数是由分泌 ACTH 的肿瘤，即异位 ACTH 分泌综合征引起。非 ACTH 依赖性库欣综合征则是由于肾上腺皮质病变（腺瘤、皮质癌及其他少见病种）引起。外源性库欣综合征是最常见的，由长期外源性糖皮质激素的使用所致。

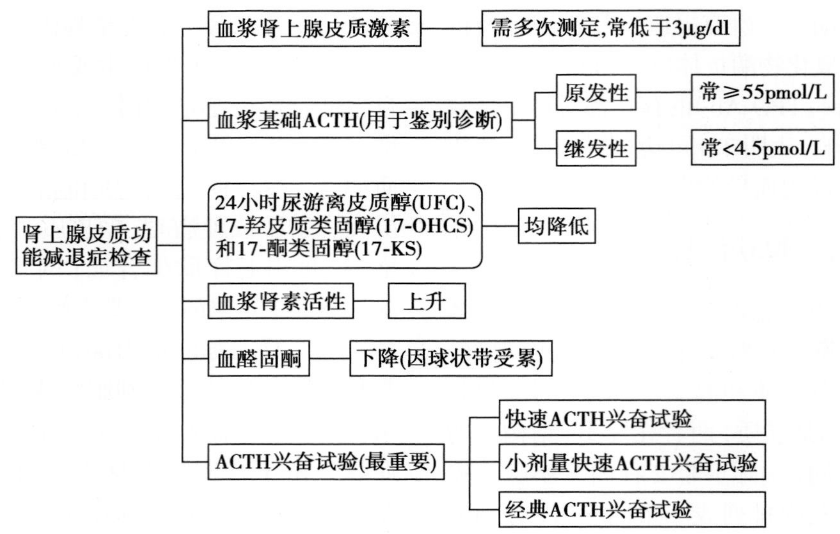

图 15-8 肾上腺皮质功能减退症的常见检查及其意义

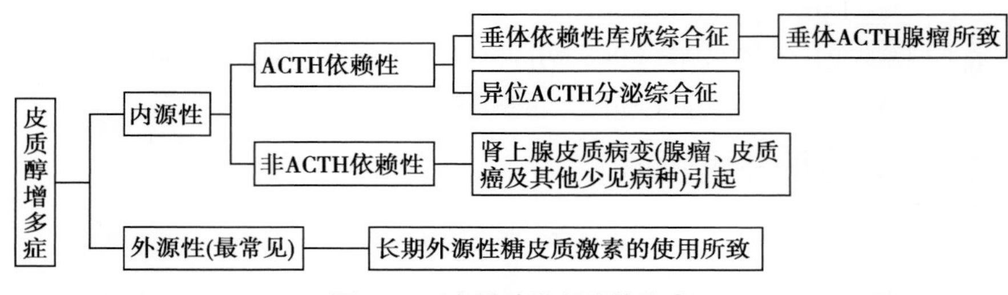

图 15-9 皮质醇增多症的分类

（三）原发性醛固酮增多症

肾上腺皮质腺瘤或增生引起醛固酮分泌过多，致水钠潴留，体液容量扩增性血压升高，反馈抑制血浆肾素活性，称为原发性醛固酮症增多症（primary aldosteronism，PA，简称原醛症），占高血压患者的 10% 左右，是最常见的内分泌性高血压。特发性醛固酮增生症（idiopathic hyperaldosteronism，IHA）和醛固酮腺瘤（aldosterone producing adenoma，APA）是原醛症常见的病因。醛固酮增多症的相关检查及其临床意义如图 15-10 所示。

（四）嗜铬细胞瘤

详见第十九章。

（五）先天性肾上腺皮质增生症

详见第十九章。

五、糖尿病相关不育症

糖尿病是一组以高血糖为特征的代谢性疾病，其原因是胰岛素分泌缺陷和 / 或作用缺陷，可引起脂肪、蛋白质等代谢紊乱，可导致各种组织和器官的慢性损害和功能障碍，最终导致多种并发症。从传统上来看，糖尿病最主要的并发症有心脑血管疾病、视网膜病变、足部溃烂和肾衰竭等。然而，随着研究的不断深入，糖尿病对生殖系统的影响逐渐引起学者们的关注。据报道，约 50% 的男性糖尿病患者表现出不同程度的不育。因此，糖尿病对男性生殖健康的影响不容忽视。

（一）糖尿病对男性激素水平的影响

有临床研究表明，与健康对照组相比，糖尿病患者体内的 FSH、LH 水平上升，T 水平下降。动物实验研究也发现了类似的结

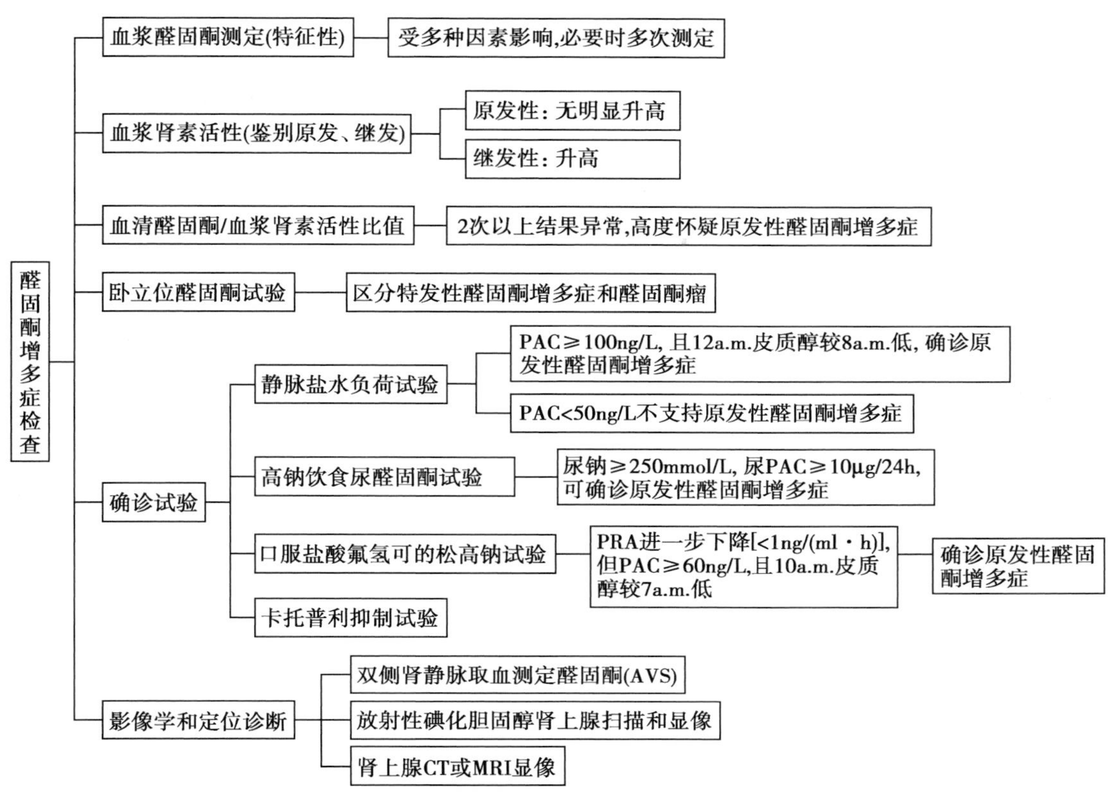

图 15-10　醛固酮增多症的检查及其意义

果，与正常对照组相比，糖尿病模型组的大鼠血中 FSH、LH 水平明显上升，T 水平明显低于正常组。研究者发现，糖尿病大鼠睾丸间质细胞减少，睾丸组织严重损害，提示糖尿病可导致睾丸支持细胞或间质细胞受损，影响 T 的分泌，从而负反馈调节 FSH、LH 水平上升，T 水平分泌减少。

（二）糖尿病对男性性功能的影响

糖尿病主要通过 2 种机制影响男性性功能，即自主神经疾病和并发血管疾病。糖尿病性神经病可引起自主神经病变，导致精囊、膀胱和尿道的肌张力迟缓或缺乏，可导致逆行射精和勃起功能障碍。糖尿病血管病变则可导致阴茎海绵体血管充血不足，是勃起功能障碍的主要原因之一。

（三）糖尿病对精子的影响

越来越多的研究表明，糖尿病可诱导精子质量和功能在亚分子水平上发生重要改变，主要通过机体内分泌代谢失调、神经病变和增加氧化应激等改变精子质量参数。糖尿病不仅仅影响精子活动力、精子形态、精子密度等，还导致精子 DNA 碎片化增多，精子线粒体改变等，其机制可能如下：

1. 内分泌异常　男性睾酮主要是由睾丸间质细胞产生，睾酮是男性精子生成的重要激素环境。如前所述，糖尿病可导致患者体内的 FSH、LH 水平上升，T 水平下降，睾丸中空泡细胞和退化的生殖细胞增加，间质细胞减少，从而影响精子的生成和造成精液质量下降。

2. 氧化应激损伤　正常男性生殖器官中活性氧（reactive oxygen species，ROS）的产生和清除是平衡的。糖尿病时葡萄糖过度氧化，产生大量的 ROS，而机体抗氧化物质如超氧化物歧化酶（superoxide dismutase，SOD）、过氧化氢酶（catalase，CAT）和谷胱甘肽过氧化物酶（glutathione peroxidase，GSH-Px）相对较少，便会导致氧化和抗氧化物平衡失调。男性生殖道的 ROS 过量产生，可损伤精子和精浆的抗氧化防御系统，当 ROS 超过临界水平时，引起氧化应激（oxidative stress，OS）状态，造成精子损伤，影响精液质量。

3. 引起细胞凋亡　与正常男性相比，糖尿病患者一次射出精液中有更多中断的跨膜线粒体蛋白、活化 caspase-3、活性氧和断裂 DNA 片段，尤其在 T2DM 患者中更为明显，其中，中断的跨膜线粒体蛋白可降低精子活力。有报道用电镜检查糖尿病患者的精子，发现凋亡相关的改变明显增多。进一步动物实验研究发现，糖尿病小鼠的睾丸重量下降，形态学表现为精曲小管直径减少，空的精曲小管增多，血管密度降低，而且退变和凋亡（TUNEL 阳性）的精子细胞明显多于对照组。

（四）相关检查项目

1. 糖尿病病情评估　糖尿病病程（病史及治疗史）、血糖控制情况（糖化血红蛋白 A1C、糖化血浆白蛋白测定、动态血糖监测）、糖尿病并发症（血脂生化、眼科检查、尿微量白蛋白排泄率、同位素肾图、感觉神经检查、心电图、超声心动图等）。

2. 糖尿病对男性生殖的影响　性激素水平、勃起功能检查、血管内皮细胞功能检查、精液常规分析、精子形态学检查、精子 DNA 碎片、附睾功能检查（精浆生化）、射精功能检查（逆行射精排查）等。

（梁中锟　李金）

参考文献

1. 中华医学会．临床诊疗指南——辅助生殖技术与精子库分册．北京：人民卫生出版社，2009.
2. ORGANIZATION WH. WHO laboratory manual for the examination and processing of human semen, Sixth edition. Geneva: 2021.
3. KRAUSZ C. Male infertility: pathogenesis and clinical diagnosis. Best Pract Res Clin Endocrinol Metab, 2011, 25(2): 271-285.
4. BHASIN S, BRITO JP, CUNNINGHAM GR, et al. Testosterone therapy in men with hypogonadism: an endocrine society clinical practice guideline. J Clin Endocrinol Metab, 2018, 103(5): 1715-1744.
5. SAVASTANO S, DI SOMMA C, PIVONELLO R, et al. Endocrine changes (beyond diabetes) after bariatric surgery in adult life. J Endocrinol Invest, 2013, 36(4): 267-279.
6. 黎银明，姚兵．甲状腺功能紊乱影响男性性功能及生殖功能的机制研究进展．中华男科学杂志，2016, 22(08): 741-745.
7. ANDERSON RC, NEWTON CL, ANDERSON RA, et al. Gonadotropins and their analogs: current and potential clinical applications. Endocr Rev, 2018, 39(6): 911-937.
8. PATEL N, J KASHANIANA. thyroid dysfunction and male reproductive physiology. Semin Reprod Med, 2016, 34(6): 356-360.
9. BRAY GA, HEISEL WE, AFSHIN A, et al. The Science of Obesity Management: An endocrine society scientific statement. Endocr Rev, 2018, 39(2): 79-132.
10. III JFS, BARBIERI RL, GARGIULO AR. Yen & Jaffe' s reproductive endocrinology: physiology, pathophysiology, and clinical management 8th edition. Philadelphia, PA: Elsevier, Inc, 2019.
11. SALONIA A, BETTOCCHI C, BOERI L, et al. European association of urology guidelines on sexual and reproductive health-2021 update: male sexual dysfunction. Eur Urol, 2021, 80(3): 333-357.
12. OSUNTOKUN OS, OLAYIWOLA G, ATERE TG, et al. Hypothalamic-pituitary-testicular axis derangement following chronic phenytoin-levetiracetam adjunctive treatment in male Wistar rats. Andrologia, 2020, 52(11): e13788.
13. SIZAR O, SCHWARTZ J. Hypogonadism.StatPearls. Treasure Island (FL), 2022.

第十六章

绝经和围绝经期

绝经(menopause)是生殖衰老的标志，意味着从生育期迈向老年期。目前，对女性生殖衰老过程进行标准化分期且已取得共识的分期系统是生殖衰老研讨会分期+10(stages of reproductive aging workshop+10，STRAW+10)(图16-1)。根据该分期系统，40岁以上的女性，既往月经规律，如果10次月经周期中有2次或以上发生邻近月经周期长度改变≥7天，意味着步入了绝经过渡期早期或围绝经期，如果跃过1个月经周期或月经周期长度≥60天则提示进入了绝经过渡期晚期，如果连续停经12个月且排除了妊娠和病理性原因则可以临床诊断为绝经。绝经以后的阶段统称为绝经后期(postmenopause)，绝经后5～8年内属于绝经后早期，此后为绝经后晚期。围绝经期(perimenopause)是指从绝经过渡期(menopausal transition)到绝经后1年的时间。大多数女性从40～45岁进入围绝经期，伴随着卵巢功能衰退，出现包括临床特征、

初潮 / 最终月经(0)

分期	-5	-4	-3b	-3a	-2	-1	+1a	+1b	+1c	+2
术语	生育期				绝经过渡期		绝经后期			
	早期	峰期	晚期		早期	晚期	早期			晚期
					围绝经期					
持续时间	可变				可变	1~3年	2年(1+1)		3~6年	余生
主要标准										
月经周期	可变到规律	规律	规律	经量周期长度轻微变化	邻近周期长度变异≥7天，10个月经周期内重复出现	月经周期长度≥60天				
支持标准										
内分泌 FSH AMH 抑制素B			 低 低	 可变* 低 低	 ↑可变 低 低	 ↑≥2.5U/L** 低 低	 ↑可变 低 低		 稳定 极低 极低	
窦卵泡数			少	少	少	少	极少		极少	
描述性特征										
症状						血管舒缩	血管舒缩			泌尿生殖道萎缩

注：* 月经周期第2~5天抽血检查；** 依照目前采用的国际垂体激素标准的大致预期

图16-1　生殖衰老研讨会分期+10系统

内分泌学及生物学的绝经趋势表现。围绝经期为 10～15 年，持续到最后 1 次月经后的 1 年，以后进入绝经后期，继而进入老年期（宏观上也属于绝经后期），也有女性的围绝经期短至 1～2 年。随着女性可期待寿命的延长，围绝经期和绝经后期占据妇女一生中 1/3～1/2 的时间。自绝经过渡期开始至绝经后所发生的性激素变化，会引起一系列绝经近期、中期及远期相关疾病。包括月经失调、围绝经期综合征（俗称更年期综合征）、绝经生殖泌尿综合征、骨质疏松症、心血管疾病、老年性痴呆。加强绝经期妇女的健康监测，为围绝经期和绝经后妇女提供良好的健康咨询，减少女性与绝经相关疾病的发生率，是围绝经期和绝经后女性健康管理的重要内容。

由于治疗疾病的需要，通过各种医疗措施（手术切除，放化疗引起的卵巢损害）导致卵巢功能衰竭引起的人工绝经（artificial menopause）常造成年轻患者严重的绝经综合征。

绝经激素治疗（menopausal hormone therapy，MHT）对上述性激素缺乏相关疾病有预防或治疗作用，主要指对卵巢功能衰退的妇女，在有适应证、无禁忌证的前提下，个体化给予低剂量的雌激素和 / 或孕激素药物治疗。对于有子宫者需在补充雌激素的同时添加孕激素，称为雌激素孕激素联合治疗（estrogen progestogen therapy，EPT），而对于无子宫者则可采用单纯雌激素治疗（estrogen therapy，ET）。在进入围绝经期后，对有适应证的女性尽早使用 MHT（绝经 10 年之内或 60 岁以前），对骨骼有保护作用，对心血管和神经系统也会有一定的保护作用。

MHT 是一种医疗措施，考虑到 MHT 可能的风险，因此在做任何临床决策时均需权衡利弊，建立规范化的诊治原则，以保证所有应用 MHT 的妇女收获最大利益，冒最小风险。对于有绝经相关症状的女性在进行 MHT 处方前应采集病史，评价其绝经状态，进行基本的检验检查，并据此判断是否有 MHT 的适应证、禁忌证或慎用情况。接受 MHT 治疗 1 年后，建议每年至少随诊 1 次，并复查 1 次相关的检验检查项目。以下是 MHT 疗程中常用的检验检查项目。

【检测项目】

1. 性激素（可以选择做） 实验室常用的组合套餐，①性激素 5 项，通常包括 FSH、LH、E_2、T、PRL；②性激素 6 项，通常包括 FSH、LH、E_2、T、P、PRL；③AMH。也可以根据需要，自由选择组合项目，以达到了解有无排卵或卵巢储备情况。绝经 1 年后，如果有需要，通常只查 FSH、E_2。

最佳检测时间：生育期或围绝经期仍有月经来潮的女性，在月经周期的第 2～3 天检测性激素 5 项；如月经稀发或已经跃过 1 个以上月经周期，无法预测下次月经时，可于就诊当天检查性激素 6 项。绝经 1 年以上者，只查血 FSH、E_2，可以选择任何时候。仍有月经来潮的围绝经期女性，如果只了解是否有排卵，可在月经周期的第 17～21 天检测（根据月经周期的长短，选择预计的黄体中期）血 P，血 P≥5.0ng/L，提示卵巢内有黄体存在。如已闭经或绝经，且排除了妊娠，则无需检测。AMH 可以随时检测。

（1）卵泡刺激素（FSH）：在围绝经期和绝经后升高，是临床用于监测卵巢功能的常用指标。FSH 刺激卵泡发育，并在 LH 的协同下使卵泡分泌雌激素。正常生育期女性月经第 2～3 天血清 FSH 为 5～10IU/L。如果月经第 2～3 天血清 FSH＞10IU/L，提示卵巢储备功能下降；FSH＜30IU/L 提示卵巢内尚有卵泡存在；FSH＞40IU/L 则卵巢卵泡已耗竭，高 FSH 伴高 LH 则卵巢功能衰竭已肯定。高龄女性黄体 - 卵泡过渡期的雌激素和孕激素水平低，导致促性腺激素释放激素（GnRH）分泌频率增加，促使 FSH 提早升高，提前进入卵泡募集，卵泡期缩短，最终导致月经周期缩短。卵巢老化另一表现为真正的卵泡期缩短，LH 峰提前。绝经后 FSH 值较绝经前升高数十倍，可高达 150～200IU/L，特别是绝经头 2 年，以后有所下降，可以降至 50～100IU/L，并维持终身。

（2）黄体生成素（LH）：在围绝经期和绝

经后升高，但升高幅度不及 FSH。LH 与 FSH 一起协同促进卵泡产生雌激素，促使卵泡成熟和排卵，并促使黄体生成。正常生育期女性月经第 2～3 天血清 LH 为 5～10IU/L。一般认为低 LH（＜5IU/L）较可靠地提示促性腺功能不足；闭经女性的 FSH 和 LH 为异常低值或仅 LH 为异常低值，而 FSH 尚在正常下限，均可诊断为垂体、下丘脑性闭经。绝经过渡期晚期，血 FSH 水平升高的时间和幅度超过 LH。可能仍有月经，血 FSH 已升高（＞20IU/L），但 LH 仍可以在正常范围，甚至可有功能性黄体形成，仍有意外妊娠可能，因此，围绝经期女性应坚持避孕至绝经后。

（3）雌二醇（E_2）：从围绝经期开始，E_2 呈现波动性下降的过程。绝经过渡期早期，由于卵巢内多卵泡发育或卵泡周期募集提早，月经早期上升幅度超过生育期女性，但黄体期的 E_2 水平不及生育期女性。如月经第 2～3 天血清 E_2 水平超过 50～80ng/L，同时血 FSH＞10IU/L，提示卵巢储备功能下降。在绝经过渡期晚期及绝经后，血 E_2 持续低水平，绝经后降至 30ng/L 以下。E_2 促使女性生殖器官、乳腺腺管的生长及第二性征的发育。增强阴道对细菌的抵抗能力。降低血甘油三酯和胆固醇，使血 HDL-C 升高、LDL-C 下降，对生育期女性心血管有保护作用。绝经前女性血中雌激素主要来源于卵巢，血 $E_2/E_1>1$。

雌酮（E_1）是另一种雌激素，是 E_2 的可逆性代谢产物，也可以直接来自卵巢和肾上腺，是绝经后体内雌激素的主要成分。绝经后女性血中雌激素主要来源于肾上腺皮质产生的雄激素的腺外转化，血浆 E_1 浓度高于 E_2，浓度为 30～70ng/L，而血 E_2＜10～20ng/L，血 $E_2/E_1<1$。

（4）孕酮（P）：由卵巢黄体产生，反映有排卵状况及黄体功能。绝经期前的无排卵和绝经期的卵巢衰竭，孕酮呈低水平。育龄期女性正常值：卵泡期 0.31～1.52ng/L；黄体期 5.16～18.56g/L；绝经期 0.08～0.78ng/L。

（5）雄激素：绝经后血睾酮（T）水平下降，围绝经期游离睾酮指数（FAI）可能会短期升高。绝经后女性卵巢产生的睾酮量多于绝经前期，原因是随着卵泡和雌激素的消失，升高的促性腺激素促使卵巢间质组织分泌更多睾酮。然而，绝经后女性睾酮总生成量是减少的，其与外周组织雄烯二酮（A_4）向睾酮的转化率降低相关，雄烯二酮水平降至育龄期女性的一半以下，而睾酮在 3～4 年内也逐渐减少。由于绝经后性激素结合球蛋白（SHBG）降低而使血浆游离睾酮浓度升高。随着年龄增长，血液中硫酸脱氢表雄酮（DHEAS）和脱氢表雄酮（DHEA）浓度降低。绝经后雄激素 / 雌激素比值升高，其与雌激素生成明显减少相关。绝经后女性可呈现轻度多毛症，与上述性激素比值变化相关。可选择任何时间检测，主要用于评估绝经后心血管疾病的风险，并不作为常规检验项目。

（6）催乳素（PRL）：非孕妇女血清中 PRL 水平最高值一般不会超过 25ng/ml。绝经后血 PRL 与雌激素水平平行下降，MTH 可提高血 PRL 水平。甲状腺功能减退时，下丘脑产生大量的促甲状腺激素释放因子，能刺激垂体 PRL 的过量分泌。MHT 之前应先测血 PRL 水平，以免忽略了可能存在的高 PRL 血症，混淆了治疗效果。PRL 的分泌是脉冲式的，一天之中就有很大的变化。睡眠 1 小时内分泌的脉冲幅度迅速提高，之后在睡眠中分泌量维持在较高的水平，清晨 3～4 点钟时血清的分泌浓度是中午的 1 倍，醒后则开始下降。

（7）抗米勒管激素（AMH）：AMH 由募集卵泡（窦前和小窦卵泡）的颗粒细胞产生，不受月经周期时间影响，是评价卵巢储备的便捷、可靠的指标，血 AMH＜1.2ng/ml，提示卵巢储备下降。血 AMH 水平可以预测绝经。

2. 其他内分泌激素（可以选择做）

（1）抑制素（inhibin，INH）：评价卵巢储备和卵巢功能的指标，卵巢功能减退时，INH 的变化早于 FSH 的变化。由于检测成本高于 FSH 和 E_2，INH 一般不用于评估围绝经期和绝经后的卵巢功能。INH 有 INH A 和 INH

B 2 种形式，它们分别由 1 个相同的 α 亚单位和 1 个不同但相关的 β 亚单位组成，INH A 和 INH B 分别由窦前卵泡和窦状卵泡的颗粒细胞产生，对 FSH 合成和分泌有负反馈调节作用，但不抑制 LH 分泌。在青春期前检测不到 INH A 和 INH B 水平，两者在青春期开始逐渐上升。黄体期 INH A 水平和卵泡期 INH B 水平随年龄增长而减少，INH A 反映黄体功能，INH B 反映卵巢储备。INH 分泌降低始于 35 岁，40 岁以后明显减少。通常血 INH B ＜40ng/L，提示卵巢储备明显下降。

（2）促甲状腺激素和甲状腺激素（TSH、FT_3、FT_4）：有月经稀发、闭经或症状不典型的经前综合征和围绝经综合征的女性，应检查甲状腺功能。绝经期女性甲状腺功能减退的患病率显著高于绝经前女性，尤其是年龄大于 60 岁的人群中约 45% 存在甲状腺炎，甲减患病率可达 20%，其中 90% 为亚临床甲减，可将血 TSH、T_3、T_4 检查作为围绝经期和绝经后女性的常规体检项目。年龄＞60 岁的女性，如出现甲减症状，应每 2 年进行 1 次检查，以指导临床治疗。

根据是否合并甲状腺激素水平的降低，可分为临床型和亚临床型甲状腺功能减退症。无论临床甲减还是亚临床甲减均表现为血清促甲状腺激素（TSH）水平的升高，其区别在于临床甲减同时伴有血清甲状腺素水平降低，而亚临床甲减血清甲状腺素水平处于正常范围。已经证实甲状腺功能减退症与动脉粥样硬化的发生发展呈显著正相关，两种疾病状态在临床上均可表现为血清胆固醇水平的升高。在亚临床甲减中，约 75% 的患者 TSH 水平仅表现为轻度升高（TSH≥4.5～9.9mU/L），25% 的患者 TSH 显著升高（TSH≥10mU/L）。对于 TSH＞10mIU/L 的亚临床甲减患者，尽管甲状腺素水平正常，但由于该人群会以每年 5% 的比例向临床甲减进展，尤其是甲状腺过氧化物酶抗体阳性的患者，因此 JAMA 指南也推荐给予甲状腺激素的补充替代。但对于 TSH＜10mIU/L 的亚临床甲减患者，指南推荐给予动态观察。

如果 TSH 水平降低，特别是≤0.08mIU/L 而同时 T_4 水平升高，提示甲亢。如 T_4 正常，应测定 T_3，因部分甲亢患者呈现明显的 T_3 毒性现象。如果 T_3 正常，说明甲状腺激素分泌是 TSH 自主性分泌的结果，称为亚临床性甲亢。部分患者最终将出现 T_4 或 T_3 升高而发展为真正的甲亢。老年甲亢患者，血浆 T_3 水平升高明显。年长女性毒性多结节甲状腺肿较常见。由 TSH 过多分泌引起的甲亢罕见，表现为 TSH 正常或 TSH 和甲状腺激素同时升高。过多的甲状腺素分泌可引起心血管并发症和骨质疏松症。亚临床型甲亢的老年女性或有心脏疾病和骨质疏松症患者，若血浆 TSH 水平≤0.1mIU/L 则需要进行治疗，以避免发生骨质疏松和房颤。若 TSH 水平在 0.1 ~ 4.5mlU/L，只需对老年患者进行治疗，以防发生心血管并发症。

3. 血生化指标（要求做） 每年检测 1 次肝功能、肾功能、血脂、空腹血糖、空腹胰岛素、尿酸、超敏 C 反应蛋白、游离脂肪酸、同型半胱氨酸等生化指标，有助于筛查冠心病、糖尿病等与代谢相关的疾病。如果有肥胖，特别是中心性肥胖，或有 2 型糖尿病家族史应做 OGTT 加胰岛素释放试验。以上生化指标在 MHT 使用前常规检测，以后定期复查（每年 1 次）。

4. 血常规、尿常规、粪便常规（要求做） 每年 1 次。大便潜血检查提高消化系统肿瘤的检出率。

5. 凝血常规（可以选择做） 有可疑凝血功能异常特别是可疑血液高凝状态者，可以选择检测。

【相关检查】

1. 盆腔 B 超（要求做） 经阴道彩超首选，要求测量子宫内膜厚度，了解子宫和卵巢萎缩情况，必要时计窦卵泡数和卵巢容积。绝经后女性子宫内膜呈线性，厚度通常＜5mm，回声均匀。如果绝经后女性反复发生来自宫腔的出血，和 / 或子宫内膜厚度

≥5mm、子宫内膜回声不均匀、异常血流信号，应进行子宫内膜活检，必要时行宫腔镜检查及直视下子宫内膜活检。对于接受 MHT 的女性，应定期监测子宫内膜厚度，如子宫内膜厚度≥8mm，应该停药撤退出血后复查，如果子宫内膜厚度仍≥8mm，或子宫内膜回声不均匀，或异常血流信号应进行子宫内膜活检，必要时行宫腔镜检查及直视下子宫内膜活检。

2. 阴道脱落细胞学检查(可以选择做) 阴道上段黏膜涂片，根据镜下阴道脱落细胞表层、中层、底层的比例，了解体内雌激素水平，可用于判断阴道黏膜萎缩程度，诊断萎缩性阴道炎。定期复查，用以指导阴道雌激素治疗方案及疗效判断。该方法目前已经逐步被血清性激素检测所代替。但对于判断绝经后生殖道萎缩情况，特别是观察阴道局部雌激素治疗效果时，阴道脱落细胞学检查仍是判断疗效的客观指标之一。

3. 宫颈癌细胞筛查(liquid-based cytology test，LCT；thin-prep cytologic test，TCT)(要求做) MHT 前应根据宫颈癌细胞筛查指南，常规了解子宫颈的细胞学筛查结果。排除雌激素依赖性恶性肿瘤。MHT 与宫颈鳞癌的发生、发展之间并没有相关性，外源性雌激素不增加宫颈鳞癌的发病风险，但宫颈腺癌的发生发展不能排除雌激素的影响。MHT 前应进行宫颈细胞学检查，以明确子宫颈是否有病变，如有病变先行治疗。

4. 乳腺 B 超或钼靶(要求做) 大约 80% 的生育期妇女乳腺钼靶或高频超声检查均显示存在乳腺增生，很多女性将“增生”和“肿瘤”联系在一起。其实，乳腺增生症是指妇女内分泌功能失调所致的乳腺上皮和间质增生、复旧不全引起的一组非炎症性非肿瘤性疾病。女性在不同的生理年龄和月经周期乳腺腺泡、导管和间质呈现不同程度的增生及退行性改变，是属于正常发育和退化中的失常。90% 以上的乳腺增生是不会癌变的。因此，绝大多数良性乳腺增生应是一种正常的生理现象，不是 MHT 的禁忌证，但患者需要定期自查和专科检查。

(1)乳腺自查：定期乳腺自我检查的目的是早期发现可触及的乳腺肿物及增强对乳腺异常的警觉。乳腺自我检查的时间一般是月经后 7～10 天。①视诊：观察两侧乳房形状、大小是否对称，有无局限性隆起或凹陷，乳房皮肤有无发红、水肿及“橘皮样”改变，乳房浅表静脉是否扩张，两侧乳头是否在同一水平，注意乳头、乳晕有无糜烂。②触诊：可以站立位，也可取平卧位，肩下垫小枕，使胸部隆起。用手指掌面扪诊，循序对乳房外上(包括腋尾部)、外下、内下、内上各象限及中央区做全面检查。

(2)高频彩超：超声检查无辐射，其优点是对囊性病变敏感，具有实时性，可动态观察病灶的弹性、活动性及彩色多普勒血流情况，是一种经济、简便、无创伤的检查方法，在鉴别可触及或不可触及的囊性肿物和实性肿物方面具有独到之处。对临床不易触及的病灶，可在超声引导下活检或术前定位。B 超可显示腋窝病变，有助于显示致密型乳腺及植入假体乳腺中的病灶。超声检查的局限性和诊断准确性常常取决于所使用的设备及检查者的经验。微小钙化的检出率及敏感性逊于 X 线摄影，超声常常不易显示小病灶或不能可靠区分良恶性。

(3)乳腺钼靶 X 线检查：又称钼钯摄片，是目前发现早期乳腺癌的主要方法，对乳腺内微小钙化的检查敏感性较 B 超好。乳腺 X 线检查发现乳腺癌的敏感性随年龄增长而增高，主要针对无症状人群，可检出 0.5cm 左右的早期乳腺癌。年轻女性乳腺腺体含量多，密度高，30～40 岁女性乳腺 X 线摄片的敏感性大约为 77.3%，50～70 岁妇女乳腺脂肪含量高，敏感性可达 93%。

全数字化乳腺摄影技术不仅能够清晰显示乳腺皮肤、皮下组织、腺体及血管等各层次结构，可以清晰显示病变的直接及间接征象，包括结构扭曲、非对称性致密影及微小结节，对簇状微小钙化诊断的敏感性达 95%。

建议35～40岁妇女应做1次乳腺X线检查作为基础资料保存，以便以后作为对照。40岁以上的女性，每1～3年进行1次乳腺X线检查。中国女性的乳腺结构与白种人相比，稍有差异，黄种人女性乳房较白种人小，脂肪含量少，而乳腺组织较致密，通过乳腺钼靶检查的精确度不及白种人，但可以与高频彩超检查互补。

（4）乳腺磁共振成像：MRI的优点是对乳腺病灶敏感性较高，尤其是对致密的乳腺病灶、乳腺癌术后局部复发、乳腺假体的观察等。MRI可用于双侧乳腺同时成像、断层能力及任意三维成像，可使病灶定位更准确，显示更直观。MRI对于乳腺特殊部位，如位于乳腺高位、深部病灶的显示优于X线摄影。MRI对多中心、多病灶的检出，对胸壁侵犯的观察及胸骨旁、纵隔及腋窝淋巴结转移的显示优于其他检查方法。MRI能准确鉴别囊性及实性病变，动态增强扫描可了解病变血流灌注情况，有助于良恶性病变鉴别。MRI最突出的优点是无辐射。MRI的局限性在于显示微小钙化不敏感，而这种微钙化有相当一部分是诊断乳腺癌的可靠依据，因此，MRI无法取代X线摄影。MRI有着较高的敏感性但特异性较低、假阳性率较高，因而可能会导致不必要的活检。目前仍然没有证据显示MRI筛查能提高总生存率。

2019年中国抗癌协会（China Anti-cancer Association，CACA）的《中国女性乳腺癌筛查指南》中推荐：对于40～44岁无早发性家族性乳腺癌或不携带有乳腺癌致病性遗传突变的其他乳腺癌高危风险女性，推荐每年1次乳腺超声筛查；当乳腺超声筛查阴性时，建议每年1次补充乳腺磁共振检查（C级推荐）。45岁以上其他乳腺癌高危风险女性，每年1次乳腺X线联合乳腺超声筛查；当乳腺X线及乳腺超声筛查均阴性时，建议每年1次补充乳腺磁共振检查（C级推荐）。

目前，钼靶X线摄影仍是乳腺筛查的金标准，X线摄影与超声结合为乳腺筛查的黄金组合，MRI是重要的补充检查手段。

（5）乳管内视镜检查：对于发现乳头溢液的患者，除以上检查外可进行乳管内视镜检查。10%～30%的乳头溢液是由乳房内恶性病变引起。

（6）B超引导乳腺穿刺活检：包括细针穿刺细胞学检查（FNA）和粗针穿刺组织学检查（CNB）。FNA检查简单易行，但需要有经验的细胞病理学家，并存在假阳性问题。CNB不但可以定性，还能明确病变的组织类型，目前已逐渐取代FNA。

5. 骨密度（要求做） 标准X线检查不能用于早期评估骨折高危性，因为X线片出现明显变化前已存在30%～40%骨丢失。

双能X线吸收法（DEXA）可较精确地确定骨质疏松性骨折部位，且放射剂量明显低于标准胸部X线检查，应用DEXA技术（结合精密软件使精确度达1%）测量桡骨、髋骨和脊柱3个部位，可提供高精确度数据。目前国际学者公认DXA测量腰椎和髋关节骨密度是诊断骨质疏松的金标准。绝经相关骨质疏松的诊断标准以T值为依据，T评分（T Score）指被测量者与年轻成人平均骨量峰值间的标准差，负值越大，发生骨折的危险越大。骨密度测定的临床意义，①正常：0～1标准差（人群中占84%）；②骨量减少：–1～–2.5标准差；③骨质疏松症：<–2.5标准差。临床测定骨密度时，绝经后妇女采用T评分法。

骨量每降低1个标准差（骨量约0.1g/cm），骨折危险性增加50%。髋骨骨量降低的预测价值更大，即骨量每降低1个标准差，骨折危险增大3倍。虽然骨密度降低可预测骨折危险性，但治疗引起的骨密度增加与降低骨折率之间无直接相关性。

定量CT骨密度测量可在多数商用CT机上进行，但放射量高于DEXA，虽然其可精确测量椎骨量，但却不能精确测定股骨骨量。另外，超声检查也是价格低廉和有效的骨量测定方法。

6. 心电图（可以选择做） 一般情况下，

不要求做。如有相关症状，需要做。

7. 泌尿生殖系统疾病的评估（可以选择做） 对于具有泌尿系统症状的围绝经期及绝经后女性，首先应进行相关的病史询问，如泌尿系统疾病病史、既往手术史、生育史等。其次，应进行相应的体格检查确定盆底组织的损伤程度，判断是否存在盆腔器官脱垂和尿失禁。

（1）压力试验（stress test）：患者膀胱充盈时，取截石位检查。嘱患者咳嗽的同时，医师观察尿道口。如果每次咳嗽时均伴随着尿液的不自主溢出，则可提示压力性尿失禁（stress urinary incontinence，SUI）。延迟溢尿，或有大量的尿液溢出提示非抑制性膀胱收缩。如果截石位状态下没有尿液溢出，应让患者站立位时重复压力试验。

（2）指压试验（Bonney test）：检查者把中示指放入阴道前壁的尿道两侧，指尖位于膀胱与尿道交接处，向前上抬高膀胱颈，再行诱发压力试验，如压力性尿失禁现象消失，则为阳性，否则为阴性。

（3）棉签试验（Q-tip test）：患者取仰卧位，将涂有利多卡因凝胶的棉签置入尿道，使棉签头处于尿道膀胱交界处，分别测量患者在静息时及 Valsalva 动作（紧闭声门的屏气）时棉签棒与地面之间形成的角度。在静息及做 Valsalva 动作时该角度差小于 15° 为良好结果，说明有良好的解剖学支持；如角度差大于 30°，说明解剖学支持薄弱；15°～30° 时，结果不能确定。

（4）除此之外，必要时行尿道压力试验、尿动力学检查、膀胱尿道造影、静脉肾盂造影或超声检查进行尿路评估；膀胱尿道镜检查来明确尿路有无损伤、结石、肿瘤等。女性膀胱功能的近似正常值见表 16-1。

（5）盆腔器官脱垂定量分度法（pelvic organ prolapse quantitive examination，POP-Q）：此分期系统分别利用阴道前壁、阴道顶端、阴道后壁上各 2 个解剖指示点与处女膜的关系来界定盆腔器官的脱垂程度。与处女膜平行以 0 表示，位于处女膜以上用负数表示，处女膜以下则用正数表示。阴道前壁上的 2 个点分别为 Aa 和 Ba 点；阴道顶端的 2 个点分别为 C 和 D 点；阴道后壁的 Ap、Bp 2 点与阴道前壁 Aa、Ba 点是对应的。另外包括阴裂（gh）的长度、会阴体（pb）的长度以及阴道的总长度（TVL）。测量值均用厘米表示。盆腔器官脱垂 POP-Q 分度法见表 16-2。

表 16-1　女性膀胱功能的近似正常值

女性膀胱功能的近似正常值
①残余尿＜50ml
②充盈 150～250ml 时有初始排尿感觉
③充盈 250ml 以上才有强烈排尿感觉
④膀胱压力容量为 400～600ml
⑤达到膀胱压力容量 60 秒后测定膀胱顺应性是 20～100ml/cmH_2O
⑥充盈时，尽管有刺激性动作，无逼尿肌不可抑制收缩
⑦尽管有刺激性动作，无压力性和急迫性尿失禁
⑧自主和持续的逼尿肌收缩引起排尿
⑨最大尿流率≥15ml/s，排尿期逼尿肌压力＞15cmH_2O

表 16-2　盆腔器官脱垂 POP-Q 分度法

分度	内容
0	无脱垂，Aa、Ap、Ba、Bp 均在 -3cm 处，C、D 2 点在阴道总长度和阴道总长度 -2cm 之间，即 C 或 D 点量化值＜（TVL-2cm）
Ⅰ	脱垂最远端在处女膜平面上＞1cm，即量化值＜-1cm
Ⅱ	脱垂最远端在处女膜平面上＜1cm，即量化值＞-1cm，但＜+1cm
Ⅲ	脱垂最远端超过处女膜平面＞1cm，但＜阴道总长度 -2cm，即量化值＞+1cm，但＜（TVL-2cm）
Ⅳ	下生殖道呈全长外翻，脱垂最远端即子宫颈或阴道残端脱垂超过阴道总长 -2cm，即量化值＞（TVL-2cm）

8. 颈动脉 B 超（可以选择做） 颈动脉粥样硬化是颈动脉的一种慢性、进展性炎性改变，其特点为动脉壁内 - 中膜进行性增厚与结构紊乱，是卒中的主要病因。头颈部血管超声联合评估已成为卒中高危人群临床筛查的重要手段。动脉粥样硬化的早期表现为动

脉内-中膜增厚，继而有动脉粥样硬化斑块形成，随着病程进展可发展为动脉狭窄或闭塞。正常人颈部血管内-中膜厚度（intima-media thickness，IMT）<1.0mm，若 1.0mm≤IMT<1.5mm 提示 IMT 增厚。当 IMT≥1.5mm，凸出于血管腔内或局限性增厚，并高于周边 IMT 的 50%，可定义为动脉粥样硬化斑块形成。依据血管内径与血流动力学参数，综合分析、评估颈动脉狭窄的程度，常规检查可将其分为 4 个等级，即狭窄率<50%、狭窄率为 50%～69%、狭窄率为 70%～99% 及闭塞。

9. 其他 B 超（可以选择做） 包括肝、胆、胰、脾、肾、膀胱、四肢血管 B 超。

【体检要点】

测量身高、体重、腰围、臀围等，需计算 BMI，腰围是衡量腹部肥胖的一个重要指标，它反映了腹部脂肪蓄积的程度，而腹部脂肪的蓄积与一系列代谢异常有关。根据身高和体重计算体重指数（BMI），目前国际上通用 BMI 来衡量肥胖：BMI= 体重（kg）/ 身高^2（m）。

测血压：测血压前半小时患者禁烟、禁咖啡，安静环境下在有靠背的椅子休息至少 5 分钟，高血压的诊断标准为至少 3 次非同日血压收缩压值达到或超过 140mmHg 和 / 或舒张压达到 90mmHg。

【更年期门诊初次接诊流程图 16-2】

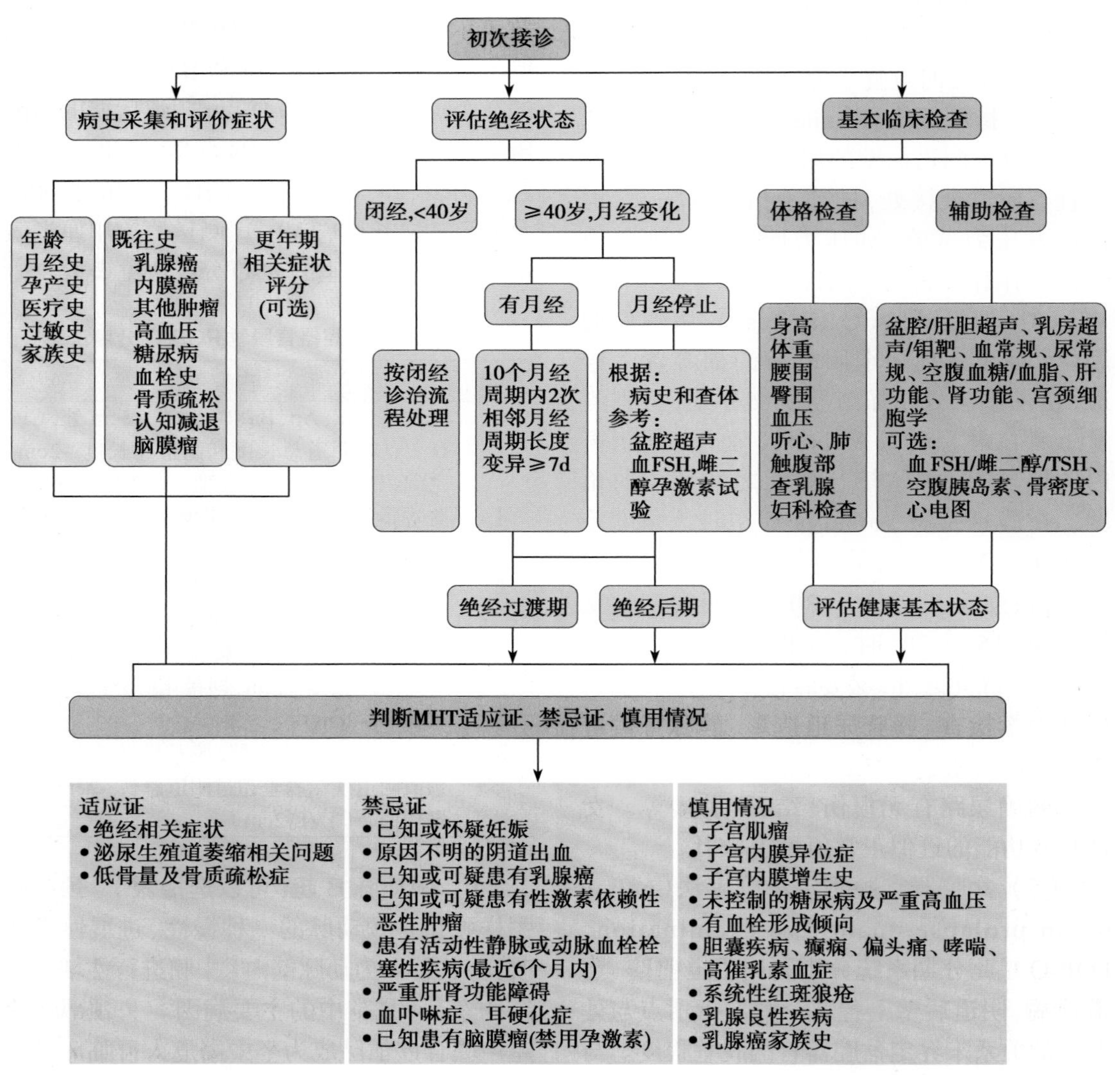

图 16-2　更年期门诊初次接诊流程

【评估量表】

1. 改良 Kupperman 评分表（表 16-3） 绝经症状的表现形式多样，为了客观评价绝经症状的程度，目前广泛采用的是改良 Kupperman 评分表。Kupperman 评分诞生于 20 世纪 50 年代，并开始在美国和欧洲广泛应用。在过去 40 多年来，Kupperman 评分一直是临床应用最为广泛的评分方法，尤其是在临床及临床药物试验的领域。因为其对症状的加权法能够很好地反映出激素类药物的治疗作用，方便了临床上不同药物间的比较，但它不包括对阴道干涩和性欲丧失的评价，因此缺乏内容有效性。现有的改良 Kupperman 评分，其在原 Kupperman 评分基础上增加了外阴阴道不适及泌尿系症状两项，使得其在围绝经期生活质量评价方面更具有效性。

表 16-3　改良 Kupperman 评分

症状	基本分	程度评分				症状评分
		无（0）	轻（1）	中（2）	重（3）	
潮热、出汗	4	无	<3 次 /d	3～9 次 /d	≥10 次 /d	
感觉异常	2	无	有时	经常有刺痛、麻木、耳鸣等	经常而且严重	
失眠	2	无	有时	经常	经常且严重，需服安眠药	
易激动	2	无	有时	经常	经常不能自控	
抑郁	1	无	有时	经常，能自控	失去生活信心	
眩晕	1	无	有时	经常，不影响生活	影响生活与工作	
疲乏	1	无	有时	经常	日常生活受限	
肌肉、骨关节痛	1	无	有时	经常，不影响功能	功能障碍	
头痛	1	无	有时	经常，能忍受	需服药	
心悸	1	无	有时	经常，不影响工作	需治疗	
皮肤蚁走感	1	无	有时	经常，能忍受	需治疗	
性交痛	2	无	有时	经常，能忍受	影响生活	
泌尿系统症状	2	无	有时	经常，不影响生活	影响工作与生活	

注：症状得分 = 基本分 × 程度评分，所有症状得分总和为改良 Kupperman 评分得分。

2. Greene 评分表（表 16-4） Greene 评分表诞生于英国，共 21 项症状评分。Greene 评分表产生了各自独立的 3 种症状学评价方法：心理症状、躯体症状和血管舒缩症状。其可以用于评价不同种类症状对治疗反应的差异，激素替代疗法的临床试验，不同女性群体的对比研究，流行病学调查以及对更年期症状病因学的基础研究等。需注意的是，表中提到的这些症状可能发生在整个更年期而不仅局限于绝经期。Greene 量表设计用于个人自评，但如果需要，也可以用于大众的调查。

3. 绝经症状等级评分表（MRS）（表 16-5） 20 世纪 90 年代早期由德国人发明，侧重于对绝经期症状严重程度的评价及这些症状对生活质量的影响，近几年在国内外应用广泛。MRS 评分表中的各种症状组范围从 0.0（无症状）到 1.0（非常严重症状），而对个别症状无权重。由患者自己对症状的严重程度做出评价，弥补了改良 Kupperman 评分法的缺陷。由于评价由患者本人做出，而没有医师的评估，从而避免了医师对患者的诱导。MRS 评分、改良 Kupperman 评分及 Greene 评分在躯体、心理及泌尿生殖三大方面都有较高的一致性。

表 16-4　Greene 更年期自我评价量表

姓名：　　　　　　　　日期：　　　　　　　　编号：
年龄：　　　　　　　　末次月经：

在最近 1 个月内您感受到以下症状问题吗？请您根据不同的程度在相应的空格里打勾。

症状	没有 =0	轻微 =1	中等 =2	严重 =3
1. 心跳很快或很剧烈				
2. 感到紧张				
3. 失眠				
4. 容易兴奋				
5. 突然感到惊慌				
6. 难以集中注意力				
7. 感到疲倦或精力不足				
8. 对大多数事情缺乏兴趣				
9. 感到不开心或压抑				
10. 莫名其妙地哭泣				
11. 易怒				
12. 感到头晕或要晕倒				
13. 头部或身体感到有压力或紧绷感				
14. 身体感到麻木或刺痛				
15. 头痛				
16. 肌肉关节酸痛				
17. 手脚失去感觉				
18. 呼吸困难				
19. 潮热				
20. 夜间盗汗				
21. 对性缺乏兴趣				

注：心理症状 P（psychological scale）（1～11）：焦虑 A（1～6），抑郁 D（7～11）；躯体症状 S（somatic scale）（12～18）；血管舒缩症状 V（vasomotor scale）（19～20）；性功能异常 S（sexual scale）（21）。

表 16-5　绝经症状等级评分表（MRS）

目前你有以下哪些症状？请在症状栏中，根据症状有无及严重程度打勾。

评分	症状				
	无	轻度	中度	严重	非常严重
	0	1	2	3	4
潮热出汗（向上蔓延的潮热，出汗）					
功能性心脏疾病（心悸，心跳加速，不规则心跳，胸闷）					
睡眠障碍（难入睡，半夜醒，醒得早）					
抑郁情绪（精神不振，悲伤，流泪，虚弱情绪波动）					
烦躁（神经过敏，内心紧张，好斗）					
忧虑（内心焦虑，惶恐）					
身心筋疲力竭（虚弱，难以集中注意力，易忘）					
性功能受损（性欲，性生活或性满意下降）					
泌尿系统障碍（排尿有问题，尿频，不自主排尿）					
阴道干（感觉阴道发干，性交困难）					
关节和肌肉疾病（手指关节区域疼痛，风湿样疾病）					

4. Zung 抑郁评分量表（表 16-6） 绝经后抑郁症状的评分现主要采用 Zung 抑郁自评量表，是对抑郁症状的筛查评分法。患者自己根据最近 1 个星期的实际感受，按照条目的意思进行相应作答。一共 20 个条目，对每个条目中所描述的症状按出现频率评定，分 4 个等级：没有或很少时间、少部分时间、相当多时间、绝大部分或全部时间。若为正向评分题，依次评为 1、2、3、4 分，若为反向评分题，则评为 4、3、2、1 分。把 20 个项目中的各项分数相加，即得到总粗分，若≥40 分需要考虑抑郁症。

5. 绝经后女性生活质量评分表（MENQOL）（表 16-7） 绝经后女性生活质量评分表是由加拿大学者在 1996 年提出的，包括 29 个条目、4 个部分，第一部分为血管舒缩症状（条目 1～3），第二部分为心理社会状态（条目 4～10），第三部分为生理状态（条目 11～26），第四部分为性生活（条目 27～29）。我国学者于 2005 年将 MENQOL 译成了中文版。目前，MENQOL 已被广泛用于更年期女性生活质量的临床疗效评价。MENQOL 由患者自我报告过去的 1 个月是否出现了条目中所描述的症状，每个条目都要回答“否”或者“是”，并且对于回答“是”的要从数字 0（毫不影响）～ 6（非常困扰）中圈出该症状对生活的影响程度，数字越大表示影响程度越大。MENQOL 的计分方式为每个部分分别计分。

表 16-6　Zung 抑郁评分量表（SDS）

	没有或很少时间	小部分时间	相当多时间	绝大部或全部时间
1. 我觉得闷闷不乐，情绪低沉	A	B	C	D
2. 我觉得一天之中早晨最好	A	B	C	D
3. 我一阵阵哭出来或觉得想哭	A	B	C	D
4. 我晚上睡眠不好	A	B	C	D
5. 我吃的和平常一样多	A	B	C	D
6. 我与异性接触时和以往一样感到愉快	A	B	C	D
7. 我发觉我的体重在下降	A	B	C	D
8. 我有便秘的苦恼	A	B	C	D
9. 我心跳比平常快	A	B	C	D
10. 我无缘无故地觉得疲惫	A	B	C	D
11. 我的头脑跟平常一样清楚	A	B	C	D
12. 我觉得经常做的事情并没有困难	A	B	C	D
13. 我觉得不安而平静不下来	A	B	C	D
14. 我对将来抱有希望	A	B	C	D
15. 我比平常容易生气激动	A	B	C	D
16. 我觉得做出决定是容易的	A	B	C	D
17. 我觉得自己是个有用的人，有人需要我	A	B	C	D
18. 我的生活过得很有意义	A	B	C	D
19. 我认为如果我死了，别人会生活得更好些	A	B	C	D
20. 平常感兴趣的事我现在照样感兴趣	A	B	C	D

评分标准：正向计分题（题号：1、3、4、7、8、9、10、13、15、19）A、B、C、D 按 1、2、3、4 分计；反向计分题（题号：2、5、6、11、12、14、16、17、18、20）按 4、3、2、1 计分。把 20 个项目中的各项分数相加，即得到总粗分，总粗分乘以 1.25 取整数，即得标准分。

表 16-7 绝经后女性生活质量评分表(MENQOL)

您在过去的 1 个月中，是否出现以下问题？如果是，请勾“是”，并圈出该问题对您的困扰程度。如果未出现该情况请勾“否”，并继续完成下一项。

问题			无困扰	———→					非常困扰
1. 潮热	否□	是□	0	1	2	3	4	5	6
2. 盗汗	否□	是□	0	1	2	3	4	5	6
3. 白天自汗	否□	是□	0	1	2	3	4	5	6
4. 对自己生活不满意	否□	是□	0	1	2	3	4	5	6
5. 感到焦虑或紧张	否□	是□	0	1	2	3	4	5	6
6. 记性减退	否□	是□	0	1	2	3	4	5	6
7. 做事不如以前得心应手	否□	是□	0	1	2	3	4	5	6
8. 感到抑郁情绪低落沮丧	否□	是□	0	1	2	3	4	5	6
9. 对别人缺乏耐心	否□	是□	0	1	2	3	4	5	6
10. 总想一个人待着	否□	是□	0	1	2	3	4	5	6
11. 胃肠胀气或胀痛	否□	是□	0	1	2	3	4	5	6
12. 肌肉和关节疼痛	否□	是□	0	1	2	3	4	5	6
13. 感到疲劳或筋疲力尽	否□	是□	0	1	2	3	4	5	6
14. 睡眠有问题	否□	是□	0	1	2	3	4	5	6
15. 颈项部疼痛或头痛	否□	是□	0	1	2	3	4	5	6
16. 体力下降	否□	是□	0	1	2	3	4	5	6
17. 外表精神差	否□	是□	0	1	2	3	4	5	6
18. 感到缺乏精力	否□	是□	0	1	2	3	4	5	6
19. 皮肤干燥	否□	是□	0	1	2	3	4	5	6
20. 体重增加	否□	是□	0	1	2	3	4	5	6
21. 面毛增多	否□	是□	0	1	2	3	4	5	6
22. 外貌肤质气色发生变化	否□	是□	0	1	2	3	4	5	6
23. 感到肿胀不适	否□	是□	0	1	2	3	4	5	6
24. 腰痛	否□	是□	0	1	2	3	4	5	6
25. 尿频	否□	是□	0	1	2	3	4	5	6
26. 大笑或咳嗽无法控制小便	否□	是□	0	1	2	3	4	5	6
27. 性欲改变	否□	是□	0	1	2	3	4	5	6
28. 性交时阴道干涩	否□	是□	0	1	2	3	4	5	6
29. 回避性行为	否□	是□	0	1	2	3	4	5	6

(谢梅青 彭瑾 陈冬梅 谢小倩)

参考文献

1. HARLOW SD, M GASS, JE HALL, et al. Executive summary of the Stages of Reproductive Aging Workshop+10: addressing the unfinished agenda of staging reproductive aging. Menopause, 2012, 19(4): 387-395.
2. TAYLOR HS, L PAL, E SELL. Speroff's clinical gynecologic endocrinology and infertility: Lippincott Williams & Wilkins, 2019.
3. 曹泽毅. 中华妇产科学. 3 版. 北京: 人民卫生出版社, 2014.
4. 中华医学会妇产科学分会绝经学组. 绝经管理与绝经激素治疗中国指南(2018). 中华妇产科杂志, 2018, 53(11): 729-737.
5. 郁琦. 绝经学. 北京: 人民卫生出版社, 2013.
6. BABER RJ, N PANAY, A FENTON, et al.2016 IMS Recommendations on women's midlife health and menopause hormone therapy.Climacteric, 2016, 19(2): 109-150.
7. THE NHTPSAP.The 2017 hormone therapy position statement of the North American Menopause Society.Menopause, 2017, 24(7): 728-753.
8. SINGER PA, DS COOPER, EG LEVY, et al.Treatment guidelines for patients with hyperthyroidism and hypothyroidism.Standards of Care Committee, American Thyroid Association.JAMA, 1995, 273(10): 808-812.
9. MONTELEONE P, G MASCAGNI, A GIANNINI, et al.Symptoms of menopause-global prevalence, physiology and implications.Nat Rev Endocrinol, 2018, 14(4): 199-215.
10. DAVIS SR, LAMBRINOUDAKI I, LUMSDEN M, et al.Menopause.Nat Rev Dis Primers, 2015, 1: 15004.

第十七章

复发性流产

【概述】

世界卫生组织（WHO）将流产定义为妊娠在20～22周以前终止、胎儿体重在500g以下者，而我国采用的流产定义是指妊娠在28周以前终止、胎儿体重在1 000g以下者。目前国内外学者对复发性自然流产（recurrent spontaneous abortion，RSA）的定义有所不同，2011年英国皇家妇产科医师学院（RCOG）将RSA定义为与同一配偶连续发生3次或3次以上、妊娠24周前的胎儿丢失，包括生化妊娠，并强调了流产的连续性；2012年美国生殖医学会（ASRM）定义RSA为2次及2次以上的临床妊娠丢失，明确排除生化妊娠，未强调流产的连续性及流产的孕周；2017年欧洲人类生殖与胚胎学学会（ESHRE）指南中RSA定义是连续发生2次及以上妊娠24周前的胎儿丢失，强调了流产的连续性。而国内仍把3次或3次以上在妊娠28周之前的胎儿丢失称为习惯性流产。复发性流产是育龄期妇女的常见病之一。2次或2次以上的流产患者约占生育期妇女的5%，而3次或3次以上者占1%～2%，且复发风险随着流产次数的增加而上升，即流产次数越多，复发率亦越高，因此连续发生2次流产即应当予以重视。

复发性流产的病因复杂多样，主要包括遗传因素、解剖因素、内分泌异常、感染因素、血栓前状态和免疫紊乱等。染色体异常是引起反复自然流产的常见病因，其中染色体核型异常是导致流产的重要遗传因素，例如易位、嵌合体、缺失、倒置或非整倍体。子宫解剖异常导致的复发性流产占12%～15%，包括各种子宫先天性畸形、宫腔粘连、子宫肌瘤或子宫腺肌病以及宫颈功能不全等疾病。黄体功能不足、胰岛素抵抗、高催乳素血症及多囊卵巢综合征等内分泌异常均可影响胚胎的着床和发育。未控制的糖尿病、甲状腺疾病亦可能导致RSA的发生。血栓前状态（prethrombotic state，PTS）分为先天性和获得性2种类型，先天性血栓前状态系由凝血纤溶相关基因突变所致，例如蛋白C及蛋白S缺乏症等，而获得性血栓前状态则继发于抗磷脂综合征、高同型半胱氨酸血症等血液高凝状态疾病，使得子宫胎盘部位血流状态改变，易形成局部微血栓，甚至胎盘梗死，导致胎盘血供下降，胚胎或胎儿缺血缺氧，最终引起胚胎或胎儿的发育不良而流产。近年来生殖免疫研究表明复发性流产的病因约半数与免疫功能紊乱有关，包括：封闭抗体产生不足、抗磷脂抗体形成、组织非特异性抗体例如抗核抗体、抗DNA抗体的形成、组织特异性抗体例如抗精子抗体、抗子宫内膜抗体等的形成以及NK细胞（$CD56^{+}$和/或$CD19^{+}$）数量增加或活性升高等。但除上述之外，仍有部分患者病因不明，临床上称之为原因不明复发性流产（unexplained recurrent spontaneous abortion，URSA）。

【检测项目】

复发性自然流产的病因及相关因素十分复杂，不同原因的流产，尤其是早期流产（发生于孕13周前）在临床表现上缺乏特异性，而且较多患者同时存在多种病因，如若检查项目不全面，未能及时给予适当的综合治疗，致使遗漏了对某些相关因素的处理，导致妊娠失败，将会使患者精神遭受进一步的打击，甚至病情加重，失去再次怀孕的信心。因此，在诊断复发性流产的过程中必须依靠各种辅助检查对各种可能的病因进行全面细致的筛查，检查项目要尽可能地覆盖 RSA 致病相关因素。

（一）一般检查

1. 病史 详细询问夫妇双方病史，除年龄、月经婚育史、既往史、家族史外，还应注意询问有无吸烟、酗酒、吸毒以及化学毒物放射线接触史。依照时间顺序描述既往流产情况，包括发生流产时的妊娠周数、有无诱因及特殊伴随症状、流产胚胎有无畸形、是否做过染色体核型分析等。通过病史询问大致判断引起 RSA 的病因，为进一步的实验室检查指明方向。

2. 体格检查 测量身高、体重和血压，注意有无代谢性疾病的体征，是否有多毛、溢乳、黑棘皮症和甲状腺肿大等。近年来，有研究显示患者体重指数（BMI）与自然流产存在相关性，BMI≥30kg/m^2 或 BMI≤18.5kg/m^2 均可能使得自然流产风险增高。特别注意妇科检查，了解子宫及双附件有无先天性畸形，并检查子宫颈是否有损伤、感染等。

（二）实验室检查

1. 遗传学检查

（1）核型分析：同时对夫妇双方外周血淋巴细胞染色体进行核型分析，观察有无数目和结构畸变，以及畸变类型，以便推断其复发概率，行遗传咨询，如条件允许，最好对流产物行染色体核型分析。早期流产约有超过半数存在细胞遗传学异常，此后随着孕周的增加，该因素所致的流产率下降，晚期流产胎儿的染色体核型多数正常，流产多为解剖异常、免疫紊乱及血栓前状态等因素所致。

（2）染色体微阵列分析（chromosomal microarray analysis，CMA）：可在全基因组水平检测染色体不平衡的拷贝数变异，发现染色体组微小缺失、重复等不平衡重排以便提高检出率，是一种有效的遗传学诊断方法，但目前国内尚未广泛开展，对于分析早、中孕期胎儿丢失的原因尚缺乏数据积累。

2. 内生殖器畸形的检查

（1）子宫输卵管造影（HSG）：包括碘油造影和超声造影，可用于了解输卵管的通畅程度。复发性流产患者可能有多次清宫史，这是输卵管阻塞的诱因。子宫输卵管碘油造影检查还可同时显示子宫颈内口直径，能同时诊断是否存在宫颈功能不全。RSA 妇女及有不良妊娠史者建议应行 HSG 检查，排除子宫畸形。

（2）B 超：主要用于诊断子宫外部形态异常，明确子宫内膜厚度、有无粘连、畸形、子宫肌瘤等。

（3）宫腔镜及腹腔镜：宫腔镜可直接观察子宫腔内状况，不但能明确诊断宫腔粘连、子宫纵隔等子宫畸形及其类型，还可同时进行宫腔粘连分离、子宫纵隔切除等治疗；腹腔镜则可在直视下了解子宫外部形态，不仅可以诊断盆腔粘连、子宫内膜异位症，同时也可以进行治疗。

3. 内分泌检查

（1）基础体温测定（BBT）：BBT 能反映卵巢的功能状态，可用于筛查黄体功能不足。此方法最为简单、经济，每天测量晨起时的静息体温即可，如患者的高温相时间短（≤11 天）、上升幅度小（≤0.3℃）、高温相体温波动 >0.1℃、高温相上升或下降慢（>3 天），提示可能有黄体功能不足。

（2）血清孕酮测定：外周血中孕酮主要来自排卵后所形成的黄体，其含量随着黄体的发育而逐渐增加，直至黄体发育成熟（黄体中期），血清中孕酮含量达到高峰，此后不断下降，在月经前期降至最低水平。整个黄体期外周血孕酮水平呈抛物线状。当黄体功能不足时，孕酮分泌量减少，故监测外周血清中孕酮水平可以粗略估计黄体的功能状态，排卵后第5、7、9日统一时间测定孕酮水平，其平均值<15μg/L则提示黄体功能不足。另外，血清孕酮值还可在妊娠早期用于监测流产，P≥25ng/ml提示妊娠状况良好。有学者发现，如若P值急剧下降或<15μg/L，则80%黄体萎缩，83%胎儿已死亡，提示死胎或异位妊娠。

（3）子宫内膜活检：于月经第23天（黄体末期）行子宫内膜活检，若内膜发育落后于月经周期2天以上，或子宫内膜菲薄、腺体稀疏、腺上皮含糖原少、螺旋动脉血管壁薄等，均可存在黄体功能不足。诊刮日期应尽可能靠近下次月经期，以便真正反映内膜对黄体分泌的全部孕酮的反应。流产后前2次月经周期中尽量不行内膜诊刮，因22%～45%的流产妇女此时内膜反应异常，易造成误诊。内膜活检除了做常规的组织学检查外，最好同时测定雌孕激素受体，排除激素受体含量过低导致的假性黄体功能不足。此外，近年来子宫内膜炎对妊娠结局的影响逐渐引发关注，有专家认为，慢性子宫内膜炎可影响子宫内膜容受性，子宫内膜受到浆细胞的异常浸润并受其分泌的IgM、IgG、IgA等抗体影响，从而妨碍正常的胚胎发育及胎盘形成。慢性子宫内膜炎的诊断主要靠组织病理学检查时提示子宫内膜间质内浆细胞浸润，但浆细胞形态与子宫内膜中间质纤维细胞和单核细胞形态相似，难以区分，因此采用免疫组织化学方法对浆细胞特异性标志物跨膜硫酸乙酰肝素蛋白多糖（CD138）进行染色是目前诊断慢性子宫内膜炎最可靠的方法。此外，还有其他多种技术手段可用于诊断慢性子宫内膜炎，如宫腔镜检查、微生物学培养、分子微生物学诊断等，不同技术各有利弊，检查结果可能不一致。目前慢性子宫内膜炎的主要治疗方法是口服抗生素治疗，一线用药为多西环素，亦可根据子宫内膜病原体检查结果针对性选择抗生素，如甲硝唑、阿莫西林、环丙沙星等；由于妊娠期使用的药物较局限且并非均为一线治疗方案，建议RSA女性完善孕前检查及针对性的治疗，降低再次因生殖道感染而导致的妊娠丢失。

（4）血清催乳素（PRL）测定：催乳素是由垂体前叶分泌的一种多肽蛋白激素，其功能除了促进产后乳汁分泌外，还在维持正常黄体功能中发挥重要作用，PRL过高或过低均可导致黄体功能不足。目前已有研究表明血清PRL轻度升高与RSA关系密切。检测血清PRL时需要特别注意采血的时间和方法，垂体PRL分泌有脉冲波动，入睡后60～90分钟血PRL水平开始上升，早晨醒前达峰值，醒后1小时内迅速下降，情绪紧张、寒冷等应激状态会使PRL分泌短暂性升高，故而应统一在上午9～11时采血，采血前先清醒静坐30分钟，力求“一针见血”，尽量减少应激。

（5）其他性激素测定：对于月经失调者，应在月经周期第3天抽血检查FSH、LH、E_2和T；对疑有PCOS患者，可按照PCOS有关内容进行检查，详见第二章。

（6）甲状腺功能测定：检测TSH、T_3和T_4，必要时行甲状腺抗体的测定。

（7）糖代谢检查：行空腹血糖、胰岛素的测定，必要时做口服糖耐量试验，以便了解有无糖尿病或糖耐量异常。

4. 感染因素的检查 伴有不良妊娠史如早产、胎膜早破等，或找不到其他病因的RSA者，应行子宫颈分泌物解脲支原体、人型支原体、沙眼衣原体等检测，且对于RSA患者再次妊娠前应进行TORCH［TO即刚地弓形虫（toxoplasma，TOX）；R即风疹病毒（rubella virus，RV），C即巨细胞病毒（cytomegalovirus，CMV），H即单纯疱疹病毒（herpes simplex virus，HSV）］检查，但也有学者认为感染导致早期复发性流产的情况较少，且大部分患者在进行了感染相关因素的普查后病情并未得到明显缓解。另有学者认为细菌性阴道病是导致晚期流产及早产的高危因素之一。

5. 血栓前状态的检查　存在血栓前状态的妇女多无明显临床表现，其血液学检查也没有明确的诊断标准。特异性血栓前状态实验室诊断指标作为阳性依据，可分为2个阶段：用分子标志物诊断血栓前状态和血浆凝血功能亢进动态评价。分子标志物（如D-二聚体、FDP等）反映的血栓前状态表示已经产生轻度凝血-纤溶反应的病理变化；而对虽有危险因子参与但尚未发生凝血-纤溶反应的患者只能用血浆凝血功能亢进动态评价，例如凝血酶原时间、活化部分凝血活酶时间、凝血时间、血液流变学和红细胞形态检测等。国外有报道认为血栓形成倾向与以下5个因素有关：纤维蛋白酶、蛋白S、蛋白C、凝血因子V和凝血酶原20210A突变。目前临床工作中还可检测抗凝血酶Ⅲ（ATⅢ），这是血浆中最为重要的生理性抗凝物质，约占血浆中总抗凝血酶活性的50%～70%。当为血栓前状态时，ATⅢ的活性降低。

6. 免疫学检查　在排除了以上其他各种非免疫因素造成的RSA后，应考虑免疫性流产。疑为免疫性流产患者，应对相关指标进行全面检查，了解免疫紊乱的类型，以便进行针对性治疗。值得注意的是，部分患者可能同时存在多种不良因素（具体检查方法及结果分析详见第二十四章）。

（1）封闭抗体：胎儿有1/2的基因来自父系，故正常妊娠可以看作一种成功的半同种移植，胎儿之所以未被母体的免疫系统所排斥，与母胎界面生理性抑制反应增强有关，这种免疫状态即可称为妊娠免疫耐受。有学者认为妊娠免疫耐受主要和封闭抗体相关，封闭抗体能够通过与母体反应性淋巴细胞结合，或与半同种异体抗原结合，从而防止胚胎的父系抗原被母体免疫系统识别和杀伤，从而维持正常妊娠。因此，倘若孕妇对胚胎的半同种抗原识别低下或反应性低下，使孕期无法产生适当的封闭抗体，则可使胚胎遭受母体排斥，导致流产。故而封闭抗体缺乏是同种免疫型复发性流产的主要病因之一。

（2）自身抗体：在自身免疫型复发性流产患者体内多可检查出自身抗体，阳性率为18.4%，以抗磷脂抗体（包括狼疮抗凝因子和抗心磷脂抗体）最为多见，约占13.5%，此外还有抗核抗体（6.9%）、抗ENA（extractable nuclear antigen）抗体、抗精子抗体、抗卵巢抗体、抗子宫内膜抗体、抗胚胎抗体及抗甲状腺抗体等。

1）抗磷脂抗体（antiphospholipid antibody，APA）：是一组自身免疫性抗体，包括狼疮抗凝因子、抗心磷脂抗体、抗磷脂酰丝氨酸抗体、抗磷脂酸抗体等。抗磷脂抗体阳性者RSA的发生率可高达66%～89%，其导致RSA的机制目前尚未完全被阐明，可能包括如下几方面：磷脂成分与b2-糖蛋白结合，暴露了其与磷脂抗体作用的抗原位点，磷脂抗体与之结合后，损伤血管内皮细胞，抑制花生四烯酸的释放，减少了PGI_2的合成；另抗磷脂抗体激活血小板，促使其黏附、聚集并与血管内皮细胞黏着、释放TXA_2，使得凝血活性增高、血管收缩，从而促进血管内血栓形成；此外，APA还可通过干扰内源性抗凝剂蛋白C的激活而降低纤溶活性；还有研究发现胎盘抗凝蛋白-Ⅰ是一种具有抗凝特性的磷脂结合蛋白，正常情况下覆盖于绒毛表面，维持绒毛间隙血流通畅，APA能干扰其功能，导致胎盘梗死。随着胎盘血管内血栓形成的加重，子宫胎盘血流异常，引起胎盘梗死、胎盘形成缺陷、胎盘慢性炎症等病理改变，并最终破坏胎盘功能导致流产。此类患者还常常伴有血小板减少，临床上称其为抗磷脂抗体综合征。

2）其他自身抗体：RSA妇女中抗核抗

体（antinuclear antibody，ANA）的阳性率明显高于正常妊娠妇女，分别为7%～53%和0%～8%，对于ANA阳性者，还需进一步检查抗ENA抗体、抗ds-DNA抗体等；抗β_2-GP_1抗体阳性者，将减低β_2-GP_1对带阴性电荷磷脂所催化的凝血反应原有的抑制作用，形成血栓前状态，导致胎盘缺陷引起流产；抗精子抗体可以活化巨噬细胞等免疫活性细胞，影响早期胚胎发育，导致早期自然流产；抗透明带抗体能损伤含透明带的孕卵，使得着床后的孕卵因前期损伤而不能正常发育，导致流产；另外当母儿血型不合时，穿透胎盘屏障的胎儿红细胞可使母体致敏，产生相应抗体，异常增高的血型抗体作用于滋养层细胞，或者通过胎盘进入胎儿体内，导致胎盘－胎儿单位多器官组织的损伤，从而引发流产。此外，临床中常检查的自身抗体还有抗卵巢抗体、抗子宫内膜抗体等。

3）自然杀伤细胞（natural killer cell，NK细胞）：是固有免疫系统中十分重要的一类淋巴细胞，发挥非主要组织相容性复合体限制性细胞毒性作用而无需预先致敏，约占淋巴细胞总数的15%，通过发挥细胞毒性作用和分泌细胞因子，在机体抗感染、抗肿瘤、免疫调节等方面起重要作用。NK细胞在正常未孕的子宫内膜存在，同时也是妊娠后子宫内膜中增加最为明显的免疫职能细胞。有研究发现，CD16-NK细胞直接或间接暴露于抗体覆盖的胎儿源细胞时，能分泌各种细胞因子以促使胎盘生长，在正常妊娠中起免疫抑制作用，而$CD16^+$NK细胞可以触发NK细胞抗体依赖性细胞毒性，具有免疫杀伤功能，故而蜕膜中$CD16^+$NK细胞比例增高可导致胚胎死亡。此外，外周血NK细胞的数量和毒性异常也与复发性流产密切相关。外周血中也存在多种表型的NK细胞，与生殖免疫关系密切的主要是$CD56^+$和$CD19^+5^+$两类，它们的数量增加和／或活性增高均可引起流产。$CD56^+$NK细胞能产生TNF-α等TH-1型细胞因子，妨碍受精卵着床、损伤蜕膜和滋养细胞而导致流产，早孕期间经超声观察可以发现胎心缓慢、孕囊不规则、孕囊和胚芽发育小于孕周、羊水过少及绒毛下出血等；$CD19^+5^+$NK细胞则会对妊娠有支持作用的激素产生抗体，例如抗雌激素抗体、抗孕激素抗体、抗hCG抗体等，使这些激素水平低下，导致黄体功能不足、妊娠期hCG不足、内膜发育不良等。

【诊断流程】

综合以上介绍的各项检验项目，现将对于复发性流产患者的诊断流程总结如下（图17-1）：

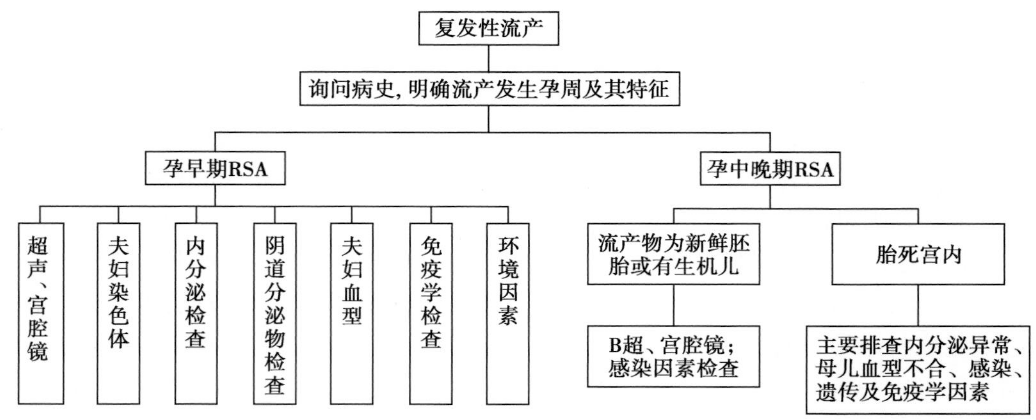

图17-1　复发性流产患者的诊断流程图

复发性流产的病因十分复杂，如果对所有患者都进行全套项目检查，不仅耗时，而且费用昂贵，因此在检查过程中可以依照上述流程，逐步采用排除法来缩小检查范围。例如，当患者表现为中孕期反复流产且无明显腹痛时，提示宫颈功能不全的可能性较大，可首先进行 HSG、宫腔镜等相关检查明确诊断。但是当子宫无异常而早孕期反复流产者，则需要进行详细的实验室检查。倘若主要考虑方便患者，而不考虑费用问题，可以直接进行全套项目检查。

【治疗过程中的临床处理】

1. 对于染色体异常导致的流产目前尚无有效的治疗方法，仅能根据夫妇双方染色体异常情况于妊娠早期取绒毛或妊娠中期取羊水脱落细胞进行产前遗传学诊断和咨询，以便决定胚胎的取舍。对于采用辅助生育技术的患者最好能够进行植入前遗传学诊断（preimplantation genetic diagnosis，PGD），以免植入染色体异常的囊胚。总体而言，染色体异常所致的流产预后较差，再次成功妊娠率仅为 20%。若为常染色体平衡易位及罗伯逊非同源易位携带者，有可能分娩正常核型及携带者婴儿，故可以妊娠但应进行产前诊断；对于罗伯逊同源易位携带者则应避孕或绝育，以免反复流产或分娩畸形儿。先兆流产时，应根据夫妇双方的核型分析来决定是否保胎，但是在夫妇双方染色体均正常的情况下，配子形成及胚胎发育过程中亦可能出现染色体异常。

2. 疑有宫颈功能不全者应在孕期（一般 12～14 周）行预防性宫颈环扎术，配合以抑制宫缩等保胎治疗，多可获得良好围产结局。

3. 血栓前状态者的主要治疗方法是低分子量肝素（LMWH）单独用药或联合应用阿司匹林。在治疗过程中如检测胎儿发育良好，孕妇凝血 - 纤溶指标检测项目恢复正常即可停药，必要时治疗可持续至整个孕期，在终止妊娠前 24 小时停止使用。在治疗血栓前状态的过程中要注意检测血小板计数、凝血功能及纤溶指标。

4. 部分免疫性流产患者可能存在多种免疫异常因素，应该采取综合治疗。封闭抗体阴性者可用淋巴细胞注射主动免疫治疗，以刺激封闭抗体的产生，该治疗从孕前即开始，每 2～4 周注射 1 次，4 次为 1 疗程；抗核抗体阳性者受孕以后可应用小剂量泼尼松治疗，通常 5～10mg/d，直至抗体转阴，或 12 周后停药，倘若合并风湿免疫疾病，则应根据病情需要用药；静脉注射免疫球蛋白（IVIg）或淋巴细胞注射治疗均可使 RSA 患者的 NK 细胞水平和毒性下降，从而取得较好的妊娠结局。

5. 有 RSA 病史者一旦妊娠，要进行严密的监测和适当处理，一般认为早孕期 β-hCG 呈持续低水平或倍增不良者发生流产可能性大，孕激素水平明显低下者亦可提示妊娠结局不良；早孕期间 B 超监测胎心搏动情况也对流产有一定预测价值，孕 5 周超声检查未见原始胎心搏动者发生流产的概率约为 29%，孕 8 周时 B 超仍无胎心搏动或孕囊较正常为小，则预示流产可能性极大；必要时还可进行绒毛活检、羊水穿刺等产前遗传学检查；此外，一旦发生流产，有必要对流产的胚胎行细胞遗传学、形态学及组织学检查，以便发现此次流产原因并预测今后再次妊娠的结局。

（张蜀宁　陈慧　张建平）

参考文献

1. COOMARASAMY A，DHILLON-SMITH RK，PAPADOPOULOU A，et al. Recurrent miscarriage：evidence to accelerate action.Lancet，2021，397（10285）：1675-1682.

2. QUENBY S，GALLOS ID，DHILLON-SMITH RK，et al. Miscarriage matters：the epidemiological，physical，psychological，and economic costs of early pregnancy loss. Lancet，2021，397（10285）：1658-1667.

3. RPL EGGO, BENDER ATIK R, CHRISTIANSEN OB, et al. ESHRE guideline: recurrent pregnancy loss.Hum Reprod Open, 2018, 2018(2): hoy004.
4. 陈子江，林其德，王谢桐，等．孕激素维持早期妊娠及防治流产的中国专家共识．中华妇产科杂志，2016，51(07): 481-483.
5. 张建平．流产基础与临床．北京：人民卫生出版社，2012.
6. 中华医学会妇产科学分会产科学组．复发性流产诊治的专家共识．中华妇产科杂志，2016，51(1): 3-9.
7. 乔杰．复发性流产孕前管理．中国实用妇科与产科杂志，2018，34(12): 1309-1314.
8. DIMITRIADIS E, MENKHORST E, SAITO S, et al. Recurrent pregnancy loss. Nat Rev Dis Primers, 2020, 6(1): 98.

第十八章

乳腺疾病

乳腺疾病主要包括以下几种：乳腺癌、乳腺囊肿、硬化性腺病、放射性瘢痕、乳腺纤维腺瘤、乳腺叶状肿瘤、乳腺错构瘤、乳管内乳头状瘤和乳头状瘤病等良性疾病。

1. 乳腺癌 临床主要表现为乳房无痛性肿物，进行性增大。如果肿瘤侵犯乳房悬韧带会引起酒窝征，如果肿瘤位于乳头下方可表现为乳头凹陷。肿瘤细胞如果侵犯皮肤造成真皮淋巴管阻塞回流障碍时表现为“橘皮征”，是局部晚期乳腺癌的征象。特殊类型乳腺癌，如炎性乳腺癌可表现为乳房皮肤的红肿和痛；湿疹样乳腺癌表现为乳头的湿疹样变。乳房体检时可以发现一个质地较硬，边界不清楚，活动较差的肿物，多见于外上象限。乳腺 X 射线摄影可以早期发现。磁共振成像目前被认为是敏感性最高的检查。

2. 乳腺囊肿 囊肿是最常见的非增生性良性乳腺疾病。约 1/3 的 35～50 岁女性乳腺中存在囊肿，其中 20%～25% 的囊肿临床体检可以触及。乳腺囊肿受性激素影响，与小叶发育、月经周期和小叶复旧有关。乳腺囊肿可表现为疼痛或者无痛的光滑、坚实或分散的有弹性的孤立肿块，与周围正常乳腺组织分界清楚。超声检查是乳腺囊肿的首选影像学检查方法，可以快速、准确地评估囊肿内容物（充满液体、固体或者混合）和复杂性（回声变化、壁厚、分隔、血流）。乳腺癌风险增加的特征包括：囊壁增厚、囊液浑浊、囊内有固体混合和高回声性。简单的囊肿界限清楚，囊内为无回声，没有固体成分，这种囊肿没有恶性风险，可以观察不做处理。复杂囊肿的超声表现包括：囊内没有固体成分，但是囊壁或者隔膜很厚，没有血流，复杂囊肿恶性风险＜2%。较大的简单囊肿或复杂囊肿应当进行穿刺抽液，穿刺时抽出非血性液体，肿物消失者只要随后观察。如果穿刺抽出血性液体或短时间内同一部位囊肿反复发作者应当活检。穿刺所得的囊液一般应当常规送病理细胞学检查。

3. 硬化性腺病 硬化性腺病是腺泡、肌上皮和结缔组织紊乱的乳腺小叶病变，肉眼和微观上很像浸润癌。组织学特征是纤维组织增加和散布的腺细胞。乳腺 X 射线摄影上表现为肿块或可疑异常。硬化性腺病与其他增生性病变密切相关，包括乳腺上皮增生、导管内乳头状瘤或硬化性腺病，复杂性硬化性病变和顶分泌改变。它可以与浸润性和原位癌共存。硬化性腺病是浸润性乳腺癌的独立危险因素，但风险低。

4. 放射性瘢痕 放射性瘢痕也称为复杂硬化性病变，是假增生性病变。一般都是因为乳房其他疾病手术时偶然发现。它是一种病理学诊断，其特征在于纤维弹性核心具有放射状的导管和小叶，表现出上皮增生、腺瘤、导管扩张和乳头状瘤病等不同病变。乳腺 X 射线摄影不能区分出放射性瘢痕和浸润性乳腺癌。一般推荐手术切除，因为回顾性资料提示放射性瘢痕切除时发现浸润性乳腺癌潜在风险为 8%～16%。切除放射状瘢痕后，发生浸润性乳腺癌的风险很小，因此无需进行其他治疗。磁共振成像被认为可以区分出放射性瘢痕中良性和恶性成分。在某些患者中可以考虑采用影像学和病理学多学科方法对切除病变进行监测。

5. 乳腺纤维腺瘤　简单的乳腺纤维腺瘤是良性实体瘤，由纤维和基质成分组成，据报道，无症状女性多达25%。通常在15～35岁之间的女性中诊断出纤维腺瘤。病因尚不完全清楚，但可能与激素有关，因为它们在女性生殖期间持续存在，随怀孕或雌激素治疗而增加，并在绝经后消退。体检可触及肿块轮廓分明，活动、牢固或呈橡胶状，通常呈多叶状，直径通常<3cm。同侧或对侧乳房中有多个纤维腺瘤者约占25%。如果>5cm，则被称为巨大纤维腺瘤，在青少年中更常见。如果肿瘤增大或者有症状则建议手术切除。超声引导下经皮真空辅助微创旋切是开放式切除的另一种替代方法，但对于>2cm的病灶效果不佳。对于45岁以下女性，乳腺超声诊断的准确性大于乳腺X射线摄影，但是二者结合可以进一步提高诊断的准确性。

6. 乳腺叶状肿瘤　乳腺叶状肿瘤是一种间叶来源的纤维上皮病变。超过50%是良性病变，类似于纤维腺瘤，但是有16%～34%为恶性肿瘤，表现为乳腺肿块，通常无痛，但生长迅速。穿刺活检也很难区分叶状肿瘤和纤维腺瘤。如果空心针穿刺活检不确定，或者存在其他特征（大尺寸、快速生长或局部复发），建议切除以排除恶性肿瘤，并且应切除足够的切缘以避免局部复发。超声不能区分良性叶状肿瘤和纤维腺瘤。

7. 乳腺错构瘤　乳腺错构瘤包括数量不等的腺体组织、脂肪和纤维结缔组织。很少见，常发生于绝经后。通常界限清楚，质地柔软，与周围乳腺实质仅在质地上有微细差别。乳腺摄片能够明确诊断，由界限清楚、含有脂肪和软组织的肿块组成，当两侧有脂肪时，可以看到薄薄的不透射线的包膜。如果乳腺X射线摄影不典型则需要活检。

8. 乳管内乳头状瘤和乳头状瘤病　乳头状瘤是导管系统的增生性上皮病变。孤立性或多发性导管内乳头状瘤可能表现为可触及的肿块，乳头出现自发性浆液或血性分泌物。乳头溢液首选乳管镜检查，可以明确是单发或多发，还可以在检查中取活检明确诊断。乳腺X线乳管造影发现乳管有虫蚀样中断或充盈缺损，也可以诊断。通常乳腺超声检查很少有异常表现。鉴于存在非典型性和恶性肿瘤的风险，传统的建议是手术切除。无异型性的中央孤立性乳头状瘤不增加乳腺癌风险，切除后不建议进一步治疗。乳头状瘤病是在乳房组织的局部区域内，通常在周围或乳晕下的位置，至少有5个乳头状瘤。年轻患者多倾向发生双侧多发性乳头状瘤，与乳头溢液无关。与孤立病变不同，多发性乳头状瘤者乳腺癌的风险增加（*RR*=3.01），应进行常规监测，但不建议采取其他治疗措施。30岁以下的青少年乳头状瘤病中有高达15%存在同期乳腺癌，应当建议进行长期影像随访。

【相关检查】

1. 乳腺X射线摄影　为了统一乳腺X射线摄影评价系统，美国放射学院（ACR）建立了乳腺影像最终分类评价体系，即乳腺影像报告和数据系统（breast imaging reporting and data system，BI-RADS）系统。具体分类如下，①1类：阴性；②2类，良性病变；③3类，可能良性病变；④4类，可疑恶性病变；⑤5类，高度怀疑恶性病变。其中，1、2类相似，代表正常乳腺或良性乳腺病变，无恶性病变征象，建议继续常规跟踪普查。2类中可能包括一般性病变，如钙化的纤维腺瘤、正常的淋巴结或者是不改变的良性钙化。3类是指该病恶性的可能性较小，建议随访而不需要活检。但是这个诊断是有争议的，因为一些恶性病变在发病前2年往往是一些良性征象，所以推荐6个月随访1次，再根据患者的要求或医生的建议进行活检。4类和5类病变必须进行组织活检诊断。

乳腺癌的X线表现：

（1）肿块：是在2个不同投射位置都可发现的占位病变，几乎一半的乳腺癌在X射线摄影中以肿块为征象。如果仅在1个位置上发现肿块，则称其为致密影。肿块的性状多为不规则或分叶状。边缘模糊、有分叶，有些肿块呈毛刺或星芒状。

（2）钙化：乳腺癌通常有钙化现象发生。乳腺癌的钙化灶都较小（＜0.5mm），常表现为多形性和不均一性，沿乳腺导管走行方向呈细线状或分支状，成团或成簇分布，也有线性或段状、散在分布的钙化。

（3）结构紊乱：结构紊乱是指乳腺不正常的结构变形，如毛刺和收缩等征象，在排除其他原因外有必要进行活检。但是放射性瘢痕组织也可能有这种表现，必须经过组织活检才能鉴别。

（4）其他异常表现：乳腺皮肤增厚也可见于乳腺的良恶性病变。不对称的局灶性致密影是指该部组织密度增高而没有实性肿块的表现。需要进一步行其他影像学检查和超声检查以确定其性质。

2. 乳腺高频超声检查 乳腺X射线摄影不便检测致密性纤维腺体组织中的肿块，在腺体非常致密的乳房中，它的敏感性下降40%以上，而超声对纤维腺体致密的乳腺敏感性很高。

（1）肿块：通过形状、边缘、方向、边界、回声方式、后方回声特征、周围组织来描述。

（2）钙化灶：钙化灶类型、大钙化点、肿块外小钙化点和肿块内部小钙化点。

（3）特殊病例：简单囊肿或复杂囊肿、皮肤肿块、异物和淋巴结。

（4）血管分布：病灶内未测到血管、病灶内出现血管、病灶周围出现血管和病灶血管弥漫性增多。

（5）评估分类。①0：不确定；②1：阴性；③2：良性病变；④3：可能良性病变；⑤4：可疑恶性病变；⑥5：高度可疑恶性病变；⑦6：已知恶性病变。乳房内形态不规则、边缘呈毛刺状、具有小的分叶、后方出现回声衰减和与皮肤垂直生长的肿块恶性的可能性较大。肿块回声均匀且高于脂肪、肿块呈椭圆形且具有薄的“假包膜”和肿块呈低回声且有2～3处较钝的分叶和薄包膜为良性的可能性大。

3. 乳腺磁共振成像 目前一些研究表明，在诊断方面，MRI能清楚显示外侵性肿瘤，敏感性接近100%，文献也有很多报道MRI发现了乳腺X射线摄影、超声和临床体检阴性的隐匿性乳腺癌的例子。但是到目前为止，还没有关于MRI成像的最佳标准。尽管MRI诊断乳腺癌的敏感性很高，但是受到很多限制，因为良性和恶性病变的表现相互交叠在一起。乳腺MRI的相关研究表明，通常情况下绝大多数增强性“病灶”是良性的。这时就需要组织学诊断，必须使用MRI兼容的定位活检系统。

在造影增强后，MRI可以识别乳腺组织1个或多个增强区，动态增强扫描可以辨别良恶性病变，恶性病变倾向于造影后快速增加的信号增强，反之，良性病变缓慢增强，停止造影剂注射后信号强度逐渐上升。

另一种方法是依靠高空间分辨率图像和形态学特征确定病变特点，从那些可疑的恶性病变中辨认可能是良性的病变。恶性病变的形态学特征可能是肿块不规则、边缘毛糙、环形强化、肿块和导管样增强。良性病变的形态学特征包括边缘光滑或略有分叶、肿块增强不明显或没有对比增强、肿块间隔不增强或混杂性软组织增强。

4. 乳管镜检查 乳管镜下，正常乳导管管壁呈乳白色或浅红粉色，毛细血管清晰，弹性好，从主乳管远端开始逐级分支，乳管末端为盲端，呈泡状结构。

乳管镜下乳管病变：

（1）单纯乳管扩张：主要表现为乳管内腔平滑，有光泽，呈淡黄色或淡红色，毛细血管清晰可见，偶尔可有少量白色絮状物漂浮。

（2）乳管炎症：乳管内腔发红、粗糙，管腔内有较多白色絮状渗出物和纤维性架桥结构，但是没有新生物，这一般是普通炎症。如果乳管内腔可以看到多发出血点或片状出血斑，应为出血性炎症。

（3）乳管内隆起性病变

1）乳管内乳头状瘤：中央型病变主要

位于主乳管或二级以上乳管开口处，多呈红色、黄色或红黄白混杂色。隆起性病变可以呈桑葚样、半球状、扁平隆起或乳头状。病变有光泽，并多伴有蒂。周围型乳头状瘤为小的扁平或乳头状隆起，可有周围点状出血或末梢乳管出血。

2）导管原位癌：灰白色或淡红色不规则的隆起性病变，多在主乳管、一级分支管等较粗乳管的内壁扩展；或者乳管壁发红、点状出血，病变广泛沿乳管内腔生长，病变处或病变与乳管壁之间的间隙出血；半球形状的肿瘤表面与乳头状瘤不同；多发性小结节，末梢导管出血。

3）浸润性导管癌：管壁僵硬，管腔多发性出血，弥漫性灰白色或白色病变阻塞末梢导管腔，病变周围也可以见多发出血点。

（贾卫娟）

参考文献

1. GUO R, LU G, QIN B, et al. Ultrasound imaging technologies for breast cancer detection and management: a review. Ultrasound Med Biol, 2018, 44(1): 37-70.
2. Practice Bulletin No. 164: diagnosis and management of benign breast disorders: correction. Obstet Gynecol, 2021, 137(2): 382.
3. HODOROWICZ-ZANIEWSKA D, SZPOR J, BASTA P. Intraductal papilloma of the breast-management. Ginekol Pol, 2019, 90(2): 100-103.
4. FILIPE MD, WAAIJER L, VAN DER POL C, et al. Interventional ductoscopy as an alternative for major duct excision or microdochectomy in women suffering pathologic nipple discharge: a single-center experience. Clin Breast Cancer, 2020, 20(3): e334-e343.
5. MANN RM, CHO N, MOY L. Breast MRI: state of the art. Radiology, 2019, 292(3): 520-536.
6. SPAK DA, PLAXCO JS, SANTIAGO L, et al. BI-RADS(R) fifth edition: A summary of changes. Diagn Interv Imaging, 2017, 98(3): 179-190.
7. ORR B, KELLEY JL, 3RD. Benign breast diseases: evaluation and management. Clin Obstet Gynecol, 2016, 59(4): 710-726.
8. HEINIG J, WITTELER R, SCHMITZ R, et al. Accuracy of classification of breast ultrasound findings based on criteria used for BI-RADS. Ultrasound Obstet Gynecol, 2008, 32(4): 573-578.

第十九章

内科常见内分泌疾病

第一节 糖 尿 病

糖尿病是遗传因素和环境因素共同引起的一组慢性、全身性、代谢性疾病，主要特征是由于胰岛素分泌不足和/或胰岛素作用障碍引起的慢性高血糖，并伴有脂肪、蛋白质以及水、电解质甚至酸碱代谢紊乱。长期控制不佳的糖尿病患者可并发全身多个器官包括眼、肾、神经、心脏、血管等组织的慢性进行性并发症，引起功能缺陷及衰竭。病情严重或应激时可发生急性代谢紊乱，例如酮症酸中毒、高渗性昏迷等。糖尿病已成为严重影响人类健康的社会卫生问题。

糖尿病包括4种类型：1型糖尿病、2型糖尿病、特殊类型糖尿病以及妊娠糖尿病。其中，大多数1型糖尿病发病急，容易发生酮症酸中毒（diabetic ketoacidosis，DKA），青少年多见，体形多数消瘦，需要胰岛素治疗。1型糖尿病是自身免疫性疾病，针对胰岛β细胞的免疫破坏导致胰岛β细胞数目明显减少，胰岛素分泌水平明显下降。2型糖尿病占绝大多数，其发病机制目前尚不明确，胰岛素抵抗和胰岛素分泌不足是其2个主要的发病环节，多见于成人，多数发病缓慢，症状相对较轻，很少自发性发生DKA，但在应激情况下（如感染等诱因）也可发生DKA。多数患者不需要依赖胰岛素治疗维持生命，但在疾病某些阶段，可能需用胰岛素控制代谢紊乱。引起其他类型糖尿病的主要原发病因种类繁多，包括胰腺外分泌疾病、内分泌疾病、与遗传（如某些单基因突变）有关、与免疫介导有关、伴糖尿病的其他遗传综合征、某些药物和感染等。妊娠糖尿病（gestational diabetes mellitus，GDM）指妊娠期间发生或发现的糖尿病。GDM患者可能存在其他类型糖尿病，只是在妊娠期间显现出来，因此，应在产后6～12周给予复查，重新按常规诊断标准予以诊断和分型。

糖尿病的临床表现："三多一少"的代谢紊乱症状群，包括多尿、多饮、多食和体重减轻，以及皮肤瘙痒，尤其外阴瘙痒、视力模糊、乏力等，是糖尿病典型临床表现。但过半数的患者可以没有症状，或者表现为反应性低血糖（在餐后3～5小时出现饥饿、心悸、手抖等低血糖反应）；或者在合并肥胖、高血压、冠心病时才被发现；或者在出现糖尿病并发症后才被诊断；甚至是在健康体检时发现。

糖尿病的并发症包括急性并发症和慢性并发症。糖尿病酮症酸中毒（DKA）和高渗性非酮症糖尿病昏迷（简称高渗性昏迷）是糖尿病的常见急性并发症。慢性并发症可遍及全身各重要器官，分为大血管和微血管并发症，其中大血管并发症表现为全身大、中动脉的动脉粥样硬化，引起冠心病、缺血性或出血性脑血管病、肾动脉硬化、肢体动脉硬化，是糖尿病患者的主要死亡原因。微血管病变主要表现在视网膜、肾、神经、心肌组织。糖尿病肾病和糖尿病视网膜病变是目前引起终末期肾病和失明的主要原因。而神经病变也非常常见，可累及周围感觉神经、运动神经、脑神经、自主神经。2型糖尿病常常与肥胖、高血压、血脂异常合并存在。

【检测项目】

以下检查应根据患者的情况选用，包括糖尿病的诊断、分型、病情控制情况的评判、并发症的筛查等。而关于并发症的检查，1型糖尿病诊断5年以后的每年、2型糖尿病自诊断起每年均应进行糖尿病慢性并发症的筛查。胰岛素（C-肽）基础和刺激后的水平对于分型、2型糖尿病是否开始胰岛素治疗的判断均有一定帮助（表19-1）。

表19-1　糖尿病相关检查项目

目的	项目
糖尿病诊断	空腹血糖 餐后2小时血糖、随机血糖 口服葡萄糖耐量试验 糖化血红蛋白HbA1c
胰岛β细胞功能评估	空腹胰岛素、C-肽水平 OGTT胰岛素C-肽释放试验 标准馒头餐胰岛素C-肽释放试验 精氨酸胰岛素C-肽刺激试验 胰高糖素C-肽刺激试验
糖尿病分型	胰岛β细胞自身抗体，胰岛素（C-肽）基础和刺激后的水平
糖尿病血糖控制情况	自我监测血糖 糖化血红蛋白HbA1c 糖化血浆白蛋白测定 动态血糖监测
糖尿病急性并发症	血糖、血清酮体、尿酮、血气分析、电解质、肌酐、渗透压、乳酸等
糖尿病慢性并发症	心脏与大血管：血压、血脂谱、心电图、超声心动图、外周血管超声、头颅CT、MRI、CTA、MRA、冠状动脉造影、动态心电图、血管僵硬度检查、踝肱比（ankle brachial index，ABI）、下肢动脉造影； 微血管病变：眼科检查、尿微量白蛋白排泄率、同位素肾图、感觉神经的检查（10g尼龙丝足部触觉检查、痛觉阈值测定、音叉检查（振动觉）、定量感觉检查）神经传导速度、腱反射、糖尿病心脏自主神经功能检查

1. 尿糖测定　自从便携式血糖仪的普及，尿糖测定已趋少用。因为尿糖阳性时血糖多数超过10mmol/L，因此作为判断疗效的指标时敏感性不足，尿糖还受肾糖阈的影响：并发肾小球硬化症时，肾小球滤过率降低，肾糖阈升高，此时尿糖呈假阴性。反之，妊娠时肾糖阈降低，此时虽然血糖正常，尿糖仍可呈阳性。仅仅在无法监测血糖的时候，使用每日4次尿糖定性检查和24小时尿糖定量的方法粗略判断疗效。

2. 血葡萄糖（血糖）测定　血葡萄糖（血糖）测定是糖尿病诊断和病情判断的依据。常用葡萄糖氧化酶法测定。抽静脉血或取毛细血管血。可用血浆、血清或全血。应注意如红细胞比容正常时，血浆、血清血糖比全血血糖高15%。用于具体患者作诊断时主张用静脉血浆测定，正常范围为3.9～5.6mmol/L（70～108mg/dl）。血糖测定又是判断糖尿病病情和控制情况的主要指标。

3. 自我监测血糖（self-monitoring blood glucose，SMBG）　采用便携式血糖计，测定毛细血管全血葡萄糖水平。每天测定多次，常用的测定时点为：早晨空腹，早餐后2小时，中、晚餐前，中、晚餐后2小时，睡前和3a.m.。有时夜间还要增加监测频率。多次监测血糖适用于做强化治疗、胰岛素治疗且病情不稳定者，为调整胰岛素用量提供数据。病情稳定患者，单纯饮食控制或用口服降糖药者，至少每周监测血糖2次（至少包括空腹和餐后2小时血糖），病情稳定后延长间隔时间。

4. 葡萄糖耐量试验　有口服和静脉注射2种。当血糖高于正常范围而又未达到诊断糖尿病标准者，须进行口服葡萄糖耐量试验（OGTT），已经诊断糖尿病者不需进行此试验。

（1）口服葡萄糖耐量试验（OGTT）：试验前3天至少每天进食150g碳水化合物，处于非应激情况。试验前过夜空腹10～16小时，在清晨进行。WHO推荐成人口服75g

无水葡萄糖，溶于250～300ml水中，5～10分钟内饮完，口服第1口葡萄糖液算起，于0、2小时测静脉血浆葡萄糖。其中2小时血糖采血时点要求前后误差不超过3分钟。血糖标本预先要加氟化钠和草酸钾，以防在放置过程中血糖明显下降。血糖用葡萄糖氧化酶法或己糖激酶法测定。儿童按每公斤体重1.75g计算，总量不超过75g。试验过程中可以正常活动，但不应吸烟、饮水、进食及剧烈运动。试验期间若出现面色苍白、恶心、晕厥等症状时，要停止试验。若是在服糖后3～4小时出现，应考虑为反应性低血糖，立刻取血测血糖，并让患者进食。另外，许多药物可使葡萄糖耐量减低，故在试验前应停药，如烟酸、噻唑类利尿剂、水杨酸钠等至少停止3～4天，口服避孕药停1周，单胺氧化酶抑制剂应停1个月以上。

（2）静脉注射葡萄糖耐量试验（IVGTT）：只适用于胃切除后、胃空肠吻合术后、吸收不良综合征不宜进行OGTT者，或作为评价葡萄糖利用的临床研究手段，如了解胰岛素释放第一时相的情况。方法：受试者在超过10小时过夜空腹的早晨（9a.m.之前），在静躺15～30分钟后进行。在其两侧肘前静脉各置1根导管，1根用于静脉给予葡萄糖液，另1根用于采集血样。然后，在2分钟内给予受试者单次静脉注射50%葡萄糖液（300mg/kg体重），在0、2、4、8、19、22、30、40、50、70、90、180分钟分别取血样3ml送检血清胰岛素和血葡萄糖测定。

5. 糖化血红蛋白A1c和糖化血浆白蛋白测定　糖化血红蛋白A1为血红蛋白中2条β链N端的缬氨酸与葡萄糖非酶化结合而成，其量与血糖浓度呈正相关，且为不可逆反应，有a、b、c 3种，以HbA1c为主要，正常人HbA1c为3%～6%，不同实验室之间其参考值有一定差异。由于红细胞在血液循环中的寿命约为120天，因此HbA1c测定可反映取血前8～12周血糖的总水平，以补充空腹血糖或餐后血糖只反映瞬时血糖值之不足，成为糖尿病控制情况的监测指标之一，是目前国际公认的血糖控制水平是否达标的金标准。最新的美国糖尿病学会（American diabetes association，ADA）和中华糖尿病学会均建议糖化血红蛋白控制在＜7%。如果≥8%则意味着需要加强血糖控制。指南要求糖尿病患者应该每3个月进行1次糖化血红蛋白测定。2010年美国糖尿病学会还提出HbA1c≥6.5%也可作为诊断非妊娠糖尿病的依据。但我国糖尿病学会认为，在采用标准化检测方法且有严格质量控制的单位，也可将HbA1c≥6.5%作为糖尿病诊断的参考。同理，人血浆蛋白（主要为白蛋白）也可与葡萄糖发生非酶催化的糖基化反应而形成果糖胺（fructosamine，FA），其形成的量与血糖浓度有关。正常值为1.7～2.8mmol/L。由于白蛋白在血中浓度稳定，其半衰期为19天，故FA测定可反映糖尿病患者近2～3周内血糖总的水平，亦为糖尿病患者近期病情监测的指标。

6. 空腹血浆胰岛素和C-肽测定　血胰岛素水平测定对评价胰岛β细胞功能有重要意义，其检测方法除放射免疫法（RIA）外，近来还有酶联免疫吸附试验（enzyme linked immunosorbent assay，ELISA）和化学发光法（CLA），正常人空腹基础血浆胰岛素水平为35～145pmol/L（5～20mU/L）。C-肽和胰岛素以等分子数从胰岛细胞生成及释放。由于C-肽清除率慢，肝对C-肽摄取率低，周围血中C-肽/胰岛素比例常大于5，因其不受外源性胰岛素影响，故能较准确反映内源性胰岛β细胞功能，正常人基础血浆C-肽约为0.4nmol/L及以上。

7. 胰岛素C-肽释放试验　胰岛β细胞分泌胰岛素功能受许多因素刺激，如葡萄糖、氨基酸（亮氨酸、精氨酸）、激素（胰升糖素、生长激素）、药物（磺脲类、α受体阻滞剂、β受体激动剂）等，其中以葡萄糖最为重要。常用的评价胰岛β细胞功能的试验包括：OGTT胰岛素C-肽释放试验、标准馒头餐胰岛素C-肽释放试验、精氨酸胰岛素C-肽刺激试验、胰高糖素C-肽释放试验、IVGTT胰岛素C-肽释放试验等。正常人口服葡萄糖（或标准馒头餐）后，血浆胰岛素水平在30～60分钟上升至高峰，可为基础值的5～10倍，3～4小时恢复到基础水平。C-肽水平则升高5～6倍。静脉葡萄糖耐量试验（IVGTT）可了解胰岛素释放第一时相的情况。血浆胰岛素和C-肽水平测定有助于了解β细胞功能（包括储备功能）和指导治疗，但不作为诊断糖尿病的依据。

（1）OGTT胰岛素C-肽释放试验：①试验前1天晚上8p.m.后不再进食，次晨测空腹胰岛素和/或C-肽（正在使用胰岛素者单测C-肽）；②口服无水葡萄糖75g（溶于250～300ml水中），3～5分钟内服完；③测0、30、60、120、180分钟血糖、血胰岛素和/或C-肽。注意事项同OGTT。

（2）标准馒头餐胰岛素C-肽释放试验：①试验前1天晚上8p.m.后不再进食，次晨测空腹胰岛素和/或C-肽（正在使用胰岛素者单测C-肽）；②用富强面粉100g制成的标准馒头2个，10分钟吃完（从第1口算起）；③测0、30、60、120、180分钟血糖、血胰岛素和/或C-肽（正在使用胰岛素者只测C-肽）。注意事项同OGTT。

（3）精氨酸胰岛素C-肽刺激试验：①隔夜空腹，次晨一侧手臂正中静脉置蝶形留置针（取血用），对侧肘正中静脉建立液体通道，生理盐水缓慢静脉滴注维持静脉通道；并抽血测空腹胰岛素和/或C-肽（正在使用胰岛素者测C-肽）；②20%盐酸精氨酸5g 30分钟注射完毕，于0、2、3、4、5分钟对侧手臂取血测血糖、胰岛素和/或C-肽（正在使用胰岛素者测C-肽）。注意事项：不引起血糖明显升高，但是注意推注精氨酸可引起静脉炎。

（4）胰高糖素C-肽刺激试验。方法：①患者空腹采血测血糖及C-肽；②静脉注射胰高糖素1mg，注药后6分钟取血测血糖、C-肽。注意事项：未排嗜铬细胞瘤或血压明显增高者禁用。

8. 胰岛自身抗体检测　90%新诊断的1型糖尿病患者血清中存在胰岛细胞抗体，是β细胞损伤的标志。胰岛自身抗体可达10种以上，常见项目包括：胰岛细胞抗体（ICA），胰岛素自身抗体（IAA），谷氨酸脱羧酶（GAD）IA-2抗体、ZnT8抗体。ICA是β细胞损伤的标志，它出现在60%～90%新诊断的1型糖尿病患者中；IAA出现在50%新诊断的1型糖尿病儿童中，但其阳性率及滴度均随着起病年龄增加而下降；GAD65抗体在新诊断1型糖尿病患者中的阳性率达80%，此后抗体水平逐渐下降，敏感性较好。

胰岛自身抗体的作用主要是：协助糖尿病分型，并可识别免疫介导的1型糖尿病高危人群和临床前期患者。目前建议联合检测多项自身抗体，对诊断和预测1型糖尿病有重要意义。

9. 有关糖尿病慢性并发症的检查

（1）尿微量白蛋白排出量（UAE）：可以选用过夜8小时留尿方法，计算每分钟尿液白蛋白排泄情况，如尿微量白蛋白排出量增高（>20μg/min），在6个月内重复2次。6个月内有2次定量测定结果在20～200μg/min者为微量蛋白尿，临床上诊断为早期糖尿病肾病（糖尿病肾病Ⅲ期）。>200μg/min为大量蛋白尿，属临床糖尿病肾病（糖尿病肾Ⅳ期）。也可清晨留1次尿，测白蛋白/肌酐比值。<30μg/mg为正常，30～299μg/mg为微量白蛋白尿，≥300μg/mg为大量白蛋白尿。

（2）糖尿病心脏自主神经功能检查

1）平卧心率：休息15分钟后进行，≥90次/min为异常。

2）呼吸差：先练习深吸和深呼气数次，休息，记录ECG（Ⅱ导联）上单次深吸和深呼气时最大与最小的R-R间期（心搏间距），分别计算深呼气及深吸气时的每分钟心率差（呼吸差）。正常人50～60岁者，>10～15

次 /min；>60 岁者，>10 次 /min，<10 次 /min 为异常。

3）乏氏动作反应指数：深吸气后掩鼻闭口作呼气动作（用力），即乏力动作 15 秒，放松后自然呼吸 10 秒，均同时记录 ECG（Ⅱ导联），将乏氏动作后最大的 R-R 间期与乏氏动作时最小的 R-R 间期之比为乏氏动作反应指数。1.10～1.20 为可疑异常，≤1.10 为异常。

4）30/15 比值：记录平卧位Ⅱ导联心电图后，在 5 秒钟内迅速站立，继续记录心电图，记起立后第 30 个与第 15 个 R-R 间期之比（ECG Ⅱ导联），≤1.0 为异常。

5）立卧位心率差：记录平卧位Ⅱ导联心电图后，在 5 秒钟内迅速站立，继续记录心电图 30 次心搏，测定立位时与卧位时的 R-R 间期，计算立位时与卧位时每分钟心率差。<15 为异常。

6）立卧位血压差：平卧时测收缩压，在 5 秒钟内站立时的血压差，站立血压比平卧血压下降≥4kPa（30mmHg）（1kPa=7.5mmHg）为异常。

以上 1～6 项，2 项以上异常为合并心脏自主神经病变。

（3）10g 尼龙丝足部触觉检查：近来对足部触觉的检查也有了标准化方法，称为单个尼龙纤维触觉检查，检查部位分足背和足底，足背 1 个点，足底 9 个点。使用这种单纤维检查的主要优点是每个检查点的压力比较固定，约为 10g。正常时 10 个点均有正常触觉，如果有 3 点丧失触觉，就表示存在触觉减弱，失去了正常的保护功能，发生足部溃疡的危险性增加。

（4）眼科检查：包括裂隙灯检查、眼底检查（必要时扩瞳）、连续眼压测定以排除青光眼、眼底照相、眼底动脉荧光造影等。其中眼底照相应用最为广泛。

（5）神经传导速度：可较早期地发现周围神经病变。

（6）其他：糖尿病常可合并血脂异常，可有不同程度的高甘油三酯血症和 / 或高胆固醇血症，高密度脂蛋白胆固醇（HDL-C）常降低。如合并高血压、糖尿病肾病、肾动脉硬化，可引起肾功能减退，逐渐出现氮质血症以致尿毒症。合并酮症、酮症酸中毒时，血酮体升高，尿常规中出现尿酮体阳性，常常伴发酸中毒、低血钾等电解质、酸碱平衡失调。合并高渗性糖尿病昏迷时，血糖和血钠的升高引发血浆渗透压明显升高。心脏大血管的检查包括 24 小时血压检测、超声心动图、心电图和 24 小时心电图监测、放射性核素检查、多层螺旋 CT 冠脉成像。出现胸闷、胸痛症状者可马上行心电图、心肌酶测定甚至冠状动脉造影检查，以排除急性冠脉综合征（详见相关章节）。外周血管检查包括下肢血管多普勒检查和颈动脉内膜厚度（IMT）、踝肱比（ABI）、下肢动脉造影。

【诊断和鉴别诊断】

糖尿病临床表现缺乏疾病的特异性标志，目前仍以血糖异常升高作为诊断依据，应注意单纯空腹血糖正常不能排除糖尿病的可能性，应加验餐后血糖，必要时做负荷试验（如 OGTT）。围手术期、健康检查、高血压、肥胖、冠心病、脑卒中等患者需要定期检查血糖，以及早发现糖尿病。在做出糖尿病诊断时，应考虑是否符合诊断标准、原发性或继发性、分类、有无并发症和伴发病、或加重糖尿病的因素存在。

1．诊断标准　目前使用的是 1999 年 WHO 的诊断标准。其要点如下：糖尿病诊断是基于空腹血糖（FPG）、任意时间或 OGTT 中 2 小时血糖值（2hPG）。空腹状态是指至少 8～10 小时内无任何热量摄入。任意时间指 1 日内任何时间，无论上一次进餐时间及食物摄入量。OGTT 采用 75g 无水葡萄糖负荷。糖尿病症状指多尿、烦渴多饮和难以解释的体重减轻。FPG 3.9～6.0mmol/L（70～108mg/dl）为正常；6.1～6.9mmol/L（110～125mg/dl）为空腹血糖受损（IFG）；≥7.0mmol/L

(126mg/dl)应考虑糖尿病。OGTT 2hPG <7.7mmol/L(139mg/dl)为正常糖耐量;7.8～11.0mmol/L(140～199mg/dl)为糖耐量异常(IGT);≥11.1mmol/L(200mg/dl)应考虑糖尿病。糖尿病的诊断标准为:糖尿病症状加任意时间血浆葡萄糖≥11.1mmol/L(200mg/dl)或 FPG≥7.0mmol/L(126mg/dl),或 OGTT 2hPG≥11.1mmol/L(200mg/dl)(参见表 19-2)。

2. 糖尿病诊断的注意事项　对于临床工作推荐采用葡萄糖氧化酶法测定静脉血浆葡萄糖。临床医生在做出糖尿病诊断时,应充分确定其依据的准确性和可重复性,对于无急性代谢紊乱表现,仅 1 次血糖值达到糖尿病诊断标准者,必须在另 1 天复测核实,如复测结果未达到糖尿病诊断标准,应让患者定期复核,直至诊断明确为止。

应注意在急性感染、创伤或各种应激情况下可出现暂时血糖升高,不能以此诊断为糖尿病。IFG 或 IGT 的诊断应根据 3 个月内的 2 次 OGTT 结果,用平均值来归类。

糖尿病的诊断一旦成立,就可根据其临床特点、胰岛β细胞功能情况、胰岛β细胞自身抗体的情况综合判断,予以分型;在诊断 2 型糖尿病时,还可利用有关检查对其发病环节即胰岛素抵抗和胰岛素分泌功能进行检查,有利于治疗方案的选择;诊断糖尿病后,应每年进行糖尿病慢性并发症的筛查,早期预防、及时发现、早期治疗。

【妊娠糖尿病】

妊娠糖尿病(GDM)是指妊娠期间发生的或首次发现的不同程度的糖耐量异常。识别和诊断 GDM 的意义是有效处理高血糖和高危妊娠,从而降低围产期疾病的发病率和病死率,保证母婴健康,而且 GDM 是糖尿病的高危人群,及时予以包括生活方式的干预,有利于降低这部分患者日后发生糖尿病的概率。

GDM 的确切病因尚不清楚,包括许多方面:随孕周增加,人胎盘催乳素(HPL)、催乳素(PRL)、糖皮质激素、孕激素等拮抗胰岛素的各种激素和炎症因子如 TNF-α、瘦素(leptin)水平升高,脂联素下降等因素可导致胰岛素抵抗。此外,胰岛素分泌异常,或者是β细胞内在缺陷,导致孕期胰岛素分泌功能不能代偿怀孕时对胰岛素的需求,也是 GDM 发病的一个原因。临床上首先需要识别 GDM 的危险因素(表 19-2)。

表 19-2　GDM 的危险因素

母亲因素	家族史或既往孕产史	本次妊娠因素
年龄大	糖尿病家族史	妊娠期血压
多产次 孕前体重	糖尿病母系遗传	妊娠早期高血红蛋白
孕期体重增加	先前产科结局	铁储备增加
BMI≥27kg/m^2	先天性畸形	多胎妊娠
身材矮小	胎死宫内	社会经济因素
孕妇低出生体重	巨大儿 前次剖宫产	GDM 保护因素 年龄小
PCOS	前次 GDM	饮酒
饱和脂肪摄入高		
α- 地中海贫血基因携带		
乙肝病毒携带状态		

1. GDM 的诊断方法和标准　具有上述 GDM 危险因素的孕妇,首次孕期检查时,即应采用普通人糖尿病诊断标准进行筛选和诊断;如果正常,于孕 24～28 周进行 75g OGTT 检查。

2010 年国际糖尿病与妊娠研究组(IADPSG)制定了新的 GDM 的诊断标准:75g OGTT 中空腹血糖 5.1mmol/L、负荷后 1 小时血糖 10mmol/L、负荷后 2 小时血糖 8.5mmol/L,其中任意一项达到血糖异常值就可诊断 GDM。2013 年 WHO 发表了《妊娠期新诊断的高血糖诊断标准和分类》。将妊娠期间发现的高血糖分为 2 类:孕前糖尿病(pre-gestational diabetes mellitus，PGDM）和妊娠糖尿病（GDM）。“妊娠期间的糖尿病”也称“糖尿病合并妊娠”，采用了IADPSG建议的标准：所有患者应在早孕期进行FPG检查，如果FPG≥7.0mmol/L，或HbA1c≥6.5%，或糖尿病症状明显且随机血糖≥11.1mmol/L，则考虑为孕前糖尿病。原国家卫生和计划生育委员会于2011年7月1日发布的行业标准以及2013年中国2型糖尿病防治指南均采用了这一妊娠糖尿病的诊断标准。采用这个标准之后，GDM发病率介于3.2%～16.1%之间。

2. 妊娠糖尿病有关代谢方面的检查

（1）妊娠期间血糖控制标准（表19-3）：自我血糖监测、HbA1c。

表19-3　妊娠期间血糖控制标准

时间	血糖	血糖
空腹	3.3～5.3mmol/L	60～100mg/dl
餐后30分钟	＜7.8mmol/L	＜140mg/dl
餐后2小时	＜6.7mmol/L	＜120mg/dl
夜间	4.4～6.7mmol/L	80～120mg/dl

（2）监测孕期体重变化、血压、尿蛋白情况、眼底检查、超声心动图等。

（张少玲　陈慧）

第二节　甲状腺疾病

一、甲状腺功能亢进症

甲状腺毒症是指血液循环中甲状腺激素水平过高从而引起以神经、循环、消化等系统兴奋性增高和代谢亢进为主要表现的一组疾病的总称，其中由于多种病因导致甲状腺产生和甲状腺激素（TH）分泌过多，又称为甲状腺功能亢进症（hyperthyroidism，简称甲亢），而由于甲状腺受到破坏，大量甲状腺激素释放入血引起的甲状腺毒症为非甲状腺亢进性原因或暂时性（破坏性）甲状腺毒症。甲亢是一种临床综合征，包含一组病因不同的疾病。其中最常见是毒性弥漫性甲状腺肿（toxic diffuse goiter），亦称Graves病（Graves' s disease，GD）。Graves病多见于成年女性，以20～40岁多见，属于自身免疫性疾病。它的发病是以遗传易感性为背景，在感染、精神创伤等因素作用下，诱发体内的免疫系统功能紊乱，机体产生了具有能与甲状腺组织反应（抑制或刺激作用）的自身抗体（促甲状腺激素受体抗体），这些抗体能刺激甲状腺，引起甲状腺组织增生，引起甲状腺肿大，并且合成和分泌甲状腺激素功能增强。此外，多结节性毒性甲状腺肿、毒性甲状腺腺瘤（Plummer病）也是常见的病因。

【临床表现】

甲状腺弥漫性对称性肿大、高代谢症候群以及突眼，为GD的三大典型表现。其典型临床表现如下，①高代谢症候群：由于T_3、T_4分泌过多和交感神经兴奋性增高，怕热、多汗、消瘦、疲乏无力、皮肤温暖潮湿、低热（危象时可有高热），腹泻、糖耐量异常或使糖尿病加重。②甲状腺肿大：弥漫性对称性肿大，由于甲状腺的血流量增多，故在上、下叶外侧可听到血管杂音，有时还可扪及震颤。③突眼：患者可有畏光、流泪、突眼，甚至复视、视力下降，检查发现突眼、上眼睑挛缩、眼裂增宽、眼球活动受限、结膜水肿充血等。④另外，在各个系统均有表现，如在心血管系统，表现为心悸、气促，体检发现静息心率快、可有期前收缩。心搏增强，心尖部第一心音亢进，常有收缩期杂音，ECG表现为窦性心动过速、房性期前收缩、阵发性或持续性心房颤动、室性或交界性期前收缩，偶见房室传导阻滞。甲亢如伴有明显心律失常、心脏扩大和心力衰竭者称为甲亢性心脏病，以老年甲亢和病史较久未能良好控制者多见。其特点为甲亢完全控制后心脏功能可明显改善。

【检查项目】 见表 19-4。

表 19-4　甲状腺功能亢进检查项目

目的	检查项目
甲亢的诊断	甲状腺激素，甲状腺吸 ^{131}I 功能检查
甲亢的病因诊断	促甲状腺素（TSH）
	甲状腺自身抗体 TGAb 和 TPOAb
	超声检查
	TSH 受体抗体测定
	甲状腺细针穿刺活检
	核素显像

（一）甲状腺功能检查

1. 促甲状腺激素（TSH）测定　TSH 是由垂体前叶的 TSH 细胞分泌，调节甲状腺组织合成和分泌甲状腺激素，受下丘脑促甲状腺激素释放激素（TRH）的刺激，同时又受 FT_4、FT_3 的反馈调节。TSH 的分泌呈脉冲分泌，且也有其昼夜周期，以夜间最高。它是反映下丘脑 - 垂体 - 甲状腺轴功能的敏感指标，甲状腺功能改变时，TSH 的波动较 T_3、T_4 更迅速而显著。

参考值：TSH 正常值参考范围：0.3～5.0mIU/L。

临床意义：①甲状腺靶腺所导致的甲亢，如 GD，由于甲状腺合成甲状腺激素升高，反馈抑制 TSH 分泌，TSH 水平明显下降；② TH 升高而 TSH 不降低，需要考虑垂体 TSH 瘤引起的中枢性甲亢、甲状腺激素抵抗综合征等情况。

2. 血清 TH 测定　甲状腺组织可合成和分泌甲状腺激素。甲状腺激素包括 2 种，一种是甲状腺素，它是一种含四碘的甲状腺原氨酸，又称 3，5，3'，5' - 四碘甲腺原氨酸（thyroxine，T_4），全部来源于甲状腺组织；另一种是 T_4 在甲状腺内（20%）或其他组织（80%）经脱碘转变的 3，5，3' - 三碘甲状腺原氨酸（tri-iodothyronine，T_3）。T_3 是甲状腺激素在组织中的生物活性形式。它们绝大多数与蛋白（主要是甲状腺结合球蛋白，TBG）结合，但活性成分是其游离形式。因此，检测血清甲状腺激素包括以下内容。

（1）血清 TT_4：是判定甲状腺功能最基本的筛选指标。血清中 99.95% 以上的 T_4 与蛋白结合，其中 60%～75% 与 TBG 结合。TT_4 是指结合型 T_4 与游离 T_4 的总量，受 TBG 等结合蛋白量和结合力变化的影响；TBG 又受妊娠、雌激素、病毒性肝炎等因素影响而升高；受雄激素、低蛋白血症（严重肝病、肾病综合征）、泼尼松等影响而下降。成人正常参考值：RIA 法：65～156nmol/L（5～12μg/dl）；ICMA 法：58.1～154.8nmol/L（4.5～11.9μg/dl）。

（2）血清 TT_3：血清中 T_3 与蛋白结合达 99.5% 以上，故 TT_3 亦受 TBG 的影响。TT_3 浓度的变化常与 TT_4 的改变平行，但在甲亢初期与复发早期，TT_3 上升往往很快，约为正常的 4 倍；TT_4 上升较缓，仅为正常的 2.5 倍。故 TT_3 为早期 GD、治疗中疗效观察及停药后复发的敏感指标，亦是诊断 T_3 型甲亢的特异指标。但应注意老年人淡漠型甲亢或久病者 TT_3 也可能不高。成人正常参考值：

RIA 法：1.8～2.9nmol/L（115～190ng/dl）；

ICMA 法：0.7～2.1nmol/L（44.5～136.1ng/dl）。

（3）血清 FT_4 与 FT_3：FT_3、FT_4 不受血中 TBG 变化的影响，反映血中不与蛋白结合的甲状腺激素。成人正常参考值：

RIA 法：FT_3 3～9pmol/L（0.19～0.58ng/dl），FT_4 9～25pmol/L（0.7～1.9ng/dl）；

化学发光法（ICMA）法：FT_3 2.1～5.4pmol/L（0.14～0.35ng/dl），FT_4 9.0～23.9pmol/L（0.7～1.8ng/dl）。

临床意义：①甲亢和甲状腺毒症时，TT_3、TT_4、FT_3、FT_4 升高。②由于 TT_3、TT_4 受体内蛋白水平特别是 TBG 的影响，因此在妊娠、病毒性肝炎，口服避孕药、雌激素、吩噻嗪、他莫昔芬等药物，先天性甲状腺结合球蛋白增多症时 TT_3、TT_4 假性升高，而

FT3、FT4 更能反映甲状腺激素水平；而在低蛋白血症、服用雄激素、糖皮质激素、生长激素、利福平、水杨酸、保泰松等药物、甲状腺结合球蛋白减少症时可引起 TT_3、TT_4 假性下降，而其实甲状腺功能本身正常。建议此时可采用测定游离激素。③甲状腺激素水平变化，可作为甲亢治疗的观察指标，调整抗甲状腺药物的剂量；④妊娠期甲状腺疾病需要应用不同孕期相应的 FT_4、TT_4 的参考范围进行判断。如妊娠期间 TT_4 低于参考范围的第 5 或 10 百分位数，可以诊断为低甲状腺素血症（低 T_4 血症）。

（4）血清 rT_3：rT_3 无生物活性，是 T_4 在外周组织的降解产物，其血浓度的变化与 T_3、T_4 维持一定比例，尤其与 T_4 变化一致，可作为了解甲状腺功能的指标。GD 初期或复发早期可仅有 rT_3 升高。其意义在于诊断甲状腺功能正常的病态综合征（euthyroid sick syndrome，ESS），既往也称为低 T_3 综合征、低 T_3T_4 综合征。在重症营养不良或某些全身性疾病时，rT_3 明显升高，而 TT_3 明显降低，TSH 早期可以轻度升高，以后可以降低或正常。与甲减的区别是 ESS 时 rT_3 升高。成人正常参考值（RIA）：0.2～0.8nmol/L（13～53ng/dl）。

3. 甲状腺自身抗体

（1）TSH 受体抗体（TRAb）测定：TRAb 阳性，提示存在针对 TSH 受体的自身抗体，这组抗体可能是具有刺激的 TSH 刺激抗体（TSAb），也可能是具有抑制功能的 TSH 刺激阻断抗体（TSBAb），前者是 Graves 病的致病抗体，后者是部分自身免疫性甲状腺炎的致病抗体；测定方法采用放射受体方法，敏感性和特异性均不足。

临床意义：①未经治疗的 GD 患者，血 TSAb 阳性检出率可达 80%～100%，有早期诊断意义，对判断病情活动、是否复发亦有一定价值；还可作为治疗后停药的重要指标。也是甲状腺毒症病因诊断的一个辅助指标，TRAb，特别是 TSAb 阳性，支持 Graves 病；②有助于不典型 Graves 病的早期诊断，以及“甲状腺功能正常的 Graves 眼病”的诊断；③对于有 Graves 病或病史的妊娠妇女，有助于预测胎儿或新生儿甲亢的可能性。

（2）甲状腺自身抗体 TGAb 和 TPOAb：此 2 项抗体阳性，表示甲状腺处于炎症的活动状态，包括自身免疫性破坏、放射线损伤、甲状腺滤泡细胞功能亢进，使得甲状腺球蛋白（TG）、甲状腺过氧化物酶（TPO）释放入血，机体产生抗体。TPOAb 是甲状腺自身免疫损伤的一个标志，TPO 被认为是启动自身免疫破坏的自身抗原之一。正常人的阳性率为 1%～10%，随着年龄增长，阳性率升高。

临床意义：①诊断慢性淋巴性甲状腺炎，滴度越高，可靠性越高。但是随着病程延长，在慢性淋巴性甲状腺炎后期也可出现抗体滴度下降的情况；②其他甲状腺疾病，如 Graves 病、结节性甲状腺肿、甲状腺肿瘤以及其他自身免疫性疾病时，该 2 项抗体也可上升；③妊娠期妇女检测到此 2 种抗体，与其以后发生临床或亚临床甲减、产后甲状腺炎有一定关系；④在干扰素 α、白介素 -2、锂、胺碘酮治疗期间，可作为预测自身免疫甲状腺疾病（主要是甲减）发生的危险因素，也是 Down 综合征患者出现甲减的危险因素。

4. 甲状腺吸 ^{131}I 功能检查　禁碘 2 周（禁食含碘食物，禁用碘酒，不用抗甲状腺药物及甲状腺抑制剂），隔夜空腹，次晨口服 2mCi $Na^{131}I$，分别测 2 小时（或 3 小时）、24 小时甲状腺外颈部放射性强度。正常人的吸碘率：2 小时：15%～20%；24 小时：25%～45%；高峰在 24 小时出现。甲亢者：2 小时＞25%，24 小时＞45%，且高峰前移。

临床意义：①诊断甲亢，符合率达 90%，但目前由于 T_3、T_4 和 TSH 测定方法的不断改善，敏感性与特异性进一步提高，目前已很少用甲状腺摄 ^{131}I 率来诊断甲亢；②用于鉴别不同病因的甲亢，如 TH 升高而摄 ^{131}I 率降低，则可能为甲状腺炎伴甲亢、碘甲亢或外源 TH 引起的甲亢症。而摄 ^{131}I 率升高意味着甲状腺合成和分泌功能是增强的，如 GD。

注意事项：①孕妇和哺乳期禁用此项检查；②本法受多种食物及含碘药物（包括中药）的影响，如抗甲状腺药物、ACTH、皮质素、溴剂、利血平、保泰松、对氨基水杨酸、甲苯磺丁脲等均使之降低；③长期使用女性避孕药使之升高，故测定前应停用上述药物 1～2 个月；④甲状腺摄 ^{131}I 率还受许多疾病的影响，如肾病综合征时增高；⑤应激状态、吸收不良综合征、腹泻时降低。

（二）甲状腺细针穿刺活检

GD 临床上有典型的甲亢症状，甚至有突眼，临床诊断并不困难，做甲状腺细针穿刺活检是为了进行病因诊断，与慢性淋巴细胞性甲状腺炎伴甲亢相区别。

（三）影像学检查

1. 超声诊断　GD 时，甲状腺呈弥漫性、对称性、均匀性增大（可增大 2～3 倍），边缘多规则，内部回声多呈密集、增强光点，分布不均匀，部分有低回声小结节状改变。腺体肿大明显时，常有周围组织受压和血管移位表现。多普勒彩色血流显像示甲状腺腺体内血流呈弥漫性分布，为红蓝相间的簇状或分支状图像（繁星闪烁样血流图像），血流量大，速度增快（超过 70cm/s）。

2. 核素诊断　GD 所致甲亢时，可见颈动、静脉提前到 6～8 秒显像（正常 8～12 秒颈动脉显像，12～14 秒颈静脉显像），甲状腺于 8 秒时显像，其放射性逐渐增加，明显高于颈动、静脉显像。不同病因的甲亢在超声检查中可有不同的超声特征，据此可以进行病因的鉴别诊断。

【诊断步骤和检查项目选择】

TSH 是筛查是否存在甲状腺疾病（甲亢或甲减）最准确的方法。根据临床高代谢症候群、甲状腺肿大以及血清甲状腺激素的升高，诊断甲状腺毒症，再根据 TSH 水平降低，特别是 $<$0.02mIU/L，可明确病变在于甲状腺。接着通过寻找甲状腺自身免疫的表现，如 TRAb 等自身抗体、合并浸润性突眼、胫前黏液性水肿，通过甲状腺核素扫描、超声诊断，明确甲状腺亢进的原因，如 GD、多结节性毒性甲状腺肿、毒性甲状腺腺瘤（Plummer 病），还是暂时性甲亢，如亚急性甲状腺炎。甲亢诊断后还需行心电图、超声心动图、肌电图、血钾水平等检查来评价有无合并心脏、关节肌肉合并症。妊娠期间甲状腺疾病的诊断必须依据妊娠期甲状腺激素在不同孕期的参考值范围。妊娠早期可出现一过性甲状腺毒症，易与 GD 相混淆，临床表现、体征、甲状腺功能动态变化以及 TRAb 水平有助于鉴别。

附：亚急性甲状腺炎

亚急性甲状腺炎又称为亚急性肉芽肿性甲状腺炎、巨细胞性甲状腺炎、亚急性疼痛性甲状腺炎和 de Quervain 甲状腺炎等。本病最早于 1904 年由 de Quervain 描述，是一种与病毒感染有关的自限性甲状腺炎，一般不遗留甲状腺功能减退症。本病多见于中年及年轻女性，女性多于男性。女性与男性之比为 3∶1～6∶1。多见于中年女性，发病有季节性（夏季为发病高峰季节）。典型病例表现为，起病前 1～3 周常有上呼吸道感染的表现。颈部甲状腺部位疼痛，呈放射性，可累及咽部、枕部、耳根、牙床等处。早期可有发热、畏寒、肌肉及关节酸痛、心悸、多汗等。体格检查发现甲状腺轻至中度肿大，多呈不对称肿大，质地较硬，触痛明显，无血管杂音。甲状腺功能呈现三相改变，即早期（伴甲亢）、中期（伴甲减，分过渡期和甲减期 2 期）以及恢复期（甲状腺功能正常）三期。

【实验室检查】

1. 血常规和其他一般检查　疾病的急性期出现血白细胞计数轻至中度升高，中性粒细胞正常或稍高，偶可见淋巴细胞增多，血沉明显加快；呼吸道病毒抗体滴度增高，一般在 6 个月后逐渐消失。

2. 甲状腺功能检查　甲亢期血清 TT_3、TT_4、FT_3 和 FT_4 升高，TSH 分泌受抑制，甲状腺摄碘率降低，呈现所谓的“分离现象”。而在甲减期患者血清 TT_3、TT_4、FT_3 和 FT_4 降低，TSH 升高，甲状腺摄碘率可反跳升高。观察甲状腺功能的动态变化有助于复杂病例的诊断。

3. 甲状腺多普勒超声检查　是一种无创且快捷的检查方法，对本病的鉴别诊断有重要意义。在急性阶段，增大的甲状腺组织血运不增加，彩色多普勒超声示低回声区；而在恢复阶段，超声显示为轻微血运增加的等回声区；一般 1 年以后血运恢复正常。

4. 甲状腺扫描（摄碘率低时，核素碘不能用于扫描）　可见图像残缺、显影不均匀，摄锝功能降低。

5. 甲状腺活检　可见特征性多核巨细胞或肉芽肿改变。

【诊断】

诊断依据：①甲状腺肿大、疼痛、质硬、触痛，常伴上呼吸道感染症状和体征（发热、乏力、食欲缺乏、颈部淋巴结肿大等）；②血沉增快；③血清 T_3、T_4 升高而甲状腺摄碘率降低，呈分离现象，或者甲状腺扫描可见显影不均匀或不显影，彩色多普勒超声显示局部或普遍性低回声区，诊断常不难确定。诊断困难时密切观察病情和甲状腺功能变化，有助于正确诊断。

妊娠期甲亢仍以 GD 为主要病因，如果妊娠早期 TSH<0.1mIU/L，提示存在甲状腺毒症的可能，进一步动态观察 FT_4、TT_4、FT_3、TT_3、TRAb、TPOAb 指标综合判断，但妊娠期禁用放射性核素检查和治疗。需要与妊娠甲亢综合征相鉴别，后者与孕早期 hCG 水平升高刺激甲状腺激素合成有关，患者多数有妊娠剧吐，同时出现心悸、焦虑、多汗、手抖等高代谢症状群。FT_4 等甲状腺激素升高但多数处于同孕期甲状腺激素参考范围内，最重要的是 TRAb 抗体阴性，甲状腺超声没有发现血流丰富，动态观察甲状腺激素可以回落。这种情况不需要抗甲状腺药物治疗。

二、甲状腺功能减退症

甲状腺功能减退症（简称甲减）是由各种原因引起的甲状腺激素合成、分泌或生物效应不足引起的全身性低代谢综合征，其病理特征是黏多糖在组织和皮肤堆积，表现为黏液性水肿。本病女性较男性多见，随年龄增长，患病率增加。按起病年龄可分为 3 型：①功能减退始于胎儿或新生儿期称呆小病（克汀病）；②起病于青春期发育前儿童者及青春期发病者，称幼年型甲减；③起病于成年者称成年型甲减。成人原发性甲减的主要病因是自身免疫性甲状腺炎，包括桥本甲状腺炎、萎缩性甲状腺炎、产后甲状腺炎等。此外，手术、放射线治疗、抗甲状腺药物过量也是常见的原发性甲减原因。而垂体 - 下丘脑病变引起的甲减，为继发性甲减。

【临床表现】

成年型甲减表现为一系列的低代谢症候群，如易疲乏、怕冷、少汗、行动迟缓、反应淡漠、注意力不集中、记忆力下降、嗜睡、精神抑郁、食欲缺乏但体重反而增加、体温低于正常。严重者有典型的甲减外貌：面部表情淡漠，面色苍白，皮肤粗糙，干燥发凉，面颊及眼睑水肿。毛发干燥稀疏，眉毛脱落，手掌皮肤呈姜黄色。此外，还可引起肌肉软弱乏力、厌食、腹胀、便秘、贫血、心动过缓、心包积液等全身表现，在内分泌系统可以引起性欲减退，男性阳痿、不育，女性月经过多或闭经、不孕。有时还出现溢乳，由 TSH 水平升高引起血清催乳素水平升高所致。

【实验室及辅助检查】

1. 血清甲状腺激素和 TSH　血清 TSH 增高、TT_4、FT_4 降低是诊断本病必备的指标。严重病例血清 TT_3 和 FT_3 降低。亚临床甲减仅有血清 TSH 增高，但是血清 T_4 或 T_3 正常。

2. 放射性碘摄取率　大多数患者明显降低，呈低平曲线。为避免进一步损伤甲状腺，一般不做此检查。

3．甲状腺自身抗体　血清 TPOAb 和 TgAb 阳性提示甲减是由自身免疫性甲状腺炎所致。

4．其他辅助检查　血常规常出现轻、中度正细胞正色素性贫血；生化检查发现血清胆固醇、甘油三酯和 LDL-C 增高，HDL-C 降低，同型半胱氨酸增高，血清 CK、LDH 升高；X 线检查可见心脏向两侧扩大，可伴心包积液和胸腔积液。部分患者有蝶鞍增大。

【诊断】

轻型甲减症状缺乏特异性，在年轻人诉有不孕、不育、性功能下降，在老年妇女出现贫血、便秘、面色苍白、体重增加、反应淡漠、心脏疾病患者，要关注甲减可能性。通过检查 TSH，如升高，排除引起 TSH 升高的其他原因，再检查血清甲状腺激素，基本可明确诊断为甲状腺原因的甲减。接着需进行病因诊断。通过了解放射线治疗病史、甲状腺手术史、家族史、甲状腺自身抗体以及甲状腺影像学检查（核素扫描、超声检查）对病因诊断非常有帮助。妊娠期间甲状腺功能减退症的诊断必须依据妊娠期甲状腺激素在不同孕期的参考值范围。

三、妊娠期亚临床甲状腺功能减退症

亚临床甲状腺功能减退症（简称亚临床甲减）是指促甲状腺素高于正常上限而甲状腺激素水平正常。患病率随年龄增长而增高，女性多见，文献报道育龄女性亚临床甲减的发生率为 4%～8%。亚临床甲减发病隐匿，常常因症状不明显而容易被忽视，其带来的影响取决于 TSH 升高的程度和持续时间，长期甲状腺功能的轻微异常亦可导致一系列远期并发症。亚临床甲减与女性不孕的关系尚不明确，但不孕妇女血清 TSH 水平轻度高于正常可受孕妇女。亚临床甲减对卵巢储备功能、卵子和胚胎质量的影响尚不明确，但可能以剂量依赖的方式影响辅助生殖技术助孕，受孕失败风险随 TSH 浓度上升而增高。因此，推荐不孕女性筛查 TSH。

我国妊娠早期妇女筛查中临床甲减、亚临床甲减和 TPO-Ab 阳性的检出率分别为 0.6%、5.27% 和 8.6%。亚临床甲减增加妊娠女性自然流产和不良妊娠结局的发生风险。对于确诊亚临床甲减和 TPOAb 阳性的妇女，治疗可以降低流产和早产率，能够对产后有可能发展为产后甲状腺炎或甲减的妇女做出及早诊断。为此，我国 2019 年《妊娠和产后甲状腺疾病诊治指南》推荐所有备孕或行第 1 次产前检查的妊娠妇女进行临床评估，如果有下列危险因素，即为甲状腺疾病的高危人群：家族或个人甲状腺疾病史、不孕、流产及早产史、多次妊娠史（≥2 次）、病态肥胖（BMI＞40kg/m^2）、1 型糖尿病及其他自身免疫性疾病、头颈部放射治疗史、中重度碘缺乏地区居住史等。筛查指标选择血清 TSH、FT_4 和 TPO-Ab 等，因这些指标测定相对便宜且应用广泛。筛查时机选择在妊娠 8 周以前，最好是在妊娠前筛查。

【临床表现】

亚临床甲减通常缺乏明显的症状和体征，少数可出现轻微的类似临床甲减的症状，但无特异性。亚临床甲减经多年发展可影响器官的功能状态，产生危害，包括：发展为临床甲减；引起血脂代谢紊乱，导致动脉粥样硬化。妊娠期亚临床甲减特别是在孕早期有增加自然流产和不良妊娠结局的风险，导致早产、胎盘早剥、胎膜早破、妊娠糖尿病、子痫前期、臀位妊娠、新生儿死亡等，还可能在不同程度上影响子代的神经智力发育。

【实验室及辅助检查】

1．血清甲状腺激素和 TSH　仅有血清 TSH 增高，但是血清 T_4 或 T_3 正常。TSH 的诊断界值为高于人群实验室检测范围的上限，通常为 4～4.5mIU/L。需注意排除其他原因引起的血清 TSH 增高：① TSH 测定干扰：抗 TSH 自身抗体存在可引起血清 TSH 测定值假性增高；②甲状腺功能正常病态综合征的恢复期；③ 20% 的中枢性甲减患者表现为轻度 TSH 增高；④肾功能不全；⑤糖皮质激素缺乏；⑥寒冷刺激引起的生理适应。

2. 甲状腺自身抗体　不需要常规检测甲状腺自身抗体，但亚临床甲减合并甲状腺自身抗体阳性的患者发展为临床甲减的风险增加，因此临床工作中常同时检测。对不孕及计划妊娠的女性如反复检测血 TSH＞2.5mIU/L 或存在前述甲状腺疾病的危险因素时，可检测甲状腺自身抗体。

临床意义：

甲状腺自身抗体阳性与不孕可能相关，有研究报道不孕女性甲状腺自身抗体阳性率高于与其年龄匹配的生育能力正常的女性。在辅助生殖技术助孕中，甲状腺自身抗体阳性对卵巢刺激的反应性无明显影响，但可能对卵子和胚胎质量有一定负面影响，而且影响体外受精的助孕结局，增加流产率，降低活产率。甲状腺自身抗体阳性与自然流产风险增加相关，即使未合并甲状腺功能减退，这种相关性也存在。甲状腺功能正常、甲状腺自身抗体阳性的妊娠妇女 TSH 升高的风险增加，在妊娠期甲状腺激素需求增加的情况下，可能进展为亚临床甲减或临床甲减。甲状腺自身抗体阳性可能增加早产风险，另有研究报道甲状腺自身抗体阳性妊娠妇女胎膜早破的发生率增加。妊娠妇女甲状腺抗体阳性与胎儿的甲状腺功能障碍无关。

【诊断】

亚临床甲减的诊断主要依赖实验室检查。根据 TSH 水平，亚临床甲减可分为 2 类：轻度（TSH＜10mIU/L）和重度（TSH≥10mIU/L）。其中轻度亚临床甲减占 90%。TSH 每日都会在均值的 50% 左右波动，一天中同一时段连续采集血样，TSH 的变异率可达 40%。鉴于此，血清 TSH 水平在正常范围的 40%～50% 波动时并不足以反映甲状腺功能的变化。需 2～3 个月重复测定血清 TSH 及 FT_4 或 TT_4 水平，TSH 升高且 FT_4、TT_4 正常，方可诊断为亚临床甲减。我国 2019 年《妊娠和产后甲状腺疾病诊治指南》推荐妊娠期亚临床甲减的诊断标准是：血清 TSH＞妊娠期特异性参考范围上限，血清 FT_4 在妊娠期特异性参考范围之内（表 19-5）。

表 19-5　中国妇女妊娠不同时期血清 TSH 和 FT_4 参考范围（$P_{2.5}$~$P_{97.5}$）

试剂公司	TSH/mU·L^{-1}			FT_4/pmol·L^{-1}			方法
	妊娠早期	妊娠中期	妊娠晚期	妊娠早期	妊娠中期	妊娠晚期	
DPC	0.13～3.93	0.26～3.50	0.42～3.85	12.00～23.34	11.20～21.46	9.80～18.20	化学发光免疫分析法
Abbott	0.07～3.38	0.34～3.51	0.34～4.32	11.30～17.80	9.30～15.20	7.90～14.10	化学发光免疫分析法
Roche	0.09～4.52	0.45～4.32	0.30～4.98	13.15～20.78	9.77～18.89	9.04～15.22	电化学免疫分析法
Bayer	0.03～4.51	0.05～4.50	0.47～4.54	11.80～21.00	10.60～17.60	9.20～16.70	化学发光免疫分析法
Beckman	0.05～3.55	0.21～3.31	0.43～3.71	9.01～15.89	6.62～13.51	6.42～10.75	化学发光免疫分析法
DiaSorin	0.02～4.41	0.12～4.16	0.45～4.60	8.47～19.60	5.70～14.70	5.20～12.10	化学发光免疫分析法
日本东曹	0.09～3.99	0.56～3.94	0.56～3.94	10.42～21.75	7.98～18.28	7.33～15.19	化学发光免疫分析法

注：TSH：促甲状腺激素；FT_4：游离甲状腺素。

（张少玲）

第三节 甲状旁腺疾病

甲状旁腺激素（parathyroid hormone，PTH）是甲状旁腺主细胞分泌的一种含有84个氨基酸的直肽链类激素，其主要靶器官有肾、骨骼和肠道。PTH在维持人体钙磷代谢平衡中有着非常重要的作用，主要表现为拮抗降钙素、动员骨钙释放、促进维生素D活化和磷酸盐的排泄，升高血钙；对血压和糖代谢亦有一定的调节作用。PTH与降钙素（CT）和维生素D（Vit D）一起构成了对血液中的离子钙瞬间和慢性的调节系统，并借助骨骼、肾和肠道实现这种调节，使血中的钙浓度维持在一个非常窄的范围内，保证了机体内环境的相对稳定。所以，当甲状旁腺发生疾病时，通常会有钙磷代谢障碍方面的临床表现。

一、甲状旁腺功能亢进症

甲状旁腺功能亢进症（甲旁亢，primary hyperparathyroidism）可分为原发性、继发性、三发性和假性4种。原发性甲旁亢由甲状旁腺腺瘤（约占总数的85%）、增生肥大（约10%）和腺癌（少见）引起，使得PTH过度分泌，导致以血钙升高、血磷下降、血PTH不被高血钙所抑制为特征的全身性疾病。继发性由各种原因、特别是低钙血症，持续刺激甲状旁腺，使之增生肥大，分泌过多的PTH所致，见于肾功能不全、骨质软化症和小肠吸收不良或Vit D缺乏与羟化障碍等疾病，其PTH可增高，但常见低血钙和低血镁。三发性多在继发性甲旁亢基础上发展而来，由于腺体受到持久过度刺激，部分增生组织转化为腺瘤，自主分泌过多的PTH，常见于慢性肾功能不全特别是肾脏移植后，其PTH升高，血钙多高于正常。假性甲旁亢是指某些器官的恶性肿瘤，如肺、肝、肾和卵巢等的恶性肿瘤，分泌类PTH的多肽物质或前列腺素、破骨性细胞因子等致血钙增高，而患者体内甲状旁腺合成和分泌PTH的功能是正常或者偏低，因此，血中PTH水平多数是降低的，假性甲旁亢又称为伴瘤高钙血症。

原发性甲旁亢的临床表现可以累及全身各个系统，主要在神经肌肉系统、骨骼系统、泌尿系统。在神经肌肉系统，可表现为淡漠、抑郁、焦虑、性格改变、记忆力下降、智力减退、肌肉软弱无力甚至肌萎缩等；在消化系统，可表现为食欲缺乏、恶心、呕吐、便秘、顽固性消化性溃疡、反复发作的胰腺炎；高血钙还可引起心动过缓、心电图Q-T间期缩短、传导阻滞等；高水平的PTH引起骨吸收增强，导致多发性、自发性骨折、椎体压缩性骨折、纤维囊性骨炎，患者常诉骨痛；在泌尿系统，可损害肾小管功能，引起多尿、多饮，以及多发性进展性肾结石，经常合并肾盂肾炎，晚期可致肾功能衰竭；此外，钙的异位沉积，可引起非特异性的关节炎、皮肤瘙痒、角膜钙化。

甲旁亢的诊断：患者出现肾、骨骼的临床表现，同时出现高血钙、低血磷、高尿钙、碱性磷酸酶升高，高度怀疑甲旁亢的诊断；接着是检查PTH水平，如果PTH升高，或者不下降（高钙血症应该抑制PTH的分泌），原发性甲旁亢的诊断基本可以成立。如果PTH水平是下降的，那么就要寻找骨源性和非骨源性引起血钙上升的因素，前者如原发性溶骨，包括多发性骨髓瘤、Paget骨病、特发性大块骨溶解症等，以及肿瘤转移性溶骨，主要来自乳腺癌、肺鳞癌、前列腺癌；后者如结节病、维生素D中毒、甲亢、血皮质醇升高、药物（噻嗪类利尿剂、维生素A、锂盐），现代乳碱综合征。此外，有少见肿瘤可分泌PTH或PTHrP，多数情况PTH常常降低甚至测不出，称为伴瘤高钙血症。原发性甲旁亢成立后，需要进一步通过超声、CT/MRI或核素显像寻找甲状旁腺瘤的位置。

二、甲状旁腺功能减退症

甲状旁腺功能减退症（hypoparathyroidism，HPP，简称甲旁减）是指 PTH 合成分泌减少，或者血液循环中的 PTH 无生物活性或者靶组织对 PTH 不敏感引起的代谢异常综合征，可分为特发性 HPP、继发性 HPP、假性 HPP 等。继发性甲旁减最多见，系由甲状腺手术时误将甲状旁腺切除或损伤了甲状旁腺所致；特发性甲旁减较少见，多为自身免疫损伤所致；而假性甲旁减则为靶组织 cAMP 生成障碍或对 cAMP 缺乏反应，使得 PTH 不能在靶组织起到其生物作用，引起低血钙，但血 PTH 水平是升高的。甲旁减的临床表现主要是 PTH 作用下降后引起的低血钙、高血磷，而引起的手足搐搦，重者可以出现癫痫发作。

有关高钙血症的检查选择：高钙血症的检查，首先是排除假性高钙血症，同时测定 pH、标本必须密封送检，必要时测定游离钙，以确立高钙血症的诊断。接着是检查 PTH 水平，如果 PTH 升高，或者不下降（高钙血症应该抑制 PTH 的分泌），高度怀疑原发性甲旁亢。无条件检查血 PTH 者，可采用磷廓清试验等动态试验；进一步可检查尿钙，如果无家族史、尿钙是增加的，可以进一步寻找原发性甲旁亢的诊断依据，包括血磷下降、有 PTH 升高的靶器官损害，如复发性尿结石、骨折和骨量减少，超声或核素显像可寻找甲状旁腺结节 / 增生。如果 PTH 水平是下降的，那么就要寻找骨源性和非骨源性引起血钙上升的因素，前者如原发性溶骨，包括多发性骨髓瘤、Paget 骨病、特发性大块骨溶解症等，以及肿瘤转移性溶骨，主要来自乳腺癌、肺鳞癌、前列腺癌；后者如结节病、维生素 D 中毒、甲亢、血皮质醇升高、药物（噻嗪类利尿剂、维生素 A、锂盐），现代乳碱综合征。此外，有少见肿瘤可分泌 PTH 或 PTHrP，多数情况 PTH 常常降低甚至测不出，称为伴瘤高钙血症。

甲旁减的诊断：出现反复发作的手足搐搦病史，多次测定血清钙＜2.2mmol/L，可确定低血钙的诊断。接下来可选择测定血镁和 PTH 检查，如 PTH 水平下降、血镁正常且有甲状旁腺受损伤的病史，支持原发性甲旁减的诊断。如果 PTH 水平上升，要考虑假性甲旁减的可能，可进一步行滴注 PTH 试验，观察滴注 PTH 后尿磷和尿 cAMP 的变化，确立诊断。如为低血镁或合并低血镁，此时血镁下降（＜0.4mmol/L），可予以补充镁剂，补镁后血钙和 PTH 水平立即上升，可确定低镁血症引起的手足搐搦。

（张少玲）

第四节　肾上腺疾病

肾上腺是人体重要的内分泌器官，分泌多种激素，对维持正常的生理功能起重要的调节作用。它们为形态不一的成对器官，左右各一，位于腹膜后双肾的上方。肾上腺分皮质和髓质 2 个部分，皮质来源于中胚层，居于肾上腺的外层，占肾上腺总体积的 80% 以上。皮质细胞由外及内排列成 3 个同心带，分别为球状带、束状带、网状带。最外层的球状带分泌盐皮质激素，主要是醛固酮，调节水电解质的平衡，当出现增生或肿瘤使得醛固酮自主性合成分泌增多时，称为原发性醛固酮增多症；束状带分泌糖皮质激素，主要有皮质醇等，参与糖、蛋白质和脂肪的代谢，此层发生增生或肿瘤时，引起糖皮质激素合成分泌增多时，可引起库欣综合征；网状带最薄，分泌性激素，如睾酮，主要影响性征。肾上腺的髓质位于肾上腺的最内部，来源于外胚层，由交感神经节细胞和高度分化的嗜铬细胞组成，后者分泌儿茶酚胺，嗜铬细胞瘤可引起高血压等一系列症状。由于肾上腺本身的原因或垂体分泌 ATCH 不足导致肾上腺皮质激素分泌不足，称为肾上腺皮质功能减退症；另外，健康体检的普及，也使肾上腺偶发瘤（adrenal incidentaloma，AI）的发现增多，肾上腺偶发瘤也可能存在内分泌功能的异常，评价其皮质和髓质的功能，具有重要的临床意义：①有助于分辨肿瘤的起源、鉴别其良恶性、选择治疗策略；②指导合理的围手术期处理，降低围手术期死亡率；③指导术后随访，提高远期生存率。近年来生化技术、影像学技术的发展，显著提高了对多种肾上腺疾病的诊断与治疗水平。

一、原发性肾上腺皮质功能减退症

原发性肾上腺皮质功能减退症（primary adrenal insufficiency）又称艾迪生病（Addison's disease）。主要由肾上腺本身的病变（自身免疫性破坏、结核、感染、出血、转移癌等）致肾上腺皮质激素分泌不足和反馈性血浆ACTH水平增高。而由下丘脑-垂体病变引起的ACTH分泌不足导致的，称为继发性肾上腺皮质功能减退症。

值得注意的是，原发性肾上腺皮质功能减退症是自身免疫性多内分泌腺综合征（polyglandular autoimmune syndrome，PGA）的一个表现。PGA有Ⅰ型和Ⅱ型。Ⅰ型罕见，Ⅱ型较常见。Ⅰ型常见于儿童，属常染色体隐性遗传，常伴有皮肤、黏膜的念珠菌感染（75%），肾上腺皮质功能减退（60%），原发性甲状旁腺功能减退（89%），卵巢功能早衰（45%），恶性贫血，慢性活动性肝炎，吸收不良综合征和脱发等。Ⅱ型又称Schmidt综合征，Ⅱ型常发生于多代患病的家系中，即具有"显性"遗传特征，常包括肾上腺皮质功能减退（100%）、自身免疫性甲状腺炎（70%）和1型糖尿病（50%），同样也可有卵巢早衰、恶性贫血、白癜风或脱发等。

医源性肾上腺皮质减退症：长期给予超生理剂量糖皮质激素或ACTH，可使ACTH和CRH合成和分泌受抑制，在停药或急骤减量时可出现肾上腺皮质功能减退的症状，甚至出现肾上腺危象。

【临床表现】

肾上腺皮质功能减退症的临床症状和体征是由不同程度的糖皮质激素（以皮质醇为主）和盐皮质激素（以醛固酮为主）分泌或功能不足所致。依其功能减退的程度和起病的缓急，可分为慢性、急性和危象发作。

1. 慢性肾上腺皮质功能减退症 发病隐匿，缓慢加重，表现为虚弱和疲乏、体重减轻、厌食、喜咸食、恶心、腹泻、便秘、肌肉关节疼痛、精神萎靡、直立性低血压、空腹低血糖、性腺功能减退等。原发性者特征性表现是全身性皮肤黏膜色素沉着，为棕褐色，暴露及易摩擦部位更明显，如脸、手、掌纹、乳晕、甲床、足背、瘢痕和束腰带等部位；与由垂体下丘脑病变导致的ACTH分泌不足引起的继发性肾上腺皮质功能减退者刚刚相反，后者表现为肤色苍白。当伴有其他疾病，如自身免疫性甲状腺炎时，可有甲减表现；结核性者常有低热、盗汗等。青少年患者常可出现生长迟缓。生化检查表现为空腹低血糖、高血钾、低血钠、血肌酐上升、贫血、嗜酸性粒细胞增多等。

2. 急性肾上腺皮质功能减退和肾上腺危象 病情危急，常有高热、恶心、呕吐、腹痛或腹泻、脱水、血压下降、心动过速、四肢厥冷、虚脱、极度虚弱无力、反应淡漠或嗜睡甚至昏迷，但也可表现为烦躁不安、谵妄、惊厥。伴肾上腺出血者还可出现腹胁和胸背部疼痛，低血糖昏迷。其诱发因素常常是感染、创伤手术、分娩、过劳、大量出汗、呕吐、腹泻或突然中断激素替代治疗等。

【实验室检查和辅助检查】

1. 血浆肾上腺皮质激素测定 本症血清皮质醇水平降低，常低于3μg/dl，但血清F以脉冲式释放，而每个脉冲的幅度相差很大，且有其昼夜节律，单次测定结果，并不能反映皮质功能情况。因此，单次结果在正常范围内，也不能排除本症。

2. 血浆基础ACTH测定 对本症的诊

断及鉴别诊断有一定帮助。原发性者血浆ACTH值明显增高，常≥55pmol/L（100pg/ml），继发性者ACTH水平常偏低，早晨8时常<4.5pmol/L（20pg/ml）。联合皮质醇和ACTH监测，才能合理评估下丘脑-垂体-肾上腺轴的功能状态。

3. 24小时尿游离皮质醇（UFC）、17-羟皮质类固醇（17-OHCS）和17-酮类固醇（17-KS）测定　本症的24小时尿游离皮质醇（UFC）、17-羟皮质类固醇（17-OHCS）和17-酮类固醇（17-KS）通常都低于正常。反映全天皮质醇分泌总量的尿UFC检查比测定某个瞬间值的血皮质醇更能反映肾上腺皮质功能减退的情况。

4. 血浆肾素活性和醛固酮水平　原发性肾上腺功能减退症患者因为球状带受累，而血醛固酮水平下降、血压和血容量不足，因而血浆肾素活性上升。

5. ACTH兴奋试验　是诊断本病最有价值的检查，反映的是肾上腺的储备功能，也有助于原发和继发性肾上腺皮质功能减退症的鉴别。值得注意的是，由于肾上腺皮质功能减退时使用ACTH有诱发肾上腺危象的危险，如高度怀疑本病而需进行该项检查时，可事先使用地塞米松1mg（详见第二十一章）。

【诊断】

原发性肾上腺皮质功能减退症的临床表现不具特异性，而且部分本病患者正常情况下没有症状，仅在遇到感染、手术、外伤等应激时才以急性肾上腺皮质功能减退症的表现出现，因此详细的病史询问（特别是使用外源性糖皮质激素的历史）、体格检查非常重要。根据临床表现如怀疑本症时，一般生化检查可发现低血糖、高血钾、低血钠，可进一步检查血皮质醇和ACTH、甲状腺功能、24小时尿游离皮质醇、24小时尿17-OHCS、17-KS检查；病情稳定后行ACTH兴奋试验予以确定。如病情危重者，可在留取血样后马上给予氢化可的松治疗。诊断肾上腺皮质功能减退症后，接着还要区分原发于肾上腺和还是继发于垂体。皮肤苍白、同时有甲状腺功能减退、性功能减退的表现以及血ACTH水平减低者支持垂体性的肾上腺皮质功能减退症；而皮肤色素沉着且同时有醛固酮减少的表现（低血压、高血钾、低血钠）、血ACTH水平升高者支持原发性肾上腺皮质功能减退症，如果结合ACTH兴奋试验结果，基本可以做出正确诊断。最后，还需对其病因进行诊断，如寻找结核的依据、是否合并其他内分泌腺的自身免疫破坏的证据等。PGA患者，开始也不同时出现几个腺体的症状，如单纯以卵巢早衰为表现，经检查才发现尚存在原发性肾上腺皮质功能减退等其他表现。

二、库欣综合征

皮质醇增多症（hypercortisolism）又名库欣综合征（Cushing syndrome，CS），是多种原因使肾上腺皮质分泌过多的糖皮质激素（主要为皮质醇）所致。临床表现为满月脸、多血质外貌、向心性肥胖、皮肤紫纹、痤疮、高血压和骨质疏松等。需要仔细排除外源性或医源性库欣综合征。CS有多种病因，可分为ACTH依赖性和非依赖性。ACTH依赖性库欣综合征主要是由垂体依赖性库欣综合征（即垂体ACTH腺瘤）所致，少数是由分泌ACTH的肿瘤，即异位ACTH分泌综合征引起。非ACTH依赖性库欣综合征则是由肾上腺皮质病变（腺瘤、皮质癌及其他少见病种）引起。

【临床表现】

患者可出现"库欣"外貌（痤疮、满月脸、多血质面容）、皮肤变薄、水牛背和向心性肥胖；腹部两侧、髋、臀部、大腿根部、乳腺和上臂等部位可见紫纹，轻微损伤可致皮下出血、出现瘀斑；四肢肌肉软弱无力；骨量丢失致骨质疏松，易发生足部、肋骨和脊椎骨骨折；还可导致葡萄糖代谢异常，引起糖耐量减退甚至引起类固醇性糖尿病；大量皮质醇有潴钠、排钾作用，可致低血钾碱中毒、血压升高，且常规降压药疗效不佳；同时存在高血压、血脂异常和糖尿病者，易出现冠心病；过多皮质醇刺激造血系统使红、白细胞数增多；长期皮质醇水平过高，常致情感和认知功能改变，表现多样，包括易疲乏，易激动或失眠，焦虑，记忆力减退，思维难于集中等；抵抗力减弱，皮肤真菌感染多见（如皮肤黏膜念珠菌感染、癣和糠疹，甚至少见的真菌感染），且进展快，甚至导致菌血症或脓毒血症，是本症的死亡原因之一。

在内分泌系统，由于肾上腺雄激素产生过多和高水平皮质醇对垂体促性腺激素的抑制作用而致性功能障碍（低促性腺激素性性腺功能减退症）：女性常出现月经减少、不规则或闭经，多毛。此外还有痤疮和男性化（乳腺萎缩、秃顶、胡须生长、喉结增大、阴蒂肥大）等，需与多囊卵巢综合征相鉴别。男性患者可有性欲减退、阳痿、阴茎缩小、睾丸变软、变小等。

【实验室检查】

血清和尿中皮质激素及其代谢物浓度增高、节律消失、正常的下丘脑 - 垂体 - 肾上腺轴的反馈调节作用消失，是确诊本症的基本依据，尤其在临床表现不够典型的轻中度或早期患者中，常还需结合各种动态试验，综合分析下丘脑 - 垂体 - 肾上腺轴的功能状态，才能做出正确的诊断。

1. 血和尿皮质激素及其代谢产物的测定

（1）血清皮质醇昼夜节律测定：正常人清晨醒后 1 小时皮质醇达到最高值［275～550nmol/L（10～20μg/dl）］，下午（4 时）下降至清晨的 50%［85～275 nmol/L（3～10μg/dl）］，午夜入睡达最低值，一般＜50nmol/L（1.8μg/dl）。大多数库欣患者表现为清晨（8 时）皮质醇可在正常范围或轻度升高，午夜几乎总是升高，失去正常的昼夜节律，因此午夜血清皮质醇升高的诊断意义最大。但许多因素可影响其测定值，如各种应激、某些药物（糖皮质激素类、雄激素类及口服避孕药等）和严重肝、肾功能不良等。诊断库欣综合征的午夜血清皮质醇的切点为≥1.8μg/dl（50nmol/L），敏感性达 100%，特异性 20%。清醒状态下血清皮质醇的切点为≥7.5μg/dl（207nmol/L），诊断的敏感性＞96%，特异性 87%。

（2）24 小时尿游离皮质醇（UFC）测定：血液循环中皮质醇主要（约 90%）与皮质醇结合球蛋白（CBG）相结合，仅 5%～10% 以游离皮质醇形式自尿中排出。可反映肾上腺皮质激素总的日分泌量。本症患者 UFC 常明显升高。因此它不仅是肾上腺皮质功能的可靠判断指标，也是地塞米松抑制试验的良好观察指标。

（3）尿 17- 羟皮质类固醇（17-OHCS）测定：尿 17- 羟皮质类固醇经肝脏降解灭活后，大部分以四氢化合物葡糖醛酸酯的形式从尿中排出，统称为 17-OHCS，每日从尿中排出的总量约为皮质醇分泌的 30%～40%。尿 17-OHCS 在所有类型的库欣综合征中均增高。成人正常参考范围为 22～82 μmol/L（3～8mg/dl）。

（4）尿 17 酮类固醇（17-KS）测定：17-KS 为雄性激素代谢产物的总和，包括雄酮、脱氢表雄酮、雄烯二醇及雄烯二酮等。在女性库欣综合征中，它与 17-OHCS 均增高；尿 17-KS 在反映肾上腺皮质功能方面不如尿 17-OHCS 和尿游离皮质醇。它主要具有以下 2 个方面的独特意义：①当肾上腺癌伴或不伴库欣综合征时，其值比 17-OHCS 增高显著，而肾上腺皮质腺瘤却倾向于降低或正常；②在正常人和 ACTH 依赖性库欣综合征患者中，尿 17-KS 排泄量是 17-OHCS 的 1.5～2 倍。其正常参考范围：女性为 17～52μmol/L（5～15mg/L），男性为 34～69μmol/L（10～20mg/L）。

2. 下丘脑 - 垂体 - 肾上腺皮质轴功能的动态试验

（1）血浆 ACTH 测定：主要应用于本征的病因诊断，依据 ACTH 测定水平，将库欣综合征分为两大类：ACTH 依赖和 ACTH 非依赖的库欣综合征。后者是肾上腺性库欣综合征，ACTH 水平是降低的，而垂体性库欣综合征等 ACTH 依赖性库欣综合征，ACTH 水平正常或升高。ACTH 水平在垂体性库欣综合征和异位 ACTH 综合征患者中有重叠，区分意义不大。

（2）地塞米松抑制试验：地塞米松系人工合成的强糖皮质激素，其活性是皮质醇的 40 倍。正常时，它可明显抑制垂体 ACTH 的释放。小剂量地塞米松抑制试验用于确定库欣综合征诊断，大剂量地塞米松抑制试验主要用于 ACTH 依赖性库欣综合征的病因诊断，详见第二十一章。

【影像学检查】

1. 肾上腺 B 超、CT 和 MRI 和 ^{131}I 胆固醇肾上腺扫描　肾上腺 B 超可发现大多数肾上腺肿瘤，因其操作简便、价廉、无损伤，故应首选。唯肿瘤较小时，应进一步做 CT 或 MRI。^{131}I-6β- 甲基降胆固醇（NP59）静脉注射后肾上腺扫描，可判断高密度核素浓聚的肾上腺皮质腺瘤或腺癌。

2. 鞍区动态增强 MRI　鞍区动态增强 MRI，一般可检出直径 3～5mm 的分泌 ACTH 的垂体微腺瘤，检出率可达 60% 以上。鞍区 CT 动态增强检查主要用于手术前了解蝶窦气化的情况，以助于手术计划的制订。

若临床表现和实验室检查均提示可能存在异位 ACTH 分泌性肿瘤，则应进行包括胸腹部在内的全身 CT 或 MRI 检查。

【诊断步骤】

库欣综合征早期表现缺乏特异性，病程是决定预后最重要的因素，因此早期诊断和治疗对于预后至关重要。

需要重视对亚临床、轻型患者的早期检出，在以下高危人群中应加强筛查，中心性肥胖伴有以下特征之一者：①满月脸、多血质、锁骨上窝脂肪垫、瘀斑或紫纹、近端肌病、多毛、表浅真菌感染、焦虑等精神症状；②代谢综合征，特别是血压、血糖等控制不佳的肥胖糖尿病患者；③多囊卵巢综合征者；④低促性腺激素的性功能障碍者；⑤不明原因的早发性骨质疏松，尤其是肋骨骨折等患者。

库欣综合征的早期诊断有赖于其生化特征，包括皮质醇合成和分泌过高、皮质醇昼夜节律丧失、下丘脑 - 垂体 - 肾上腺轴的正常反馈调节消失 3 个方面。

1. 检查诊断步骤

（1）仔细排除外源性糖皮质激素的使用史。

（2）为了确诊库欣综合征，可进行以下检查：皮质醇、ACTH 节律（8a.m.、4p.m.、12m.n.）、小剂量地塞米松抑制试验、24 小时尿 17- 羟皮质类固醇和 17- 酮皮质类固醇、24 小时尿游离皮质醇。如有肾上腺肿瘤或增生必需进行小剂量地塞米松抑制试验。

2. 确诊　临床表现和体征加以下 2 点以上。

（1）24 小时尿 17- 羟皮质类固醇升高、24 小时尿游离皮质醇升高（超出正常值上限的 4 倍以上意义较大）。

（2）皮质醇水平增高及节律消失（午夜血清皮质醇＞207nmol/L，或 4p.m. 皮质醇与 8a.m. 皮质醇比较不下降或下降少于 30%）。

（3）小剂量地塞米松试验不受抑制（抑制后次日清晨血清皮质醇大于 1.8μg/dl（50nmol/L），或传统法较服药前下降 50% 以上。

3. 病因诊断　首先区分是 ACTH 依赖性还是非 ACTH 依赖性的库欣综合征，接着再对其病因进行检查和诊断，选用的检查包括：

（1）ACTH：升高（或正常）支持 ACTH 依赖性的库欣综合征，下降支持非 ACTH 依赖性的库欣综合征。

（2）大剂量地塞米松抑制试验：受抑制，支持 ACTH 依赖性的库欣综合征，特别是垂体腺瘤引起的库欣综合征。

（3）低血钾性碱中毒：支持异位 ACTH 综合征。

（4）垂体 MRI 和肾上腺 CT：肾上腺 CT 和垂体 MRI 可辅助进行定位诊断，但是必须结合生化改变，进行综合判断。

双侧岩下窦取血测定 ACTH 水平：用于异位 ACTH 综合征和垂体库欣综合征的鉴别，需要熟练导管插入技术和快速的激素检测方法。

三、原发性醛固酮增多症

因肾上腺皮质腺瘤或增生分泌过多的醛固酮，致水钠潴留，体液容量扩增性血压升高，反馈抑制血浆肾素活性，称为原发性醛固酮增多症（primary aldosteronism，PA，简称原醛症）。占高血压患者的 10% 左右，是最常见的内分泌性高血压。特发性醛固酮增多症（idiopathic hyperaldosteronism，IHA）和醛固酮瘤（aldosterone producing adenoma，APA）是原发性醛固酮增多症常见的病因。

【临床表现】

主要是高血压和低血钾引起的表现，此外，高水平的醛固酮对心脏、血管内皮、肾脏也有着不利影响，使得原发性醛固酮增多症患者与同年龄同性别的高血压患者相比，有更严重的心脑血管和肾脏并发症。首先是出现 2～3 级中重度高血压，此外持续、长期的高血压可致心、脑、肾损害；低血钾可致神经肌肉功能和感觉障碍，表现为肌无力或周期性瘫痪，劳累或服用排钾利尿药，可促发和加重症状。还可出现口渴、多饮、多尿、夜尿增多、低比重尿、肢端麻木或手足搐搦。存在代谢性碱中毒者，Trousseau 或 Chrostes 征阳性。低血钾还可引起心脏功能改变，表现为心电图 Q-T 间期延长，T 波增宽，降低或倒置，U 波出现，TU 波相连呈驼峰状，甚至引起诸如期前收缩、阵发性室上性心动过速、心室颤动等心律失常。

儿童可有生长发育迟缓，可能与长期缺钾等代谢紊乱有关。另外，低血钾可抑制胰岛素分泌，约半数患者可出现糖耐量减低，甚至出现糖尿病。

【实验室检查】

1. 血浆醛固酮测定（plasma aldosterone concentration，PAC） 血浆醛固酮增高是本病的特征性表现，是诊断的关键指标，但多种因素会影响其测定值，如低血钾可抑制醛固酮分泌，常需补钾后重复测定。血浆醛固酮分泌呈昼夜节律：清晨醒后最高，刚睡后最低，而且体位也有影响：直立位可显著增高其水平，其他影响因素如限钠或利尿。采集标本时，必须考虑上述因素，力求规范化，必要时需纠正条件后重复多次测定。一般要求在普食（含钠 160mmol，钾 60mmol/d）7 天后，上午起床后立位 2 小时、在 10a.m. 前取血，最好立即分离血浆。

血浆醛固酮正常参考范围：卧位（280.2±25）pmol/L[（10.1±0.9）ng/dl]，立位（438.3±72）pmol/L[（15.8±2.6）ng/dl]。尿醛固酮：普食下为 14～53nmol/24h（5～19μg/24h）。

2. 血浆肾素活性测定（plasma rennin activity，PRA） 原发性醛固酮增多症患者，醛固酮水平增高抑制了肾素活性，即使在低钠饮食、使用利尿剂及站立等刺激因素下，也不能明显升高。而继发性醛固酮增多症则相反，肾素活性是增高的。血浆肾素活性（PRA）是评价肾素 - 血管紧张素系统（RAS）的常用指标。但 PRA 受钠盐摄入量、直立位、某些药物尤其是血管紧张素转化酶抑制剂（ACEI）螺内酯等的影响，应注意鉴别。必要时，在排除影响因素后，重复测定。血浆肾素正常参考值卧位为（0.55±0.09）pg/（ml•h），立位为（3.48±0.52）pg/（ml•h），血浆血管紧张素的正常参考值卧位为（26.0±1.9）pg/ml，立位为（45.0±6.2）pg/ml。原发性醛固酮增多症者，基础值偏低而直立或利尿兴奋后，无或轻微升高。

3. 血清醛固酮 / 血浆肾素活性比值（the plasma aldosterone-renin ratio，ARR） 在未进

行饮食准备、降压药仅包含钙拮抗剂（CCB）和血管紧张素转化酶抑制剂（ACEI）、血管紧张素Ⅱ受体阻滞剂（ARB）、未使用静脉降压药时，测定上午10点之前、立位2小时后血清醛固酮和血浆肾素活性水平，计算ARR{ARR=PAC（ng/L）/PRA[ng/（ml·h）]×10]}；如ARR大于25ng·dl^{-1}/ng·ml^{-1}·h^{-1} 2次以上则结果异常，高度怀疑原发性醛固酮增多症。此比值是原发性醛固酮增多症的筛查指标。

4. 卧立位醛固酮试验　试验前1天8p.m.后禁食；试验当天6am排尿，6～8a.m.去枕平卧，不得翻身、抬腿，8am测血Ald、PRA、血K^+、ACTH、皮质醇；8a.m.～中午12点取立位，保持安静，不得喧哗，12点时抽血测Ald、PRA、AT-Ⅱ、ACTH、皮质醇。注意必须停用时，降压药停2周、螺内酯和雌激素停6周，正常普通饮食情况下保证血钾必须在3.5mmol以上。本试验作为分型诊断，通过分析卧位和立位醛固酮水平的变化有利于区分特发性醛固酮增多症和醛固酮瘤，但两者有重叠，因此仅有辅助判断的作用。

5. 卡托普利抑制试验　上午7:30在保持坐位15分钟后给予测量血压，并采血测定皮质醇、PAC、PRA和K^+；随后给予进口卡托普利25～50 mg口服，患者保持坐位2小时后，再次采血测定皮质醇、PAC和PRA。

服药后，PAC水平仍然大于110ng/L或下降不超过30%，且PRA仍然维持较低水平，视为支持PA的诊断；可疑者或处于边界情况时，需加做另一个确诊试验。IHA与正常人有部分重叠。

6. 高钠饮食尿醛固酮试验　①一般饮食基础上每天加服6g NaCl（每天钠的摄入>200mmol）和口服补钾，连续4天。②第3、4天留取24小时尿K^+、Na^+、Cl^-和醛固酮。第5天上午8～9点立位1小时，9a.m.抽血测定PAC、PRA、血K^+、Na^+、Cl^-。③试验期间，注意密切观察血压、血钾甚至心电图情况。血压较高者可予以α受体阻滞剂或非吡啶CCB治疗。

如果尿钠≥200mmol/d，尿PAC≥12μg/24h，可确诊原发性醛固酮增多症。

禁忌证：①低血钾（血K^+<3.0mmol/L不做此试验，K^+在3.0～3.5mmol/L，在积极补钾和严密监测下进行）；②血压：SBP≥180mmHg；③老年人（年龄≥70岁）；④心功能不全（如心功能Ⅲ级或Ⅲ级以上、心脏彩超提示EF≤50%）；⑤血肌酐≥133μmol/L。

7. 静脉盐水负荷试验　①试验前准备：试验前螺内酯和利尿剂需分别停用6周和4周以上，其他降压药停药2周以上。血压较高者试验期间可继续使用α受体阻滞剂或非吡啶CCB。前1天检测血钾，多次测血压，评价有无禁忌证，禁忌证同高钠饮食尿醛固酮试验。准备吸氧的装置，床边备抢救车（抢救药物应包括利尿、强心、扩血管药物）。②试验方法：滴注生理盐水前抽血（PAC、PRA、血K^+、Na^+、Cl^-和皮质醇），记录生命体征（血压、脉搏、心肺听诊、颈静脉情况）；早上8a.m.进行，患者卧位，静脉滴注0.9%生理盐水2 000ml，按500ml/h速度维持静滴4小时（建议使用输液泵），静脉滴注结束后抽血测定PAC、PRA、血K^+、Na^+、Cl^-和皮质醇水平；密切观察试验过程中患者的血压、脉搏、呼吸、心肺情况、颈静脉是否怒张；如试验期间患者出现头晕、头痛、胸闷、气促、胸痛、呼吸困难、咳粉红色泡沫痰、意识状态改变等症状，应立即暂停试验（停止生理盐水的滴注），并予以相应的抢救治疗。

静脉滴注盐水后PAC≥100ng/L，且12a.m.皮质醇较8a.m.低，可确诊原发性醛固酮增多症。PAC<50ng/L，不支持PA。

8. 口服盐酸氟氢可的松高钠试验　口服盐酸氟氢可的松0.1mg/6h，同时口服氯化钠缓释剂30mmol，每日3次，连续4天，同时口服补钾，维持血钾在正常范围；试验前1天和第4天（10a.m.前、立位1小时后）测定血PRA、PAC和血K^+、Na^+、Cl^-；第4天7a.m.

和 10a.m. 加测血清皮质醇；禁忌证同高钠饮食尿醛固酮试验。注意观察试验期间血压、血钾情况。血压较高者予以 α 受体阻滞剂或非吡啶 CCB。

试验后 PRA 进一步下降[＜1ng/(ml•h)]，但 PAC≥60ng/L，且 10a.m. 皮质醇较 7am 低，可确诊原发性醛固酮增多症。

9. 影像学和定位诊断

（1）双侧肾静脉取血测定醛固酮（AVS）：肾上腺静脉插管取血测定醛固酮和皮质醇。如果插管成功到达肾上腺静脉，采血，测定肿瘤侧静脉所取血样的醛固酮 / 皮质醇比值显著较对侧升高，提示单侧醛固酮分泌；否则，则为双侧分泌，没有优势分泌侧。该方法是定位诊断中较为准确的方法。

（2）放射性碘化胆固醇肾上腺扫描和显像：用地塞米松预处理（地塞米松 1mg，每 6 小时 1 次）后，应用β-^{131}I- 甲基碘 -19- 异胆固醇（NP-59）可进一步提高诊断的准确性。如患者预先服用过螺内酯会影响显像，应停药 6 周以上。

（3）肾上腺 CT 或 MRI 显像，已广泛应用，用高分辨 CT 薄层扫描能准确地诊断直径 7mm 以上的肿瘤，对一些小肿瘤很易漏诊。总体可靠性中等。

【诊断】

原发性醛固酮增多症的诊断包括对高危人群进行筛查，此时可用 ARR，如 ARR 大于 25～50（ng•dl^{-1}）/（ng•ml^{-1}•h^{-1}），可行确诊试验加以证实。确诊试验包括卡托普利抑制试验、静脉盐水负荷试验、口服盐酸氟氢可的松高钠试验、高钠饮食尿醛固酮试验，可以根据实际情况选择 1～2 个确诊试验（卡托普利抑制试验、静脉盐水负荷试验）加以确诊；确诊原发性醛固酮增多症后，还需进行分型诊断，可通过肾上腺薄层 CT、卧立位醛固酮试验、醛固酮 - 地塞米松抑制试验、双侧肾静脉取血测定醛固酮（AVS）等方法予以分型。

四、嗜铬细胞瘤

嗜铬细胞瘤（pheochromocytoma）是分泌儿茶酚胺（catecholamine，CA）的肿瘤，来源于肾上腺髓质、交感神经节或其他部位的嗜铬组织。持续或间断分泌的高水平的 CA 可引起持续性或阵发性高血压伴有多器官的功能障碍和代谢异常。

值得注意的是，部分嗜铬细胞瘤可为恶性转移特性，目前的病理诊断均不能早期预测。由于肾上腺外也存在嗜铬组织，因此，肾上腺外也有嗜铬细胞瘤的存在，称为副神经节瘤；另外嗜铬细胞瘤可为家族遗传性，一般呈常染色体显性遗传，可为单纯的嗜铬细胞瘤或作为多发性内分泌腺瘤病 2 型（MEN2）、神经纤维瘤病 1 型、von Hippel-Lindau 病（VHL）或家族性副神经节瘤等综合征的表现之一。除了已经明确原癌基因 *RET* 为致病基因以外，神经纤维瘤病基因、*VHL* 基因、编码线粒体琥珀酸脱氢酶亚基 B 和 D 等多达 10 个以上的基因被发现参与嗜铬细胞瘤的发病，多达 40% 以上患者可以检测到这些基因的胚系突变。

【临床表现】

高血压为其主要的特征性表现，可呈间歇性或持续性。典型阵发性发作常表现为血压突然升高，（可达 200～300/130～180mmHg），伴剧烈头痛，全身大汗淋漓，心悸、心动过速、心律失常、心前区和上腹部紧迫感、疼痛感，焦虑、恐惧或有濒死感，皮肤苍白，恶心，呕吐，腹痛或胸痛，视力模糊，复视，严重者可致急性左心衰竭或心脑血管意外。发作终止后，可出现面部及全身皮肤潮红、发热、流涎、瞳孔缩小等迷走神经兴奋症状和尿量增多。阵发性发作可由情绪激动、体位改变、创伤、灌肠、大小便、腹部触诊、分娩、术前麻醉、术中按压肿瘤或某些药物如组胺、胍乙啶、胰升糖素、多巴胺拮抗剂、安非他命、儿茶酚胺再摄取阻断剂和单胺氧化酶抑制剂等促发。α- 肾上腺素能受体拮抗剂对控制患者血压升高非常有效。

有些患者表现为低血压、休克，或高血压和低血压交替出现。大量儿茶酚胺可致儿茶酚胺性心脏病，可出现心律失常、心力衰竭等。此外，在代谢方面，可致糖代谢异常、脂代谢异常；还可出现低血钾、严重的便秘甚至肠麻痹，可致胆汁潴留、胆结石、高钙血症。

此外，本病可为Ⅱ、Ⅲ型多发性内分泌腺瘤综合征（MEN）的一部分，可伴发甲状腺髓样癌、甲状旁腺腺瘤或增生、肾上腺腺瘤或增生。本病也可并发其他神经细胞肿瘤如多发性神经纤维瘤、多发性神经血管母细胞瘤等而出现相应的临床表现。

【实验室检查】

1. 血、尿儿茶酚胺（CA）及其代谢物测定　儿茶酚胺，包括肾上腺素 E、去甲肾上腺素 NE 和多巴胺 DA，化学性质极不稳定，易氧化或降解，在体内在邻苯二酚 - 甲氧基转移酶的作用下，水解为相对稳定的 O- 甲基化代谢产物形式，称为甲氧基肾上腺素类物质（metanephrines，MNs），主要包括甲氧基肾上腺素（metanephrine，MN）、甲氧基去甲肾上腺素（normetanephrine，NMN），3- 甲氧基酪胺（3-methoxytyramine，3-MT）。MNs 作为儿茶酚胺的中间代谢产物，仅在肾上腺髓质和 PPGL 内代谢生成并且以高浓度水平持续存在，是 PPGL 的特异性标记物，比儿茶酚胺更可靠，成为目前国内外相关指南推荐的首选生化检测指标。其中，3-MT 时多巴胺的代谢产物，被认为是识别恶性嗜铬细胞瘤和头颈部副神经节瘤的重要标志之一。

2. 24 小时尿香草基杏仁酸 3- 甲氧基 -4- 羟基 - 扁桃酸（vanillyl mandelic acid，VMA）　肾上腺素和去甲肾上腺素在体内通过 CA 甲基转移酶和单胺氧化酶的作用，产生 3- 甲氧基肾上腺素和 3- 甲氧基去甲肾上腺素，最终产生 VMA，由尿排出。测定 24 小时尿 VMA 反映体内 CA 的日分泌量。发作时测定 5 小时 VMA/ 肌酐比值，可以反映嗜铬细胞瘤在发作时的儿茶酚胺是否分泌增多，敏感性较 24 小时尿 VMA 高。该检查需要戒色素 3 天后才能排除饮食因素影响，且敏感性不足，已经趋于被淘汰。

3. 可乐定（clonidine）试验　可乐定是中枢性 α_2 肾上腺素能激动剂，可减少神经元 CA 的释放。而并不抑制嗜铬细胞瘤的 CA 释放，故可作鉴别，此试验安全但仅适用于试验前原血浆 CA 异常升高者。受试者先静卧，静脉穿刺并固定针头以备抽血，于 30 分钟时采血做 CA 测定（对照），然后口服 0.3 mg 可乐定，在服药后的 1、2、3 小时分别取血测 CA。对于大多数非本病的高血压病者，血压可下降，原发性高血压中原 CA 高者可抑制到正常范围或至少为原水平的 50%。而大多数嗜铬细胞瘤患者血浆 CA 水平相同或更常见反而升高，但也存在少数的假阴性或假阳性病例。

【影像学检查】

由于嗜铬细胞瘤多数体积较大，因此通过肾上腺超声检查、CT、MRI 等多数就能明确嗜铬细胞瘤的定位诊断。比较难诊断的是异位者，^{131}I-MIBG 核素显像和 ^{111} 铟 - 奥曲肽扫描对异位或多发性嗜铬细胞瘤以及转移、复发或手术残留的嗜铬细胞瘤的诊断有一定帮助。

【诊断】

临床上对出现发作性头痛、出汗、心悸、面色苍白伴血压升高者，可通过血尿儿茶酚胺（CA）及其代谢物测定，如血尿 CA（E、NE 和 DA）、尿 VMA、血尿 MNs，了解症状发作以及血压的升高是否与儿茶酚胺增多有关，如有儿茶酚胺增多的证据，嗜铬细胞瘤的诊断基本可以确立。接着是通过影像学（MRI）对其进行定位诊断。手术进行病理检查时还要注意寻找恶性嗜铬细胞瘤的证据。对于年轻起病、分泌多巴胺或肾上腺外的嗜铬细胞瘤等可能是恶性嗜铬细胞瘤者，应注意长期随访。

五、先天性肾上腺皮质增生症

类固醇激素的生物合成是个极为复杂、需要多种酶催化的过程，在这个过程中，一种脂质双分子层正常结构的中性脂类胆固醇，经过羟化、氧化、还原作用等一系列步骤，转化为一系列具有生物活性的化合物：盐皮质激素、糖皮质激素和性激素，这些转化大多在肾上腺、睾丸和卵巢中进行。肾上腺皮质激素的合成过程见图 19-1。

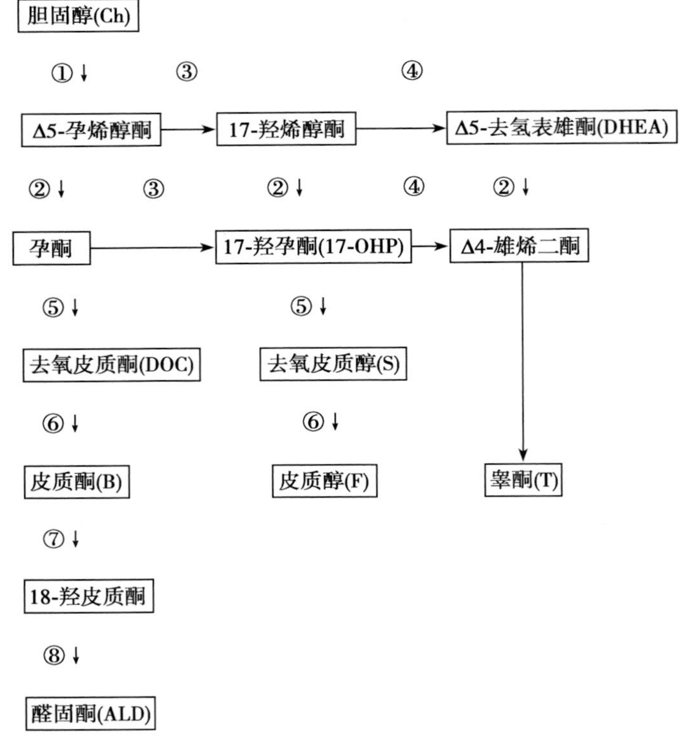

图 19-1　肾上腺皮质激素合成途径

注：①20，22 碳链酶（CYP11A1）；②3β- 羟基类固醇脱氢酶（3β-HSD）；③17-α 羟化酶（CYP17）；④17，20 碳链酶（CYP17）；⑤21- 羟化酶（CYP21A2）；⑥11-β 羟化酶（CYP11B1）；⑦18- 羟化酶（CYP11B 羟类固醇脱氢酶 2）；⑧18- 氧化酶（CYP11B2）。

先天性肾上腺皮质增生症（congenital adrenal hyperplasia，CAH）是由于肾上腺皮质激素合成酶缺陷，或者细胞色素 P450 氧化还原酶缺陷，皮质激素合成部分或完全障碍，导致下游激素的不足和上游化合物的蓄积，皮质醇合成减少可刺激垂体分泌促肾上腺皮质激素（ACTH）增加，进而导致双侧肾上腺增生。它属于一组常染色体隐性遗传性疾病。这些缺陷集中反映在盐皮质激素、糖皮质激素和性类固醇激素的作用过低或过强 3 个方面。按缺陷的酶或者蛋白，这组疾病包括 21- 羟化酶缺乏症（21-OHD）、17-α 羟化酶 /17，20 侧链裂解酶缺乏症、11-β 羟化酶缺乏症、3β- 羟类固醇脱氢酶缺乏症、类脂性先天性肾上腺增生症（CLAH）、P450 胆固醇侧链裂解酶缺乏症以及细胞色素 P450 氧化还原酶缺陷病；其中 21-OHD 占绝大多数。

CAH 不同类型酶缺陷产生不同的激素异常及临床表现（表 19-6）。本病以女性多见。严重病例可夭折于婴儿期。一般病例如能早期诊断、及时治疗，预后较好；但如出生时未能及时诊断，常导致发育异常。轻型病例表现不典型，诊断不易，常因不孕、月经不调、多毛就诊。

【临床表现】

1. 基本临床表现　视不同病因(出现缺陷的酶在肾上腺皮质类固醇激素合成途径的位置)和疾病严重程度而不同(表 19-6)。

糖皮质激素严重缺乏可出现低血糖症，甚至出现肾上腺皮质功能减退危象。肾上腺皮质素合成分泌不足，反馈导致 ACTH 水平增高，引起皮肤色素沉着增加。

盐皮质激素严重缺乏可有失水、低钠、高钾、代谢性酸中毒、低血压等失盐表现，伴血浆肾素活性增高，可进一步发展为循环衰竭，甚至死亡。

表 19-6　不同类型 CAH 的激素分泌异常及临床表现

先天性酶缺乏类型	激素分泌减少	激素分泌增多	临床表现
21- 羟化酶	皮质醇、醛固酮	孕酮、17- 羟孕酮、17- 酮类固醇(包括脱氢表雄酮等)	男性假性性早熟、女性假两性畸形、重症者伴失盐
11-β 羟化酶	皮质醇、醛固酮	孕酮、17- 羟孕酮、11- 去氧皮质酮、11- 去氧皮质醇、17- 酮类固醇(包括脱氢表雄酮等)	高血压、低血钾、男性假性性早熟、女性假两性畸形
17-α 羟化酶 /17，20 侧链裂解酶	皮质醇、17- 酮类固醇、睾酮、雌激素	孕酮、11- 去氧皮质酮、皮质酮	高血压、低血钾、女性性幼稚、男性假两性畸形
3β- 羟类固醇脱氢酶	皮质醇、醛固酮、睾酮及雌激素	Δ5- 孕烯酮、17- 酮类固醇	失盐、男性化不完全、男性假两性畸形、女性假两性畸形
细胞色素 P450 氧化还原酶	皮质醇、脱氢表雄酮、雄烯二酮	孕酮、17- 羟孕酮、孕烯醇酮、17- 羟孕烯醇酮、皮质酮	母孕期男性化、卵巢囊肿、女性明显的外生殖器男性化、男性不同程度的男性化不足、骨骼畸形
类固醇生成急性调节蛋白 /P450 胆固醇侧链裂解酶	皮质醇、醛固酮、17- 酮类固醇、睾酮及雌激素	胆胆固醇	失盐、女性性幼稚、男性假两性畸形

盐皮质激素前体增多可引起高血压、低血钾，伴血浆肾素活性受抑制。

性征异常为本病特征。肾上腺雄激素增多者表现为男性假性性早熟、女性假两性畸形；早年生长加快，成年身高减低。肾上腺雄激素减少及性腺性激素合成障碍者表现为女性性幼稚、男性假两性畸形；骨骺融合延迟，患者在达到成人年龄后身高仍可以持续而缓慢生长。大多数性征异常者生育功能受影响。

不同类型 CAH 的激素分泌异常及临床表现特点见表 19-6 和表 19-7。CAH 中以 21- 羟化酶缺乏为最常见，在不同发育时期的表现见表 19-8。根据醛固酮、皮质醇缺乏的程度和高雄激素的严重程度，21- 羟化酶缺乏分为典型和非典型两大类型。按醛固酮缺乏程度，典型 21- 羟化酶缺乏又分为失盐型(约占 75%)和单纯男性化型(占 25%)。成年女性 21- 羟化酶缺乏的临床表现主要有两方面，即下丘脑 - 垂体 - 卵巢轴功能紊乱和雄激素过多，前者包括月经异常、闭经、排卵障碍、不孕、卵巢多囊样改变，后者包括多毛、痤疮、脱发、秃头、阴蒂肥大。不同分型的 21- 羟化酶缺乏生育力不同，失盐型显著降低，男性化型轻度降低，非典型患者生育力与普通人群基本相似，接受糖皮质激素治疗的患者，90% 可正常受孕。

2. 不典型临床表现　许多患者不出现上述典型临床表现，亦无发育异常。如 21- 羟化酶缺乏症与 11-β 羟化酶缺乏症患者可在儿童期或青春期出现雄激素过多证据，表现为年轻男性痤疮增多或女性多毛、痤疮、月经紊乱，女孩的临床表现有时难以与 PCOS 区分。

表 19-7　不同类型 CAH 的血清实验室检查特点

先天性酶缺陷类型	皮质醇	醛固酮	睾酮	17-OHP	DOC	DHEA	Δ4A	PRA
21- 羟化酶	↓/N	↓/N	↑	↑	↓/N	↑	↑	↑
11-β 羟化酶	↓	↓/N	↑	↑	↑	↑	↑	↓
17-α 羟化酶 /17, 20 侧链裂解酶	↓	↓/N	↓	↓	↑	↓	↓	↓
3β- 羟类固醇脱氢酶	↓	↓	↓	↓	↓	↑	↓	↑
细胞色素 P450 氧化还原酶	↓/N	N	↓	↑	↑	↓	↓	N
类固醇生成急性调节蛋白 /P450 胆固醇侧链裂解酶	↓	↓	↓	↓	↓	↓	↓	↑

注：17-OHP：17- 羟孕酮，DOC：去氧皮质酮，DHEA：脱氢表雄酮，Δ4A：Δ4 雄烯二酮，PRA：血浆肾素活性。

表 19-8　21- 羟化酶缺乏症的检查及结果

系统	症状 / 标记物	新生儿	婴儿 / 儿童	青春期	成人
特殊临床表现	脱水	+	+−	+−	+−
	两性畸形	+	+	+	+
	身体发育超前	N/A	+	+	+
	身材矮小	N/A	−	−	+
电解质	血 K^+	↑	↑	↑/N	↑/N
	血 Na^+	↓	↓	↓/N	↓/N
	尿 Na^+	↑	↑	↑/N	↑/N
特殊检查	血 17- 羟孕酮	↑↑	↑↑	↑↑	↑↑
	脱氢表雄酮 / 雄烯二酮 / 睾酮	↑/N	↑	↑	↑
	尿 17- 酮类固醇	↑/N	↑	↑	↑
	醛固酮	↓	↓	↓	↓
	皮质醇	↓	↓	↓	↓
	血浆肾素活性	↑	↑	↑	↑
外生殖器	XX：不同程度的两性畸形	+	+	+	+
骨龄	提前	+/N	+	+	+

【实验室检查】

不同类型 CAH 的实验室检查特点见表 19-7。需要注意的是，检测最好在卵泡期进行，并且排除干扰因素，如口服避孕药等，且宜多次重复检查。由于 CAH 临床谱带广，诊断需通过临床表现、生化和激素检测综合判断，必要时应用基因诊断。

3. 17- 羟孕酮　17-OHP 升高是 21- 羟化酶缺乏的特异性诊断指标，要求在卵泡期早晨（8 点前）空腹和服药前采血，建议采用液相色谱 - 质谱连用方法（LC-MS/MS）检测。当 17-OHP＜200ng/dl（6nmol/L）时，不支持 21- 羟化酶缺乏；当 17-OHP＞1 000ng/dl（30nmol/L）时，诊断考虑 21- 羟化酶缺乏。对于 17-OHP 处于临界值（6～30nmol/L）者，需在卵泡期空腹进行 ACTH 激发试验。250μg $ACTH_{1\sim24}$ 静脉推注后 60 分钟测血 17-OHP 水平，如超过 30nmol/L 则可诊断。同时，可检测皮质醇、11- 去氧皮质酮、11- 去氧皮质醇、17- 羟孕烯醇酮、脱氢表雄酮和雄烯二酮等激素，测定方法同为 LC-MS/MS，用于鉴别 21- 羟化酶缺乏与 CAH 其他类型的酶缺乏。

4. 基因检测　当 ACTH 激发试验结果模棱两可，或 ACTH 激发试验无法准确进行时（如糖皮质激素治疗者），建议行 CAH 基因检测。21- 羟化酶缺乏是由 *CYP21A2* 基因突变导致，80% 基因型和临床表型有相关性。目前发现 *CYP21A2* 基因突变超过 300 余种，可分为 3 种类型：点突变、大片段的基因缺失和基因转换、自发突变。临床表型与 2 个等位基因中导致残存酶活性较高的突变相关。21- 羟化酶缺乏的基因诊断比其他单基因病要复杂，因为基因组区域变异比较大。*CYP21A2* 基因与无活性的假基因 *CYP21A1P* 相邻，两者具有 98% 的相同序列。大部分 *CYP21A2* 基因突变来源于减数分裂重组时 *CYP21A2* 与 *CYP21A1P* 发生遗传物质的交换或转换。

5. 其他辅助检查　①染色体和性染色质检查有助于确定患者的遗传性别。②影像学检查：性早熟者 X 线照片示骨龄大于实际年龄，超声、CT 及 MRI 检查显示双侧肾上腺对称性肥大。

【产前诊断】　对于既往曾经生育过严重失盐型或男性化型 21- 羟化酶缺乏患儿的家庭，妊娠前可以考虑行胚胎植入前遗传学检测，规避妊娠期有创性产前诊断的风险。CAH 的产前诊断是个体化的，有先证者家系的产前诊断可以在明确先证者基因型和双亲基因型的基础上，选择检出率高的基因诊断方法分析胎儿基因型，判断胎儿是否患病；有 CAH 高遗传风险但无先证者的家系，需采用细胞遗传学及分子遗传学联合进行产前诊断，结合双亲基因型以及胎儿基因型综合分析胎儿的产前诊断结果。因 21- 羟化酶缺乏的宫内治疗主要针对女性患儿，所以胎儿性别确定是产前诊断的重要部分。通过孕妇外周血提取胎儿 DNA 标记 Y 基因性决定区（*SRY* 基因）最早在妊娠 6 周预测胎儿性别，如为男性胎儿或非患病女性胎儿，即可终止宫内治疗。妊娠 10 周进行绒毛膜穿刺术取绒毛膜绒毛直接进行 *CYP21A2* 基因位点 DNA 分析，有助于 21- 羟化酶缺乏的早期诊断。此外，妊娠 15～19 周可行羊膜腔穿刺术提取胎儿细胞 DNA 行 *CYP21A2* 基因分析和染色体核型鉴定，同时可测定羊水的 17- 羟孕酮和雄烯二酮，21- 羟化酶缺乏患者 17- 羟孕酮和雄烯二酮水平增高。

（张少玲　潘萍）

第五节　垂 体 疾 病

一、垂体瘤

垂体瘤是一组来自腺垂体、神经垂体及胚胎期颅咽管囊残余鳞状上皮细胞的肿瘤。垂体瘤的发生主要源于垂体细胞自身缺陷，同时下丘脑调控失常等因素也起促发作用。目前认为，某一垂体细胞发生突变，导致癌基因激活和 / 或抑癌基因失活，然后在内外因素的促进下，突变的单克隆细胞不断增殖，逐渐发展为垂体瘤。

垂体瘤可发生于任何年龄，以 40～50 岁居多。大多数来自腺垂体。临床上有明显症状的垂体肿瘤约占中枢神经系统肿瘤的 10%～20%，尸解发现的无症状性垂体肿瘤更多。垂体瘤根据其是否产生激素分为功能性和非功能性垂体瘤，前者根据激素分泌细胞的起源又可分为催乳素（PRL）瘤、生长激素（GH）瘤、POMC 瘤（分泌 ACTH 或）、TSH 瘤、促性腺激素（Gn）瘤分泌（Gn 或 α 亚单位），有时肿瘤可分泌多种激素；功能性垂体瘤占大多数，功能性垂体瘤中的 60% 为催乳素瘤，20% 为 GH 瘤，TSH 瘤和 Gn 瘤极为罕见。有时，垂体瘤按肿瘤大小，可分为微腺瘤（直径＜10mm）、大腺瘤（直径＞10mm）。

【临床表现】

垂体瘤起病大都缓慢而隐潜，早期可无症状，有些始终无症状，或仅在头部 CT 或 MRI 检查时发现。临床表现主要有下列 2 类症候群：

1. 内分泌异常症候群　由于腺瘤体积增大，正常垂体组织受压而萎缩，引起垂体促激素分泌减少和相应周围靶腺萎缩。尤其以 LH/FSH 分泌减少而闭经、不孕、不育或阳痿最早发生而多见，其次为 TSH 分泌不足引起继发性甲状腺功能减退症，以及 ACTH 不足引起继发性肾上腺皮质功能减退症，临床上以复合症候群较常见。出现垂体前叶功能减退症的垂体瘤患者常常面容苍白，皮肤色素较浅，可能与黑色素细胞刺激素的分泌减少有关。有时肿瘤可侵及垂体柄和垂体 - 门脉系统，使从下丘脑分泌的催乳素释放抑制因子（PIF）不能作用于垂体，PRL 增高，女性多诉闭经、不育；男性伴阳痿。本病有 60%～80% 的患者血清 PRL 升高，性功能减退常为首发症状。

功能性垂体瘤分泌 1 种或多种垂体激素，呈自主性分泌，临床上呈相应的垂体激素分泌增多的表现。

（1）巨人症与肢端肥大症：由 GH 腺瘤分泌过多的 GH 所致。发病在青春期前，骨骺未融合者为巨人症（gigantism）；发生在青春期后骨骺已融合者为肢端肥大症（acromegaly），巨人症患者有时在骨骺融合后继续受 GH 过度刺激可发展为肢端肥大性巨人症（acromegalic gigantism）。

（2）库欣综合征：系垂体 ACTH 瘤分泌过多的 ACTH，使双侧肾上腺皮质增生，同时血浆皮质醇增高（见有关章节）。

（3）溢乳 - 闭经综合征：垂体瘤发生溢乳 - 闭经综合征有 2 种机制，一是垂体瘤本身分泌 PRL 过多，二是肿瘤侵犯下丘脑或垂体 - 门脉系统，使 PIF 分泌减少或作用减弱。

（4）垂体性甲状腺功能亢进症：垂体 TSH 瘤罕见。临床特点为甲状腺功能亢进、甲状腺肿大及血清 TSH 水平正常或偏高而甲状腺激素显著增高。

2. 肿瘤压迫侵犯垂体周围组织的症候群　出现此组症候群提示大腺瘤或者是晚期表现。①头痛：早期呈持续性钝痛，位于前额、双颞侧、眶后等处，也可呈胀痛伴阵发性加剧，系由肿瘤压迫或侵蚀硬脑膜或蝶鞍隔膜或牵引血管外膜神经纤维所致。②视力和视野缺陷：肿瘤向上前方鞍外生长时常压迫视神经、视交叉和 / 或神经束而引起双颞侧、同侧或 1/4 视野缺损等，视力常减退，甚至失明。眼底检查可见视神经色泽浅淡，视乳头萎缩。③肿瘤向上生长可影响下丘脑功能和结构，发生下丘脑综合征（详见有关章节）。④海绵窦综合征：当肿瘤向两侧及后方发展可侵蚀海绵窦而发生第Ⅲ、Ⅳ、Ⅵ脑神经受压、眼球运动障碍与突眼，当第Ⅴ神经受累时可发生三叉神经痛或面部麻木等。⑤腺瘤向下发展破坏蝶鞍底与蝶窦，可出现脑脊液鼻漏，常合并脑膜炎。

二、垂体卒中

垂体腺瘤有时可因出血、梗死而发生垂体急性出血症候群，发生率为 5%～10%。起病急骤，表现为额部或一侧眶后剧痛，并迅速出现不同程度的视力减退，严重者可在数小时内双目失明，常伴眼球外肌麻痹，尤以第Ⅲ对脑神经受累最为多见，也可累及第Ⅳ、Ⅵ对脑神经。并可出现神志模糊、定向力障碍、颈项强直甚至昏迷。

【实验室检查】　可根据患者的临床表现选择相应的垂体激素基础值测定及其动态试验。一般应根据 6 种腺垂体激素水平，当某种激素水平有变化时应检测其靶腺或靶器官、组织激素的水平。当诊断尚有疑问时，可进行动态试验协助诊断。肿瘤细胞的激素分泌呈自主性，除血液循环激素水平升高外，在早期就开始有昼夜分泌节律紊乱。由于腺垂体激素分泌的影响因素多，呈脉冲式释放，一般单凭 1～2 次激素测定的结果难以明确诊断，需多次测定，有时需借助动态试验综合评价垂体内分泌功能状态。

1. 垂体激素测定

（1）血 ACTH 测定：正常人的血浆 ACTH 浓度高峰在早晨 6 时，正常参考值为 2.64～13.2pmol/L（12～60pg/ml）。①ACTH 增高见于：ACTH 瘤（库欣综合征）、异位 ACTH 综合征、Nelson 综合征、下丘脑性闭经、原发性肾上腺皮质功能减退症及 ACTH 不敏感综合征。②ACTH 降低见于：腺垂体功能不全、非 ACTH 垂体瘤、垂体柄离断综合征、肾上腺性库欣综合征以及长期应用糖皮质激素的患者。

（2）血生长激素（growth hormone，GH）测定：GH 的基础分泌量受多种生理因素的影响，主要包括进食、睡眠、运动、应激和生长发育等。GH 的脉冲幅度较大，其峰值可达 50～100μg/L，而在脉冲间期可低至 0.03μg/L，育龄期妇女波动范围更大。因此随机检测血清 GH 意义不大（尤其是生长发育阶段的儿童和青少年），主要依据腺垂体的 GH 储备功能检查。如怀疑为 GH 缺乏，需行 2 个以上 GH 兴奋试验确定诊断；如怀疑分泌过多，则选择 GH 抑制试验。

（3）血 PRL 测定：正常非妊娠、哺乳女性及正常男性的基础 PRL＜20μg/L。由于 PRL 分泌的脉冲频率较固定且幅度不大，因此检测随机血清 PRL 水平有诊断意义。患者进食与否及抽取标本的时间对检测结果影响较小。为排除应激及脉冲分泌的影响，最好放置静脉导管让患者休息 2 小时后抽血检测。

PRL 升高最常见的疾病为 PRL 瘤，而其他垂体大腺瘤和垂体柄阻断综合征，由于 PIF 作用减弱也可致 PRL 升高。分析结果时尚需注意：①首先要排除生理性、药物性和非垂体肿瘤引起的 PRL 升高的情况：妊娠、吸吮乳头、激烈运动、应激、睡眠、药物（吩噻嗪、抗抑郁药物、镇静药、氯丙嗪、甲氧氯普胺、H_2 受体拮抗剂如西咪替丁、雌激素、甲基多巴、利血平等）、原发性甲减、慢性肾衰、肝硬化、下丘脑病变；②高于 200μg/L 时，结合临床及垂体影像学检查一般可肯定为 PRL 瘤；③注意有些垂体肿瘤可分泌包括 PRL 在内的多种垂体激素。

（4）血 TSH 测定：超敏 IRMA 技术可以区分 TSH 下降和正常下限。血清 TSH 正常参考值范围为 0.3～5mIU/L。uTSH 用于甲亢的诊断，可取代 TRH 兴奋试验。①血清 TSH 升高：主要见于 TSH 瘤和原发性甲减，少见的有 TSH 不敏感综合征和异位 TSH 综合征。必须结合甲状腺激素、病程、病情特点综合判断。②血清 TSH 降低：常见于 Graves 病及其他甲状腺性甲亢、垂体性的甲减，少见的有卵巢甲状腺肿和医源性甲亢。

（5）血 LH 和 FSH 测定：应用标记免疫法分别测定血清或尿中 FSH 和 LH 含量。检测血清 LH 和 FSH 对男性和性成熟前的女性有诊断意义。

2. 腺垂体功能的动态试验

（1）ACTH 兴奋试验（见第二十一章）。

（2）CRH 兴奋试验：评估垂体 ACTH 分泌细胞的储备功能。方法：静脉注射 CRH 100μg，注射前和注射后的 15、30、45、60、90 分钟测定 ACTH 和皮质醇。正常人注射 15～30 分钟后，ACTH 达峰值，为基线的 2～4 倍。垂体功能减退症者，基础及兴奋后的 ACTH 均显著降低。而下丘脑病变者，呈延迟反应。

（3）生长激素抑制试验：口服 75g 葡萄糖，同时测定 0、30、60、120 分钟血 GH，正常人 1～2 小时 GH 应＜1μg/L。如果基础 GH 升高且不为 75g 葡萄糖所抑制，仍＞1μg/L，支持生长激素分泌过多。该试验是诊断 GH 瘤的关键指标。

（4）生长激素兴奋试验：包括以下几个试验，①胰岛素低血糖试验：普通胰岛素按 0.05～0.15U/kg 静脉注射，于 0、30、60、120 分钟时，测定血糖和生长激素。正常反应：血糖＜2.2mmol/L 时 GH＞5μg/L。如果 GH 未达 5μg/L，提示有生长激素不足的可能。②精氨酸兴奋试验：静脉注射左旋精氨酸 30g（30 分钟静脉推注），测定 0、30、60、120 分钟时血 GH。正常人 GH 的峰值应＞5μg/L。③ L- 多巴兴奋试验：口服左旋多巴 500mg，测定 0、30、60、120 分钟时血 GH。正常人 GH 的峰值应＞5μg/L。④ GHRH 兴奋试验：静脉注射人工合成的 GHRH（1μg/kg），测定 0、15、30、60、120 分钟时血 GH。正常人 GH 的峰值在 30～60 分钟，多数＞

10μg/L，如果<5μg/L，提示垂体GH分泌不足。⑤可乐定试验：口服或静脉滴注0.2μg/kg，0、10、30分钟时检测血GH。峰值<5μg/L，提示GH分泌不足。

3. 影像学检查 垂体MRI特别是增强、动态显像对诊断意义大，MRI还可显示肿瘤及其周围组织的解剖关系。

4. 其他检查 视力、视野检查可以了解肿瘤向鞍上扩展的程度。

三、催乳素瘤

催乳素瘤（PRL瘤）和高PRL血症是最常见的下丘脑-垂体疾病。是来源于垂体前叶分泌催乳素细胞的肿瘤，多为良性肿瘤，且对药物治疗十分敏感；女性多见，常为微腺瘤；男性发病率低，但诊断时多为大腺瘤。部分PRL瘤有侵袭性，出现腺瘤增大及血PRL增高，其原因尚不十分清楚。

【病因及发病机制】

病因未明。可能与以下因素有关，①雌激素：雌激素过多可能有诱发PRL瘤形成的可能；②遗传因素：现认为垂体自身缺陷是PRL瘤形成的起始原因，下丘脑调节功能紊乱仅起着允许和促进作用。③环境因素：在环境因素中，可能以雌激素的诱导作用较为肯定。例如，长期用雌激素替代治疗的高PRL血症患者可进展为PRL瘤。

【临床表现】

闭经、溢乳、性欲和性腺功能减退是本病的典型表现，但女性和男性的临床表现有所不同。女性常表现为溢乳-闭经综合征，还有多毛症和痤疮。男性患者起病时几乎均为大腺瘤，而且多呈浸润性生长，表现为性欲减退、阳痿、肥胖。此外，还会出现肿瘤局部压迫症状（见垂体瘤章节）；长期高PRL血症可引起骨质疏松症，有时可为首诊症状。

【实验室检查和特殊检查】

1. 垂体激素测定 催乳素瘤患者血PRL显著升高，常常>200μg/L。有些患者也可低于此值。

2. PRL动态试验 用以区分非垂体肿瘤引起的PRL升高。

（1）TRH兴奋试验：在基础状态下，静脉推注TRH 200～400μg（用生理盐水2ml稀释），于注射前30、0及注射后15、30、60、120及180分钟分别抽血测PRL。正常人及非PRL瘤的高PRL血症患者峰值多出现在注射后30分钟，峰值/基值>3。PRL瘤患者峰值延迟，峰值/基值<1.5。

（2）氯丙嗪（或甲氧氯普胺）兴奋试验：基础状态下肌内注射或口服氯丙嗪30mg，或甲氧氯普胺10mg，分别于给药前30、0及给药后60、90、120和180分钟抽血测PRL。正常人及非PRL瘤的高PRL血症患者峰值在1小时左右，峰值/基值>3。PRL瘤患者表现为基础值升高，但无明显峰值或峰值延迟，峰值/基值<1.5；PRL反应低下，提示垂体前叶功能减退。

（3）L-多巴抑制试验：基础状态下口服L-多巴0.5g，分别于服药前30、0及给药后60、120、180分钟和6小时抽血测PRL。正常人服药后1～3小时血PRL抑制到4μg/L以下或抑制率>50%。PRL瘤则不被抑制。

（4）溴隐亭抑制试验：服药当天早8时（空腹）抽血测PRL，夜间10～11时口服溴隐亭2.5mg，次晨8时（空腹）再抽血测PRL。抑制率>50%者支持非肿瘤性高PRL血症，也可见于正常人；抑制率<50%者符合垂体肿瘤性高PRL血症。进行此试验需注意检查心血管功能。

3. 垂体影像学检查 颅骨X线平片、蝶鞍区CT及MRI，已于前面描述。

四、生长激素缺乏性侏儒症

生长激素缺乏性侏儒症（growth hormone deficiency dwarfism，GHD）又称垂体性侏儒症，是指在出生后或者儿童起病，因下丘脑-垂体-胰岛素样生长因子（IGF-1）生长轴功能障碍而导致生长缓慢，身材矮小，但比例均匀。按病因，GHD可分为特发性和继发性2种：特发性GHD原因不明，可能是由于下丘脑-垂体及其IGF轴功能异常，多数病变在垂体以上水平。而由于明确原因如肿瘤、感染、创伤等原因引起的属于继发性；GHD可以表现单一性GH缺乏症，也可表现为包括GH在内的多种垂体激素缺乏症。此外，原发性生长激素不敏感综合征，是由于靶细胞对GH不敏感而引起的一种矮小症，Laron综合征是其典型代表。本病多呈常染色体隐性遗传，其特点为血免疫反应性GH正常或增高而IGF-1降低，对外源性GH治疗无反应。患者肝脏缺乏GH受体，IGF-1的生成障碍或细胞膜受体有缺陷。

【实验室检查】

1. 一般常规检查　主要包括血常规、尿常规及其相关生化检查，以了解全身基本情况，排除由全身疾患引起的生长发育迟缓。由于GH呈脉冲式分泌，峰值与谷值相差较大，故不能靠随机1次GH值来诊断本病。常常出现空腹低血糖，OGTT胰岛素分泌试验呈现糖尿病样曲线，血浆胰岛素分泌较正常差。用GH治疗后，糖耐量改善，胰岛素分泌增加。

2. 骨龄检查　对于生长迟缓超过1年的儿童应常规进行骨龄检查（包括非优势手腕和手掌，对于小于1岁的婴儿可检查膝关节和踝关节）。骨龄较实际年龄落后2年以上对诊断GHD有帮助。

3. 中枢神经CT或MRI　对确诊或怀疑颅内肿瘤、视神经发育不良及中枢神经发育异常有帮助。

4. GH兴奋试验　常用的有胰岛素低血糖试验、精氨酸兴奋试验、L-多巴试验、可乐定试验、胰高血糖素试验等。一般选择2种或联合试验（如精氨酸GHRH序贯联合试验和胰岛素低血糖试验），试验前均需空腹。通常还需要行垂体及其靶腺激素的检查。

5. 血胰岛素样生长因子（IGF-1）和胰岛素样生长因子结合蛋白-3（IGF-BP3）测定　低于同年龄、同性别正常人2个标准差以上。

【诊断和检查项目选择】

1. 早期诊断线索　患儿通常6～8岁出现生长迟缓时才被诊断为GHD，而此时已错过治疗最佳时机，因此早期诊断尤为重要。当患者有以下病史时考虑GHD可能：①新生儿黄疸期延长、阴茎短小、产时损伤；②头颅放射；③头颅损伤或中枢神经系统感染；④GHD家族史；⑤颅面中线异常；⑥身材矮小、生长速度缓慢和骨龄延迟；⑦新生儿低血糖症或成人反复发作的低血糖症。

2. 国际GH协会诊断标准

（1）身高低于同年龄、同性别正常人2个标准差，并排除Turner综合征、甲减、慢性系统疾病等其他影响生长发育的疾病。

（2）如有可能，应进行基因诊断（如Prop-1和POU1FI）。

（3）骨龄检查、中枢神经系统MRI和CT检查发现病变。

（4）GH激发试验的血GH峰值＜10μg/L，伴或不伴血IGF-1及IGFBP-3降低（低于同年龄、同性别正常人2个标准差）。

3. 检查项目选择

（1）根据每年身高、体重，描制患者的生长发育曲线；骨龄检查。

（2）血胰岛素样生长因子（IGF-1）和胰岛素样生长因子结合蛋白-3（IGF-BP3）测定。

（3）血生长激素的激发试验；选择至少2个试验。

（4）一般检查排除全身疾病；垂体各个轴的激素检测，评估下丘脑-垂体-肾上腺、甲状腺、性腺轴的功能；中枢神经系统MRI和CT检查发现病变；染色体检查排除Turner综合征。

五、垂体后叶疾病（中枢性尿崩症）

尿崩症是由于下丘脑抗利尿激素（ADH，或称精氨酸升压素AVP）合成分泌不足或肾脏对 AVP 的反应缺陷（抵抗）而引起的一组临床综合征，主要表现为烦渴、多饮、多尿、低渗透尿。病变在下丘脑 - 神经垂体者称中枢（垂体）性尿崩症；病变在肾脏，即 AVP 产生和分泌正常，但肾脏对 AVP 产生反应的各个环节受损，称肾性尿崩症，多见于儿童。中枢性尿崩症的原因包括颅脑外伤、手术、下丘脑、垂体或鞍区附近的肿瘤或转移癌、感染性和浸润性疾病、脑血管瘤、自身免疫性疾病等，它们或者影响下丘脑 AVP 的合成和分泌，或者侵犯垂体柄而影响了 AVP 的输送和在垂体后叶的储存和释放。部分患者病因不明，病理常发现下丘脑视上核与视旁核内神经元数目减少，Nissil 颗粒耗尽，神经垂体缩小。

【临床表现】 多数起病较急，表现为多尿、烦渴、多饮，如遇中枢病变累及口渴中枢，渴感消失，导致失水和高钠血症，出现高热、虚弱、精神症状，甚至死亡。

【辅助检查和动态试验】

1. 尿量和尿比重　尿量超过 2 500ml/d，可多达 4～20L/d，比重常在 1.005 以下，部分性尿崩症患者禁饮后的尿比重可上升，达 1.010。

2. 血和尿渗透压　血渗透压正常或稍高（正常 290～310mOsm/L），尿渗透压＜200mOsm/L（正常为 600～800mOsm/L），严重者＜60～70mOsm/L。

3. 简易高渗盐水试验　嘱患者清晨排空膀胱，然后于 15 分钟内饮入 1 % 氯化钠溶液 1 000ml，记录 2 小时尿量。尿崩症者＞650ml/2h，且尿比重＜1.012，可作为本症的筛查。

4. 禁水 - 加压素试验

（1）方法：①禁水前 3 天测定 3 天 24 小时尿量，根据 24 小时尿量决定开始禁水时间，如 24 小时尿量在 7～8L 以下，则从前 1 晚 10p.m. 开始，如＞8L，则从试验日早上开始。②试验开始时测定体重、血压、尿比重、尿渗透压及血浆渗透压，禁水后每 1～2 小时测定体重、血压，留尿测尿量、尿比重及尿渗透压，至尿渗透压不再上升[（2 次尿渗透压差＜30mOsm/（kg·H_2O）]，或患者体重减轻 3%～5%、或患者出现明显血压下降、精神症状时，或禁水已达 18 小时，再次重复以上项目，并测定血浆渗透压，然后皮下注射垂体后叶素水剂 5U 或去氨加压素 1μg，1 小时后测定体重、血压、尿比重、尿渗透压及血浆渗透压。

（2）意义：①正常人及精神性多饮患者禁水后体重、血压、血浆渗透压无明显改变，尿量逐渐减少，尿比重升高，多超过 1.020，尿渗透压升高，大于血浆渗透压，多超过 750mOsm/（kg·H_2O）；注射 ADH 后，尿渗透压升高＜9%。但长时间精神性多饮患者禁水后出现与中枢性尿崩症类似表现，故对这部分患者先适当限制饮水 3～5 天后才进行禁水试验。②完全性中枢性尿崩症患者禁水后血浆渗透压升高，多超过 300mOsm/（kg·H_2O），尿量无明显减少，尿比重多不超过 1.010，尿渗透压无明显升高，小于血浆渗透压；注射 ADH 后尿量明显减少，尿比重升高，尿渗透压升高 50% 以上。③部分性中枢性尿崩症患者禁水后尿比重轻度上升，可达 1.015，尿渗透压可超过血浆渗透压，但常＜600mOsm/（kg·H_2O），仍低于正常人；注射 ADH 后，尿渗透压升高 10%～50%。④肾性尿崩症患者禁水后结果与中枢性尿崩症相似，但注射 ADH 后，尿量仍无减少，尿比重及尿渗透压无明显升高。

（3）注意事项：禁水过程中密切观察患者，以防意外；嘱患者在试验过程中不能饮水；试验过程中可进食；有严重高血压和冠心病者，或未能排除嗜铬细胞瘤者禁用垂体后叶素；注射加压素或 DDAVP 后需要嘱咐患者适当限水，监测血压和神志变化，复查电解质情况，避免低血钠诱发脑水肿情况。

5. 血浆 AVP 测定　正常血浆 AVP（随意饮水）为 2.3～7.4pmol/L，中枢性尿崩症患者 AVP 水平低于正常，在禁水试验或高渗盐水试验中动态观察血浆 AVP 水平更有意义，禁水后 AVP 升高不明显，支持中枢性尿崩症诊断；肾性尿崩症的基础 AVP 可测出或偏高，高渗状态下血浆 AVP 明显升高而尿液不能浓缩；精神性多饮患者的基础血浆 AVP 减低或正常，禁水或高渗状态时尿渗透压与血浆 AVP 成比例升高。因此，测血浆 AVP 水平能帮助对低渗多尿综合征进行鉴别。

6. 影像学检查　高分辨动态增强 MRI 可发现与中枢性尿崩症有关的以下病变：①垂体容积小；②垂体柄增粗；③垂体柄中断；④垂体饱满上缘轻凸；⑤神经垂体高信号消失。其中神经垂体高信号消失与神经垂体功能减退和 AVP 分泌颗粒减少有关。因此，明确中枢性尿崩症后，需进行病因诊断。

7. 其他检查　患者血浆电解质一般正常，禁水患者（或者神志不清患者）可出现低血钾、高血钠、低血钠、低血氯或高尿钙，二氧化碳结合力可低于正常。肾功能检查发现尿素氮、肌酐、酚红试验正常，但浓缩稀释功能异常。如病变累及垂体，可出现垂体功能低下，出现血甲状腺激素、皮质醇或性激素下降。

中枢性尿崩症的诊断要点为：①尿量多，可达 8～10L/d 或更多。②低渗尿，尿渗透压低于血浆渗透压，一般低于 200mOsm/（kg·H_2O）；尿比重低，多在 1.005～1.003 以下。③饮水不足时，常有高钠血症，提示 AVP 缺乏。④应用兴奋 AVP 释放的刺激（如禁水、高渗盐水试验等）不能使尿量减少，不能使尿比重和尿渗透压显著增高。⑤应用 AVP 治疗有明显效果，尿量减少，尿比重及尿渗透压升高。临床上可以对多尿、烦渴、多饮的患者先检查其 24 小时尿量、尿常规及尿比重，排除了诸如糖尿病等原因引起的多尿，有条件者可行血尿渗透压测定。如确定为低渗性多尿后，可进一步行禁水加压试验和血浆 AVP 测定，明确多尿的类型是精神性烦渴、中枢性尿崩症还是肾性尿崩症。如明确为中枢性尿崩症，下一步可行垂体 MRI，明确病因。另外，详细询问既往病史特别是颅脑外伤、肾病史、服药史对诊断有着重要意义。

第六节　下丘脑综合征

下丘脑位于丘脑的下方、间脑下部，其前方为视交叉和终板，其后为乳头体及脑角间窝，上方是大脑及丘脑下沟。下丘脑由十几个可以分泌下丘脑激素或神经递质的神经核组成，如分泌加压素的视上核等。下丘脑与垂体的关系密切，下丘脑与垂体后叶的联系是通过视上（视旁）- 垂体束的神经纤维到达垂体后叶，激素经轴突下行至后叶的神经末梢而起作用。任何影响视上核分泌或输送（如垂体柄损伤）的因素均可引起加压素不足而导致尿崩症。下丘脑与垂体前叶之间是通过神经 - 血管联系的：下丘脑的神经轴突在正中隆起垂体柄处与垂体的门脉系血管丛相连接，下丘脑分泌的激素或神经递质释放入门脉系，然后沿门脉血管到达垂体前叶，调节垂体前叶激素的分泌，同时经短门脉系统将部分垂体组织的血液回流至下丘脑正中隆起，实现对下丘脑激素分泌的短环反馈调节。

下丘脑可分泌多种释放激素（表 19-9），调节垂体激素的释放，涉及生长发育、行为、生殖、泌乳以及物质能量代谢及水钠平衡；另外下丘脑还参与睡眠、体温、摄食、情绪的调节。下丘脑综合征（hypothalamic syndrome）系由多种病因累及下丘脑使其结构及功能受损而引起的临床综合征，主要临床表现有内分泌代谢功能失调，自主神经功能紊乱，以及睡眠、体温调节和性功能障碍、尿崩症、多食肥胖或厌食消瘦、精神失常、癫痫等症候群。引起下丘脑综合征的病因主要有先天性或遗传性疾病、肿瘤、肉芽肿、感染等。

表 19-9　下丘脑、垂体激素及其靶器官(组织)、靶激素

下丘脑激素	腺垂体细胞	垂体激素	靶腺	靶腺激素
生长激素释放激素(GHRH)	生长激素细胞	生长激素(GH)	肝	类胰岛素生长因子(IGF-1)
促皮质素释放激素(CRH)	促皮质素分泌细胞	促皮质素(ACTH)	肾上腺皮质	皮质醇
促甲状腺释放激素(TRH)	促甲状腺分泌细胞	促甲状腺素(TSH)	甲状腺	甲状腺激素(T_3、T_4)
促性腺激素释放激素(GnRH)	促性腺激素分泌细胞	黄体生成素(LH) 卵泡刺激素(FSH)	性腺(睾丸、卵巢)	睾酮,雌二醇,孕酮,抑制素
生长抑素(SS,SRIF)	生长激素细胞	生长激素(GH)	多种细胞	
多巴胺(DA)	催乳素分泌细胞	催乳素(PRL)	乳腺、性腺	LH/FSH/性激素

【临床表现】

由于下丘脑的功能较复杂,所以下丘脑综合征临床表现多种多样,按症状可对其进行分型:①神经-内分泌代谢型,如脑型肥胖综合征、脑型消瘦综合征等;②自主神经-血管型和自主神经-内脏型;③体温调节障碍型;④睡眠障碍型;⑤假神经衰弱和精神病型;⑥下丘脑癫痫型(间脑癫痫);⑦神经营养障碍型;⑧神经肌肉型。下丘脑综合征的临床表现可分为以下几个症候群:

1. 内分泌功能障碍　全下丘脑释放激素缺乏时,引起全垂体前叶功能减退,导致生长发育障碍(青春期前),性腺、甲状腺和肾上腺皮质功能减退。生长激素释放激素分泌过多引起肢端肥大症或巨人症,分泌减少出现矮小症。催乳素释放抑制因子(或释放因子)分泌失常使催乳素分泌过多发生溢乳症(或溢乳-闭经综合征)及性功能下降。促性腺激素释放激素分泌过多引起性早熟;分泌减少引起神经源性闭经(女性)或肥胖、生殖无能、性发育不全(男性)。肾上腺皮质增生型皮质醇增多症、下丘脑性(三发性)甲状腺功能减退症和尿崩症亦为本综合征的常见表现。

2. 神经系统表现　下丘脑病变如局限在下丘脑,可出现一些提示下丘脑损害部位的征象;如为弥漫性,则往往缺乏定位体征。

(1)嗜睡和失眠:下丘脑后部病变时,大多数患者表现为嗜睡,少数伴有失眠。如发作性睡眠(narcolepsy)较常见,患者可随时睡眠发作,持续数分钟至数小时。

(2)多食肥胖或顽固性厌食消瘦:病变累及腹内侧核或结节附近(饱食中枢),患者因多食而肥胖,常伴肥胖生殖无能综合征(Fröhlich 综合征)。病变累及腹外侧核(摄食中枢)时有厌食、体重下降、皮肤萎缩、毛发脱落、肌肉软弱、怕冷、心动过缓、基础代谢率降低等。

3. 发热或体温过低　病变在下丘脑前部或后部时,可出现体温改变,①低热:一般在 37.5℃左右;②体温过低:体温可降低到 36℃以下;③高热:可呈弛张型或不规则型,一天内体温多变,但高热时肢体冷凉,躯干温暖,对一般退热药无效。

4. 性功能障碍　可能因下丘脑垂体纤维受损影响垂体前叶促性腺激素释放,或因下丘脑脊髓纤维受损影响脊髓各中枢活动,影响了性发育和性功能。可表现为性欲减退、月经失调、闭经不育、阳痿、性早熟以及性发育延迟等。

5. 尿崩症　病变损害视上核、室旁核或视上核-垂体束,均可引起尿崩症。表现为多饮、多尿,每日排尿量多为 5～6L,有时可多达 10L。

6. 精神障碍　当后腹外核及视前区有病变时常可产生精神症状，主要表现为过度兴奋、哭笑无常、定向力障碍、幻觉及易怒等。

7. 其他　以头痛较为常见，亦可出现多汗或汗闭、手足发绀、括约肌功能障碍及下丘脑性癫痫。当腹内侧部视交叉受损时可伴有视力减退、视野缺损或偏盲。血压波动大，瞳孔散大、缩小或两侧不等大。累及下丘脑前方及下行至延髓中的自主神经纤维时，可引起胃和十二指肠消化性溃疡等表现。

【实验室检查及诊断】

下丘脑受损后出现的临床症状错综复杂，有时诊断比较困难，必须详细询问病史，联系下丘脑的生理，结合各种检查所得，综合分析后做出诊断。

1. 功能诊断　对垂体和周围靶腺器官的激素进行测定，包括血 TRH、CRH、LHRH、SS、GHRH、PIF、PRF、ADH、ACTH、TSH、GH、PRL、FSH、LH、T_3、T_4、P、E_2、T，以期了解性腺、甲状腺和肾上腺皮质的功能状态。当有证据提示其内分泌功能障碍是由下丘脑 - 垂体病变引起的，则应进一步检查下丘脑 - 垂体功能状态，排除原发性垂体疾病。下丘脑 - 垂体功能减退的患者，可做：① TRH 与 LHRH 兴奋试验，以观察试验前后血清 TSH 或 LH、FSH 的反应。如病变在垂体前叶，则对 TRH 或 LHRH 无反应；如病变在下丘脑，则可出现延迟反应。但对 1 次兴奋试验无反应者，不能除外下丘脑病变的可能性（因垂体的反应性关系）。②胰岛素耐量试验，通过低血糖反应，以刺激垂体 ACTH 与 GH 的释放，观察试验前后血清 ACTH 与 GH 的变化，是评估垂体储备功能最重要的试验。对下丘脑 - 垂体功能亢进的患者，为确诊病变在下丘脑，可测定血中下丘脑有关释放激素的浓度。③禁水加压试验和血浆抗利尿激素测定，以了解下丘脑 - 垂体后叶功能。

2. 病因诊断

（1）影像学及其他检查：头颅 CT 和 MRI，以显示颅内病变部位和性质。

（2）脑脊液检查：脑脊液检查除颅内占位病变有颅内压增高，炎症时有白细胞升高外，一般均属正常。

（3）脑电图检查：可见弥漫性 14 次 /s 以上的单向正相棘波异常，阵发性发放，左右交替的高波幅放电可有助于诊断。

（张少玲）

第七节　骨质疏松症

骨质疏松症（osteoporosis，OP）是由于多种原因导致的骨密度和骨质量下降，骨微结构被破坏，造成骨脆性增加、极易发生骨折的全身性骨病。骨质疏松症已成为全球性的公共健康问题，其并发症脆性骨折可致残，并严重影响患者的生活质量。据估计，我国的骨质疏松症患者 2050 年将会上升至 5.333 亿人。骨质疏松症可发生于任何年龄，但多见于绝经后女性和老年男性。妇女绝经后骨质疏松症的发病率显著高于男性，女性骨质疏松症患病率为男性的 3 倍。采用双能 X 线吸收仪（dual-energy X-ray absorptiometry，DXA）测量骨密度的大样本流行病调查显示我国 50 岁以上人群中，男性和女性年龄标准化骨质疏松症患病率分别为 6.46% 和 29.13%。究其原因，女性骨峰值较男性低，而且女性除了发生与年龄相关的骨丢失过程外，还有绝经后骨吸收加速的过程，骨丢失率较男性高。绝经后 5～10 年内，骨年丢失率为 2%～4%，而男性平均为 1%。

绝经后骨质疏松症指主要由绝经引起的骨质疏松症。绝经后骨质疏松症一般发生在女性绝经后 5～10 年内，它与卵巢合成的激素降低有关，特征是全身性的骨量减少及骨组织微结构改变，以致骨脆性增高，易于骨折。由于绝经后雌激素水平降低，雌激素对破骨细胞的抑制作用减弱，破骨细胞的数量增加、凋亡减少、寿命延长，导致其骨吸收功能增强，尽管成骨细胞介导的骨形成亦有增加，但不足以代偿过度骨吸收，骨重建活跃和失衡致使小梁骨变细或断裂，皮质骨孔隙度增加，骨强度下降，雌激素减少降低了骨骼对力学刺激的敏感性，使骨骼呈现类似于失用性骨丢失的病理变化。研究表明，绝经后骨量快速减少。绝经早期，前臂远端每年平均减少骨密度约 3%，脊椎和股骨颈绝经后 3 年内平均每年减少骨密度 2%～3%，绝经早的女性（45 岁前），骨密度下降更快速，平均每年骨密度减少 3%～4%。

【特点】

绝经后雌激素减少，骨吸收及骨形成均加速，呈高转换型骨代谢。由于骨吸收的过程较短，成骨过程较长而造成骨量丢失。骨切片上可见到激活频率增加，吸收腔内的破骨细胞数量增多，致使吸收范围及吸收腔的深度增加。如果溶蚀深度增加到一定程度，小梁骨即断裂，形成穿孔，成为不可逆的变化。

由于小梁骨的总面积大于皮质骨，因而小梁骨的受累程度超过皮质骨。故松质骨多的部位骨丢失明显，例如脊椎骨及桡骨远端，成为骨折的易发部位。

高转化型骨代谢的生化指标特点，是骨吸收指标及骨形成指标均升高。

【临床表现】

骨质疏松症初期通常没有明显的临床表现，因而被称为“寂静的疾病”或“静悄悄的流行病”，但随着病情进展，骨量不断丢失，骨微结构破坏，患者会出现骨痛，脊柱变形，甚至发生疏松性骨折等后果。骨质疏松症的临床表现主要是周身疼痛，是绝经后妇女腰腿痛的主要原因。也可引起脊椎变形及椎体压缩性骨折，引起患者身高降低、驼背、脆性骨折及呼吸系统受影响。

【诊断】

绝经后骨质疏松症发病多在绝经后 5～10 年内。诊断主要基于 DXA 骨密度测量结果和 / 或脆性骨折。以骨量减少、骨密度下降以及（或者）发生脆性骨折等为依据，发生脆性骨折即可诊断为骨质疏松。

1．基于骨密度测定的诊断　DXA 测量的骨密度是目前通用的骨质疏松症诊断指标。对于绝经后女性、50 岁及以上男性，建议参照 WHO 推荐的诊断标准。基于 DXA 测量结果，骨密度值低于同性别、同种族健康成人的骨峰值 1 个标准差及以内属正常，降低 1～2.5 个标准差为骨量低下（或低骨量），降低等于和超过 2.5 个标准差为骨质疏松。骨密度降低程度符合骨质疏松诊断标准，同时伴有 1 处或多处脆性骨折则诊断为严重骨质疏松。

骨密度通常用 T- 值（T-Score）表示。T- 值 =（实测值 – 同种族同性别正常青年人峰值骨密度）/ 同种族同性别正常青年人峰值骨密度的标准差。基于 DXA 测量的中轴骨（腰椎 1～4、股骨颈或全髋）骨密度或桡骨远端 1/3 骨密度对骨质疏松症的诊断标准是 T- 值≤–2.5（表 19-10）。

表 19-10　基于双能 X 线吸收检测法测定骨密度分类标准

分类	T 值
正常	≥–1
低骨量	–2.5＜T- 值＜–1
骨质疏松	≤–2.5
严重骨质疏松	T- 值≤–2.5+ 脆性骨折

注：T- 值 =（实测值 – 同种族同性别正常青年人峰值骨密度）/ 同种族同性别正常青年人峰值骨密度的标准差。

对于儿童、绝经前女性和 50 岁以下男性，骨密度水平的判断建议用同种族的 Z 值表示。Z- 值 =（骨密度测定值 – 同种族同性别同龄人骨密度均值）/ 同种族同性别同龄人骨密度标准差。将 Z- 值≤–2 视为“低于同年龄段预期范围”或低骨量。

2. 基于脆性骨折的诊断　骨质疏松性骨折（或称脆性骨折）指受到轻微创伤或日常活动中即发生的骨折，不依赖于骨密度测定，临床上即可诊断骨质疏松症。而在肱骨近端、骨盆或前臂远端发生的脆性骨折，即使骨密度测定显示低骨量（-2.5<T-值<-1），也可诊断骨质疏松症。

综上，骨质疏松症的诊断主要基于双能X线吸收法骨密度检测（DXA）结果和/或脆性骨折，需满足以下3个条件之一：①髋部或椎体脆性骨折；②DXA测量的中轴骨骨密度或桡骨远端1/3骨密度的T-值≤-2.5；③骨密度测量符合低骨量（-2.5<T-值<-1.0）+肱骨近端、骨盆或前臂远端脆性骨折。同时排除继发性骨质疏松症，可诊断为骨质疏松症。

需要除外的继发性骨质疏松症包括影响骨代谢的内分泌疾病和免疫性疾病、影响钙和维生素D吸收和代谢的消化系统和肾脏疾病、神经肌肉疾病及多发性骨髓瘤、先天和获得性骨代谢异常疾病以及长期服用糖皮质激素或其他影响骨代谢的药物等。首先要通过病史询问除外以上病史，之后可以通过辅助检查鉴别。血钙、血磷、碱性磷酸酶和骨骼X线影像是基本检查，原发性骨质疏松症患者血钙、血磷和碱性磷酸酶一般在正常范围，有骨折时血碱性磷酸酶水平可轻度升高，如以上化验检查异常，应进一步选择血沉、性腺激素、25-羟维生素D、甲状旁腺激素、甲状腺功能等检查。

【辅助检查】

实验室生物化学指标可以反映人体骨形成和骨吸收情况，生化测量本身不能用于诊断骨质疏松，但有助于骨质疏松症的诊断分型和鉴别诊断，以及早期评价对骨质疏松治疗的反应。

1. 骨形成指标

（1）血清碱性磷酸酶（ALP）：主要由肝及成骨细胞产生（50%）。当肝功能正常时，ALP反映成骨细胞的功能。绝经后ALP增高，但不超过1倍。如果过高，应排除其他骨病（软骨病，Paget病）、肝病、甲亢或甲旁亢。测定骨骼产生的ALP，较一般的ALP更具特异性。

（2）血清骨钙素（BGP）：由成骨细胞合成的非胶原蛋白，反映成骨细胞功能，与骨形成率一致。较ALP特异，绝经后数年内升高，制动时或者肾功能不良时也升高。

2. 骨吸收指标

（1）尿羟脯氨酸（HOP）：胶原是骨和皮肤的主要蛋白。HOP来自胶原的转换，90%由尿排出。绝经后由于骨转换增高，尿HOP增高1倍。为了避免留尿困难，可测定空腹第2次尿的HOP/Cr（羟脯氨酸/肌酐）比值。食物中的肉类、胶质和冰激凌等使尿HOP升高。

（2）尿钙：骨吸收增加及肠钙吸收增加时升高。空腹尿钙则只反映骨吸收状况，即骨吸收增加和/或骨形成减少。

（3）抗酒石酸酸性磷酸酶（TRAT）：存在于破骨细胞内，反映破骨细胞活性；TRAT降低，表明破骨细胞的活性受抑制，骨吸收减少。

（4）去氧吡啶并啉及吡啶并啉：是骨胶原的代谢产物，较HOP灵敏、特异，而且不受食物影响。

【骨折风险评估】

围绝经期和绝经后女性，建议每年进行胸腰椎X线检查，如有椎体脆性骨折可及早发现。对没有骨质疏松性骨折的骨质疏松症患者，要进行骨折风险评估。

世界卫生组织推荐的骨折风险预测工具（fracture risk assessment tool，FRAX）可以用来预测骨质疏松性骨折风险。FRAX工具是根据部分临床危险因素和股骨颈骨密度建立模型，用于评估患者未来10年髋部骨折及主要骨质疏松性骨折（椎体、前臂、髋部或肩部）的概率，其中临床危险因素包括：年龄、性别、体重、身高、既往骨折史、父母髋部骨折史、吸烟、糖皮质激素、是否有类风湿关节炎、是否有继发性骨质疏松、是否过量饮酒等。根据《原发性骨质疏松症诊疗指南》建议，目前采用美国的标准，即FRAX预测的髋部骨折概率≥3%或任何主要骨质疏松性骨折概率≥20%时，为骨质疏松性骨折高危患者。

【骨质疏松防治】

1. 保持健康的生活方式 在青春发育期内，注意合理的营养和钙摄入量，坚持运动，有足够的日照以及避免不良习惯（如吸烟、饮酒、喝浓咖啡等），以提高骨峰值。围绝经期和绝经后女性应该注意均衡营养、规律运动等，保持健康饮食，每天每顿饭都有水果和蔬菜、全麦纤维，每周2次食用鱼，低脂摄入（推荐橄榄油），控糖（≤50g/d）、少油（25～30g/d）、限制盐的摄入（≤6g/d）、戒烟、限酒，每天饮酒量不超过20g。

2. 补充钙剂 单纯补钙可以增加骨密度，降低骨折风险。50岁以上和绝经后女性钙的推荐摄入量为1 000mg/d，可耐受最高摄入量为2 000mg/d。营养调查显示，国内居民膳食钙摄入量平均366.1mg/d，其中城市居民膳食钙摄入量（412.4mg/d）高于农村居民（321.4mg/d），故还需补充钙600mg/d。建议首先通过膳食补充，如果不能从膳食中获得足够的钙，建议通过钙补充剂达到推荐的每日摄入量。

3. 补充维生素D 维生素D在钙的吸收和骨骼健康中起着重要的作用，可以改善肌肉性能、增加平衡、降低跌倒的风险、增加骨密度，预防骨质疏松性骨折。中国成人维生素D推荐摄入量为400IU（10μg）/d，≥65岁老年人推荐摄入量为600IU（15μg）/d。维生素D用于骨质疏松症防治时，剂量可为800～1 200IU/d。体内维生素D状况是通过测定血清25-羟维生素D[25（OH）D]水平来评估的。血25（OH）D的检查有助于明确不同个体的需要量。为降低跌倒和骨折风险，《原发性骨质疏松症诊疗指南（2017）》建议绝经后女性血清25（OH）D水平应≥75nmol/L。

4. 绝经激素治疗（menopause hormone therapy，MHT） 绝经后骨质疏松症或者具有骨质疏松症的相关危险因素是MHT的适应证之一（推荐级别A级）。如无禁忌证，绝经后即开始应用MHT，可以保持骨量不丢失，从而减少骨质疏松症的发病率及骨折率。预防绝经后骨质疏松症是MHT非常可靠的获益，可降低所有骨折（椎骨和髋骨骨折）的发病率，对于绝经前后启动MHT的女性，可获得骨质疏松性骨折一级预防的益处。MHT方案很多，其中起预防骨质疏松作用的是雌激素，用药途径可以口服，也可以经皮（皮肤贴剂或者胶剂）。有子宫者需定期加用孕激素，以防止子宫内膜过度增生，减少子宫内膜癌的发生率。可根据患者的具体情况及愿望进行选择。①单雌激素补充方案适用于子宫切除的妇女，用药方法：口服戊酸雌二醇0.5～2mg/d；雌二醇凝胶0.5～2计量尺/d或半水合雌二醇贴（1/2～2）帖/周涂抹于手臂、大腿、臀部等皮肤，避开乳房和会阴。②雌、孕激素序贯方案适用于围绝经期或绝经后有完整子宫且仍保留月经的妇女，用药方法：连续序贯方案可选择雌二醇/雌二醇地屈孕酮片（1/10或2/10）1片/d，共28天；周期序贯可采用戊酸雌二醇片/雌二醇环丙孕酮片1片/d，共21天，然后停药7天再开始下1个周期。③雌、孕激素连续联合方案适用于绝经后有完整子宫但不保留月经的妇女，可采用雌二醇/屈螺酮片1片/d连续给药。④替勃龙治疗：1.25～2.5mg/d连续应用。

5. 其他抗骨质疏松症药物治疗 美国内分泌学会2019年发布的《ENDO绝经后女性骨质疏松症的药物治疗临床实践指南》指出：骨折风险高的绝经后女性，初始治疗可以服用双膦酸盐类、破骨细胞分化因子抑制剂（地诺单抗）或者特立帕特，也可选择性应用雌激素受体调节剂或者降钙素等。双膦酸盐类可抑制骨吸收，可以减少骨丢失率。已被证明可有效预防椎体和髋部骨折。因双膦酸盐与钙或者食物同时服用时吸收率显著降低，故必须在早餐前半小时至1小时空腹服用。降钙素可抑制骨吸收并有止痛作用，但需肌内注射，而且价格较高，用于预防者较少，多用于已发生骨折或有骨痛症状者。

绝经后女性是骨质疏松症的高危人群。作为妇产科医生应该关注围绝经期和绝经后女性的骨骼健康，对高危人群做好早期筛查，及时发现围绝经期和绝经后的骨质疏松症及高危因素。并指导每一位围绝经期和绝经后的女性做好骨质疏松的防治工作。

（陈亚肖）

参考文献

1. BUSE JB, WEXLER DJ, TSAPAS A, et al.2019 update to: management of hyperglycemia in type 2 diabetes, 2018. A Consensus Report by the American Diabetes Association (ADA) and the European Association for the Study of Diabetes (EASD). Diabetes Care, 2020, 43(2): 487-493.
2. INTERNATIONAL EXPERT C. International expert committee report on the role of the A1C assay in the diagnosis of diabetes. Diabetes Care, 2009, 32(7): 1327-1334.
3. RUDLAND VL, PRICE SAL, HUGHES R, et al. ADIPS 2020 guideline for pre-existing diabetes and pregnancy. Aust N Z J Obstet Gynaecol, 2020, 60(6): E18-E52.
4. 中华医学会糖尿病学分会.中国2型糖尿病防治指南(2020年版). 中华糖尿病杂志, 2021, 13(4): 315-409.
5. KAHALY GJ, BARTALENA L, HEGEDUS L, et al. 2018 European Thyroid Association Guideline for the management of Graves hyperthyroidism.Eur Thyroid J, 2018, 7(4): 167-186.
6. 中华医学会内分泌学分会. 成人甲状腺功能减退症诊治指南. 中华内分泌代谢杂志, 2017, 33(02): 167-180.
7. 中华医学会生殖医学分会第四届委员会. 不孕女性亚临床甲状腺功能减退诊治的中国专家共识. 中华生殖与避孕杂志, 2019, 39(8): 609-621.
8. 《妊娠和产后甲状腺疾病诊治指南》(第2版)编撰委员会, 中华医学会内分泌学分会, 中华医学会围产医学分会. 妊娠和产后甲状腺疾病诊治指南(第2版). 中华围产医学杂志, 2019, 22(8): 505-539.
9. 中华医学会内分泌学分会. 原发性醛固酮增多症诊断治疗的专家共识(2020版). 中华内分泌代谢杂志, 2020, 36(09): 727-736.
10. FUNDER JW, CAREY RM, MANTERO F, et al. The management of primary aldosteronism: case detection, diagnosis, and treatment: an endocrine society clinical practice guideline.J Clin Endocrinol Metab, 2016, 101(5): 1889-1916.
11. NIEMAN LK, BILLER BM, FINDLING JW, et al. Treatment of Cushing's syndrome: an endocrine society clinical practice guideline.J Clin Endocrinol Metab, 2015, 100(8): 2807-2831.
12. 中国垂体腺瘤协作组. 中国库欣病诊治专家共识. 中华医学杂志, 2015, 96(11): 835-840.
13. 中华医学会内分泌学分会. 嗜铬细胞瘤和副神经节瘤诊断治疗专家共识(2020版). 中华内分泌代谢杂志, 2020, 36(09): 737-750.
14. BEKKERING GE, AGORITSAS T, LYTVYN L, et al. Thyroid hormones treatment for subclinical hypothyroidism: a clinical practice guideline. BMJ, 2019, 365: 12006.
15. TSAKIRIDIS I, GIOULEKA S, KOURTIS A, et al. Thyroid disease in pregnancy: a descriptive review of guidelines. Obstet Gynecol Surv, 2022, 77(1): 45-62.
16. 中华医学会骨质疏松和骨矿盐疾病分会. 原发性骨质疏松症诊疗指南(2017). 中华内分泌代谢杂志, 2017, 33(10): 890-913.
17. 中华医学会儿科学分会内分泌遗传代谢病学组. 先天性肾上腺皮质增生症21-羟化酶缺陷诊治共识. 中华儿科杂志, 2016, 54(8): 569-576.
18. SPEISER PW, ARLT W, AUCHUS RJ, et al. Congenital adrenal hyperplasia due to steroid 21-hydroxylase deficiency: an endocrine society clinical practice guideline. J Clin Endocrinol Metab, 2018, 103(11): 4043-4088.
19. CHEN Z, WEN Y, QIU M, et al. The pattern and trends of disease burden due to low bone mineral density from 1990 to 2019 in China: findings from the Global Burden of Disease Study 2019. Arch Osteoporos, 2022, 17(1): 39.
20. 中国老年学和老年医学学会骨质疏松分会妇产科专家委员会及围绝经期骨质疏松防治培训部. 围绝经期和绝经后妇女骨质疏松防治专家共识. 中国临床医生杂志, 2020, 48(8): 903-908.

21. 中华医学会妇产科学分会绝经学组.绝经管理与绝经激素治疗中国指南(2018).中华妇产科杂志,2018,53(11):729-739.
22. EASTELL R, ROSEN CJ, BLACK DM, et al. Pharmacological management of osteoporosis in postmenopausal women: an endocrine society clinical practice guideline. J Clin Endocrinol Metab, 2019, 104(5): 1595-1622.
23. WEAVER CM, DAWSON-HUGHES B, LAPPE JM, et al. Erratum and additional analyses re: calcium plus vitamin D supplementation and the risk of fractures: an updated meta-analysis from the National Osteoporosis Foundation. Osteoporos Int, 2016, 27(8): 2643-2646.
24. 中华医学会骨质疏松和骨矿盐疾病分会.甲状旁腺功能减退症临床诊疗指南.中华骨质疏松和骨矿盐疾病杂志,2018,11(4):323-338.

第二篇

常用生殖内分泌疾病相关检查项目

第二十章

激素测定

第一节　性腺轴激素和相关激素

一、雌二醇(estradiol)

【标本要求】 空腹采集静脉血液3ml，避免溶血，待完全凝固后室温下离心，并于离心后2小时内分离血清。储存样品应该保持样品管的密闭状态，而且在室温(15～30℃)条件下不超过8小时。如果8小时内不能完成检测应将样品放入2～8℃条件下冷藏。如果48小时内不能完成检测或运输样本，应将样本在-20℃或低于-20℃的环境下冷冻保存。冻存样品在检测前可以冻存6个月，但仅可以解冻1次。

【参考值范围】 常用的检测方法是顺磁性微粒化学发光免疫测定法，以下正常值范围仅供参考(表20-1)。

表20-1　化学发光法测定女性血清雌二醇(E_2)正常参考值

参考组	参考值范围
卵泡期	27～122pg/ml
排卵期	95～433pg/ml
黄体期	49～291pg/ml
绝经期	20～40pg/ml
男性	20～47pg/ml

注：E_2常用单位换算：1ng/L=1pg/ml=3.67pmol/L。

【来源及生理性改变】 雌激素(estrogen)主要由卵巢、胎盘产生，肾上腺也产生少量雌激素，包括雌二醇(estradiol，E_2)、雌酮(estrone，E_1)及微量雌三醇(estriol，E_3)等，其中E_2是活性最强的雌激素，由卵巢的颗粒细胞合成并分泌入血液，95%的E_2与性激素结合球蛋白结合，具有活性的游离雌激素仅占5%，主要是促使女性生殖器、卵泡和第二性征的发育，参与性腺轴的反馈调节，有轻度的潴水、钠、氮以及降脂作用。

幼女及少女因卵巢功能尚未发育成熟，无优势卵泡形成，因此体内雌激素的分泌处于较低水平，青春期至成年，雌激素分泌不断增长。生育期正常月经周期中，E_2水平随卵巢周期性变化而波动。卵泡早期血E_2水平最低，为1～5pg/ml，之后逐渐上升至排卵前3天可达200pg/ml以上，前2天可达300pg/ml，LH峰前24小时≥400pg/ml，为第1个E_2峰值，之后逐渐下降，排卵后3天降至低点。黄体期又开始上升，排卵后第8日又出现第2个高峰，但低于第1个峰值，以后E_2迅速下降至最低水平。绝经后女性卵巢功能衰退，E_2水平低于早卵泡期，而且此时雌激素的来源和种类亦发生改变，主要来自肾上腺分泌的雄烯二酮在体外脂肪组织中转化为雌酮。

【临床意义】 根据E_2分泌的上述特点，检测其水平可以协助判断卵巢功能和某些妇科内分泌疾病。

1. E_2是确定青春期启动及诊断性早熟的激素指标之一，E_2>9pg/ml为性腺功能启动的标志，青春期前测定可协助判断是否为性早熟，但E_2水平常有波动，不能仅以此标准判断。

2. 在卵泡早期检测基础E_2水平，可辅助判断卵巢的储备功能。月经周期提前是高龄、卵巢储备下降女性的常见表现，其原因是卵泡过早募集导致的卵泡期缩短。若基础 E_2＞100pg/ml，提示卵泡过早募集可能，在 IVF 助孕过程中卵巢反应不良的发生率可能升高。

3. 监测卵泡发育，应用药物诱导排卵及超排卵时，根据 E_2 浓度高低可粗略反映卵泡的成熟度及估计成熟卵泡数目。在近排卵期，每个成熟卵泡约相当于 200～300pg/ml。而且，测定血中 E_2 水平可以作为预测和评价卵巢过度刺激的指标之一。

4. 如果月经周期中 E_2 水平无周期性变化，有助于协助诊断无排卵（如多囊卵巢综合征）。

5. E_2 水平可用以辅助评估是否已绝经，绝经后妇女血清 E_2 多＜30pg/ml。

6. 此外，E_2 水平过高还见于颗粒细胞瘤、卵巢浆液性囊腺癌、肝硬化、SLE、肥胖、吸烟者、正常妊娠及糖尿病孕妇。E_2 降低见于原发性性腺发育不全（卵巢性）、继发性性腺发育不全（下丘脑或垂体性）、先天性肾上腺皮质增生症（17α-羟化酶缺乏）、妊娠期胎儿肾上腺皮质功能不全（无脑儿、唐氏综合征儿）。

二、孕酮（progesterone）

【标本要求】 空腹采集静脉血液 3ml，避免溶血，待完全凝固后室温下离心，并于离心后 2 小时内分离血清。储存样品应该保持样品管的密闭状态，而且在室温（15～30℃）条件下不超过 8 小时。如果 8 小时内不能完成检测应将样品放入 2～8℃条件下冷藏。如果 48 小时内不能完成检测或运输样本，应将样本在 -20℃或低于 -20℃的环境下冷冻保存。冻存样品在检测前可以冻存 6 个月，但仅可以解冻 1 次。

【参考值范围】 常用的检测方法是化学发光免疫测定法。使用化学发光免疫分析法检测女性血清孕酮的参考值范围见表 20-2。

表 20-2　化学发光法测定女性血清孕酮（P）正常参考值

参考组	参考值范围
卵泡期	0.31～1.52ng/ml
黄体期	5.16～18.56ng/ml
绝经期	＜0.08～0.78ng/ml
孕早期	4.73～50.74ng/ml
孕中期	19.41～45.38ng/ml
男性	0.10～0.84ng/ml

注：P 常用单位换算：1μg/L=1ng/ml=3.18nmol/L。

【来源及生理性改变】 人体孕激素是雌激素合成的前体，可由卵巢、胎盘和肾上腺皮质产生，主要产物是孕酮。非妊娠妇女，主要是由卵巢的卵泡膜细胞和排卵后的黄体细胞合成和分泌孕酮，正常月经周期中孕酮水平存在周期性变化。卵泡期的颗粒细胞、卵泡膜细胞及间质细胞均能合成孕酮，但其量甚微，一般均＜3.14ng/ml；排卵前出现 LH 峰后，由于颗粒细胞开始黄素化，孕酮分泌量开始增加，于黄体功能成熟时达到高峰，可达 10ng/ml（32mol/L）或者更高，并持续 10～14 天。若未妊娠，黄体萎缩后血中孕酮浓度骤减，于月经前 4 天降至卵泡期水平。

妊娠时，血浆孕酮浓度随时间增加而稳定上升，妊娠 6 周以前孕酮主要由黄体产生，在妊娠 7～10 周，由黄体产生孕酮逐渐过渡至胎盘产生，又称黄体-胎盘转移。在妊娠 10 周后孕酮则主要来自胎盘，在孕晚期，孕酮的产量可达非妊娠期的 10 倍。分娩结束后 24 小时内孕酮迅速减退至微量。

【临床意义】

1. 监测排卵　临床上常于黄体中期抽血测孕酮水平来推测有无排卵，一般若孕酮≥5ng/ml 提示有排卵，若孕酮水平持续低于黄体期水平，可协助诊断多囊卵巢综合征和无排卵。值得注意的是，因血孕酮水平的变化与 Gn 的脉冲式分泌有关，所以不能完全依据 1 次血孕酮值来确定有无排卵或是否存在黄体功能不足，如LUFS患者黄体中期血孕酮水平可达10ng/ml或更高。故应于排卵前开始连续5天监测血孕酮变化，并结合其他指标来综合判断有无排卵。

2. 了解黄体功能 黄体期孕酮水平低于生理值，提示黄体功能不足；月经来潮4～5天仍高于生理水平，提示黄体萎缩不全。

3. 检测胎盘功能 自妊娠第7周开始，胎盘分泌孕酮超过卵巢黄体。孕酮水平连续下降常提示有流产可能。胎盘功能减退时，血中孕酮水平下降。异位妊娠孕酮水平较低，如孕酮≥25ng/ml，宫外孕风险较低；孕酮＜5ng/ml，提示妊娠物已经死亡，无论是宫内或宫外。此外，孕酮过高可见于双胎或多胎。

三、睾酮（testosterone）

【标本要求】 上午空腹采集静脉血液3ml，避免溶血，待完全凝固后室温下离心，并于离心后2小时内分离血清。储存样品应该保持样品管的密闭状态，而且在室温（15～30℃）条件下不超过8小时。如果8小时内不能完成检测应将样品放入2～8℃条件下冷藏。如果48小时内不能完成检测或运输样本，应将样本在-20℃或低于-20℃的环境下冷冻保存。冻存样品在检测前可以冻存6个月，但仅可以解冻1次。

【参考值范围】 检查结果需根据不同年龄、性别而异。也要关注检测方法对结果的影响。质谱（LC-MS/MS）法测定的总睾酮参考值范围与有些免疫法测定的参考值范围会明显不同。不同免疫法测定的儿童和女性总睾酮值差异极其明显甚至于成数倍，但对男性成人或样品睾酮浓度＞100ng/dl检测结果的差异程度多在50%以下。睾酮检测试剂厂家产品说明书提供建议性参考值范围。但是，每个实验室应对其检测的患者群体进行验证后方可使用该参考值或建立新参考值。睾酮浓度单位换算：1.00ng/dl=0.01ng/ml=0.034 7nmol/L（睾酮分子量=288.42）。下列参考值范围仅供参考（表20-3、表20-4）。

表20-3 男性总睾酮参考值范围（LC-MS/MS方法）

项目	例数	总睾酮/ng·L^{-1}	总睾酮/nmol·L^{-1}
Tanner 1级	278	16～150	0.06～0.52
Tanner 2级	131	33～3 030	0.12～10.51
Tanner 3级	140	100～8 510	0.35～29.53
Tanner 4～5级	204	1 620～8 470	5.62～29.31
6～24个月	123	＜370（＜280）*	＜1.28（＜0.97）*
2～3岁	125	＜150（＜130）*	＜0.52（＜0.45）*
4～5岁	125	＜190（＜180）*	＜0.66（＜0.63）*
6～7岁	125	＜130（10～130）*	＜0.45（0.04～0.45）*
7～9岁	206	17～81	0.06～0.28
10～11岁	140	23～1 650	0.08～5.73
12～13岁	143	30～6 190	0.10～21.48
14～15岁	141	310～7 330	1.08～25.44
16～17岁	136	1 580～8 260	5.48～28.66
18～40岁	70	2 070～6 970	7.18～24.19
40～67岁	61	1 320～6 930	4.58～24.05

注：*括号中的值对应于中央90%的分布。

表 20-4 女性总睾酮参考值范围(LC-MS/MS 方法)

项目	例数	总睾酮 /ng·L^{-1}	总睾酮 /nmol·L^{-1}
Tanner 1 级	296	19～170	0.07～0.59
Tanner 2 级	120	45～400	0.16～1.39
Tanner 3 级	135	100～630	0.35～2.19
Tanner 4～5 级	205	110～620	0.38～2.15
初经前	413	19～350	0.07～1.22
初经后,≤18 岁	323	100～630	0.35～2.19
绝经前,>18 岁	104	90～550	0.31～1.91
绝经后	86	47～320	0.16～1.11
6～24 个月	92	<90(<90)*	<0.31(<0.31)*
2～3 岁	126	<200(<140)*	<0.69(<0.49)*
4～5 岁	127	<300(10～200)*	<1.04(0.04～0.69)*
6～7 岁	131	<70(10～60)*	<0.24(0.04～0.21)*
7～9 岁	206	10～110	0.04～0.38
10～11 岁	148	29～320	0.10～1.11
12～13 岁	142	60～500	0.21～1.74
14～15 岁	143	60～520	0.21～1.80
16～17 岁	138	90～580	0.31～2.01
18～40 岁	74	NA#	
>40 岁	116	NA#	

注:*括号中的值对应于中央 90% 的分布。
#NA,不适用,因月经状况依赖性。

【临床意义】

(一)男性

1. 睾酮浓度低于参考值下限 要区分部分或完全性腺功能减退及原发性或继发性睾丸功能衰竭。

(1)在原发性睾丸功能不全患者中,其血清 LH、FSH 浓度可升高,血清总睾酮、血清生物有效性睾酮、血清游离睾酮下降。原发性睾丸功能不全常见于先天基因缺陷、生长发育异常、睾丸创伤或缺血、感染(如腮腺炎)、自身免疫性疾病、代谢性疾病、男性假两性畸形等。

(2)继发性性腺功能减退,又称低促性腺激素性性腺功能减退症。表现为血清睾酮浓度低下,血清 LH/FSH 水平接近正常低限或低于正常。继发性性腺功能减退常见于下丘脑或垂体的遗传或发育异常、下丘脑、垂体的恶性肿瘤、高催乳素血症(发生于部分患者)、营养不良、运动过度、头部损伤、药物(如雌激素及其类似物、GnRH 及其类似物、大麻类药物)影响等。

2. 睾酮浓度高于正常值上限 在青春期前男孩中提示性早熟,需进一步检查明确病因;在成年男性中,睾酮>正常值上限

50% 则提示睾丸或肾上腺肿瘤。

3. 治疗药物检测　大部分 >79 岁的男性中可出现男性“绝经期”症状，血清总睾酮和游离睾酮水平均下降；使用睾酮替代治疗的患者需每 6 个月定期检测血清睾酮水平调整给药方案，避免剂量不足或药物过量；此外，睾酮的使用可导致红细胞增多症和影响前列腺功能，建议应同时检查血红蛋白、血细胞比容、前列腺特异性抗原（PSA）。

在抗雄激素治疗过程中，如前列腺癌、痤疮及性犯罪者等，睾酮水平应降低至“去势”水平或低于正常值下限 25%。

（二）女性

1. 睾酮浓度低于正常值下限　常见于原发性或继发性卵巢功能衰竭，伴有雌激素水平的明显改变。卵巢切除术后的患者，血清睾酮水平可能出现明显下降。

2. 睾酮浓度高于正常值上限　可见于以下情况：

（1）先天性肾上腺皮质增生症（congenital adrenal hyperplasia，CAH）：CAH 患者睾酮水平可有升高，但其他雄激素及其前体物质（如 17- 羟孕酮）则显著升高。

（2）性早熟：青春期前女童睾酮水平升高。

（3）肾上腺或卵巢肿瘤：在分泌雄激素的肾上腺或卵巢肿瘤患者中，总睾酮水平往往升高明显 >200ng/dl（6.94nmol/L），其雌激素水平也升高，血清 LH/FSH 水平接近正常低限或低于正常。肿瘤来源的诊断 / 鉴别诊断可结合症状和采用有效的物理诊断方法。

（4）多囊卵巢综合征：其总睾酮水平可以正常，也可以升高，通常 <200ng/dl（6.94nmol/L），但游离睾酮和生物有效性睾酮（游离＋白蛋白结合睾酮）升高明显，且常伴有胰岛素抵抗、性激素结合球蛋白（SHBG）水平降低。

3. 药物治疗过程中的监测　在女性高雄激素血症（如 PCOS）行抗雄激素治疗过程中，由于 SHBG 浓度降低，不应使用血清总睾酮水平作为治疗的监测指标，应使用游离睾酮或生物有效性睾酮监测，调整治疗方案。

四、其他雄激素及相关项目检测

雄激素，又称雄激素性类固醇激素，包括睾酮、脱氢表雄酮、雄烯二酮、雄烯二醇、二氢睾酮等。通常对人体雄激素及雄激素的代谢研究多包括脱氢表雄酮（dehydroepiandrosterone，DHEA）及其代谢产物硫酸脱氢表雄酮（dehydroepiandrosterone sulfate，DHEAS）、雄烯二酮（androstenedione，A_4）、睾酮（testosterone，T）及其 5α 还原代谢产物和 5α 双氢睾酮（dihydrotestosterone，DHT）。雄激素主要生理作用包括：胎儿性分化，儿童性成熟，精子生成和成熟以及男性副性征。雄激素受体的存在，说明其在其他器官也有一定的激素调节功能，包括：脑、前列腺、骨骼肌肉、心脏和胎盘。

睾酮是含有 19 个碳原子的甾体化合物。女性体内卵巢分泌 20%～30% 的睾酮，取决于月经期或绝经阶段。其余部分睾酮由其他不同器官组织通过游离的雄烯二酮转化而来。雄烯二酮主要来源于卵巢和肾上腺皮质。睾酮也可在其靶组织或细胞内合成，并由 5α- 还原酶催化转变为更有效的雄激素——双氢睾酮（DHT）。在男性，睾酮主要由睾丸间质 Ledig 细胞分泌。睾酮的合成和释放受下丘脑 - 垂体 - 睾丸（HPT）轴的调控，其中下丘脑释放的促性腺激素释放激素（GnRH）可以刺激垂体前叶分泌卵泡刺激素（FSH）、黄体生成素（LH）。LH 作用于睾丸间质 Ledig 细胞促进睾酮的分泌，FSH 作用于 Sertoli 细胞促进抑制素 B 和雄激素结合球蛋白的分泌，高浓度睾酮会抑制 GnRH、FSH 及 LH 的分泌。

睾酮的分泌具有明显的昼夜节律性，清晨时达到最高峰，夜间最低；随着年龄增长，这种节律性逐渐消失。因此，抽血取样的时间会对检测结果影响很大，通常取样的时间在早晨8～10时。一些急性病可降低睾酮浓度，从而导致临床误诊。口服避孕药可以通过抑制雄激素的生成来降低血浆雄激素以及肾上腺来源的雄激素。

睾酮在血液循环里存在3种形式：约44%与性激素结合球蛋白（SHBG）紧密结合，约50%与白蛋白疏松结合，约3.5%与皮质醇结合球蛋白结合，仅有3%以游离型存在。总睾酮等于以上所有部分的总和。所以，任何影响SHBG的因素都能影响体内总睾酮的浓度。可使SHBG浓度增加的因素有年龄、肝硬化、厌食、抗癫痫药物、妊娠和甲状腺功能亢进等；相反，肥胖、合成类固醇类药物的使用、糖尿病和甲状腺功能减退等则会降低SHBG的水平。正常情况下或如果SHBG水平正常，总睾酮的浓度可以用来评估体内睾酮状态。否则，游离睾酮或生物有效性睾酮（白蛋白疏松结合的睾酮+游离睾酮）则更准确地反映体内的睾酮水平。

【标本要求】 同睾酮检测。血清标本为佳，标本体积1ml（有些检测方法为0.5ml）；需提供患者的年龄、性别等信息，女性还需要提供月经周期信息；不同疾病状态与用药情况下的血清标本对有些检测方法的精确性有一定影响。

【检测方法参考值范围】 除了测定的睾酮（total testosterone，TT）与游离睾酮（free testosterone，FT）外，其他计算雄激素指标或雄激素的检测方法如下：参考值范围需根据不同年龄、性别制定，每个实验室应对其检测的患者群体进行验证后方可使用该参考值或建立新参考值。

（一）游离睾酮

人体内总睾酮浓度并不能如游离睾酮准确地反映临床症状，由于总睾酮的浓度受到睾酮结合蛋白浓度，如性激素结合蛋白（SHBG）的影响。如果患者的SHBG水平有异常，则总睾酮水平不能准确地反映组织中有效的睾酮水平（如游离睾酮），只有游离睾酮才具有生物活性。目前认为应用超速离心法和平衡透析法测定游离睾酮的结果比较可靠，即通过物理方式分离游离睾酮和蛋白结合睾酮，后定量测定游离睾酮。然而，由于女性游离睾酮浓度相对较低，目前还没有确立直接检测游离睾酮的方法，大多数文献是应用推算游离睾酮指数的方法去评估游离睾酮的水平。

（二）游离睾酮指数

总睾酮与SHBG的比值称为游离睾酮指数（free testosterone index，FAI），用于评估游离睾酮。FAI与平衡透析法测量的游离睾酮之间具有良好的相关性，但是，FAI可能由于总睾酮或SHBG的变化而发生改变，此时使用FAI系数就会导致误差。年龄、肝硬化、厌食、抗癫痫药物、妊娠和甲状腺功能亢进等可使SHBG浓度增加；相反，肥胖、合成类固醇类药物的使用、糖尿病和甲状腺功能减退等则会降低SHBG的水平；所以，FAI的使用是受到限制的。在计算游离睾酮指数时需测定性激素结合球蛋白（SHBG）。

（三）生物活性睾酮

生物活性睾酮包括与白蛋白疏松结合的睾酮和游离睾酮，约占总睾酮的50%。生物活性睾酮还可以通过计算获取，通过已测定的睾酮、SHBG和白蛋白水平计算出来，经计算得出的游离睾酮水平与使用平衡透析法测量值相符合。

在健康、正常的男性和女性中，睾酮水平有明显的双峰分布，男性范围的低值比女性范围的高值高4～5倍［男性8.8～30.9nmol/L，女性0.4～2.0nmol/L（12～58ng/dl）］。在2.5%～97.5%的正常范围内，男性睾酮低值是女性高值的4～5倍。不同种族的年轻成年男性总睾酮的参考值范围不同，有研究表明中国男性总睾酮参考区间为13.61～19.28nmol/L。

目前多采用液相色谱-串联质谱法（liquid chromatography tandem mass spectrometry，LC-MS/MS）对总睾酮进行准确测定。在中国人群中，与孕前相比，妊娠第5～9周总睾酮（TT）水平及多毛mFG评分略有升高，但差异无统计学意义。在第10～14周期间TT水平逐渐升高，在第15～20周期间达到峰值。相关分析表明，sFG评分与TT水平关系最为密切。使用化学发光免疫分析法（chemiluminescence immunoassay，CLIA）测定的未妊娠正常妇女的血清总睾酮临界值为2.39nmol/L，使用LC-MS/MS法测定的临界值为1.85nmol/L。

（四）性激素结合球蛋白（SHBG）的检测

不同的SHBG试剂盒测得的SHBG浓度有所不同，免疫放射测定法（immunoradiometric assay，IRMA）测得绝对值几乎是RIA法的2倍，而且IRMA法精确度更高。由于IRMA法能够特异性地结合双氢睾酮，测得的SHBG值更准确。因此，IRMA法是一种更加合理的SHBG测量方法。ELISA仍是目前临床实验室常用的检测血清SHBG的方法。参考值范围见表20-5。

表20-5　ELISA测定血清SHBG参考值范围

性别	参考值
男性	15～100nmol/L
女性	15～120nmol/L

在科学研究中，常采用化学发光酶免疫测定（chemiluminescence enzyme immunoassay，CLEIA）对SHBG进行测定，经过酶和发光两级放大，具有很高的灵敏度。正常未孕女性取第25百分位数51.90nM作为截断值，其中位数随年龄的增长而显著升高。SHBG值较低的多囊卵巢综合征患者患糖代谢受损的风险更高。

（五）硫酸脱氢表雄酮（DHEAS）与雄烯二酮（A_4）

年轻女性的DHEA分泌呈现脉冲式、昼夜节律性。血清A_4水平在绝经前3年处于相对稳定的水平，随后呈逐渐下降趋势。血浆中DHEA、DHEAS和A_4水平在卵巢周期中的变化不大。虽然直接免疫法测量的TT水平并不可靠，但是依然可以用于测定血浆中过高的雄激素，近年来也开始用质谱法测定DHEA、DHEAS和雄烯二酮（表20-6、表20-7）。

表20-6　ELISA测定血清DHEAS参考值范围

性别	参考值
男性	0.59～2.96μg/ml
女性	0.4～2.17μg/ml

注：DHEAS常用单位换算方式　1μg/ml=1 000ng/ml=100μg/dl=2.71μmol/L。

表20-7　ELISA测定血清雄烯二酮的参考值范围

性别	年龄组	参考值
男性	0～10岁	0.01～1.31ng/ml
	11～17岁	0.33～3.3ng/ml
	18～53岁	0.45～4.2ng/ml
	54～82岁	0.3～3.93ng/ml
女性	0～10岁	0.02～0.86ng/ml
	11～17岁	0.25～2.78ng/ml
	18～53岁	0.75～3.89ng/ml
	54～82岁	0.35～2.49ng/ml

注：雄烯二酮常用单位换算方式　1ng/ml=100ng/dl=3.49nmol/L。

（六）17α-羟孕酮（17α-OHP）

17α-羟孕酮（C21H30O3）是在合成糖皮质激素和性类固醇过程中产生的一种C-21内源性孕激素，主要产生于肾上腺皮质，部分产生于性腺。国内常用的测定方法为酶联免疫吸附试验（ELISA），采用ELISA检测

17α-羟孕酮的参考值范围见表 20-8。近年来，气相色谱质谱法和液相色谱-质谱法等质谱法也逐渐被应用。

表 20-8 ELISA 测定血清 17α-羟孕酮参考值范围

参考组		参考值范围
男性		0.5～2.1ng/ml
女性	卵泡期	0.1～0.8ng/ml
	排卵期	0.3～1.4ng/ml
	黄体期	0.6～2.3ng/ml
	绝经期	0.13～0.51ng/ml
儿童（3～14 岁）		0.07～1.7ng/ml

注：17α-羟孕酮常用单位换算方式 1ng/ml＝3.03nmol/L。

【临床意义】 正常妇女体内雄激素来自卵巢、肾上腺分泌和外周组织内的相互转换，卵巢内泡膜细胞是卵巢合成与分泌雄激素（主要是雄烯二酮）的主要部位，其生成量约占育龄妇女体内雄烯二酮总生成量的 50%。卵巢间质细胞和膜细胞主要合成与分泌睾酮（T），其分泌量约占育龄妇女体内睾酮总生成量的 25%。肾上腺网状带主要合成分泌脱氢表雄酮（DHEA）及其硫酸脱氢表雄酮（DHEAS）。睾酮在皮肤、毛囊等组织中由 5α-还原酶催化转变为双氢睾酮（DHT）。性激素结合球蛋白（SHBG）对有生物活性的 DHT、T、A_4、E_2 和 E_1 具有很高的亲和力，而对于 DHEA 和 DHEAS 则仅有很弱的亲和力或不结合。血液循环中，65%～75% 的 T、DHT 与 SHBG 结合，25%～30% 的 T 与白蛋白结合，游离部分仅占 1%～3%。只有游离 T 及与白蛋白结合的部分能发挥生物效能，与 SHBG 结合的部分则起着储存库的作用。女性体内性激素主要在肝内代谢，与 SHBG 的结合抑制其代谢，故其代谢速率与 SHBG 结合容量成反比；例如体内雄激素水平过高时，SHBG 合成被抑制，T 代谢加速，以维持血游离 T 水平恒定。雌激素及甲状腺素促进 SHBG 的合成，雄激素、胰岛素、肥胖则起相反的作用。影响雄激素血清学检测的因素很多，包括其他内分泌激素、雄激素在体内的结合与代谢等。总的来说，可以分为以下几类，①体内分析前因素：如年龄老化、生物钟的节律、月经周期、口服避孕药和激素替代治疗、饮食、酒精摄入、运动、种族、体位和妊娠等；②体外分析前因素：标本收集、检测设备、标本运输、储存等；③分析相关因素：如不同的样本预处理和检测方法等。

女性不同年龄段和不同的生理状态，雄激素的产生也不同。女性雄激素和雄激素前体在 20～30 岁之间达到峰值，随之稳步下降。21～40 岁，T 和 DHEAS 下降约 50%。42～50 岁，又有 25% 进一步下降。绝经后女性，血浆 A_4 和睾酮不随卵巢功能衰竭而降低。血浆 DHEA 和 DHEAS 随着女性年龄的增加明显减少。从 70 岁开始，T 和 E_1 随着年龄的增长而增加，尽管 DHEA 稳步下降。E_1 和 T 是长寿的生物标志物还是有助于健康衰老，值得研究。

对于女性来说，雄激素高于参考值下限的情况包括：

1. 17-羟孕酮高于参考值上限可见于先天性肾上腺皮质增生症（CAH），CAH 患者的一个主要生化指标为 17-羟孕酮显著升高，在鉴别诊断 PCOS 中，往往通过测定 17-羟孕酮，初步排除 CAH。

2. **肾上腺或卵巢肿瘤** 在分泌雄激素的肾上腺或卵巢肿瘤患者中，①血清睾酮水平超过 6.94nmol/L 或者超过正常值 2～3 倍而硫酸脱氢表雄酮正常，往往高度提示卵巢源性雄激素相关肿瘤。②血清睾酮水平超过 6.94nmol/L 并且硫酸脱氢表雄酮超过 16.28μmol/L 高度提示肾上腺源性雄激素相关肿瘤。③低剂量地塞米松抑制试验在高雄激素血症的诊断中敏感性高但准确度低。孕激素或 GnRHa 抑制睾酮试验不足以鉴别卵巢源性雄激素相关肿瘤和卵泡膜细胞增殖症，但能够判断卵巢肿瘤起源的睾酮升高的情况。

3. 内分泌性因素引起轻度水肿的女性，

与抗利尿激素分泌异常综合征（syndrome of inappropriate secretion of ADH，SI-ADH），肾上腺皮质功能亢进、库欣综合征和醛固酮分泌增多症、甲状腺功能减退（垂体前叶功能减退症、下丘脑促甲状腺素释放激素分泌不足）和甲状腺功能亢进等病因有关。先天性肾上腺增生的雄激素水平往往高于1.32～5.62nmol/L（39～162ng/dl），但仍低于正常男性范围。T 浓度高于正常上限 3 倍的女性通常有明显的男性化迹象，提示应该评估雄激素分泌肿瘤。

4. **多囊卵巢综合征**　除总睾酮和游离睾酮可能升高外，计算的游离睾酮指数和有生物活性的睾酮、DHEAS 与 A_4 也可能升高明显；并常伴有 SHBG 水平降低，且随年龄的增长而下降。

5. 基于液相色谱 - 串联质谱法（LC-MS/MS）和第二代免疫分析对 PCOS 的诊断具有同等的临床应用价值，采用 LC-MS/MS 和免疫分析法，排卵月经周期健康女性的参考区间分别为：0.3～1.6nmol/L 和 0.5～2.0nmol/L，fT=5.2～26pmol/L 和 7.2～33pmol/L，FAI=0.4～2.9 和 0.6～4.4。

6. 对青少年 PCOS 激素和仪器参数的多变量分析显示最重要的是：AMH＞7.20ng/ml，FAI＞2.75，雄烯二酮＞11.45ng/ml，总 T＞1.15nmol/L，LH/FSH 比值＞1.23，每个卵巢的体积＞10.70cm^3（每个指标的灵敏度 75.0%～93.0%，特异性 83.0%～93.0%）。4 种检测指标联合使用的 PCOS 测定诊断准确率为 90.2%～91.6%，明显高于单独使用各项指标。

7. 睾酮和雄烯二酮浓度在月经周期中期和黄体期明显高于卵泡早期，范围可为 0.04～1.01nmol/L 和 0.53～7.89nmol/L。脱氢表雄酮（DHEA 范围 0.08～23.51nmol/L）、11- 酮雄酮（11KA 范围 0.07～31.67nmol/L）或 11- 酮睾酮（11KT 范围 0.03～7.61nmol/L）未发现周期性变化。超重女性的睾酮、DHEA 和 11KA 水平均低于正常体重女性。

8. 在绝经前女性中，血清 DHEAS 升高，A_4 正常，T 正常最常见；在绝经后队列中，A_4 单独升高是最常见的。

五、抗米勒管激素测定

【生理作用】

抗米勒管激素（anti-Müllerian hormone，AMH），又称为抗米勒管抑制物质（Müllerian-inhibiting hormone，MIH），分子量为 140kDa，编码基因位于第 19 号染色体短臂。AMH 主要有Ⅰ型和Ⅱ型 2 种类型的受体，此类受体是跨膜丝氨酸 - 苏氨酸激酶受体，在米勒管周围间质细胞和两性性腺中均有表达。Ⅱ型受体为其特异性受体，主要表达于卵巢的颗粒细胞中，可以与 AMH 特异性结合发挥生理作用。在男性，AMH 由睾丸未成熟的支持细胞分泌，在米勒管退化过程中、胎儿期、儿童期直至青春早期，AMH 分泌保持高水平，峰值出现在出生后 4～12 个月，青春期后迅速减少，成年后 AMH 分泌保持低水平。AMH 主要生理功能是在性腺分化过程中抑制副中肾管（米勒管）的发育，支持中肾管的发育，形成男性生殖器，因此在性别分化方面发挥重要作用。在女性，胎儿期卵巢颗粒细胞不分泌 AMH。从婴幼儿起，AMH 与年龄呈正相关，随年龄增长逐渐上升，中国人群青春期约 18 岁时 AMH 水平达到高峰，此后保持稳定高水平，直到 25 岁之后 AMH 与年龄呈负相关，血清 AMH 值每年下降约 5.6%，直至绝经期后接近 0。AMH 分泌与卵泡发育阶段密切相关，由始基卵泡阶段开始表达，在窦前和小窦卵泡（＜4mm）中表达水平最高，随着卵泡成熟和生长 AMH 表达水平逐渐下降。AMH 的主要生理作用为抑制卵泡的募集和生长，因此在卵泡发育过程中发挥着重要的调节作用。

【标本要求】

1. **样本采集**　用一次性医用采血管（无

添加抗凝剂）采取受检者静脉血 2～5ml，室温（22～28℃）放置 30～60 分钟或 2～8℃静置过夜，相对离心力 1 000～2 000g 离心 5～10 分钟（血清分离明显时可省略离心步骤），吸取上层血清待检。建议血清分离后在 8 小时内进行检测。注意血清中可能存在的干扰物有血红蛋白、血脂、胆红素等，因此采样时应防止溶血，并避免使用高血脂、黄疸患者的样本及污染标本。

2. 保存 如果样本在 3 天内检测可暂存于 2～8℃低温环境待检，否则样品必须保存在-20℃或更低温环境，长期保存样本应避免反复冻融。

3. 运输 标本运送应在 2～8℃条件下进行。

【测定方法】

AMH 一代测定法包括 1999 年的 IOT 试剂（A11893 IVD EU only）和 2003 年的 DSL 试剂（DSL 10～14 400）。其中，测定 AMH 的 IOT 试剂使用 ng/ml 作为单位，而 DSL 试剂则是 pmol/L，根据 AMH 的分子量 140kDa 进行单位的转换，1ng/ml=7.14pmol/L。目前 AMH 的测定主要采用基于免疫分析法的酶联免疫吸附试验（ELISA）和化学发光法（CLIA）。其中，以直接化学发光法为例，多采用磁微粒吖啶酯反应体系，反应原理为使用吖啶酯直接标记抗体（抗原），与待测标本中相应的抗原（抗体）发生免疫反应后，形成固相包被抗体 - 待测抗原 - 吖啶酯标记抗体复合物，吖啶酯在有 H_2O_2 的稀碱性溶液中即能发光，不需要催化剂，具有发光迅速、背景信号低、灵敏度高等特点，且整个过程在自动化仪器内封闭进行，不容易受到环境及人为因素干扰，支持随到随检，相比酶联免疫吸附试验（ELISA）的检测更加便捷，稳定性更好，因此，逐步成为主流的 AMH 检测方法学。

随着 AMH 检测技术及产业链的不断发展，出现了多种多样的检测方法平台，但由于目前 AMH 尚无 WHO 国际标准，不同试剂的检测绝对值相差较大，在选择 AMH 检测平台时，从长远的检测系统稳定性来看，需重点考虑两方面因素，一是检测试剂是否有标准化的溯源体系；二是检测试剂是否经过临床应用的广泛验证及建立相应的大样本人群参考值范围。

此外，对于新近出现的免疫荧光法、量子点荧光法等快速检测方法用于 AMH 检测，虽然检测设备较化学发光更加小巧、灵活，单人份的设计可用于床边，但临床应用有效性仍有待验证。由于 AMH 的检测数值及相应的参考值对临床判断患者卵巢功能及相关疾病风险，指导临床用药等均十分重要，因此，AMH 检测需要专业的临床检测服务及严格的质量控制，以验证并长期保证试剂和设备的稳定性、检测结果的可回溯性、参考值范围的有效性等。

【参考值范围】

迄今，AMH 尚缺乏统一的参考值标准，各个实验室需要根据自己的条件建立各自的参考值范围。表 20-9 列出了部分实验室测定的数据作为参考，以置信区间在 5.0%～95% 作为参考值范围的低限及高限值。

【影响结果判读的因素】

1. 月经周期不同检测时期 AMH 水平在月经周期内有波动，卵泡期检测值普遍较黄体期高，不同年龄段亦呈现类似变化趋势。2014 年美国学者在《人类生殖》杂志上发表文章，追踪随访 259 名年龄 18～44 岁且具有规律月经周期的妇女 1（9 名）～2 个（250 名）月经周期，受试者每周期均接受 8 次血清标本采样，时间分别是月经期、卵泡中期、卵泡晚期、LH 峰出现日、排卵日、黄体早期、黄体中期、黄体晚期，标本采集并离心后血清保存于 -80℃低温，统一采用二代免疫测定法进行测定。结果显示 AMH 水平在月经周期中有波动，卵泡中期 AMH 水

表 20-9　不同年龄组 AMH 分泌水平参考值（1ng/ml=7.14pmol/L）

患者分组	中位数浓度	参考值范围
健康女性：20～24 周岁	4.26	0.97～12.53ng/ml
健康女性：25～29 周岁	3.63	1.02～11.41ng/ml
健康女性：30～34 周岁	2.99	0.67～10.92ng/ml
健康女性：35～39 周岁	1.93	0.33～7.21ng/ml
健康女性：40～44 周岁	0.92	0.19～3.33ng/ml
健康女性：45～50 周岁	0.61	0.09～2.63ng/ml
多囊卵巢综合征女性	7.99	2.43～17.81ng/ml
健康男性（成人）	8.35	2.04～19.22ng/ml

注：数据来源为广州市某公司抗米勒管激素（AMH）测定试剂盒（化学发光免疫分析法）说明书。

平最高（2.06ng/ml），排卵前下降至最低水平（1.79ng/ml），黄体期逐渐上升（1.93ng/ml）。

2. 垂体降调节及促排卵　在辅助生殖技术的控制性超促排卵实践中常使用 GnRHa 进行垂体降调节，需要注意的是 AMH 分泌水平在降调节及促排卵过程中会发生显著改变：无论是使用短效还是缓释型的 GnRHa 进行降调节，大约在使用药物后第 14 天即可观察到 AMH 水平上升，加用促排卵药物刺激后，随着卵泡生长，AMH 水平逐渐降低，至取卵日达最低水平，随后逐渐回升，促排卵过程中 AMH 变化与正常月经周期中 AMH 变化趋势基本相符。

3. 药物影响　①二甲双胍：近年的研究表明，PCOS 伴有高胰岛素血症患者，或 PCOS 月经稀发、排卵障碍伴不孕者服用二甲双胍后血清中 AMH 水平有不同程度的降低，而幅度大小与药物剂量和使用时长有关。因此若在测定 AMH 水平时已服用二甲双胍，测定结果对于评估卵巢储备功能的可靠性尚有待斟酌。②激素类避孕药：不少研究发现，使用激素类避孕药后 AMH 血清水平下降，研究者提出此效应可能通过激素对雄激素和促性腺激素水平的抑制而起作用。有研究对比了各种给药途径（包括口服、经皮肤、经阴道应用）的复方避孕药对 AMH 的影响作用，用药 5 周，AMH 血清水平下降不明显，继续用药达到 9 周后，AMH 血清水平下降具有统计学意义，不同剂型均可使 AMH 水平下降。故短期内 AMH 下降明显并不意味着用药期间卵巢储备功能急剧下降，而更可能是药物对 AMH 分泌的抑制作用所致。③ GnRHa：如前述，在超促排卵中给予 GnRHa 降调节后 AMH 水平上升。另外，GnRHa 可能对化疗所致卵巢功能损伤有预防作用，化疗患者使用 GnRHa 后 AMH 下降程度较低，结束化疗后月经恢复时间较短。

4. 特殊疾病状态　某些特殊疾病状态下，AMH 水平并不能反映真实的卵巢储备能力，不能很好地评估生育能力。在极低 AMH 水平情况下，如特发性低促性腺激素性性腺功能减退症（idiopathic hypogonadotropic hypogonadism，IHH）患者，因体内 FSH 水平极低，未能募集卵泡进入生长阶段，AMH 检测水平常常处于可测定范围以下，但并不能因此而判定该患者卵巢储备为 0。这部分患者在使用外源性促性腺激素进行刺激后通常可见卵泡生长，复查 AMH 水平可见上升，近年不少病例报道证实 IHH 患者在补充 FSH 后能观察到卵泡生长，经促排卵后不乏患者获得良好妊娠结局。美国某实验室研发了picoAMH试剂盒，特别增强了对AMH低浓度的敏感性，故对于AMH水平较低的血清标本，使用picoAMH试剂盒更容易发现差异。在较高AMH水平情况下，如多囊卵巢综合征（PCOS）患者，其AMH水平常常为正常同龄女性的2～3倍，但这并不意味着患者的生育能力更强，因其卵泡停滞于窦前卵泡及小窦卵泡水平，多合并稀发排卵或无排卵，往往导致不孕。维生素D缺乏症的患者也有可能会影响AMH检测的准确度。

5. 其他影响因素 卵巢损伤如卵巢手术、化疗等均会使得卵巢功能受损。卵巢型子宫内膜异位症患者行腹腔镜下卵巢囊肿剔除术后，AMH水平明显降低，且下降速度明显快于同龄女性。PCOS患者腹腔镜卵巢打孔手术时可对卵巢局部分泌AMH的颗粒细胞造成损伤，使得分泌AMH的颗粒细胞数目减少，导致AMH水平在手术后下降。大部分人血清标本中均含有非特异性的干扰物质，可以不同程度地影响检测结果。常见的干扰物质有类风湿因子、补体、嗜异性抗体、交叉反应物质及其他化学物质等。大量关于ELISA检测血清标记物的研究发现，以上干扰物质均可能对检测结果产生影响，导致假阳性结果的出现或者基础值升高。

【临床意义】

1. 评估卵巢储备功能 AMH主要由窦前卵泡和小窦卵泡分泌（<5mm），可以反映卵巢储备功能。在众多卵巢储备功能的评估指标中，AMH和窦卵泡计数（antral follicle count，AFC）是能够单独评估卵巢储备功能的敏感指标。AMH用于评估卵巢储备功能的优势在于：① AMH分泌水平在月经周期中相对基础FSH、抑制素B、雌激素等激素较为稳定；② AMH分泌水平在同一患者的不同周期之间也相对恒定；③ AMH分泌受季节和昼夜影响较小。正因AMH具备上述优势，给临床检测工作和患者均带来便利。AMH可用于评估女性一生卵巢储备功能的改变，为制订合理的生育计划提供指导。此外，AMH还可用于评估卵巢肿瘤手术、放疗、化疗对卵巢储备的影响，为女性生育力保存提供参考。

2. 预测促排卵的卵巢反应性 在促排卵治疗中，AMH也是用于预测卵巢反应性的良好指标。当血清AMH水平低于1.2ng/ml提示卵巢功能减退，预示促排卵反应性降低，获卵数和可利用胚胎数显著减少。欧洲人类生殖与胚胎学学会的卵巢低反应诊断共识已将AMH纳入并作为诊断标准之一。如果AMH水平显著高于正常值范围，则预示促排卵发生OHSS的风险显著增加，提醒临床医生在促排卵方案的制订和用药剂量方面都需谨慎。因此，AMH水平有助于制订个体化的促排卵方案，一定程度提高临床妊娠率，并有助于降低并发症的发生风险。

3. PCOS的诊断和疗效评估 PCOS患者血清AMH水平通常是正常女性的2～4倍甚至更高，因此有学者提出AMH可以作为PCOS协助诊断的指标之一。PCOS患者AMH水平升高来源于2个方面：卵巢中小卵泡的堆积和颗粒细胞过度分泌的AMH。体外研究结果显示PCOS颗粒细胞分泌的AMH水平约为正常对照组的75倍，其分子机制可能是PCOS颗粒细胞中AMH转录启动子活性增强所致。目前仍缺乏公认的AMH诊断PCOS的界值，其主要原因有以下几个方面：①不同研究的样本量、检测方法、选择的人群存在差异；②不同亚型的PCOS患者由于卵泡发育障碍机制存在差异导致AMH的诊断效能也不一致；③青春期PCOS患者诊断标准并未达成共识，部分患者仅为卵巢多囊样改变，这可能对检测结果造成干扰；④部分 PCOS 患者血清 AMH 水平与正常女性存在重叠也影响了 AMH 的诊断效能。

AMH 还可以用于预测 PCOS 患者使用二甲双胍的治疗效果、克罗米芬的促排卵成功率以及腹腔镜下卵巢打孔手术后的排卵率。在对 PCOS 伴有高胰岛素血症患者，或 PCOS 月经稀发、排卵障碍伴不孕者使用二甲双胍治疗后血清中 AMH 水平有不同程度的降低，但在伴有高雄激素血症的 PCOS 患者，或胰岛素水平正常的 PCOS 患者伴肥胖者使用二甲双胍后 AMH 下降的水平并没有显著差异。因此，在使用二甲双胍治疗后的 AMH 水平下降幅度大小与代谢异常的类型和肥胖与否、药物剂量和使用时长有关。一项在 60 名因排卵障碍导致不孕的 PCOS 患者中进行的研究显示，使用血清 AMH 水平预测使用最大剂量的克罗米芬长达 6 个月而不能诱发排卵的 ROC 曲线下面积达 0.81，预测的最佳界值是 3.4ng/ml，敏感性和特异性分别达 73% 和 78%。在该研究中，血清 AMH 水平还与诱发排卵所需的克罗米芬剂量呈显著相关。另一项研究也报道当 AMH 水平超过 7.7ng/ml 时，预测患者腹腔镜下卵巢打孔术后无排卵的敏感性和特异性分别达 78% 和 76%，ROC 曲线下面积是 0.81。

4. 辅助诊断早发性卵巢功能不全（POI）和卵巢功能早衰（POF） POI 指女性在 40 岁以前出现短卵巢功能减退，表现为月经异常、FSH 水平升高、雌激素波动性下降。POF 是指女性 40 岁以前卵巢功能衰竭，表现为闭经、FSH＞40IU/L 和雌激素水平降低，并伴有不同程度的围绝经期症状，是 POI 的终末阶段。过去临床上常用 FSH 及 E_2 来诊断 POF，经此确诊的患者大都已绝经，无法做到及时诊治。AMH 可以影响卵泡发育，同时 AMH 也是评价卵巢储备功能的敏感指标，血清 AMH≤1.1ng/ml 提示卵巢功能减退，所以通过 AMH 结合卵巢性激素诊断 POI 和 POF 更为准确，并可对有生育需求的 POI 患者尽早选择合适的助孕方案，可望改善妊娠结局。

5. 闭经的病因诊断 遗传或先天性疾病是原发性闭经的最常见原因（如染色体异常导致早发性卵巢功能不全，解剖结构异常等）。而继发性闭经中最常见的病因则主要是多囊卵巢综合征、下丘脑性闭经、早发性卵巢功能不全以及高催乳素血症等。闭经的鉴别诊断检查包括 FSH、PRL、TSH、AMH 等，若 FSH 正常或偏低、AMH＞1ng/ml，提示下丘脑 - 垂体性闭经；若 FSH 升高、AMH＜0.5ng/ml 提示卵巢功能减退甚至卵巢功能衰竭。结合 AMH 和 FSH，可以区别功能性下丘脑性闭经（functional hypothalamic amenorrhea，FHA）和 PCOS 排卵障碍导致的闭经。

6. 卵巢肿瘤的分子标记物 卵巢颗粒细胞瘤是最常见的一种具有内分泌（以雌激素为主）功能的卵巢肿瘤。占全部卵巢肿瘤的 3%～5%。可发生于任何年龄，平均发病年龄为 52 岁，60% 在绝经期后，青春期前者＜5%。一般正常绝经后妇女不表达 AMH，90% 成人型颗粒细胞瘤的 AMH 表达呈高水平（6.8～117.9ng/ml），且升高水平与肿瘤体积密切相关，因此 AMH 可作为成人型颗粒细胞瘤的肿瘤标记物，稳定性好，不容易受其他因素所干扰。AMH 还可以作为颗粒细胞瘤治疗效果的监测指标。肿瘤患者在手术后血清 AMH 水平明显降低，如果化疗有效 AMH 水平也将显著降低，但是如果肿瘤复发血清 AMH 水平将再次升高，因此可通过测定血清 AMH 水平评估颗粒细胞肿瘤的复发和转归。

7. 性别发育异常的辅助诊断 在男性，AMH 主要由未成熟睾丸支持细胞分泌，作用是促进副中肾管的退化，促使生殖器官向男性分化。AMH 最初表达于 8 周的胎儿睾丸支持细胞，出生后分泌水平明显升高，10～14 岁开始睾丸组织在青春期进一步发育，产生更多的睾酮，使得分泌 AMH 的能力下降。因此，通过测定 AMH 可以确定有无睾丸组织，并能够反映睾丸组织中支持细胞的功能状态和发育程度。临床上对于一些儿童性别发育异常如男性假两性畸形、女性假两性畸形、真两性畸形等出生后需尽快鉴别性别，以免延误诊断导致身心发育混乱或性腺恶变。通过检测 AMH 分泌水平有助于外生殖器模糊患儿的性别诊断。AMH 还可以用于判断性早熟或性发育延迟，若患者在 10 岁之前出现 AMH 水平下降表明睾丸组织提前发育，提示性早熟的发生。若 12 岁以后患者的血清 AMH 浓度明显高于正常水平，表明睾丸组织，尤其是支持细胞的发育程度滞后于正常者，仍处于较幼稚的状态，提示患者性发育延迟或存在隐睾可能。

六、抑制素 B 测定

【生理作用】

抑制素（inhibin）是一种糖蛋白激素，属于转化生长因子 β 家族，主要包括 INH-A 和 INH-B（分别由 α 和 βA 或 βB 亚基构成）。女性体内 INH-B 在窦前卵泡期即开始分泌，主要由中、小窦卵泡的颗粒细胞合成，颗粒细胞呈脉冲式（60～70min/ 次）分泌的 INH-B 进入卵泡液发挥自分泌和旁分泌作用，并由卵巢静脉进入循环。INH-B 的主要生理作用是反馈性抑制垂体 FSH 的分泌，并通过旁分泌 / 自分泌调节作用增加 E_2 底物的产生，从而调节 E_2 的分泌。女性正常月经周期中，血清 INH-B 水平在早卵泡期缓慢而稳定上升，卵泡中期达到高峰，然后于卵泡晚期和排卵前开始下降。排卵后迅速下降，于整个黄体期持续低水平。成年男性 INH-B 由支持细胞与各级生精细胞共同作用并分泌，且对 FSH 的分泌起负反馈调节作用。

【标本要求】

采取受检者静脉血 2～5ml，避免溶血，室温（22～28℃）放置 30～60 分钟或 2～8℃静置过夜，1 200g 离心 10 分钟，吸取上层血清待检。建议血清分离后在 8 小时内进行检测。如果 8 小时内不能完成检测，应将样品放入 2～8℃条件下冷藏。如果 24 小时内不能完成检测或运输样本，应将样本在 -20℃或低于 -20℃的环境下冷冻保存，长期保存样本避免反复冻融。避免使用高血脂、黄疸的样本。

【参考值范围】

Inhibin B 检测尚缺乏统一的参考值标准，各个实验室需要根据自己的条件建立各自的参考值范围。使用酶联免疫吸附试验检测血清 INH-B 的参考值范围见表 20-10，以置信区间在 5%～95% 作为参考值范围的低限及高限值。

表 20-10 ELISA 测定血清 INH-B 参考值范围

参考组	参考值范围
女性：21 岁至绝经前	19.67～147.62pg/ml
女性：绝经后	<18.19pg/ml
男性：20～60 岁	18.22～311.27pg/ml

注：INH-B 常用单位换算方式 1ng/L=1pg/ml。

【临床意义】

INH-B 在女性主要由卵泡颗粒细胞分泌，当卵巢储备功能降低时 INH-B 水平显著降低，而且这种改变是先于 FSH 的变化，因此 INH-B 可以用于评估卵巢储备功能。当基础 INH-B 水平低于 40～45pg/ml 提示卵巢功能减退。但是 INH-B 分泌受到 GnRH 或 FSH 影响，分泌水平在月经周期中会发生显著变化，因此作为评价卵巢储备功能的指标也有一定的局限性。在辅助生殖技术领域中 INH-B 可以用于评估卵巢反应性，其分泌水平与获卵数密切相关，因此，可以根据 INH-B 分泌水平调整促排卵方案和剂量以预防卵巢过度刺激和反应不良的发生。而卵巢颗粒细胞瘤（GCT）患者的 INH-B 水平显著升高，也可用于 GCT 治疗的跟进监测。

INH-B 在男性由支持细胞与各级生精细胞共同作用并分泌，其分泌水平与睾丸生精功能呈正相关，相对于 FSH 能更直接反映睾丸精子发生的情况，目前被认为是评价男性生精功能的最佳血清标记物。因此，INH-B 可以鉴别阻塞和非阻塞性无精症，并可用于预测无精症患者睾丸取精的成功概率，血清 INH-B 水平越高，睾丸精子抽吸术（TESE）获得精子的可能性越大。另外，INH-B 水平还可用于监测放、化疗对睾丸生精功能的损伤和评估隐睾术后男性的生精功能。

七、质谱法检测性激素

【测定方法】

性激素在分析上技术难度较高，主要原因是它们来源于相同的胆固醇前体，有 3 个六元环和 1 个五元环结构，变异多见于五元环上的 17 号碳附近，存在多种类固醇立体异构体。此外，一些类固醇在人体中的含量极低，这些问题给类固醇的精准定量检测带来了一定难度。常用于性激素检测的方法有免疫分析法、气相色谱 - 质谱联用法（GC-MS）、液相色谱 - 质谱联用法（LC-MS/MS）。

20 世纪 60～80 年代，放射免疫分析法是类固醇激素检测的主要方法，而放射性同位素和闪烁液的大量使用会造成一定的污染。20 世纪 80～90 年代，随着临床和实验室对类固醇激素的检测需求急剧增多，样本处理简单的"一步法"试剂盒和多元化的检测平台应运而生。目前，基于非放射性的检验机制，如化学发光免疫法或电化学发光免疫法已成为类固醇激素最主流的检测方法，这类方法的优点是所需样本量小，成本相对合理，样品分析前不需要提取或衍生过程，检测结果可直接与实验室（检验科）信息系统进行数据交互，缺点是免疫法单次只能检测 1 种化合物，多项检测的成本较高，此外，由于在人体循环中存在很多相似结构和丰度的其他类固醇，免疫法或多或少地会受到交叉反应性的影响，存在特异性问题。例如，采用免疫法分析硫酸脱氢表雄酮时，会与 1 种以上的雄激素发生交叉反应。此外，合成类固醇也可能发生交叉反应，如睾酮免疫分析中的达那唑、甲基睾酮等。由于免疫测定不需要样品制备步骤，不可避免地受到未知及不可控的基质干扰，患者血清中的蛋白质，如类风湿因子、单克隆蛋白、亲异性抗体等，也有可能通过引起与抗体或检测使用抗体的非特异性竞争而干扰免疫检测。针对部分人群中浓度极低的类固醇激素检测需求，如雌二醇和睾酮，免疫法不具备其所需的灵敏度，可能导致结果偏高。

以气相色谱 - 质谱联用法（GC-MS）或液相色谱 - 质谱联用法（LC-MS/MS）为基础的质谱方法，目前被认为是最准确的类固醇激素定量方法，它不仅解决了类固醇激素免疫检测的交叉反应问题，也开创了一个被忽视的类固醇代谢途径上多分析物通量快速分析的新时代，这将从单个化合物分析跨入到多个化合物分析领域，拓宽临床研究的解释。

GC-MS 具备良好的分辨率和灵敏度，并已被常规用于分析疑似先天性肾上腺皮质增生症及其他先天性类固醇疾病，也用于部分孕妇的产前疾病筛查。在儿科，气相色谱 - 质谱法在诊断罕见疾病方面具有很高的诊断敏感性和特异性，气相色谱 - 质谱法也被认为是临床类固醇研究的主要发现工具。但是，GC-MS 样本制备过程十分繁琐，包括酶解、衍生化，以及固相和 / 或液 / 液萃取等，且仪器通量非常有限，不适合临床大批量样本的检测。

LC-MS/MS 在保留 GC-MS 高分辨率高灵敏度的同时，具有比 GC-MS 更快的检测通量，包括需要更少的样本体积、更简单的前处理流程和更快捷的仪器分析方法，这也是目前大量临床实验室和临床研究实验室使用 LC-MS/MS 而不是 GC-MS 进行类固醇激素分析的主要原因。相比于免疫分析检测项目受限于仪器制造商提供的检测清单，

LC-MS/MS 是一个开放的系统，检测项目清单仅受时间和技术人员专业知识的限制，这意味着，在 LC-MS/MS 仪器上可以开发出更广泛的类固醇激素，如醛固酮、11- 脱氧皮质酮等许多免疫分析平台无法获得的激素。

LC-MS/MS 在临床实验室中仍然是相对较新的检测技术，在过去 10～20 年才引入类固醇激素的检测。尽管有许多优点，但由于大型免疫分析仪的易用性和可用性，质谱法在临床实验室中仍然有些边缘化。但是，随着临床医生要求在短时间内对多种类固醇激素进行准确的鉴定，而免疫分析法无法实现这一要求，这种情况正在发生变化，在国外，质谱技术在内分泌疾病诊疗过程中的应用已比较成熟，很多实验室已经将激素检测转移到质谱方法，并且对质谱技术在内分泌疾病诊疗中的重要作用达成了共识，质谱分析被认为是类固醇激素检测的金标准。

质谱技术与常规生化、免疫方法的检测原理完全不一样，且不同检测方法检测值存在较大差异，有些项目检测值之间的相关性较差。免疫测定法不同试剂盒间，由于抗体亲和力和特异性原因，不同试剂盒间的结果差异较大，结果不具有可比性，参考值范围不可直接引用。因此，质谱技术在应用于临床前也需重新建立参考值范围。对于许多类固醇激素，在建立参考区间时，还应综合考虑性别、年龄、青春期分期、孕期、经期、采血时间等不同因素的影响。质谱技术作为一种新型的医学检验技术，目前在大多数医学实验室主要以实验室自建项目（LDT）方式进行，通过引用验证国内外权威机构或实验室来确定参考值范围，但是尚缺乏统一的参考值标准，各个实验室需要根据自己的条件建立各自的参考值范围。

（一）雌激素（雌酮、雌二醇）

【标本要求】

空腹采用普通干燥管采集静脉血液 3ml，不可采用含分离胶的血清管，避免溶血，待完全凝固后室温下离心，并于离心后 4 小时内分离血清。如果 8 小时内不能完成检测应将样品放入 2～8℃条件下冷藏。如果 48 小时内不能完成检测或运输样本，应将样本在 -20℃或低于 -20℃的环境下长期保存，避免反复冻融。

【参考值范围】

由于雌激素受性别、年龄、青春期分期、孕期、经期、采血时间等多个因素的影响显著，临床上进行详细的参考值分区是有必要的，免疫测定法在雌激素低浓度时缺乏足够的灵敏度和特异性，对儿童、绝经期妇女等特殊人群存在明显的结果高估现象，一般推荐采用高灵敏度的方法进行测定，目前已有较多大型的临床实验室采用 LC-MS/MS 进行检测，并建立了详细分组的参考值，但由于各个实验室前处理、校准物质、操作流程、入组人员等均存在一定的差异，导致参考值不一致，参考区间最好在本实验室使用，若引用其他实验室的参考区间，需进行相关的验证。表 20-11 为美国第三方医学实验室测定女性血清雌酮、雌二醇的参考值范围，仅供参考。

表 20-11　LC-MS/MS 法测定雌二醇（E_2）和雌酮（E_1）正常参考值

性别	年龄 / 岁	雌二醇 / $pmol \cdot L^{-1}$	雌酮 / $pmol \cdot L^{-1}$
男性	1～9	≤14.7	≤37.0
	10～11	≤44.0	≤44.4
	12～14	≤88.1	≤103.6
	15～17	≤113.8	≤236.7
	>18	≤106.4	≤251.5
女性	1～9	≤58.7	≤125.8
	10～11	≤238.6	≤266.3
	12～14	≤521.1	≤277.4
	15～17	≤1 038.6	≤695.4
	卵泡期	143.1～1 376.3	37.0～510.5
	黄体期	176.2～1 614.8	59.2～639.9
	绝经后	≤36.7	≤240.4

注：雌二醇结果单位换算方法　1ng/L=1pg/ml=3.67pmol/L。雌酮结果单位换算方法 1ng/L=1pg/ml=3.699pmol/L。

（二）孕激素（孕酮、17-羟孕酮）

【标本要求】

上午8～10时空腹采用普通干燥管采集静脉血液3ml，不可采用含分离胶的血清管，避免溶血，待完全凝固后室温下离心，并于离心后4小时内分离血清。如果8小时内不能完成检测应将样品放入2～8℃条件下冷藏。如果48小时内不能完成检测或运输样本，应将样本在-20℃或低于-20℃的环境下长期保存，避免反复冻融。

1. 孕酮

【参考值范围】

2013年，Kulle收集了从0～40岁的儿童和成人的血液，这些受试者未手术并排除内分泌和其他疾病（例如生长障碍或假定的甲状腺功能减退症）。包括905名受试者（350名男性和556名女性），参考值范围为所有统计的样本的低限及高限定值，如表20-12所示。2011年，Fanelli统计了19～89岁的健康志愿者的孕酮水平，年龄区间跨越更广，这些人群严格控制体重指数（BMI）范围在18.1~25.0kg/m^{2}之间。该研究采用的标准为，近3个月体重稳定、性发育完全和月经周期规律。该项目排除了服用药物（解热或抗炎化合物除外）或出现内分泌、肝脏、肾、肿瘤、自身免疫、心血管、血液、神经或精神疾病、睡眠障碍或需要治疗的过敏的受试者。分组数据统计在表20-13中。

表20-12　不同年龄组孕酮正常参考值范围（LC-MS/MS方法，引自Kulle等）

性别	年龄	例数/例	参考值范围/ng·ml^{-1}
男性	0～1岁	72	0.03～0.53
	1～6岁	51	0.04～0.14
	7～12岁	101	0.03～0.60
	13～15岁	60	0.03～0.22
	>16岁	66	0.04～0.23
女性	0～1岁	54	0.04～9.56
	1～6岁	99	0.04～0.43
	7～12岁	222	0.03～0.96
	13～15岁	95	0.04～4.56
	>16岁	86	0.04～4.91

表20-13　孕酮参考值范围（LC-MS/MS方法，引自Fanelli等）

性别	年龄	例数/例	参考值范围/ng·ml^{-1}
男	18～89岁	217	<0.189
女（卵泡期）	18～54岁	51	<1.673
女（绝经前）	18～54岁	134	<17.816
女（绝经后）	45～86岁	65	<0.080

2019年，Bae收集了4 678名（2 512名男性，2 166名女性）年龄在0.3～79岁的健康志愿者血清样本进行了9种类固醇激素的参考值研究，将伴有内分泌疾病、糖皮质激素治疗、肝炎、妊娠或成人体重指数≥33kg/m^{2}或儿童和青少年BMI标准差评分（SDS）低于-3或超过+3的受试者被排除在外。该研究纳入的受试者人数较多，年龄覆盖范围广，同时考虑了青春期分期，其中孕酮参考值范围如表20-14所示。

2. 17-羟孕酮

【参考值范围】

目前的LC-MS/MS检测17-羟孕酮的参考区间仅在少数的儿童进行验证，更常见的是在小的门诊队列中进行验证。这种方法可能在年龄和性别等方面没有更明确的划分。2013年Kyriakopoulou采集了生活在大多伦多地区社区的健康儿童（0～18岁）的标本，并建立了17-羟孕酮分泌水平的参考值，如表20-15所示。Kushnir等收集了健康的志愿者的血清样本，包括青春期第1～5期儿童的样本。绝经前女性、绝经后女性和男性的成年志愿者的平均（中位）年龄分别为32岁（31.2岁）、52.5岁（52岁）和28.5岁（37.5）岁。如表20-16所示。

表 20-14　不同年龄组孕酮正常参考值范围（LC-MS/MS 方法，引自 Bae 等）

性别	年龄	例数 / 例	参考值范围 / nmol·L^{-1}	性别	年龄	例数 / 例	参考值范围 / nmol·L^{-1}
男性	<1 岁	124	≤1.18	女性	<1 岁	156	≤1.37
	1~5 岁	206	≤0.74		1~5 岁	47	≤0.54
	5~10 岁	286	≤0.69		5~10 岁	269	≤0.74
	10~15 岁	342	≤0.75		10~15 岁	281	≤41.18
	15~20 岁	153	≤0.85		15~20 岁	116	≤55.33
	20~40 岁	220	≤0.65		20~40 岁	188	≤61.61
	40~60 岁	143	≤0.73		40~60 岁	120	≤44.2
	60~80 岁	103	≤0.71		60~80 岁	112	≤0.62
	青春期第 1 阶段	266	≤0.8		青春期第 1 阶段	224	≤0.7
	青春期第 2 阶段	75	≤1.2		青春期第 2 阶段	99	≤1.0
	青春期第 3 阶段	63	≤0.6		青春期第 3 阶段	74	≤3.3
	青春期第 4 阶段	73	≤1.0		青春期第 4 阶段	68	≤40.6
	青春期第 5 阶段	114	≤0.8		青春期第 5 阶段	90	≤52.2

注：孕酮单位换算方法　1.00ng/dl=0.01ng/ml=0.031 8nmol/L。

表 20-15　不同年龄组 17- 羟孕酮正常参考值范围（LC-MS/MS 方法，引自 Kyriakopoulou 等）

性别	年龄	例数 / 例	参考值范围 / nmol·L^{-1}
男性	0～<14 天	27	0~4.83
	14 天～1 岁	61	0.063～3.39
	1～12 岁	118	0.093～1.06
	12～14 岁	23	0～1.95
	14～16 岁	22	0～4.15
	16～19 岁	56	0.015～3.9
女性	0～<14 天	27	0~4.83
	14 天～1 岁	61	0.063～3.39
	1～12 岁	118	0.093～1.06
	12～14 岁	23	0～1.95
	14～16 岁	22	0～4.15
	16～19 岁	56	0.015～3.9

表 20-16　不同年龄组 17- 羟孕酮正常参考值范围（LC-MS/MS 方法，引自 Kushnir 等）

性别	年龄	例数 / 例	参考值范围 / nmol·L^{-1}
男性	7～9 岁	126	<1.91
	10～11 岁	83	<2.21
	12～13 岁	83	<3.18
	14～15 岁	84	<4.61
	16～17 岁	84	<5.85
	18～52 岁	44	0.76～4.21
	青春期第 1 阶段	171	<1.88
	青春期第 2 阶段	80	<3.15
	青春期第 3 阶段	83	<4.58
	青春期第 4～5 阶段	122	0.61～5.24
女性	7～9 岁	126	<2.15
	10～11 岁	83	<2.70
	12～13 岁	84	<5.00
	14～15 岁	83	0.36～6.30
	16～17 岁	83	<5.42
	18～51 岁（绝经前）	56	0.30～6.00
	青春期第 1 阶段	181	<2.24
	青春期第 2 阶段	76	<4.97
	青春期第 3 阶段	98	0.36～6.33
	青春期第 4～5 阶段	104	0.21～5.15

注：17- 羟孕酮单位换算方法　1.00ng/dl=0.01ng/ml=0.030 3nmol/L。

（三）雄激素

1. 睾酮

【标本要求】

上午采集静脉血液，检验室需要分离不含分离胶的血清，避免溶血并尽快检测，如果不能及时对样品进行检测，样品在2～8℃冷藏条件下保存不超过7天，或冷冻条件（-20℃）下保存不超过60天。样本冻融不超过3次。患者在采血前3天需要停止服用激素类补充剂。

【参考值范围】

由于循环雄激素水平与年龄密切相关，不同年龄的队列进行比较是不合适的。需要对大量与年龄相关的类固醇研究组进行研究，以确定年龄间隔和类固醇在人体内浓度含量趋势。2009年，Soldin等使用霍夫曼方法利用健康门诊儿科人群队列的所有分析物建立参考区间。使用该方法可以将患病的门诊患者自动排除在每个参考区间的计算之外。因此，纳入研究的人群基本上是健康的门诊患者（表20-17）。2011年，Fanelli对招募的19～89岁的健康志愿者进行参考区间建立。这些人群严格控制体重指数（BMI）范围在18.1～25.0kg/m^{2}之间。该研究采用的标准为，近3个月体重稳定、性发育完全和月经周期规律。服用药物（解热或抗炎化合物除外）或出现内分泌、肝、肾、肿瘤、自身免疫、心血管、血液、神经或精神疾病、睡眠障碍或需要治疗的过敏的受试者被排除。数据统计见表20-18。

表20-17　不同年龄组睾酮正常参考值范围（LC-MS/MS方法，引自Soldin等）

性别	年龄	例数/例	参考值范围/ng·ml^{-1}
男性	0～6岁	158	0.04～0.31
	7～9岁	148	0.04～0.25
	10～12岁	188	0.05～4.18
	13～14岁	245	0.06～6.47
	15～16岁	209	0.42～8.80
	17～18岁	123	1.21～8.23
女性	0～5岁	127	0.02～0.10
	6～9岁	171	0.05～0.13
	10～14岁	190	0.14～0.50
	15～16岁	175	0.12～0.53
	17～19岁	123	0.16～0.50

表20-18　睾酮参考值范围（LC-MS/MS方法，引自Fanelli等）

性别	年龄	例数/例	参考值范围/ng·ml^{-1}
男性	18～89岁	217	2.82～8.18
女性（卵泡期）	18～54岁	51	0.116～0.431
女性（绝经前）	18～54岁	134	0.104～0.454
女性（绝经后）	45～86岁	65	0.077～0.392

注：睾酮单位换算方法　1.00ng/dl=0.01ng/ml=0.034 7nmol/L。

2. 雄烯二酮

【标本要求】

采血时间为早上8时或下午4时，需要分离不含分离胶的血清，避免溶血并尽快检测，如果不能及时对样品进行检测，样品在2～8℃冷藏条件下保存不超过7天，或冷冻（-20℃）保存。患者在采血前3天需要停止服用激素类补充剂。

【参考值范围】

2010年，Kushnir建立了以90%白种人为主体的健康人群的参考区间。采集了2 517名儿童以及322名成年人的血清样本，后者包括104名绝经前妇女、86名绝经后妇女和132名男性，平均（中位）年龄分别为33.9（33.0）岁、52.6（53.1）岁和39.7（38.6）岁。雄烯二酮参考值范围表20-19。

3. 双氢睾酮（DHT）

【标本要求】

采集不含分离胶的血清，避免溶血和脂血。在2～8℃冷藏下送检并快速分离血清待检。采血前3天需停止服用激素类补充剂。

表 20-19　不同年龄组雄烯二酮正常参考值范围（LC-MS/MS 方法，引自 Kushnir 等）

性别	年龄	例数/例	参考值范围 /ng·ml^{-1}
男性	6～24 个月	123	0.025～0.15
	2～3 岁	125	<0.11
	4～5 岁	125	0.023～0.17
	6～7 岁	125	0.01～0.29
	7～9 岁	206	0.03～0.3
	10～11 岁	140	0.07～0.39
	12～13 岁	143	0.1～0.64
	14～15 岁	141	0.18～0.94
	16～17 岁	136	0.3～1.13
	青春期第 1 阶段	278	0.035～0.32
	青春期第 2 阶段	131	0.079～0.48
	青春期第 3 阶段	140	0.14～0.87
	青春期第 4～5 阶段	204	0.27～1.07
女性	6～24 个月	92	<0.15
	2～3 岁	126	<0.16
	4～5 岁	127	0.02～0.21
	6～7 岁	131	0.02～0.28
	7～9 岁	206	0.04～0.42
	10～11 岁	148	0.09～1.23
	12～13 岁	142	0.24～1.73
	14～15 岁	143	0.39～2.00
	16～17 岁	138	0.35～2.12
	青春期第 1 阶段	296	0.045～0.51
	青春期第 2 阶段	120	0.15～1.37
	青春期第 3 阶段	135	0.37～2.24
	青春期第 4～5 阶段	205	0.35～2.05
	成人绝经前	104	0.26～2.14
	成人绝经后	86	0.13～0.82

注：雄烯二酮单位换算方　1.00ng/dl=0.01ng/ml=0.034 9nmol/L。

【参考值范围】

2010 年，Kulle 收集了 138 名男性和 131 名女性儿童样本（无内分泌或全身疾病，且未服用类固醇激素药物）进行了 3 种雄激素的参考值研究，双氢睾酮测定结果如表 20-20 所示。2008 年 Shiraishi 收集了 113

表 20-20　不同年龄组双氢睾酮正常参考值范围（LC-MS/MS 方法，引自 Kulle 等）

性别	年龄	参考值范围 / ng·ml^{-1}
男性	<1 周	<0.03～0.20
	2 周～2 个月	<0.03～0.75
	3～5 个月	<0.03～0.23
	6～11 个月	<0.03～0.12
	1～3 岁	<0.03～0.38
	4～6 岁	0.03～0.23
	7～9 岁	0.03～0.17
	10～12 岁	0.03～0.55
	13～15 岁	0.03～0.93
	16～18 岁	0.03～0.55
	青春期第 1 阶段	0.03～0.87
	青春期第 2 阶段	0.03～0.52
	青春期第 3 阶段	0.03～0.55
	青春期第 4 阶段	0.03～0.52
	青春期第 5 阶段	0.06～0.93
女性	<1 周	<0.03
	2 周～2 个月	<0.03
	3～5 个月	<0.03
	6～11 个月	<0.03
	1～3 岁	<0.03～0.12
	4～6 岁	0.03～0.12
	7～9 岁	<0.03～0.15
	10～12 岁	<0.03～0.23
	13～15 岁	0.03～0.29
	16～18 岁	0.03～0.29
	青春期第 1 阶段	0.03～0.29
	青春期第 2 阶段	0.03～0.15
	青春期第 3 阶段	0.03～0.23
	青春期第 4 阶段	0.03～0.29
	青春期第 5 阶段	0.03～0.20

名健康男性志愿者的血清样本，年龄范围为 18～59 岁，体重指数为 19.4～39.6kg/m^2，对这些男性志愿者进行体检，包括体格检查、血清计数、常规血清化学测试、黄体生成素、促卵泡激素均为正常。同时收集了 133 名健康女性参与者（19～49 岁；体重指数 17.5～39.1kg/m^2），无特殊病史，体检结果正常，月经周期规律并处于卵泡期，Shiraishi 则更侧重于年龄区间范围更广的统计，如表 20-21 所示。

表 20-21　双氢睾酮参考值范围（LC-MS/MS 方法，引自 Shiraishi 等）

性别	年龄	例数/例	参考值范围/ng·ml^{-1}
男性	18～59 岁	113	2.67～9.786
女性(卵泡期)	19～49 岁	133	0.026～0.265

注：双氢睾酮单位换算方法　1.00ng/dl=0.01ng/ml=0.034 4nmol/L。

4. 脱氢表雄酮

【标本要求】

由于脱氢表雄酮受昼夜节律影响，需要标准化采血时间。采血时间为早上 7～9 时，血清不含分离胶。采集后在低温 2～8℃下送检并快速分离血清待检，如不能及时检测，可在 2～8℃冷藏保存 7 天。

【参考值范围】

2010 年，Kushnir 建立了以 90% 白种人为主体的健康人群的参考区间。采集了 2 517 名儿童以及 322 名成年人得血清样本，后者包括 104 名绝经前妇女、86 名绝经后妇女和 132 名男性，平均（中位）年龄分别为 33.9 岁（33.0 岁）、52.6 岁（53.1 岁）岁和 39.7 岁（38.6 岁）。参考值范围为所有样本检测的脱氢表雄酮的低限及高限值（表 20-22）。

表 20-22　不同年龄组脱氢表雄酮正常参考值范围（LC-MS/MS 方法，引自 Kushnir 等）

性别	年龄	例数/例	参考值范围/ng·ml^{-1}
男性	6～24 个月	123	<2.5
	2～3 岁	125	<0.63
	4～5 岁	125	<0.95
	6～7 岁	125	0.06～1.93
	7～9 岁	206	0.10～2.08
	10～11 岁	140	0.32～3.08
	12～13 岁	143	0.57～4.10
	14～15 岁	141	0.93～6.04
	16～17 岁	136	1.17～6.52
	18～40 岁	70	1.33～7.78
	40～67 岁	61	0.63～4.7
	青春期第 1 阶段	278	0.11～2.37
	青春期第 2 阶段	131	0.37～3.66
	青春期第 3 阶段	140	0.75～5.24
	青春期第 4～5 阶段	204	1.216～67.03
女性	6～24 个月	92	<1.99
	2～3 岁	126	<0.85
	4～5 岁	127	<1.03
	6～7 岁	131	<1.79
	7～9 岁	206	0.14～2.35
	10～11 岁	148	0.43～3.78
	12～13 岁	142	0.89～6.21
	14～15 岁	143	1.22～7.01
	16～17 岁	138	1.42～9.00
	18～40 岁	74	1.33～7.78
	>40 岁	116	0.63～4.70
	青春期第 1 阶段	296	0.14～2.76
	青春期第 2 阶段	120	0.83～4.87
	青春期第 3 阶段	135	1.08～7.56
	青春期第 4～5 阶段	205	1.24～7.88
	成人绝经前	104	1.12～7.43
	成人绝经后	86	0.60～5.73

注：脱氢表雄酮单位换算方法 1.00ng/dl=0.01ng/ml=0.034 7nmol/L。

（焦雪丹　张清学　赵晓苗　李琳　李铁　刘曼琳　杨亚波　佘旭辉）

第二节 促甲状腺激素和甲状腺激素

一、促甲状腺激素(thyroid stimulating hormone, TSH)测定

【标本要求】 静脉血3ml,待凝固后,室温下离心分离血清。

【参考值范围】 化学发光免疫分析法(CLIA)参考值范围0.550～4.780mIU/L。

【来源及生理性改变】 TSH是由垂体前叶的TSH细胞分泌,调节甲状腺组织合成和分泌甲状腺激素,受下丘脑促甲状腺激素释放激素(thyroid releasing hormo, TRH)的刺激,同时又受FT_4、FT_3的反馈调节。TSH的分泌呈脉冲分泌,且也有其昼夜周期,以夜间最高。它是反映下丘脑-垂体-甲状腺轴功能的敏感指标,甲状腺功能改变时,TSH的波动较T_3、T_4更显著。

【临床意义】

1. 筛查甲状腺疾病,并可对亚临床型甲亢和亚临床型甲减做出诊断。

2. 作为原发性甲减左旋甲状腺素(L-thyroixine, L-T_4)治疗的监测靶标,使TSH维持在0.2～2.0mIU/L之间,老年人在0.5～3.0mIU/L之间。

3. 作为分化型甲状腺癌(DTC)L-T_4抑制治疗监测指标,使TSH靶值在低危组0.1～0.5mIU/L,高危组<0.1mIU/L。

4. 联合血清T_4、T_3测定,对甲状腺功能正常的病态综合征(euthyroid sick syndrome, ESS)、中枢性甲减、TSH垂体瘤、甲状腺激素抵抗综合征做出诊断。正常妊娠时TSH是下降的,因此妊娠合并甲亢的治疗不能以TSH水平来做判断。

二、血清甲状腺激素(thyroid hormones, TH)测定

【标本要求】 静脉血3ml,待凝固后,室温下离心分离血清。

【来源及生理性改变】 甲状腺组织可合成和分泌甲状腺激素,甲状腺激素包括2种,一种是甲状腺素,它是一种含四碘的甲状腺原氨酸,又称3,5,3',5'-四碘甲状腺原氨酸(thyroxine, T_4),全部来源于甲状腺组织;另一种是T_4在甲状腺内(20%)或其他组织(80%)经脱碘转变的3,5,3'-三碘甲状腺原氨酸(tri-iodothyronine, T_3)。T_3是甲状腺激素在组织中的生物活性形式,它们绝大多数与蛋白[主要是甲状腺结合球蛋白(thyroxine binding globulin, TBG)]结合,但活性成分是其游离形式。TBG又受妊娠、雌激素、病毒性肝炎等因素影响而升高;受雄激素、低蛋白血症(严重肝病、肾病综合征)、泼尼松等影响而下降。此外,人体内有少量的T_4经5'脱碘酶作用生成3,3',5'-三碘甲状腺原氨酸(reverse-tri-iodothyronine, rT_3,反T_3),它无生物活性,其血浓度的变化与T_3、T_4维持一定比例,尤其与T_4变化一致,近年来趋于少用。因此,检测血清甲状腺激素包括以下内容:血清TT_4、TT_3、FT_4、FT_3和rT_3。其中血清TT_4是判定甲状腺功能最基本的筛选指标。

【参考值范围】

1. **血清TT_4** 成人正常参考值,①RIA法:65～156nmol/L(5～12μg/dl);②CLIA法:58.1～140.6nmol/L(4.5～10.9μg/dl)。

2. **血清TT_3** ①RIA法:1.8～2.9nmol/L(115～190ng/dl);②CLIA法:0.92～2.79nmol/L(59.7～181.2ng/dl)。

3. **血清FT_3** ①RIA法:3～9pmol/L(0.19～0.58ng/dl);②CLIA法:3.50～6.50pmol/L(0.23～0.42ng/dl)。

4. **血清FT_4** ①RIA法:9～25pmol/L(0.7～1.9ng/dl);②CLIA法:11.50～22.70pmol/L(0.9～1.7ng/dl)。

【临床意义】

1. 诊断甲状腺功能状况　包括甲状腺功能亢进症和减退症。甲状腺功能亢进时，TT_3、TT_4、FT_3、FT_4 升高，甲状腺功能减退症时，上述指标下降。一般来讲，T_3 诊断甲状腺毒症敏感性高，可早于 T_4 的升高。T_4 诊断甲减较 T_3 敏感。另外在 T_3 型甲亢时，可仅仅表现为 T_3 的升高，T_4 并不升高，而在 T_4 型甲亢时也仅仅出现 T_4 的升高；值得注意的是，由于 TT_3、TT_4 受体内蛋白水平、特别是 TBG 的影响，因此在妊娠、病毒性肝炎、口服避孕药、雌激素、吩噻嗪、三苯氧胺等药物、先天性甲状腺结合球蛋白增多症时 TT_3、TT_4 假性升高，而在低蛋白血症、服用雄激素、糖皮质激素、生长激素、利福平、水杨酸、保泰松等药物、甲状腺结合球蛋白减少症时可引起 TT_3、TT_4 假性下降，而其实甲状腺功能本身正常。建议此时测定游离激素。

2. 联合 TSH，可对甲状腺功能异常进行病因平面的诊断　TH 升高而 TSH 下降，是甲状腺性甲亢，TH 升高而 TSH 也升高，则可能是垂体 TSH 瘤引起的甲亢，或者是甲状腺激素抵抗综合征。基因诊断是目前甲状腺激素抵抗综合征最重要的诊断方法。它们均可作为甲状腺功能亢进症治疗的观察指标，而且一般情况下上述指标变化呈平行关系。

3. T_4 可以作为甲减治疗的观察指标　甲状腺性甲减治疗的观察指标包括 TSH 和 T_4，特别是在甲状腺性甲减治疗的初期，由于 TSH 的变化不及 T_4 快，因此在剂量滴定期间，T_4 也是治疗观察指标之一；在中枢性甲减治疗时，由于 TSH 本身分泌异常性的下降，不能作为观察指标，这时应以 T_4 作为观察指标。

4. 妊娠期甲状腺疾病的诊断　美国、欧洲等甲状腺学会均要求妊娠期甲状腺疾病的诊断需要根据不同孕期特异性的 FT_4、TT_4 和 TSH 的参考值范围进行判断。如妊娠期间 TT_4 低于孕前特异性参考值范围的第 5 或 10 百分位数，可以诊断为低甲状腺素血症（低 T_4 血症）。

5. 测定血清 rT_3 的主要作用在于诊断甲状腺功能正常的病态综合征（ESS），既往也称为低 T_3 综合征和低 T_3、T_4 综合征。它是在重症营养不良或某些全身性疾病时，rT_3 明显升高，而 TT_3 明显降低，TSH 早期可以轻度升高（$<$20mIU/L），以后可以减低或正常。与甲减的区别是 ESS 时 rT_3 升高。

（张少玲）

第三节　肾上腺激素

肾上腺是人体重要的内分泌器官，分泌多种激素，对维持正常生理功能起重要的调节作用。肾上腺由皮质和髓质构成，皮质细胞由外及内排列成 3 个同心带，分别为球状带、束状带、网状带，分别分泌盐皮质激素（主要是醛固酮）、糖皮质激素（主要有皮质醇）和性激素（如睾酮）；肾上腺髓质位于肾上腺最内部，分泌儿茶酚胺，包括肾上腺素、去甲肾上腺素、多巴胺等。

一、血清皮质醇测定

【来源及生理性改变】　皮质醇主要由肾上腺皮质束状带细胞分泌。皮质醇进入血液后大部分与血中的肾上腺激素结合球蛋白和白蛋白结合。皮质醇的分泌主要受垂体 ACTH 的调节，有明显的昼夜节律变化。夜间入睡后 1 小时至午夜，血浓度最低，清晨 4 时左右开始上升，醒后逐渐达高峰，到下午 4 时降至清晨峰值的一半。因此，怀疑皮质功能减退时，应选择清晨皮质醇项目，怀疑皮质功能亢进时，则午夜血清皮质醇才是最敏感指标。另外，皮质醇也呈脉冲分泌，因此须连续多次测定才能正确反映皮质分泌功能。临床上常需测定 8am、4pm、午夜时间的皮质醇，以反映皮质醇分泌的昼夜节律。另外，许多因素可影响其测定值，如各种应激、某些药物（糖皮质激素类、雄激素类及口服避孕药等）和严重肝、肾功能不良等。检测时需保持平静。

【标本要求】 干燥管静脉血 3ml。

【参考值范围】 清晨醒后 1 小时（8a.m.）达最高值：275～550nmol/L（10～20μg/dl），下午（4p.m.）85～275nmol/L（3～10μg/dl），夜间睡眠后 1 小时达最低值，即<14nmol/L（0.5μg/dl）。

【临床意义】

1. 增高 见于库欣综合征。表现为血浆皮质醇分泌升高，如 8a.m. 血清皮质醇偏高（清晨血清皮质醇>1.8μg/dl（50nmol/L），4p.m. 或午夜皮质醇未降至上午的一半以上，失去正常的昼夜节律；午夜血清皮质醇>7.5μg/dl（207nmol/L）支持诊断。

2. 下降 见于肾上腺皮质功能减退症。典型患者表现为各个时间点皮质醇水平下降，并失去正常节律。

3. 其他情况 ①单纯性肥胖症时也可出现清晨血清皮质醇水平升高，需借小剂量地塞米松抑制试验加以鉴别；②创伤、手术、精神紧张等也可出现血清皮质醇升高及节律紊乱，需在应激过后复查；③引起皮质醇结合球蛋白水平升高或降低的疾病，如妊娠、口服避孕药可使皮质醇结合球蛋白增加，而家族性皮质醇结合球蛋白缺陷则使皮质醇结合球蛋白降低，这些情况均可引起皮质醇的结果超出正常范围；④此外，引起皮质醇代谢异常的疾病，如严重肝肾疾患、严重营养不良，均可抑制皮质醇的代谢，使其水平升高；某些镇静药、抗癫痫药物可诱导肝 P450 酶合成，加速皮质醇的代谢，使得其水平下降。

二、24 小时尿游离皮质醇（urine free cortisol，UFC）测定

UFC 是判断肾上腺皮质功能是否正常的可靠指标，但 UFC 并不能作为糖皮质激素替代治疗是否合适的监测指标。

【来源及生理性改变】 血液循环中皮质醇主要（约 90%）与皮质醇结合球蛋白（cortisol-binding globulin，CBG）相结合，仅 5%～10% 以游离皮质醇形式自尿中排出。可反映肾上腺皮质激素总的日分泌量，与血浆游离皮质醇成正比。

【标本要求】 准确留取 24 小时尿标本，每次留尿后标本需放置于 4℃冰箱。

【参考值范围】 153.2～789.4nmol/24h（55.5～286.0 μg/24h）（免疫法，德国）。

【临床意义】

1. 升高 见于库欣综合征患者。如果 24 小时尿游离皮质醇水平高于正常上限 3～4 倍以上，强烈支持库欣综合征的诊断。妊娠时尿游离皮质醇可达非妊娠人群的 3 倍，因此，妊娠合并库欣综合征时诊断切点上移。

2. 降低 见于肾上腺皮质功能减退症、先天性肾上腺增生症的某些类型、垂体前叶功能减退症、甲减、肝硬化和全身消耗性疾病时也表现为下降。值得注意的是轻型肾上腺皮质功能减退症患者 UFC 可在正常值下限，此时需用 ACTH 兴奋试验明确诊断。

它不仅是肾上腺皮质功能的可靠判断指标，也是地塞米松抑制试验的良好观察指标，在库欣综合征的诊断和鉴别诊断中也具有相当重要的作用。UFC 不能作为糖皮质激素替代治疗的监测指标。

三、尿 17- 羟皮质类固醇（17-hydroxycorticosteroids，17-OHCS）测定

【来源及生理性改变】 皮质类固醇经肝降解灭活后，大部分以四氢化合物葡糖醛酸酯的形式从尿中排出，统称为 17-OHCS，每日从尿中排出的总量约为皮质醇分泌的 30%～40%。正常值范围与测定方法、年龄、性别、尿量有关。

【标本要求】 准确留取24小时尿标本，每次留尿后标本需放置于4℃冰箱。

【参考值范围】 2～10mg/24h（均相酶免疫法，苏州）。

【临床意义】

1. **升高**　尿17-OHCS在所有类型的库欣综合征（包括部分医源性库欣综合征）中均增高。此外，某些药物可使尿17-OHCS假性升高，如螺内酯、利眠宁、安他乐、安眠酮。

2. **降低**　见于肾上腺皮质功能减退症和先天性肾上腺增生症。

四、尿17-酮类固醇（17-ketosteroids，17-KS）测定

【来源及生理性改变】 17-KS为雄性激素代谢产物的总和，包括雄酮、脱氢表雄酮、雄烯二醇及雄烯二酮等，在儿童和成年女性几乎全部来自肾上腺，在成年男性约2/3来自肾上腺，1/3来自睾丸。因此，尿17-酮类固醇（17-KS）水平在男性中不仅与肾上腺功能有关，还与睾丸功能有关。

【标本要求】 准确留取24小时尿标本，每次留尿后标本需放置于4℃冰箱。

【参考值范围】 6.0～25.0mg/24h（均相酶免疫法，苏州）。

【临床意义】

1. 在诊断库欣综合征中，与尿17-OHCS基本相同，尿17-KS增高；但尿17-KS在反映肾上腺皮质功能方面不如尿17-OHCS和尿游离皮质醇。它主要具有以下2个方面的独特意义：①当肾上腺癌伴或不伴库欣综合征时，其值比17-OHCS增高显著；②在正常人和ACTH依赖性库欣综合征患者中，尿17-KS排泄量是17-OHCS的1.5～2倍。

2. 肾上腺皮质功能减退症、垂体前叶功能减退症、男性性功能减退症患者减低。

3. 先天性肾上腺增生症、睾丸癌等患者中尿17-KS升高。

4. 肝肾疾患、严重贫血、糖尿病等慢性疾病尿17-KS下降。

五、血浆醛固酮水平（plasma aldosterone concentration，PAC）

【来源及生理性改变】 醛固酮是由肾上腺球状带分泌的盐皮质激素，主要受血管紧张素Ⅱ和钾离子的调节，昼夜节律也受ACTH的调节。正常人醛固酮的分泌约每天100μg，在体内迅速降解，有大约6%的原型从尿中排出。体位、抽血时间、盐摄入、血钾水平等均可能影响PAC的水平。

【标本要求】 EDTA抗凝血2ml。

【参考值范围】 普通饮食下，上午卧位：29.4～161.5ng/L（RIA）、30.0～160.0ng/L（CLIA）；立位：38～313.3ng/L（RIA）、70.0～300.0ng/L（CLIA）。

【临床意义】

1. **增加**　①原发性醛固酮增多症，表现为PAC增加，血浆肾素活性（plasma rennin activity，PRA）下降，患者多数出现高血压、伴或不伴有低血钾；②继发性醛固酮增多症，表现为PRA上升、PAC增加，在以下情况可出现：肾动脉狭窄、Batter综合征、肾素瘤、有效血容量减少的病理状态（肾病综合征、肝硬化伴有腹水、心力衰竭、特发性水肿）。

2. **降低**　原发性肾上腺皮质功能减退症、醛固酮减少症、药物［降压药如血管紧张素转化酶抑制剂（ACEI）、血管紧张素Ⅱ受体阻滞剂（ARB）、甲基多巴、利血平等］以及高钠饮食等。

六、血浆肾素活性（PRA）

【来源及生理性改变】 肾素是由肾球旁器细胞所分泌、在肾组织中由前肾素转化而生成，主要作用是使循环中的血管紧张素原生成血管紧张素Ⅰ。低血压（有效血容量不足）、低血钠和交感神经兴奋可刺激肾素分泌。测定血浆肾素活性（PRA）是测定血浆肾素的酶活性，即使血管紧张素原转变为血管紧张素Ⅰ的酶含量，而并非肾素浓度。新鲜血浆在血管紧张素Ⅰ降解酶抑制剂的存在

下、体外孵育60分钟后测定的血管紧张素Ⅰ的含量反映了PRA。血浆肾素浓度、血管紧张素原水平、体位、盐摄入量均可影响PRA水平。

【标本要求】 EDTA抗凝血4ml，立刻分离血浆。测定PRA不可稀释血浆。

【参考值范围】 上午卧位：0.15～2.33ng/(ml•h)(RIA、CLIA)；立位：1.31～3.95ng/(ml•h)(RIA)、0.10～6.56ng/(ml•h)(CLIA)。

【临床意义】

1. 下降 原发性醛固酮增多症、低肾素型原发性高血压、Liddle综合征、药物(甲基多巴、普萘洛尔、甘草制剂等)、某些伴有血压升高的先天性肾上腺增生症。

2. 增高 原发性肾上腺皮质功能减退症、先天性肾上腺增生症出现失盐综合征者如21-羟化酶缺乏症、高肾素型的原发性高血压、肾动脉狭窄、Batter综合征、肾素瘤、有效血容量减少的病理状态(肾病综合征、肝硬化伴有腹水、心力衰竭、特发性水肿)、药物(雌激素、孕酮、利尿剂、血管紧张素转化酶抑制剂、血管紧张素Ⅱ受体阻滞剂、钙拮抗剂、硝普钠)。

七、血浆肾素(renin)

【来源及生理性改变】 肾素是由肾球旁器细胞所分泌、在肾组织中由前肾素转化而生成，主要作用是使循环中的血管紧张素原生成血管紧张素Ⅰ。低血压(有效血容量不足)、低血钠和交感神经兴奋可刺激肾素的分泌。如果血浆中血管紧张素Ⅱ浓度过高，肾素分泌会减少(负反馈)。

【标本要求】 EDTA抗凝血2ml，室温(18～25℃)送检，全程不可冷藏(2～8℃)。

【参考值范围】 立位：4.20～45.6μIU/ml；卧位：3.11～41.2μIU/ml(CLIA)。

【临床意义】

1. 下降 原发性醛固酮增多症、先天性肾上腺增生症21-羟化酶缺乏症、低肾素型原发性高血压、盐保留类固醇治疗、抗利尿激素(ADH疗法)。

2. 增高 继发性醛固酮增多症(肾源性严重高血压)、艾迪生病、原发性高血压、低钾血症、原发性肾上腺皮质功能减退症、肾动脉狭窄、Batter综合征、肾素瘤、有效血容量减少的病理状态(肾病综合征、肝硬化伴有腹水、心力衰竭、特发性水肿)、低钠饮食、药物(雌激素、孕酮、利尿剂、血管紧张素转化酶抑制剂、血管紧张素Ⅱ受体阻滞剂、钙拮抗剂、硝普钠)。

八、尿儿茶酚胺(catecholamines，CA)测定

【来源及生理性改变】 CA包括肾上腺素、去甲肾上腺素和多巴胺，它们来源于交感神经和肾上腺髓质。经过细胞再摄取、代谢和肝脏、肾脏等器官代谢后，仅有2%左右的CA原型通过尿液排泄。

【标本要求】 准确收集24小时尿液，并置于4℃冰箱保存。

【参考值范围】 正常人非应激情况下尿CA的排量少，肾上腺素＜273nmol/24h，去甲肾上腺素＜885nmol/24h。

【临床意义】

增高见于：①嗜铬细胞瘤、副神经节瘤可升高，达到正常的2倍以上；②干扰检查诊断可靠性的情况包括：生理和病理性的应激状态、如寒冷、紧张、缺血、剧烈运动、戒断症状(酒精等)、静脉使用血管扩张药物、肝功能不全等也可轻度升高；外源性CA的使用如某些抑制食欲的减肥药、较少充血的药物均可使测定尿CA呈假阳性；由于测定尿CA的方法是荧光测定法，香蕉、咖啡、巧克力、香草类食物、四环素、氯丙嗪、B族维生素、水杨酸等可干扰测定过程；左旋多巴、甲基多巴、吗啡、α和β受体激动剂和阻断剂也是需要避免的干扰药物。

九、血儿茶酚胺(CA)测定

【来源及生理性改变】 CA包括肾上腺

素、去甲肾上腺素和多巴胺，它们来源于交感神经和肾上腺髓质。在应激状态下，可以出现生理性血 CA 的升高，有时与病理性升高较难区别。反映瞬间的血浆浓度，对于嗜铬细胞瘤阵发性发作时和激发试验血压升高时测定发作时血 CA，具有很高的诊断价值。

【标本要求】 清晨 8～10 小时以上空腹状态下，平卧 15 分钟以后，用带活塞的静脉导管插入肘前静脉取血，血样马上置于含抗氧化剂和抗凝剂的经过冰冻的试管内，立刻离心分离血浆送检。

【参考值范围】 100～500pg/ml。

【临床意义】 血 CA 明显增高（大于正常上限的 4 倍），或者阵发性高血压升高，或联合激发试验中血压升高时血 CA 逐步升高，支持嗜铬细胞瘤诊断。干扰因素与尿 CA 相似。可乐定试验前后测定血 CA 可区分生理性的 CA 增加。此外，3 种儿茶酚胺水平的高低，还可区分肾上腺内还是肾上腺外的副神经节瘤，副神经节瘤以分泌去甲肾上腺素为主，肾上腺内嗜铬细胞瘤则以肾上腺素为主。如果以多巴胺为主要组分，则提示恶性嗜铬细胞瘤和头颈部副神经节瘤。

十、尿香草基杏仁酸 3- 甲氧基 -4- 羟基 - 扁桃酸（vanillyl mandelic acid，VMA）

【来源及生理性改变】 肾上腺素和去甲肾上腺素在体内通过 CA 甲基转移酶和单胺氧化酶的作用，产生 3- 甲氧基肾上腺素和 3- 甲氧基去甲肾上腺素，最终产生 VMA，由尿排出。测定 24 小时尿 VMA 反映体内 CA 的日分泌量。测定 5 小时 VMA/ 肌酐比值，可以反映嗜铬细胞瘤发作时儿茶酚胺是否分泌增多，敏感性较 24 小时尿 VMA 高。

【标本要求】 检查前 3 天开始于戒色素饮食：戒蔬菜、水果、咖啡、茶、糖果、雪糕、有关药物、VitBco 等，第 4、5 天留 24 小时尿全部送检。准确留取 24 小时尿标本，每次留尿后标本需放置于 4℃冰箱。

【参考值范围】 比色法：5～45μmol/24h；均相酶免疫法：0.0～12.0mg/24h。

【临床意义】 嗜铬细胞瘤患者尿 VMA 升高，该项检查特异性较高，但需注意含有香草醛及富含色素食物对比色法的干扰。另外需注意的是非发作期间可以出现假阴性。

十一、血、尿甲氧基肾上腺素类物质（metanephrin，MNs）

【来源及生理性改变】 儿茶酚胺（包括肾上腺素 E、去甲肾上腺素 NE 和多巴胺 DA）化学性质极不稳定，易氧化或降解，它们在体内经邻苯二酚 - 甲氧基转移酶的作用下，水解为相对稳定的 O- 甲基化代谢产物形式，称为甲氧基肾上腺素类物质（metanephrines，MNs），包括甲氧基肾上腺素（metanephrine，MN）、甲氧基去甲肾上腺素（normetanephrine，NMN），3- 甲氧基酪胺（3-methoxytyramine，3-MT）。MNs 作为儿茶酚胺的中间代谢产物，仅在肾上腺髓质和 PPGL 内代谢生成并且以高浓度水平持续存在，是嗜铬细胞瘤和副神经节瘤（PPGL）的特异性标记物，敏感性和特异性均较 CA 提高，是目前国内外相关指南推荐的一线诊断指标；其中，3-MT 还被认为可预测嗜铬细胞瘤有无转移、是否存在头颈部副神经节瘤的指标。

【标本要求】 清晨 8～10 小时以上空腹状态下，平卧 15 分钟以后，留取静脉血，夏天需冰浴送检。必须停服肾上腺或拟肾上腺药物（包括鼻喷剂、滴鼻液）1 周以上，对乙酰氨基酚 48 小时以上，戒服含咖啡因食物如巧克力、咖啡 3 天以上，禁烟草、酒精 4 小时以上。准确留取 24 小时尿标本，每次留尿后标本需放置于 4℃冰箱。

【参考值范围】 测定方法有 LC-MS/MS。

血 MN：≤0.60nmol/L；

血 NMN：≤0.90nmol/L；

血 3MT：＜0.18nmol/L；

24 小时尿 MN：≤1. 9μmol；

24 小时尿 NMN：≤3. 8μmol；

24小时3MT：≤3.82μmol。

【临床意义】 血、尿MN和NMN是诊断嗜铬细胞瘤和副神经节瘤最可靠的检查项目。主要的干扰因素是内源性和外源性CA增加、含甲基葡胺的放射造影剂、甲基多巴、吩噻嗪类药物、三环抗抑郁药物、左旋多巴、单胺氧化酶抑制剂等。

（张少玲）

第四节 调节钙磷代谢的激素

一、血甲状旁腺激素（parathyroid hormone，PTH）

【来源及生理性改变】 甲状旁腺分泌的由84个氨基酸组成的单链蛋白多肽。N端第1～34个氨基酸片段是PTH的活性部分。C端无生物活性，但分子量占总量的4/5。人体血中含有数十种PTH片段，具有不均一性。一般情况下70%～95%是没有活性的C端片段，5%～30%是$PTH_{1\sim84}$，此外还有N端的$PTH_{1\sim34}$等。PTH的分泌主要受血中钙离子浓度的调节，低血钙可以刺激PTH的分泌。此外儿茶酚胺、镁离子也可轻度刺激PTH分泌。

目前采用的是高灵敏度的"双位点"免疫分析法测定84个氨基酸的完整PTH，包括双位点免疫放射测定（IRMA）和化学发光测定（CLIA），这些方法很少受肾功能减退的影响，并能够有效区分PTH与非PTH介导的高钙血症。

【标本要求】 干燥管静脉血2ml。

【参考值范围】 11～67pg/ml（化学发光法，德国）。

【临床意义】

1. 升高 ①原发性甲旁亢：PTH可高于正常人5～10倍，腺瘤比增生升高更明显，无昼夜变化节律。血PTH升高的程度与血钙浓度、肿瘤大小和病情严重程度相平行；②继发性甲旁亢、佝偻病、维生素D缺乏症、肾功能不全。

2. 下降 原发性甲旁减、甲状腺功能减退症、非甲状旁腺原因引起的高钙血症，如类肉瘤等引起的肿瘤相关性高钙血症。

二、降钙素（calcitonin，CT）

【来源及生理性改变】 是甲状腺滤泡旁细胞（C细胞）分泌的含32个氨基酸的肽链激素。此外，甲状旁腺和胸腺也可分泌少量CT。CT的分泌主要受血钙水平的调节。血钙水平升高，可刺激CT快速分泌。此外，胃肠道的激素如胃泌素、糖皮质激素、胰高糖素等也可促进CT的分泌。抑制CT合成的主要因素有：低血钙、生长抑素、H_2受体阻断剂如西咪替丁等。其生理作用是通过作用于骨骼和肾，抑制破骨细胞活性，增加尿钙排出，起到降低血钙和血磷的作用。

【标本要求及测定方法】 干燥管取空腹静脉血2ml，不加抗凝送检。

【参考值范围】 0.0～18.2pg/ml（化学发光法，德国）。

【临床意义】

1. 升高 是诊断甲状腺髓样癌最重要的指标，也是预测甲状腺髓样癌复发、转移的指标。此外，产生CT的异位肿瘤（如支气管癌、胰腺癌、上颌窦癌、前列腺癌、子宫内膜腺癌、膀胱癌、乳腺癌、肺癌、肝及类癌等）、原发性甲亢、急性肾衰、慢性肾衰、原发性HPP，其他如恶性贫血、高钙血症、脑膜炎、胰腺炎、卓艾综合征；某些内分泌激素如胰高血糖素和胃泌素升高，也可使CT轻度升高。

2. 降低 甲状腺发育不全或手术切除者、糖尿病患者、绝经后骨质疏松症、重度甲亢、原发性HPP/暴发型流行性脑脊髓膜炎。

三、25-羟基维生素D[25（OH）D]

【来源及生理性改变】 人体内维生素D（Vit D）来源于皮肤转化合成和食物吸收，主要包括 Vit D_2（麦角钙化醇）和 Vit D_3（胆钙化醇）。人体皮肤和脂肪组织储存的由胆固醇衍生出的 7- 脱氢胆固醇经紫外线照射可转变为 Vit D_3，Vit D_3 在肝进行第 25 碳的羟化和肾进行第 1 碳的羟化，才变成有生物活性的 1α，25-$(OH)_2D_3$。由于血液中的 1α，25$(OH)_2D$ 的半衰期为 5～7 天，而 25（OH）D 的半衰期长达 20～30 天，因此，将 25（OH）D 作为衡量体内 Vit D 水平的主要指标，同时它也是 Vit D 在血液循环中的主要存在形式，人体中以 25（OH）D_3 为主。肠道疾患特别是影响脂肪吸收的疾患、肝疾病、肾疾病可以影响血浆 1，25-$(OH)_2D_3$ 水平。PTH、CT、血浆 1，25-$(OH)_2D_3$ 以及血钙和血磷是调节活性 Vit D_3 的重要调节因素。此外，雌二醇、孕激素和催乳素也可促进 1α，25-$(OH)_2D_3$ 的合成。1α，25-$(OH)_2D_3$ 的主要生理作用是升高血钙和血磷，利于骨矿化和骨形成。近年来也发现它在细胞分化中增殖起着重要的调节作用，在维持皮肤正常免疫屏障、骨骼肌正常功能、抑制肿瘤细胞增生、防治自身免疫性疾病等方面尤其重要。

【标本要求】 静脉血 2ml。

【参考值范围】

1. EIA

成人：30～100ng/ml（75.0～250.0nmol/L）；

儿童：19～100ng/ml（47.4～250.0 nmol/L）；

2. CLIA　CLIA≥30ng/ml。

3. LC-MS/MS　25-$(OH)_2D_2$：2.0～260.0ng/ml，25-$(OH)_2D_3$:2.6～210ng/ml。LC-MS/MS 可同时定量测定 25-$(OH)_2D_2$ 和 25-$(OH)_2D_3$，结果更加准确、可靠。两者之和为总 25 羟基维生素 D。根据 2022 年欧洲微量营养素指南，LC-MS/MS 是检测的金标准方法，但国内多数采用免疫法，与质谱测定有一定误差。

【临床意义】

降低。

（1）诊断营养性 VD 缺乏症：国内外多数相关指南认为血清 25- 羟基维生素 D ＜50nmol/L 为维生素 D 缺乏；血清 25- 羟基维生素 D≥75nmol/L，为维生素 D 足够。以下是国内儿科相关指南《儿童微量营养素缺乏防治建议》的推荐标准：

1～14 岁：

≤5.0ng/ml 维生素 D 严重缺乏

5.1～15.0ng/ml 维生素 D 缺乏

15.1～20.0ng/ml 维生素 D 不足

20.1～100.0ng/ml 维生素 D 正常

≥100.1ng/ml 维生素 D 过量

14 岁以上：

≤20.0ng/ml 维生素 D 缺乏

20.1～30.0ng/ml 维生素 D 不足

30.1～100.0ng/ml 维生素 D 正常

≥100.1ng/ml 维生素 D 过量

（2）此外，肾性骨营养不良、HPP、甲状腺髓样癌也可以降低。

（张少玲）

第五节　胰　岛　素

一、血清胰岛素测定

【标本要求】 同葡萄糖测定，采集静脉血 3ml，不加抗凝剂，分离血清备用。

【测定方法】 血清胰岛素测定法以放射免疫测定法（RIA）应用较为广泛，另外还有酶免疫测定法（EIA），化学发光免疫测定法（CLIA）等。

空腹胰岛素参考值：3.0～25.00mIU/L（CLIA）。

【临床意义】

1. 血清中胰岛素升高多见于以下疾病

（1）糖尿病（肥胖型，尤其是成年型初期）、肥胖。

（2）部分继发性糖尿病：肢端肥大症、巨人症、库欣综合征、甲亢或甲减、肝病及应用糖皮质激素。

（3）部分低血糖症：胰岛素瘤、部分胰

外肿瘤、胰岛素自身免疫性疾病，使用胰岛素致低血糖。

（4）家族性高胰岛素血症、异常胰岛素血症、胰岛素受体异常、妊娠、感染性疾病等。

2. 血清中胰岛素降低多见于以下疾病

（1）糖尿病（1 型、2 型、重型）。

（2）部分继发性糖尿病：嗜铬细胞瘤、醛固酮增多症、药物性糖尿病、胰腺病致糖尿病。

（3）部分低血糖症：大部分胰外肿瘤、肾上腺功能减退、垂体功能减退。

（4）长期饥饿。

二、胰岛素释放试验

【原理及方法】

利用口服葡萄糖后可激发机体释放胰岛素的原理，于口服葡萄糖耐量试验的同时可测定血清胰岛素水平。测定方法同前，详细方法参阅第十九章第一节。胰岛素是胰岛 β 细胞分泌的糖代谢的调节激素，对女性有直接和间接的促性腺作用。胰岛素依赖性糖尿病（IDDM）胰岛素分泌不足，常伴有卵巢功能减退。当胰岛素分泌过多时，可刺激卵巢分泌过多的雄激素干扰女性生殖功能。IDDM 可导致青春期延迟、闭经或月经失调，应测定胰岛素水平及进行葡萄糖耐量试验，以排除 IDDM。胰岛素过多，可刺激卵巢分泌过多的雄激素导致闭经、多毛和男性化表现，PCOS 患者存在胰岛素抵抗，常伴有胰岛素增高，测定胰岛素水平可以帮助治疗。

【参考值】

服糖后 0.5～1 小时胰岛素较空腹时上升为正常的 7～9 倍，3 小时后降至正常水平。空腹胰岛素高于参考值；1 小时胰岛素是空腹胰岛素的 8～10 倍；2 小时胰岛素高于 1 小时胰岛素水平，提示胰岛素峰值后移，如果 PCOS 患者胰岛素水平超过以上水平，则可能提示患者存在胰岛素抵抗。

【临床意义】

该试验有助于胰岛素抵抗及合理治疗。

对于有胰岛素抵抗伴有高危因素者，如肥胖、糖耐量减退、高脂血症等时，应及时予以足够重视，以早期发现 PCOS 患者并早期阻断其内分泌紊乱，防治与胰岛素抵抗密切相关的代谢综合征，对有如前所述的高危因素的 PCOS 患者应建议行定期 OGTT 检测，以便能早期发现糖耐量异常和胰岛素抵抗，早期治疗，有效预防远期并发症。

诊断胰岛素抵抗的 PCOS 患者，可根据患者病情加用胰岛素增敏剂二甲双胍，尤其适用于 PCOS 排卵障碍的不孕患者，部分患者可通过服用二甲双胍而诱发自发性排卵。

（张少玲）

第六节　其他垂体激素

一、生长激素

生长激素（GH）为促进生长的物质，是由垂体前叶的促生长细胞合成及分泌，受下丘脑分泌的生长激素释放因子及生长激素释放抑制因子的调节。测定血中 GH 的浓度在生长发育迟缓、垂体功能减退的诊断中具有重要价值。

测定血浆中 GH 的浓度是确诊垂体性侏儒的最好方法，患者常明显降低。但生理状态下 GH 呈脉冲式分泌，有明显个体差异，并受睡眠、运动、摄食和应急的影响，故单次测定血 GH 的水平不能真正反映机体 GH 的分泌情况。因此，临床上常用 GH 刺激试验作为诊断的主要依据。目前常用的 GH 测定方法如下：

（一）生长激素激发试验

通过使用某种可使 GH 分泌增加的方法或药物，观察血液中 GH 的动态变化，从而了解下丘脑和垂体调节、合成与分泌 GH 的能力。测定血清生长激素水平的经典试验包括：生理性激发试验（运动、睡眠等）和药物性激发试验（左旋多巴、胰岛素、精氨酸、可乐定等）。

1. 运动筛查试验 试验早晨 8：00 开始，患儿空腹静坐 15 分钟以上，取静脉血 3～5ml 1 次，然后快走 15 分钟，快跑 5 分钟，使运动后心率达到 120 次 /min 以上，再取 3～5ml 静脉血 1 次，分离运动前后 2 次血标本的血清，检测 GH 水平。GH 缺乏者，GH 峰值＜5μg/L；5～10μg/L 为可疑或 GH 部分缺乏；峰值＞10μg/L 可排除 GH 缺乏。运动筛查试验是生理性激发试验，一般情况下，患儿不会出现不适症状，无需特殊处理。

2. 深睡眠试验 夜间睡眠后 60～120 分钟内取静脉血 3～5ml 1 次，分离血清检测 GH 水平。GH 缺乏者，GH 峰值＜5μg/L；5～10μg/L 为可疑或 GH 部分缺乏；峰值＞10μg/L 可排除 GH 缺乏。深睡眠试验也是生理性激发试验，一般情况下，患儿不会出现不适症状，无需特殊处理。

3. 左旋多巴激发试验 禁食 8 小时，清晨空腹平卧位状态下，口服左旋多巴，成人 0.5g，儿童 10mg/kg，于服药 0、30、60、90、120 分钟各取静脉血 1 次，分离血清检测 GH 水平。约半数人服左旋多巴后有恶心、呕吐等反应，一般持续约半小时，多不严重。

4. 胰岛素低血糖激发试验 禁食 8 小时，清晨空腹平卧状态下，抽空腹血测 GH 基础值，胰岛素剂量 0.1～0.15IU/kg，采血测 GH 的同时测血糖，血糖低于 2.8mmol/L（有学者要求达到 2.2mmol/L）或比注射前降低 50% 以上为有效刺激。胰岛素注射前及注射后 30、60、90、120 分钟各取静脉血 1 次，分离血清检测 GH 水平和血糖。疑有肾上腺皮质功能减退及甲状腺功能减退者，不宜做此试验。冠心病、脑血管疾病、癫痫患者不做此试验。胰岛素相对左旋多巴而言，不良反应较小，但因其有引起低血糖致死的报道，故在试验时需谨慎，并做好血糖的严密监测。

5. 精氨酸激发试验 禁食 8 小时，空腹平卧状态下，半小时内静脉滴注精氨酸盐 0.5g/kg。最大量不超过 20g（溶于注射用水，总量为 150～200ml）于滴注 0、30、60、90、120 分钟各取静脉血 1 次，分离血清检测 GH 水平。滴注精氨酸虽无任何不适及副作用，但漏到皮下则对局部有刺激作用，会产生痛、肿反应。若滴注太快可引起流涎、潮红及呕吐等，故精氨酸滴注须计算滴速。

6. 可乐定激发试验 禁食 8 小时，清晨空腹平卧状态下，给予可乐定 4μg/kg 1 次口服，于用药 0、30、60、90、120 分钟各取肘静脉血 1 次，分离血清检测 GH 水平。其降压作用多在服药后 0.5～1 小时出现，2～3 小时达最高峰，可持续 4～6 小时。部分患儿出现嗜睡。另据报道，卧位可以减少可能由血压、脉搏下降所引起的恶心、呕吐等不良反应，但不能避免嗜睡副作用。

【结果判断】

血清 GH 峰值上升到 10ng/ml 以上可排除 GH 缺乏，5～10ng/ml 说明不完全性生长激素缺乏，＜5ng/ml 说明完全性生长激素缺乏。

【注意事项】

1. 胰岛素低血糖试验一般用于＞2 岁的儿童。＜2 岁的儿童，用胰高血糖素试验更为适合。初始血糖＜2.6mmol/L，不能使用胰岛素或胰高血糖素；对于糖尿病、胰岛素低抗、库欣综合征、肥胖或多次试验失败者，胰岛素用量可适当增加。

2. 胰岛素低血糖试验需同时监测血糖，当血糖下降幅度＞基准值的 50%，或血糖绝对值≤2.6mmol/L 时为有效激发。血糖无明显下降者 GH 激发值意义不大。但应防止血糖继续下降，如发生低血糖应及时处理。

3. 低血糖处理。低血糖通常在试验 20～30 分钟内出现。如果受试者出现低血糖表现如出汗和倦怠，血糖水平＜2.6mmol/L，应当饮用葡萄糖水，试验仍可按计划进行。如果受试者不能口服葡萄糖，需在 3 分钟内静脉注射葡萄糖 200mg/kg（10% 葡萄糖

2ml/kg），此静脉通道不能用于采集血样。静脉葡萄糖输入速度开始为2.4～4.8ml/（kg•h）[或4～8mg/（kg•min）]。应在4～5分钟后监测血糖浓度，调整葡萄糖输入速度，维持血糖浓度在5～8mmol/L为宜。葡萄糖输入持续到试验结束。必要时可给予胰高血糖素1mg肌内注射，使血糖增高，并继续严密监测血糖。

4. 静脉导管应留置到进食午餐后，为受试者提供含高碳水化合物的午餐。血糖>4mmol/L，持续2小时后方可回家。建议家长为患儿提供丰富的晚餐。

5. 对于不明病因癫痫、有黑蒙病史或正在接受抗癫痫治疗的患者不能接受试验。对怀疑全垂体功能减退的患儿应用此试验要谨慎。

6. 性激素预激。疑为体质性生长或青春期延迟的患儿GH分泌延迟，在此情况下试验值较低，并不能认为是病理性。性激素预激应用于青春期前、骨龄>10岁者，女孩在试验前2天，服用己烯雌酚40μg/（m^2•d）。

7. 为减少假阳性，甲状腺功能减退者应先补充甲状腺素后再做激发。如果为全垂体功能减退或正在使用氢化可的松，试验当日早上停药1次。在试验结束时静脉给予氢化可的松，<3岁剂量为50mg，>3岁为100mg。

表20-22 常用GH激发药物及试验方法

药物	剂量与方法	取血时间/分钟	副作用
常规胰岛素（insulin）	0.05～0.1U/kg，用2ml NS稀释，i.v.	0、30、60、90、120	发生低血糖反应
左旋多巴（L-dopa）	10mg/kg，口服最大量500mg	同上	轻度恶心、呕吐及嗜睡
可乐定（clonidine）	0.15mg/m^2，口服	同上	嗜睡、恶心、呕吐及轻度血压下降
精氨酸（arginine）	0.5g/kg，最大量30g溶于NS中，稀释为浓度10%于30分钟内iv.gtt滴入	同上	静脉滴注液漏出时可引起局部红肿
胰高血糖素（glucagon）	100μg/kg，i.m.最大量1mg	0、30、60、90、120、150、180	延迟性低血糖

（二）类胰岛素样生长因子1（IGF-1）、IGFBP-3测定与IGF-1生成试验

GH的促生长作用主要是通过IGF-1介导的，GH是IGF-1的主要调节激素，故外周血IGF-1水平可反映GH的分泌及其功能。IGFBP-3是IGF的主要结合蛋白，也是IGF-1受体的膜外部分。IGFBP-3亦为GH依赖，故两者都是监测GH-IGF轴功能的指标，可间接反映垂体GH分泌功能。血清IGF-1水平与年龄、性别、青春发育、营养状态有关。应建立各年龄、性别和青春发育期的自身标准范围。IGFBP-3在血液循环中的浓度比IGF-1稳定。当怀疑GH抵抗时，如Laron型身材矮小症，可选用本试验，GH刺激试验中GH浓度增高、IGF-1水平降低。

【检测方法】 单次采血测IGF-1、IGFBP-3，采血可不受时间及饮食限制。

【IGF-1生成试验】

（1）空腹6小时以上。

（2）于第1日上午8～10时单次取血测定IGF-1、IGFBP-3的基础值。

（3）当日及第2、3、4日下午4～7时，皮下注射hGH 0.1μg/kg。

（4）于第5日晨8～10时，再次取血测定上述指标。

【临床意义】

1. 可作为生长激素缺乏的诊断指标之

一，也可以为诊断非GH缺乏性矮小症提供线索。用同一方法检测，IGF-1、IGFBP-3低于与性别、年龄青春发育期匹配的正常人群均值的 -2*SD*，提示有GH-IGFs轴异常，如GH激发值同时低于正常，提示GHD。如GH激发值正常或高水平，提示GH抵抗。

2. 正常人IGF-1生成试验时IGF-1增幅＞20%。Laron型身材矮小症者IGF-1浓度仍为低水平。

【注意事项】 IGF-1有年龄的差别，且测定结果可受营养、性发育程度和甲状腺功能等因素的影响，应根据实验室所采用的检测方法及与之匹配的正常参考值评估。

（三）生长激素释放激素（growth hormone releasing hormone，GHRH）刺激试验

根据下丘脑-垂体间的短反馈调节机制设计，多用于：下丘脑性GHD或垂体性GHD的鉴别及临床研究。

【方法】 ①自午夜起禁食（＜3岁者禁食6小时）。②次晨静脉留置针头，30分钟后开始采集血样。然后注射GHRH，剂量：1μg/kg，静脉注射。③分别于0、15、30、45、60、90及120分钟各取血2ml，测定GH浓度。

【临床意义】

1. 根据GH峰值进行判断，GH峰值＞10μg/L者为下丘脑性GHD；GH峰值＜10μg/L者为垂体性GHD。

2. 本试验主要作为一种研究工具。如对GHRH反应良好，但对胰岛素反应不佳，说明可能是下丘脑损伤造成的GHD；对外源性GHRH无反应，说明垂体或GHRH受体功能异常。

【注意事项】 长期内源性GHRH缺乏可引起分泌GH的细胞萎缩，有时需要反复多次注射外源性GHRH，才能使GH分泌功能恢复正常。必要时采用连续5天GHRH刺激试验使结果更为准确。

二、血清促肾上腺皮质激素（ACTH）测定

【来源及生理性改变】 ACTH是腺垂体细胞分泌的含有39个氨基酸的多肽，受下丘脑分泌的促肾上腺皮质激素释放激素（CRH）及精氨酸升压素调节，主要生理作用在于刺激肾上腺皮质束状带和网状带增生并分泌皮质醇和醛固酮，皮质醇又可反馈抑制ACTH的分泌。ACTH分泌有明显的昼夜节律性，高峰在清晨6：00～8：00，低谷在夜间22：00～24：00。因此，采集标本应在固定时间以便检查结果的比较分析。

【标本要求】 EDTA抗凝血2ml，避免溶血和脂血。ACTH的血浆半衰期短（8分钟），抽血时最好用预冷的注射器，采血置于预冷的含EDTA的试管中，在4℃下送检并快速分离血浆待检。为排除应激影响，标本最好是从已留置2小时以上的静脉导管中取得。

【临床意义】 详见第十九章第四节。

三、卵泡刺激素（FSH）和黄体生成素（LH）的测定

【标本要求】 上午空腹采集静脉血液3ml，避免溶血，待完全凝固后室温下离心，并于离心后2小时内分离血清。储存样品应该保持样品管的密闭状态，而且在室温（15～30℃）条件下不超过8小时。如果8小时内不能完成检测应将样品放入2～8℃条件下冷藏。如果48小时内不能完成检测或运输样本，应将样本在 -20℃或低于 -20℃的环境下冷冻保存。冻存样品在检测前可以冻存6个月，但仅可以解冻1次。基础FSH、LH测定时间为：月经规则自然周期第2～3天抽取新鲜血清。检查基础FSH、LH前至少1个月停止性激素类药物使用（包括黄体酮、雌激素类），否则结果不可靠（治疗

后需要复查除外)。月经稀发及闭经者,如尿妊娠试验阴性、阴道B超检查双侧卵巢无≥10mm卵泡,EM厚度<5mm,也可作为基础状态随时抽血检查。

【参考值范围】 化学发光免疫分析法测定女性血清FSH和LH参考值见表20-23。

表20-23 化学发光法测定女性血清FSH和LH参考值范围

参考组	FSH/IU·L^{-1}	LH/IU·L^{-1}
卵泡期	3.85~8.78	2.12~10.89
排卵期	4.54~22.51	19.18~103.03
黄体期	1.79~5.12	1.20~12.86
绝经期	16.74~113.59	10.87~58.64

【来源及生理性改变】 卵泡刺激素和黄体生成素均是垂体前叶分泌的糖蛋白激素,由α和β 2个亚基组成,两者α亚基相同,β亚基结构不同,β亚基决定激素的抗原特异性和特异功能,但需与α亚基结合才具有生物学活性。青春期前儿童促性腺激素处于低水平,青春期受下丘脑促性腺激素释放激素的调控,FSH先于LH上升,约在阴毛发育P2期开始上升,P4期达高峰,LH于青春期开始时先只出现夜间脉冲式分泌,青春期后期白天亦出现脉冲分泌,随青春发育的成熟,LH分泌逐渐增加,约在Tanner Ⅳ~Ⅴ期达高峰。在生育年龄FSH和LH的分泌随月经周期而出现周期性变化。FSH在卵泡早期维持较低水平,随卵泡发育至晚期,雌激素水平升高,FSH略下降,至排卵前24小时达最低,随即迅速升高,排卵后24小时又下降,黄体期维持低水平。LH在卵泡早期处于较低水平,以后逐渐上升,至排卵前24小时左右达高峰,24小时后迅速下降,黄体后期逐渐下降。

在女性,FSH的主要作用是促进卵泡的生长发育;激活颗粒细胞芳香化酶,促进雌二醇的合成与分泌;调节优势卵泡的选择和卵泡闭锁;在卵泡晚期与雌激素协同,诱导颗粒细胞生成LH受体,为排卵及黄素化做准备。LH的主要生理作用是在卵泡期刺激卵泡膜细胞合成雄激素,为雌二醇的合成提供底物;排卵前促使卵母细胞进一步成熟及排卵;在黄体期维持黄体功能,促进孕激素、雌激素的合成与分泌。

【检测方法】 主要测定方法包括:放射免疫分析法(radio immune assay,RIA)、酶联免疫吸附试验(enzyme linked immunoadsordent assay,ELISA)和化学发光免疫分析法(chemiluminescence immunoassay,CLIA)。目前,第三代化学发光免疫分析法已在临床广泛应用,检测灵敏度高达0.2IU/L。

【临床意义】

1. 正常月经周期中,卵泡早期FSH、LH均维持在低水平,排卵前迅速升高,LH高达基础值的3~8倍,可达160IU/L甚至更高,而FSH只有基础值的2倍左右,很少>30IU/L,排卵后FSH、LH迅速回到卵泡期水平。监测卵泡早期的FSH、LH水平,可以初步判断性腺轴功能。FSH和LH升高和降低均有重要的临床意义。FSH在判断卵巢潜能方面比LH更有价值。

2. **升高** 生理性FSH和LH同时升高可见于围绝经期和绝经后期。生理性LH升高可见于排卵期,排卵常发生在血LH峰值后24~38小时,临床常测定尿或血的LH水平预测排卵发生,以指导不孕症的治疗和避孕药物的应用。

病理性FSH和LH同时升高见于双侧卵巢切除术后、卵巢发育不良、卵巢早衰等。基础FSH≥12IU/L,预示卵巢储备下降可能,基础FSH>40IU/L、LH升高或>40IU/L,为高促性腺激素性性腺功能减退症(hypergonadotropic hypogonadism),提示病变部位在卵巢,即卵巢功能衰竭。女性40岁以前出现FSH>40IU/L称为卵巢早衰(POF),2次基础FSH>25IU/L提示早发性卵巢功能不全(POI),若基础FSH在15~25U/L则提示患者处于卵巢功能不全的亚临床期,为POI的高危人群。

3. 降低 妊娠期由于高雌激素水平负反馈抑制，FSH、LH 水平极低。非孕状态基础 FSH＜5IU/L 为低促性腺激素性性腺功能减退症（HH），提示病变部位在下丘脑或垂体，可进一步行垂体兴奋试验（详见第二十一章）。常见于下丘脑或垂体病变引起的低促性腺激素性闭经，另也可见于高催乳素血症、口服避孕药后、药物性垂体降调节后等。

4. FSH/LH 比值 一般而言，FSH/LH ≤2～3.6。基础 FSH/LH 比值可作为评估卵巢反应性的指标之一，在基础 FSH 及雌激素的上升处于正常范围内时，基础 LH 下降引起 FSH/LH 比值增高可预警卵巢储备功能下降或卵巢低反应。FSH/LH＞2～3.6 时提示卵巢储备功能不良（diminished ovarian reserve，DOR），是卵巢储备功能不良的早期表现，往往提示患者对控制性超促排卵治疗（controlled ovarian hyperstimulation，COH）反应不佳，应及时调整 COH 方案和 Gn 剂量，以提高卵巢的反应性。

5. LH/FSH 比值 基础 LH 水平＞10IU/L 即为升高，或 LH 维持正常水平，而基础 FSH 相对低水平，就形成了 LH 与 FSH 比值升高。在无优势卵泡的情况下，LH 与 FSH 比值＞2～3 可见于多囊卵巢综合征。

6. 性早熟的诊断 有助于区别真性性早熟和假性性早熟。真性性早熟 FSH 和 LH 分泌增加，且呈周期性变化；假性性早熟 FSH 和 LH 水平较低，且无周期性变化。单纯性乳房早发育的患儿 FSH 达青春期水平，而 LH 处于青春期以前的水平。但常规的放射免疫法及免疫发光法测定 FSH 对中枢性性早熟的诊断价值不大，应用高敏感免疫化学发光法才有可能检测出血中轻度升高的促性腺激素水平（详见第十章）。

四、催乳素（PRL）

【标本要求】 上午 9～11 时空腹、静坐 30～60 分钟后采集静脉血液 3ml，避免溶血，待完全凝固后室温下离心，并于离心后 2 小时内分离血清。储存样品应保持样品管的密闭状态，而且在室温（15～30℃）条件下不超过 8 小时。如果 8 小时内不能完成检测应将样品放入 2～8℃条件下冷藏。如果 48 小时内不能完成检测或运输样本，应将样本在 −20℃或低于 −20℃的环境下冷冻保存。冻存样品在检测前可以冻存 6 个月，但仅可以解冻 1 次。

【参考值范围】 化学发光免疫分析法测定女性血清催乳素的参考值范围见表 20-24。

表 20-24 化学发光法测定非孕女性血清催乳素（PRL）正常参考值

时间	参考值（ng/ml）
绝经前（＜50 岁）	3.34～26.72
绝经后（≥50 岁）	2.74～19.64

注：PRL 常用单位换算方法 1μg/L=1ng/ml=21.2mIU/L。

【来源及生理性改变】 催乳素由垂体前叶嗜酸性催乳激素细胞合成和分泌，是含有 199 个氨基酸且结构及效应与生长激素相似的蛋白质，其作用主要是促进乳腺发育和乳汁分泌；此外，还参与机体的多种功能，特别是对生殖功能的调节。腺垂体催乳素抑制因子（prolactin release inhibiting factor，PIF 或称 prolactin release inhibiting hormone，PIH）和催乳素释放因子（prolactin releasing factor，PRF）双重调控，PIF 为多巴胺能神经递质，可经垂体门脉循环运至腺垂体，抑制 PRL 合成与分泌。在人体内可能还存在其他一些刺激或抑制因子，如促甲状腺激素释放激素（TRH）、雌激素与 5- 羟色胺等对其均有促进作用。

在人类当卵泡发育成熟时，PRL 含量渐增，卵泡期晚期颗粒细胞有 PRL 受体，PRL 与其受体结合可促进 LH 受体生成，小剂量 PRL 对卵巢雌激素、孕激素合成起允许作用（permissive effect），即 PRL 本身促激素合成作用不明显，但可以增加其他激素的作用。

大剂量PRL对雌孕激素合成呈抑制作用，闭经泌乳综合征妇女血PRL水平高，雌激素水平低，出现排卵障碍、闭经和不孕。PRL水平随月经周期变化不明显，一些妇女在月经周期的中期PRL水平高，而在卵泡期水平低。

妊娠期由于雌激素可以刺激PRL细胞的增生，PRL分泌显著增高，到足月时，PRL水平可以上升10倍，超过200ng/ml，为泌乳做准备。此时虽能促进乳腺发育，但不致溢乳，这是由于雌激素、孕激素水平甚高，PRL的泌乳作用被抑制；分娩后，雌激素水平下降，PRL的泌乳作用即显示；哺乳时婴儿吸吮乳头导致PRL分泌反射性分泌增加，泌乳作用更显著。

【临床意义】

1. 生理或应激情况下PRL的变化　由于血清PRL水平受其脉冲式分泌及昼夜醒睡周期的影响，采血应在1日最低谷的时相，即上午9～11时为宜。高蛋白质食物中氨基酸的影响使进食半小时内循环中PRL水平增加50%～100%，故而血样采集应在空腹状态下进行。精神紧张、应激状态导致PRL水平升高2～3倍，但持续不超过1小时。急剧的运动也属于应激状态，因而采血前应嘱患者安静1小时。

（1）昼夜的变化：催乳素的分泌有昼夜节律，入睡后逐渐升高，早晨睡醒前可达到峰值，睡醒后迅速下降，上午10时～下午2时降至谷值。

（2）年龄和性别的变化：由于母体雌激素水平的影响，刚出生的婴儿血清催乳素水平高达100ng/ml，之后逐渐下降，到出生后3个月时降至正常水平。催乳素水平在青春期轻度上升至成人水平。成年女性血清催乳素水平始终比同龄男性高。妇女绝经后的18个月内，体内催乳素水平逐渐下降50%，但接受雌激素治疗的妇女下降较缓慢。在高催乳素血症的妇女中，应用雌激素治疗不引起催乳素水平的变化。老年男性与年轻人比较，平均血清催乳素水平约下降50%。

（3）产后泌乳过程中的变化：如果不哺乳，产后4周产妇血清催乳素水平降至正常；如果哺乳，当乳头被吸吮时可触发垂体催乳素快速释放，产后4～6周内哺乳妇女基础血清催乳素水平持续升高。此后4～12周，基础催乳素水平逐渐降至正常，随着每次哺乳发生，催乳素水平升高幅度逐渐减小。产后3～6个月，基础和哺乳刺激情况下催乳素水平的下降，主要是由于婴儿添加辅食导致的哺乳减少。如果坚持严格的母乳喂养，基础催乳素水平会持续升高，并可发生产后闭经。对健康妇女，非哺乳状态下刺激乳房也可以导致催乳素水平上升。

（4）应激情况下的变化：应激（如情绪紧张、寒冷、运动等）时垂体释放的应激激素包括催乳素、促肾上腺皮质激素（ACTH）和生长激素（GH）。应激可以使催乳素水平升高数倍，通常持续时间不到1小时。

2. PRL升高　PRL显著升高者，1次检查即可确定；PRL轻度升高者，应进行第2次检查，不可轻易诊断高催乳素血症（HPRL）而滥用溴隐亭治疗。PRL≥25ng/ml或高于本单位检验正常值为HPRL。需要注意的是，血中PRL分子结构有4种形态：小分子PRL、大分子PRL、大大分子PRL及异型PRL。仅小分子PRL具有激素活性，占分泌总量的80%，而临床测定的PRL是各种形态PRL的总和，因此PRL的免疫测定水平与生物学作用不一定平行，PRL正常者可有溢乳，而高PRL者可无溢乳。

（1）对于月经紊乱、闭经、排卵功能障碍的多囊卵巢综合征患者，无论有无溢乳，均应测定PRL，以排除高催乳素血症。若PRL＞100ng/ml，且FSH、LH水平偏低，可以考虑高催乳素血症，此时应检测促甲状腺激素（TSH）排除甲状腺功能减退导致的PRL增高。10%～30%的多囊卵巢综合征患者伴有PRL轻度增高，需与高催乳素血症鉴别。

（2）垂体腺瘤占所有颅内肿瘤的10%～15%。催乳素腺瘤是最常见的垂体功能性腺瘤，约占全部垂体腺瘤的45%，是临床上病理性HPRL最常见的原因。对垂体肿瘤患者，PRL异常增高时应考虑有无垂体催乳素瘤，催乳素腺瘤多为良性肿瘤，根据其大小可分为微腺瘤（肿瘤直径≤10mm）和大腺瘤（肿瘤直径＞10mm）。PRL＞50ng/ml，约20%有催乳素瘤。PRL＞100ng/ml，约50%有催乳素瘤，可做垂体CT或磁共振检查。PRL＞200ng/ml，常存在催乳素腺瘤，必须做垂体CT或磁共振。典型临床表现结合高催乳素血症的实验室检查与鞍区影像学检查，可做出催乳素腺瘤的诊断。对疑诊垂体催乳素腺瘤的患者，静脉取血测催乳素的要求是：正常进食早餐（种类为碳水化合物，避免摄入蛋白质和脂肪类食物），于上午9：00～11：00休息半小时后静脉穿刺取血。垂体微腺瘤PRL水平通常在100~200ng/ml；当PRL大于200ng/ml时要怀疑垂体大腺瘤，特别是PRL水平大于250ng/ml时，垂体大腺瘤的可能性更大，但很少超过1 000ng/ml。若PRL极度增高时要警惕垂体侵袭性瘤可能。PRL兴奋试验与PRL抑制试验对诊断垂体催乳素瘤有意义。PRL兴奋或抑制试验可以区别PRL增高是由下丘脑、垂体功能失调引起，还是由垂体肿瘤引起。

（3）PRL升高还可见于原发性甲减、下丘脑肿瘤、颅咽管瘤、闭经泌乳综合征。创伤、手术、带状疱疹、吸乳、肾功能衰竭、性交后亦可增高。鼻咽癌放疗后垂体功能减退（radiation-induced hypopituitarism，RIH）以甲状腺激素分泌减少和高催乳素血症为最常见的表现。

（4）很多常用药物可引起催乳素水平升高，如氯丙嗪、抗组胺药、甲基多巴、利血平、多巴胺受体拮抗剂、含雌激素的口服避孕药、某些抗高血压药、阿片制剂及H_2受体阻滞剂等。药物引起的HPRL，血清催乳素水平多＜100ng/ml，但也有文献报道，长期服用一些药物，可使血清催乳素水平高达648.37ng/ml，引起大量泌乳和闭经。

（5）特发性升高：HPRL与妊娠、服药、垂体肿瘤或其他器质性病变无关，多因患者的下丘脑-垂体功能紊乱，从而导致催乳素分泌增加，其中大多数人表现为血清催乳素水平轻度升高，长期观察可恢复正常。临床上当无病因可循时，可诊断为特发性HPRL。

3. PRL降低　见于功能失调性子宫出血、单纯性催乳素分泌缺乏症和垂体前叶功能减退如希恩综合征等。另见于使用抗PRL药物如溴隐亭、左旋多巴、Vit B_6等。

4. PRL动态试验　详见第二十一章。

（梁立阳　焦雪丹　谢言信　张清学）

参考文献

1. DAVIS SR, BELL RJ, ROBINSON PJ, et al. Testosterone and estrone increase from the age of 70 years: findings from the sex hormones in older women study. J Clin Endocrinol Metab, 2019, 104（12）:6291-6300.
2. FANELLI F, BELLUOMO I, DI LALLO VD, et al. Serum steroid profiling by isotopic dilution-liquid chromatography-mass spectrometry: comparison with current immunoassays and reference intervals in healthy adults. Steroids, 2011, 76（3）:244-253.
3. KHASHCHENKO E, UVAROVA E, VYSOKIKH M, et al. The relevant hormonal levels and diagnostic features of polycystic ovary syndrome in adolescents. J Clin Med, 2020, 9（6）:1831.
4. BUENALUZ-SEDURANTE M, CO MIK, DAGANG DJT, et al. Reference intervals of total testosterone in adult filipino men.Int J Endocrinol, 2020, 2020:8877261.
5. KANAKIS GA, TSAMETIS CP, GOULIS DG. Measuring testosterone in women and men. Maturitas, 2019, 125:41-44.
6. CLARK RV, WALD JA, SWERDLOFF RS, et al. Large divergence in testosterone concentrations between men and women: Frame of reference for elite athletes in sex-specific competition in sports, a narrative review. Clin Endocrinol（Oxf）, 2019, 90（1）:15-22.
7. TOSI F, FIERS T, KAUFMAN JM, et al. Implica-

tions of androgen assay accuracy in the phenotyping of women with polycystic ovary syndrome.J Clin Endocrinol Metab, 2016, 101(2):610-618.

8. RAVEROT G, BURMAN P, MCCORMACK A, et al.European Society of Endocrinology Clinical Practice Guidelines for the management of aggressive pituitary tumours and carcinomas. Eur J Endocrinol, 2018, 178(1):G1-G24.
9. KULLE AE, WELZEL M, HOLTERHUS PM, et al. Implementation of a liquid chromatography tandem mass spectrometry assay for eight adrenal C-21 steroids and pediatric reference data. Horm Res Paediatr, 2013, 79(1):22-31.
10. KULLE AE, RIEPE FG, MELCHIOR D, et al. A novel ultrapressure liquid chromatography tandem mass spectrometry method for the simultaneous determination of androstenedione, testosterone, and dihydrotestosterone in pediatric blood samples: age- and sex-specific reference data. J Clin Endocrinol Metab, 2010, 95(5):2399-2409.
11. KYRIAKOPOULOU L, YAZDANPANAH M, COLANTONIO DA, et al.A sensitive and rapid mass spectrometric method for the simultaneous measurement of eight steroid hormones and CALIPER pediatric reference intervals. Clin Biochem, 2013, 46(7-8):642-651.
12. KUSHNIR MM, ROCKWOOD AL, ROBERTS WL, et al.Liquid chromatography tandem mass spectrometry for analysis of steroids in clinical laboratories. Clin Biochem, 2011, 44(1):77-88.
13. SOLDIN OP, MAKAMBI KH, SOLDIN SJ, et al.Steroid hormone levels associated with passive and active smoking. Steroids, 2011, 76(7):653-659.
14. SKIBA MA, BELL RJ, ISLAM RM, et al.Androgens during the reproductive years: what is normal for women? J Clin Endocrinol Metab, 2019, 104(11):5382-5392.
15. 中华医学会儿科学分会内分泌遗传代谢学组，《中华儿科杂志》编辑委员会．中枢性性早熟诊断与治疗共识(2015). 中华儿科杂志, 2015, 53(6):412-418.
16. 中华医学会妇产科学分会内分泌学组．女性高催乳素血症诊治共识．中华妇产科杂志, 2016, 51(3):161-168.
17. 中华医学会内分泌学分会．嗜铬细胞瘤和副神经节瘤诊断治疗专家共识(2020 版). 中华内分泌代谢杂志, 2020, 36(09):737-750.
18. 中华医学会骨质疏松和骨矿盐疾病分会．甲状旁腺功能减退症临床诊疗指南．中华骨质疏松和骨矿盐疾病杂志, 2018, 11(4):323-338.
19. MELMED S.Pathogenesis and diagnosis of growth hormone deficiency in adults. N Engl J Med, 2019, 380(26):2551-2562.
20. BAE YJ, ZEIDLER R, BABER R, et al.Reference intervals of nine steroid hormones over the life-span analyzed by LC-MS/MS: Effect of age, gender, puberty, and oral contraceptives. J Steroid Biochem Mol Biol.2019, 193:105409.

第二十一章

常用动态功能试验

第一节　下丘脑 - 垂体 - 性腺轴的动态试验

一、克罗米芬兴奋试验（clomiphene citrate challenge test，CCCT）

【原理】 克罗米芬的化学结构与人工合成的己烯雌酚相似，是一种具有弱雌激素作用的雌激素拮抗剂，在下丘脑可与雌激素受体结合，阻断性激素对下丘脑和 / 或腺垂体细胞的负反馈作用，引起 GnRH 释放，可用于评估闭经患者下丘脑 - 垂体 - 卵巢轴功能，鉴别下丘脑和垂体病变；GnRH 释放使 FSH 升高，加强卵泡的募集，对于卵巢储备正常者，升高的 FSH 逐渐被发育卵泡分泌的抑制素 B 和雌二醇抑制，用药后月经第 10 天可降至正常水平；对于卵巢储备下降者，仅能募集少量卵泡，抑制素 B 分泌减少，对垂体的负反馈作用减弱，克罗米芬用药后 FSH 仍显著升高。检测的是用药后卵巢的反应能力，可用于评估卵巢储备功能。由于克罗米芬刺激试验实施较为费时低效，现已逐渐被 AMH、AFC 等激素检测和影像学检查所替代。

【试验方法】 月经周期第 5 天开始每日口服克罗米芬 100mg，连服 5 天，分别在服药第 1、3、5 日测 FSH、LH，第 3 周或经前抽血测孕酮。服药后 LH 可增加 85%，FSH 增加 50%，停药后 LH、FSH 即下降。若以后再出现 LH 上升达排卵期水平，诱发排卵为排卵型反应，排卵一般出现在停药后的第 5～9 天。如停药后 20 日都没有出现 LH 上升为无排卵型反应。如服药后血清 FSH 浓度升高（≥均值 +2*SD*）或＞10IU/L 或前后 FSH 总和＞26IU/L，提示卵巢储备下降。

【临床意义】

1. 下丘脑病变　下丘脑病变时对垂体兴奋试验有反应，而对克罗米芬试验无反应。

2. 卵巢储备的评估　可用于体外受精 - 胚胎移植治疗及其他辅助生育技术前预测卵巢反应，对年轻或基础 FSH 正常者可进一步评估可能存在的卵巢储备功能下降。由于 AMH 等检测卵巢储备的检查项目日益普及，克罗米芬刺激试验已经极少用于评估卵巢储备。

二、促性腺激素卵巢兴奋试验（exogenous follicle-stimulating hormone ovarian reserve test，EFORT）

【原理】 在月经周期第 3 天（卵泡募集期）注射大剂量的外源性 FSH 后，可刺激募集 FSH 敏感的窦卵泡生长，生长的卵泡分泌雌二醇（E_2），用药后血 E_2 水平升高。卵巢储备下降者，在注射外源性 FSH 后，募集卵泡少，卵泡分泌的 E_2 水平无明显升高，可联合基础 FSH 水平用于卵巢储备功能的评估。

【试验方法】 月经周期第 3 天，查血清基础 FSH 和 E_2 浓度，然后给予 FSH 300IU 单次皮下注射，注射 24 小时后再次测血清雌二醇水平，当基础 FSH≥11IU/L 且升高的 E_2 ＜110pmol/L（30pg/ml）时认为反应异常。

【临床意义】 卵巢储备的评估方法，可用于体外受精 - 胚胎移植治疗及其他辅助生育技术前预测卵巢反应。该检查项目现已逐渐被 AMH、AFC 等激素检测和影像学检查所取代。

三、促性腺激素释放激素激动剂刺激试验（gonadotrophin releasing hormone agonist stimulation test，GAST）

【原理】 促性腺激素释放激素激动剂（gonadotrophin releasing hormone agonist，GnRHa）是 LHRH 的类似物、激动剂，短效 GnRHa 单次注射后与垂体的 LHRH 受体结合，垂体释放储存的促性腺激素，血 FSH 和 LH 升高。对于卵巢储备正常者，用药后升高的 FSH 刺激卵泡募集，发育卵泡分泌 E_2，血 E_2 水平升高；对于卵巢储备下降者，卵泡募集少，E_2 无明显升高。可用于评估卵巢储备功能。

【试验方法】 卵泡早期测定血清 FSH、E_2，然后给予短效 GnRHa 曲普瑞林 100μg，皮下注射，注射后 24 小时重复测定 FSH、E_2。用药后 24 小时血清 FSH 升高，但血清 E_2 水平升高＜80pmol/L 或增幅＜1 倍者为卵巢储备功能低下。

【临床意义】 卵巢储备的评估方法，可用于体外受精 - 胚胎移植治疗及其他辅助生育技术前预测卵巢反应。该检查项目由于繁琐费时且费用相对较高，效价比较差，现已被 AMH、AFC 等激素检测和影像学检查所取代。

四、垂体兴奋试验（GnRH 刺激试验）

【原理】 LHRH 对垂体促性腺激素有兴奋作用，给受试者注射外源性 LHRH 后在不同时相抽血测定促性腺激素水平，以了解垂体功能。垂体功能良好，促性腺激素水平升高；垂体功能不良，则反应性差，促性腺激素水平不升高。

【传统试验方法】 成人女性上午 8 时注射 LHRH 100μg（按药物说明书选择注射方法），女童 LHRH 剂量为 2.5μg/kg，最大量不超过 100μg。不需禁食，于注射前和注射后 15、30、60 和 90 分钟分别取静脉血 2～3ml，测定血 LH、FSH 值。

【简化试验方法】 由于 LHRH 注射后 30 分钟 LH 已达峰值，45～60 分钟时 LH 浓度维持在峰值时的相似水平，因而只需在注射 LHRH 的 0、30、60 分钟 3 个点采血测 LH、FSH，所得测定值具有与上述传统试验方法相同的诊断意义。

【结果分析】

1. 正常反应 女性注射 GnRH 后 15～30 分钟，出现血清 LH 升高的峰值，其峰值增加到基值的 2～3 倍以上，其绝对值增加到 8～10μg/L 以上。注射 LHRH 后，LH 值比基础值升高 2～3 倍（在月经不同周期中反应有所不同，LH 排卵前期增加 3～5 倍，卵泡期增加 3～4 倍，黄体期增加 8～10 倍），其绝对值增加到 8～10μg/L 以上，高峰出现在 15～30 分钟。FSH 增加 0.5～2 倍，与月经周期无关）。

正常成年男性 LH 增加 4～10 倍，FSH 增加 0.5～2 倍。

2. 活跃反应 高峰值比基础值升高 5 倍。

3. 延迟反应 峰值出现于 60～90 分钟，增加倍数同正常人。

4. 无反应或低弱反应 注入 LHRH 后 LH 值无变动，一直处于低水平或兴奋反应的程度达不到以上倍数（男性 T＜8.4ng/ml，女性 E_2＜48.2pg/mg 或 GnRH 兴奋试验 LH/FSH 升高小于 3 倍认为性腺储备功能低下）可诊断为垂体 LH/FSH 储备功能减退。

5. 性早熟 青春前期正常人的 LH 兴奋程度很小，血 FSH 增加 0.5～2 倍。性早熟者反应较儿童高，达成人水平。

【临床意义】

1. 青春期延迟 对 GnRH 有反应，注射后LH的增加在正常范围或反应低下。

2. 中枢性性早熟 女童垂体兴奋试验呈正常反应，极早期者也可呈阴性结果，若副性征不消退则可在3～6个月后复查。

3. 鉴别诊断：非促性腺激素依赖性性早熟、单纯乳房发育 一般根据LH、FSH峰值和LH/FSH峰值的比值进行分析判断：①免疫荧光法（IFMA），LH峰值>9.6U/L（男孩）LH峰值>6.9U/L（女孩）；免疫化学发光法（ICMA），LH峰值≥5U/L均提示性腺轴启动。②LH峰值/FSH峰值≥0.6，考虑青春期启动，应同时满足LH值>5U/L，单纯以LH峰值/FSH峰值>0.6作为诊断指标，易造成误诊。

4. 垂体功能减退 希恩综合征、垂体手术或放射治疗垂体组织遭到破坏。垂体兴奋试验呈无反应或低弱反应。

5. 下丘脑功能减退 可为正常或反应程度达不到以上倍数。

6. 卵巢功能不全 FSH、LH基础值均>30IU/L，垂体试验呈活跃反应。

7. 多囊卵巢综合征 LH/FSH比值≥3，垂体兴奋试验呈活跃反应。

（谢言信 李予 梁立阳）

第二节 下丘脑-垂体-肾上腺皮质轴功能的动态试验

ACTH兴奋皮质醇试验原理：以外源性ACTH最大限度地兴奋肾上腺皮质，以了解肾上腺储备功能，是诊断肾上腺皮质功能减退症（adrenal insufficiency，AI）的决定性试验。理论上所有怀疑AI患者均需进行ACTH兴奋试验加以证实。包括以下方法：

一、标准ACTH快速兴奋试验（standard short synacthen test，SSST）

【方法】 肌内注射或静脉注射250μg $ACTH_{1\sim24}$，分别于0、30和/或60分钟抽血测皮质醇。

【临床意义】

1. 正常反应 基础或兴奋后血皮质醇≥20μg/dl（550nmol/L）。

2. 原发性肾上腺皮质减退症 由于内源性ACTH已经最大限度地兴奋肾上腺分泌皮质醇，因此外源性ACTH不能进一步刺激皮质醇分泌，血皮质醇基础值低于正常或正常低限，刺激后血皮质醇上升很少或不上升，峰值仍然低于20μg/dl（550nmol/L）。

3. 继发性肾上腺皮质减退症 在长期和严重的继发性肾上腺皮质功能减退症患者，血皮质醇上升很少或不上升，峰值低于20μg/dl（550nmol/L）。

二、小剂量ACTH兴奋试验（low-dose synacthen test，LDST）

【方法】 静脉注射0.5μg/m^2体表面积或1μg $ACTH_{1\sim24}$，分别于0、30和/或60分钟抽血测皮质醇。

【临床意义】

1. 正常反应 兴奋后血皮质醇增加至550nmol/L以上。

2. 原发性肾上腺皮质功能减退症 基础和兴奋后皮质醇均不升高，峰值仍然低于20μg/dl（550nmol/L）。

3. 继发性肾上腺皮质减退症 典型者血皮质醇不被兴奋，峰值仍然低于20μg/dl（550nmol/L）。应注意轻型的继发性肾上腺皮质减退症，可以表现为正常反应，或者兴奋后皮质醇增加未达550nmol/L，要进一步行甲吡酮或胰岛素低血糖兴奋试验，以评估垂体分泌ACTH的储备功能。快速$ACTH_{1\sim24}$兴奋试验还可用于重症患者、急需马上抢救而需明确诊断时。

三、经典ACTH兴奋试验

【方法】 $ACTH_{1\sim39}$ 25U加入5% GS 500ml，均匀维持8小时，至少3天。测定滴

注前及刺激日的血皮质醇水平、24 小时尿游离皮质醇。

【临床意义】 正常人兴奋的第 1 天，较基础值增加 1～2 倍，第 2 天增加 1.5～2.5 倍。典型原发性肾上腺皮质功能减退症者，基础值低下且不被兴奋；轻型原发性肾上腺皮质功能减退症者，基础值正常，但兴奋第 1、2 天，血皮质醇、或 24 小时尿皮质醇水平达不到正常人的倍数，第 3 天反而下降。继发性肾上腺皮质减退症者，由于病变在垂体，患者由于缺乏 ACTH 的刺激，使得肾上腺分泌皮质醇功能下降甚至出现肾上腺的萎缩，因此尿皮质醇呈延迟反应，即基础值低下，但兴奋后逐日升高，在第 3～5 天甚至可达到正常人反应的水平。因此，该试验不仅可以诊断肾上腺皮质功能减退症，而且对于鉴别原发和继发性的肾上腺皮质功能减退症有帮助。

【注意事项】 国内仅有 $ACTH_{1\sim39}$，$ACTH_{1\sim39}$ 为动物蛋白，易引起过敏反应；另外，如患者情况较重，可用小剂量地塞米松预防肾上腺危象。

四、小剂量地塞米松抑制试验

【方法】

1. 过夜法 先测定上午 8 时血浆 ACTH 或皮质醇浓度。然后，午夜 12 时 1 次口服地塞米松 1mg，次晨再次测定上述指标。

2. 传统法 第 1 天和第 2 天留 24 小时尿，测尿游离皮质醇（空白对照）；第 3、4 天，口服地塞米松 0.5mg，每 6 小时 1 次。每天留 24 小时尿液送检，并于第 1、4、5 天 8a.m. 抽血测皮质醇。

【临床意义】 主要用于与下丘脑 - 垂体 - 肾上腺皮质轴功能正常的其他疾病如单纯性肥胖症的鉴别诊断，确立库欣综合征的诊断。若上午 8 时血清皮质醇＜50nmol/L（5μg/dl）。与临床不相符时，可进一步行经典法证实：第 1 天和第 2 天留 24 小时尿，测尿游离皮质醇（空白对照）；第 3、4 天口服地塞米松 0.5mg，每 6 小时 1 次。对照前后结果，如果尿皮质醇抑制率＜50%，服药后血清皮质醇＞138nmol/L，临床诊断本症。该试验是诊断本症的一线诊断方法之一。

五、大剂量地塞米松抑制试验

【方法和意义】 在小剂量地塞米松抑制试验的基础上（不受抑制），为进一步鉴定其病因和定位，大剂量地塞米松抑制试验目前主要用于 ACTH 依赖性库欣综合征的病因诊断。可将地塞米松加至 2mg，每 6 小时 1 次，连续 2 天，前后测定 24 小时尿游离皮质醇若仍不受抑制，支持非 ACTH 依赖性库欣综合征；也可午夜口服 1 次地塞米松 8mg，次晨 8am 测定血皮质醇，抑制后血皮质醇（8am）不受抑制，支持异位 ACTH 综合征，另外肾上腺病变导致的非 ACTH 依赖性库欣综合征，也表现为不被大剂量地塞米松所抑制。

皮质激素是体内应激激素，因此测定皮质醇水平、节律以及地塞米松抑制试验，需在非应激状态下进行，试验期间保持安静；试验期间可做日常正常活动，8am 抽血时不一定要空腹，可进食。

六、ACTH 兴奋 17-OHP 试验

【方法】 静脉注射 250μg $ACTH_{1\sim24}$，分别于 0 和 60 分钟抽血测定 17-OHP。女性建议在月经周期的卵泡期空腹进行。

【临床意义】 本试验用于明确诊断 21- 羟化酶缺乏症。当基础 17-OHP＜200ng/dl（6nmol/L）时，不支持诊断 21- 羟化酶缺乏症；当基础 17-OHP＞1 000ng/dl（30nmol/L）时，支持诊断 21- 羟化酶缺乏症。当基础 17-OHP 处于临界值（6～30nmol/L），兴奋后＞30nmol/L 时，支持诊断 21- 羟化酶缺乏症。

（张少玲　潘萍）

第三节　糖代谢的动态试验

一、葡萄糖耐量试验

有口服和静脉注射 2 种。当血糖高于正常范围而又未达到诊断糖尿病标准者，须进行口服葡萄糖耐量试验（OGTT），已经诊断糖尿病者不需进行此试验。

（一）口服葡萄糖耐量试验（OGTT）

【方法】 试验前 3 天至少每天进食 150g 碳水化合物，处于非应激情况。试验前夜空腹 10～16 小时，在清晨进行。WHO 推荐成人口服 75g 无水葡萄糖（含单结晶水的葡萄糖 82.5g），溶于 250～300ml 水中，5 分钟内饮完。从口服第 1 口葡萄糖液算起，于第 0、1、2 小时测静脉血浆葡萄糖。其中 2 小时血糖采血时点要求前后误差不超过 3 分钟。

【注意事项】 血糖标本预先要加氟化钠和草酸钾，以防在放置过程中血糖明显下降。血糖用葡萄糖氧化酶法或己糖激酶法测定。儿童按每公斤体重 1.75g 计算，总量不超过 75g。试验过程中可以正常活动，但不应吸烟、饮水、进食及剧烈运动。试验期间若出现面色苍白、恶心、晕厥等症状时，要停止试验。若是在服糖后 3～4 小时出现，应考虑为反应性低血糖，立刻取血测血糖，并让患者进食。另外，许多药物可使葡萄糖耐量减低，故在试验前应停药，如烟酸、噻唑类利尿剂、水杨酸钠等至少停止 3～4 天，口服避孕药停 1 周，单胺氧化酶抑制剂应停 1 个月以上。

（二）静脉注射葡萄糖耐量试验（IVGTT）

只适用于胃切除后、胃空肠吻合术后、吸收不良综合征不宜进行 OGTT 者，或作为评价葡萄糖利用的临床研究手段，如了解胰岛素释放第一时相的情况。

【方法】 受试者在超过 10 小时过夜空腹的早晨（9a.m. 之前），于静躺 15～30 分钟后进行。在其两侧的肘前静脉各置 1 根导管，1 根导管用于静脉给予葡萄糖液，另 1 根用于采集血样。然后，在 2 分钟内给予受试者单次静脉注射 50% 葡萄糖液（300mg/kg 体重），在 0、2、4、8、19、22、30、40、50、70、90 和 180 分钟分别取血样 3ml 进行血清胰岛素和血葡萄糖测定。

（三）馒头餐试验

标准馒头餐：含 100g/ 个标准面粉的馒头。空腹状态下 10 分钟内进食标准馒头 1 个，第 0、1、2 小时测静脉血浆葡萄糖。

75g 葡萄糖和馒头餐试验中 100g 面粉热量含量相同，均为 1 255.2kJ（300 千卡）热量。OGTT 试验患者服用的葡萄糖为单糖，可直接由小肠吸收。馒头餐试验中患者服用的面粉为多糖，需要经过小肠的消化分解为单糖或双糖进行吸收。在正常人群中，OGTT 试验和馒头餐试验过程中各点的血糖水平一致。

【临床意义】 参考值：按 2021 年版美国糖尿病协会（ADA）标准，糖代谢异常包括糖尿病（DM）（随机血糖≥11.1mmol/L，或 OGTT 2h 血糖≥11.1mmol/L，或空腹血糖≥7.0mmol/L，或 HbA1c≥6.5%，或既往有糖尿病者）、糖耐量异常（OGTT 2h 血糖在 7.8～11.0mmol/L）、空腹血糖受损（空腹血糖≥5.6mmol/L 且≤6.9mmol/L）、胰岛素抵抗（胰岛素抵抗指数 HOMA-IR>2.1 或 OGTT 胰岛素分泌延迟、高峰后移至 120 分钟）及高胰岛素血症（空腹胰岛素≥15mU/L 或者 OGTT 2h INS≥80mU/L）。

二、口服葡萄糖 - 胰岛素释放试验

【方法】 利用口服葡萄糖后可激发机体释放相应的胰岛素原理，口服第 1 口葡萄糖液算起，于 0、0.5、1、2 和 3 小时测静脉血浆葡萄糖、血清胰岛素和 C 肽水平。测定方法

同前。

【临床意义】 参考值：空腹胰岛素5～25mIU/L，服糖后0.5～1小时胰岛素较空腹时上升7～9倍为正常，峰值在0.5～1小时，3小时后降至正常水平。如果测定值与上述情况不同，空腹胰岛素超过参考值；1小时胰岛素是空腹胰岛素的8～10倍或以上；2小时胰岛素高于1小时胰岛素水平，即胰岛素峰值后移，提示患者可能存在胰岛素抵抗。

（张少玲　陈晓莉）

第四节　PRL兴奋试验

一、甲氧氯普胺兴奋试验

【试验原理】 正常人群中，甲氧氯普胺可拮抗多巴胺受体对PRL的抑制作用，从而促进PRL的分泌。而垂体催乳素瘤患者的兴奋反应不明显。甲氧氯普胺兴奋试验是最经典的PRL兴奋试验，是早期催乳素血症病因鉴别方法，但其试验结果易受多种因素干扰，存在一定的假阳性率和假阴性率。因此，随着血清催乳素水平检测技术及头颅影像技术的发展，该兴奋试验的临床应用逐渐减少。

【方法】 甲氧氯普胺10mg肌内注射，于注射前（清晨空腹基础状态）和注射后30、60、90和120分钟分别抽血，测定血清PRL。已使用溴隐亭治疗的高催乳素血症患者在兴奋试验前3天需停用溴隐亭，以排除药物影响。

【临床意义】 正常人给药90分钟后出现峰值，较基础值增加3倍以上或峰/基比值>2.5。单纯性或功能性泌乳症兴奋试验结果为正常反应。部分性垂体功能减退和垂体催乳素瘤为低弱反应或反应延迟，峰值升高<3倍。垂体前叶功能减退峰值升高<2倍。

二、促甲状腺激素释放激素（TRH）兴奋试验

【试验原理】 TRH兴奋试验是判断是否存在原发性甲减、垂体肿瘤、垂体前叶功能减退、下丘脑病变等疾病的一种垂体前叶功能检查。下丘脑分泌的TRH具有兴奋垂体分泌TSH和垂体催乳素细胞分泌PRL的双重作用。给试验者静脉注射TRH后，血清TSH及PRL的浓度发生改变，以此可了解垂体前叶功能。

【方法】 将500μg TRH溶于2ml生理水中，于30秒内快速静脉注入；在注射前（空腹）和注射后15、30和90分钟分别抽血，测定THS及PRL。

【临床意义】 正常人在注射后15～30分钟出现高峰，血TSH及PRL水平增高至基础值3倍以上（男性可升高6倍，女性可升高8倍）。垂体催乳素瘤患者，基础PRL升高，但TRH刺激后PRL释放反应低于正常，兴奋后PRL升高<2倍。垂体前叶功能减退症可呈减低反应。单纯性高催乳素血症TRH兴奋试验反应一般正常，少数反应减低。原发性甲减患者的TSH基础水平显著高于正常人，TRH兴奋后TSH升高的倍数和正常人接近，但升高绝对值显著增高。

三、氯丙嗪试验

【试验原理】 氯丙嗪可通过阻止抑制去甲肾上腺素吸收、转化及多巴胺功能，促进PRL分泌。

【方法】 空腹口服氯丙嗪25～50mg后分别于0、60和120分钟检测血清PRL水平。

【临床意义】 正常人群在口服氯丙嗪后60～90分钟血清PRL水平增加1倍，并持续3小时，垂体PRL瘤患者较少出现波动。氯丙嗪试验可用于协助诊断垂体PRL瘤。

第五节 PRL 抑制试验

一、左旋多巴试验

【试验原理】 左旋多巴为多巴胺前体物，在正常人群中经脱羧酶作用生成多巴胺，从而抑制 PRL 分泌。

【方法】 空腹口服左旋多巴 500mg，于服药前（空腹）和服药后 1、2、3 小时分别采血测定 PRL。

【临床意义】 正常人 2～3 小时后 PRL 抑制到＜4ng/ml，垂体催乳素瘤为自主分泌，抑制轻微或无反应。该 PRL 抑制试验可用于协助诊断垂体 PRL 瘤。

二、溴隐亭试验

【试验原理】 溴隐亭为多巴胺受体激动剂，可强力抑制 PRL 合成和释放。

【方案】 口服溴隐亭 2.5～5mg，分别于用药第 0、0.5、1、2、4、6 小时采血测定 PRL。

【临床意义】 正常妇女口服 2.5～5.0mg 后 2～4 小时 PRL 降低≥50%，抑制作用持续 4 小时以上。单纯性和功能性高催乳素血症多为正常抑制反应。而垂体 PRL 瘤、垂体前叶功能减退抑制反应不明显。

第六节 hCG 兴奋试验

【试验原理】 人绒毛膜促性腺激素（hCG）由胎盘合体滋养层细胞分泌，是一种糖蛋白激素，与 LH 的生物学作用和免疫效应上类似。hCG 兴奋试验多用于男性患者低促性腺激素性性腺功能减退症的辅助诊断，通过注射 hCG 来检测血浆中睾酮含量，评估睾丸间质细胞功能。在女性早期卵泡期行 hCG 兴奋试验，可评估卵巢膜细胞合成雄激素及前体物质的能力，有报道 hCG 兴奋试验用于评估多囊卵巢综合征（PCOS）患者的高雄激素血症。

【方法】

1. 男性 hCG 兴奋试验用来评价睾丸间质细胞功能，主要有 2 种方法：单次肌内注射 hCG 2 000～5 000IU，测定 0、24、48 和 72 小时血睾酮水平。或肌内注射 hCG 2 000IU，每周 2 次，连续 2 周，测定注射前、注射后第 4、7、10 和 14 天睾酮水平。

2. 女性 在月经周期第 2～4 天上午 8 时左右给予尿源性 hCG 5 000IU 或者重组人 hCG 250μg，检测注射前和注射后 24、48 和 72 小时的 FSH、17- 羟孕酮（17-OHP）、雄烯二酮、睾酮和雌二醇，有报道简化法仅检测注射 hCG 前和注射 hCG 后 24 小时的上述激素水平。

【临床意义】

1. 正常男性在青春期后行 hCG 兴奋试验，血浆睾酮平均增加 100%（50%～200%），青春前期无反应或仅轻度增加。隐睾症患者注射 hCG 后血浆睾酮明显上升，而无睾症患者则上升不明显。男性低促性腺激素性性腺功能减退症患者反应低下，若刺激后睾酮≥3.47nmol/L 提示存在睾丸间质细胞，睾酮≥10.41nmol/L 提示间质细胞功能良好。该试验可能存在假阴性，应慎重评估试验结果，必要时重复试验或试验性促性腺激素治疗 3 个月，观察睾酮水平变化。

2. 女性多囊卵巢综合征（PCOS）患者，hCG 兴奋试验多表现为 17-OHP、雄烯二酮、睾酮和雌二醇分泌增加。

（焦雪丹 张清学）

参考文献

1. American Diabetes Association. 2. Classification and diagnosis of diabetes: standards of medical care in diabetes-2021. Diabetes Care 2021, 44(Suppl.1):S15-S33.
2. ALEXOPOULOS AS, BLAIR R, PETERS AL. Management of preexisting diabetes in pregnancy: a review. JAMA, 2019, 321(18):1811-1819.
3. BESSOW C, DONATO R, DE SOUZA T, et al. Antral follicle responsiveness assessed by follicular output RaTe(FORT) correlates with follicles diameter. J Ovarian Res, 2019, 12(1):48.
4. EGAN AM, DOW ML, VELLA A.A Review of the pathophysiology and management of diabetes in pregnancy. Mayo Clin Proc, 2020, 95(12):2734-2746.
5. Practice Committee of The American Society for Reproductive Medicine. Electronic Address Aao, M Practice Committee of The American Society for Reproductive. Testing and interpreting measures of ovarian reserve: a committee opinion. Fertil Steril, 2020, 114(6):1151-1157.
6. TAL R, SEIFER DB.Ovarian reserve testing: a user's guide.Am J Obstet Gynecol, 2017, 217 (2):129-140.
7. SPEISER PW, ARLT W, AUCHUS RJ, et al. Congenital adrenal hyperplasia due to steroid 21-Hydroxylase deficiency: an endocrine society clinical practice guideline. J Clin Endocrinol Metab, 2018, 103(11):4043-4088.
8. BELLI S, SANTI D, LEONI E, et al.Human chorionic gonadotropin stimulation gives evidence of differences in testicular steroidogenesis in Klinefelter syndrome, as assessed by liquid chromatography-tandem mass spectrometry. Eur J Endocrinol, 2016, 174(6):801-811.

第二十二章

卵巢储备功能检查

卵巢储备功能即卵巢储备(ovarian reserve),是指卵巢皮质区存留卵泡生长、发育、形成可受精的卵母细胞的数量和质量的潜在能力,反映了女性的生育能力。卵巢储备包含了3层意思:卵母细胞的数量、质量和生殖能力。卵巢产生卵子的能力减弱,卵母细胞质量下降,导致生育能力下降,称为卵巢储备功能减退(diminished ovarian reserve,DOR)。卵巢内皮质区卵泡池的大小决定了卵巢的储备能力,DOR发生后伴有抗米勒管激素(AMH)水平降低,基础FSH水平升高。女性自胎儿形成至出生及绝经后,卵巢内不再产生新的卵泡,储备的卵泡经历着发生、生长、发育、成熟、凋亡、闭锁直至耗竭的过程。

卵巢储备随着妇女的年龄增长而下降,卵巢皮质区卵泡逐渐减少,年龄可以作为卵巢储备的预测指标,20~30岁卵巢储备最佳,30岁以后卵巢储备逐渐下降,35岁以后明显下降,41~44岁不能生育的概率达43%~64%。随着年龄增长自然流产率增加,<25岁为19%,>35岁达30%,>43岁半数以上的妊娠均会流产。妊娠所需的供精人工授精(artificial insemination by donor,AID)周期随年龄增长而增加,18~25岁平均需2.4个周期,36~40岁平均需3.9个周期,>40岁平均需4.6个周期。不同年龄阶段的妇女体外受精-胚胎移植(IVF-ET)后的周期妊娠率有显著差异,≤30岁者妊娠率可达40%~70%,31~35岁者妊娠率20%~40%,36~40岁者妊娠率约20%,40~43岁者妊娠率<15%,>43岁者妊娠率<5%。体外受精胚胎中DNA碎片率随年龄的增加而增加,对未受精的卵细胞分析发现染色体单体异常的发生率以及线粒体DNA缺失随年龄增加而增加。研究发现染色单体异常的发生率:≤34岁为23.7%;35~39岁为52%,≥40岁为95.8%。然而,卵巢储备的个体差异极大,某些妇女在近30岁时虽有正常月经,但卵巢储备已下降,而某些妇女在40岁以后仍有良好的生育能力。这是由遗传、机体内外环境、机体营养、免疫状态等因素的影响所致。如何应用简单、快速、尽可能为非侵入性而效价比高的检测方法识别这些妇女的个体差异、预测卵巢的储备指导生殖治疗,需要合理选择激素及卵巢内卵泡的测定。对于年龄>35岁者,常规需要进行卵巢功能的测试,有助于助孕治疗方案的个体化。

评估卵巢储备功能对预测生育潜能、选择治疗方案和早期发现卵巢功能不足倾向有重要的临床意义。除年龄外,目前用于检测临床储备功能的指标及项目有:①激素测定:基础卵泡刺激素(bFSH)、基础雌二醇(bE_2)、抑制素(INH)、AMH、FSH/黄体生成素(LH)比值;②卵巢动力学试验:促性腺激素试验(EFORT)、克罗米芬刺激试验(CCCT)、促性腺激素释放激素激动剂刺激试验(GSTA);③卵巢超声检查:基础窦卵泡计数(antral follicle count,AFC)、卵巢体积、卵巢血流等。

一、激素测定

1. 基础卵泡刺激素(bFSH)

【标本要求】 月经周期第2~3天新鲜

血清 3ml，不抗凝。

【参考值范围】 电化学发光免疫分析法：5～15IU/L。

【临床意义】 基础 FSH 是指月经周期第 2～3 天血 FSH 水平，当卵巢储备下降时卵巢抑制素产生下降，对垂体的抑制作用减弱，垂体分泌 FSH 增加，因此，bFSH 的上升预示了卵巢储备的下降。bFSH 升高者尽管有正常的月经周期，但卵巢对外源性促性腺激素的刺激反应低下，发育的卵泡数和卵泡获得数少，卵细胞质量下降，故而胚胎移植（ET）率低、种植率和妊娠率降低。bFSH 随年龄的增加而上升，一般在绝经前 5～6 年开始上升，但比年龄对卵巢储备的预测更敏感。bFSH 升高到多少作为卵巢储备下降的标准尚不统一。目前普遍认为 bFSH≤10IU/L 时，提示卵巢功能正常；血清 bFSH 在 10～15IU/L 之间时预示卵巢功能储备不足的可能，血清 bFSH＞15IU/L 提示生育潜能和卵母细胞质量的下降。也有学者主张将 bFSH≥12IU/L 作为提示卵巢功能储备不足的指标。美国一个大样本回顾性分析显示以 bFSH≥12IU/L 作为 DOR 的诊断指标具有更高的敏感性和阳性预测率。

然而，以 bFSH 作为预测卵巢储备指标的假阴性率较高，临床常发现 bFSH 正常者，卵巢反应低下或无反应，这是由于垂体 - 卵巢轴的反馈机制作用，在卵巢储备下降的早期，卵巢分泌的 E_2 抑制垂体分泌 FSH，使血清 FSH 水平在正常范围内。因此，对 bFSH 正常者应结合其他指标综合分析卵巢储备，预测卵巢反应。

年轻妇女 bFSH 升高，卵巢内卵泡数目减少，但卵母细胞质量不一定下降，仍有一定数量的优质胚胎和妊娠的概率，而且周期变异大，应该重复监测。而年龄≥40 岁同时伴有 bFSH 升高不仅卵巢反应性下降、卵母细胞质量相应下降，预示治疗周期取消率增加、胚胎质量下降、着床率和妊娠率下降。

2. FSH/LH 比值

【标本要求】 月经周期第 2～3 天新鲜血清 3ml，不抗凝。

【参考值范围】 电化学发光免疫分析法：≤2～3.6。

【临床意义】 在基础 LH 上升前几年即有 FSH 的轻度上升，对 bFSH≤10～15U/L 可结合 FSH/LH 比值评价卵巢功能，当基础 FSH/LH 比值升高即 LH 相对降低，预示卵巢储备下降。基础 FSH/LH 比值可能较 bFSH 更敏感地反映卵巢储备。当基础 FSH/LH 比值≥2.0～3.6 时提示卵巢储备下降，卵泡池内可发育卵泡数减少，是预测 bFSH 正常的年轻妇女卵巢储备功能的较好指标。

3. 基础雌二醇（bE_2）

【标本要求】 月经周期第 2～3 天新鲜血清 3ml，不抗凝。

【参考值范围】 电化学发光免疫分析法：73.2～183pmol/L。

【临床意义】 基础 E_2 是指月经周期第 2～3 天血 E_2 水平。血清 E_2 由卵巢内生长卵泡的颗粒细胞产生并随卵泡的发育、生长逐渐上升。体内有一定的 E_2 水平标志着下丘脑 - 垂体 - 卵巢轴处于一定的活动状态。当卵巢储备功能下降时，晚黄体期及下个月经周期早卵泡期 FSH 水平上升，刺激卵巢产生 E_2，从而使 bE_2 上升，血清 bE_2 升高至＞183pmol/L，随着卵巢储备的进一步降低，大量卵泡闭锁，颗粒细胞凋亡，bE_2 随之下降。因此，一般将 bE_2≤73.2pmol/L 或 bE_2≥183pmol/L 作为卵巢功能储备下降的指标。但是，由于 bE_2 周期间变异极大，不能单纯以 bE_2 水平升高作为卵巢储备下降的指标，应联合 bFSH、INH、AMH 等。

当 bE_2 升高时，卵泡发育减少，获卵率、受精率、妊娠率降低，当 bE_2≥275.3pmol/L 时，难以获得妊娠，当 bE_2≥293.7pmol/L 时，促排周期取消率可达 33%，不能获得妊娠。

4. 基础抑制素（INH）

【标本要求】 月经周期第 2～3 天新鲜

血清 3ml，不抗凝。

【参考值范围】 电化学发光免疫分析法：≥40～56ng/L。

【临床意义】 抑制素（INH）由卵巢的颗粒细胞产生，是由 α、β 亚单位组成的糖蛋白异二聚体，α 亚单位相同，因 β 亚单位的不同而形成 INH-A、INH-B。INH-A 在早卵泡期处于最低值，排卵时开始上升，黄体中期达高峰，而 INH-B 主要由窦前卵泡和早窦卵泡的颗粒细胞产生，在早卵泡期达最高峰，随着卵泡的发育逐渐下降，至月经中期 LH 峰后又有 1 个短暂的小峰出现，排卵后整个黄体期处于低水平状态。研究表明基础 INH-B 与卵巢储备密切相关，当卵巢储备下降时，首先是颗粒细胞产生的 INH-B 减少，再反馈性地引起垂体促性腺激素分泌，主要是 FSH 增加以刺激卵泡发育，所以 INH-B 比 bFSH、bE_2 对卵巢储备功能的评估更加敏感。目前多认为 INH-B＜40～56ng/L 是卵巢功能下降的指标。但是 INH-B 受肥胖、避孕药等多种因素影响，且在月经周期变化较大，在临床上单独应用时需要慎重考虑。

同时，控制性促排卵治疗后卵泡期 INH-B 的水平与卵巢储备功能和预测 IVF 结局呈相关性。有研究发现注射 Gn 第 5 天的 INH-B 水平与成熟卵泡数、取卵数和受精卵高度相关。以 INH-B＜40ng/L 为界限，预测卵巢反应不良的敏感性达 92.9%，特异性为 97.4%，但不能预测是否妊娠。

5. 抗米勒管激素（AMH）（可参阅第二十章第一节有关内容）

【标本要求】 月经周期的任何一天新鲜血清 3ml，不抗凝。

【参考值范围】 酶联免疫吸附测定或电化学发光免疫分析法：7.14～45pmol/L。

【临床意义】 AMH 是二聚体糖蛋白，为转化生长因子-β（TGF-β）超家族成员，由募集的初级卵泡、窦前卵泡和小窦卵泡的颗粒细胞产生，反映了可被募集生长的卵泡池的储备，被赋予控制卵泡募集的看守员角色。当卵泡直径≥8mm 后，AMH 分泌快速下降，AMH 在闭锁卵泡和依赖 FSH 刺激发育的卵泡颗粒细胞中不表达。随着卵巢储备下降，即卵泡池中被募集的原始卵泡、窦前卵泡和小窦卵泡减少，血清 AMH 水平也下降。血清 AMH 水平在 18～29 岁维持一个相对静止的水平（20～25pmol/L），30 岁以后开始快速下降，在 37 岁血清浓度大致在 10pmol/L，近绝经期几乎为 0，而与之相比，bFSH 浓度在 29～37 岁之间没有明显变化，因此 AMH 较 FSH 能更敏感地评估卵巢储备。而多囊卵巢综合征（PCOS）患者血清 AMH 水平是正常月经周期妇女的 2～4 倍。

既往认为 AMH 不受促性腺激素的影响，在月经周期中保持相对恒定状态，但最近的研究发现与早卵泡期比较，AMH 在黄体后期有显著下降。应用避孕药、GnRH-a 垂体降调后、肥胖和低促性腺激素性腺功能不良者，AMH 水平下降。AMH 被认为是各类生化标志物中预测卵巢反应性和提示卵巢储备功能的最佳指标。AMH＜7.14pmol/L（1ng/ml）预示卵巢储备下降。AMH 对卵巢反应性预测的敏感性和特异性与 AFC 相当，优于 bFSH、bE_2 和 INH-B。目前也有研究认为 AMH 可以提示 IVF 的最终获卵数、临床妊娠率、活婴出生率，但尚无充分的循证医学证据能证明此观点。

总之，AMH 是所有生物学标志物中近年出现的预测卵巢储备最敏感的指标，但是，由于检测试剂和测定方法等目前尚无统一的国际化标准，其预测的正确性和临床应用受到一定的限制。

6. 晚卵泡期孕酮（P）

【标本要求】 月经周期第 10 天新鲜血清 3ml，不抗凝。

【参考值范围】 电化学发光免疫分析法：≤0.9ng/ml。

【临床意义】 周期第 10 天 P≥1.1ng/ml 与 P 正常（≤0.9ng/ml）的同龄妇女比较，月经周期短，周期第 10 天 LH 较高，诱导排卵所需的 Gn 更多，E_2 峰较低、成熟卵泡数较少。月经周期第 10 天血清 P 水平对卵巢储备的筛选意义目前意见尚不一致，有人认为 P 值过早上升，并不影响卵母细胞的质量，而是影响了子宫内膜的容受性，从而导致胚胎种植率下降，影响妊娠。P 值过早上升可发生在卵巢高反应者，由于 E_2 分泌增加，P/E_2 比值与卵巢正常反应者相当，并不影响妊娠率。因此，预测价值有限，现基本不用。

二、卵巢动力学试验

1. 外源性 FSH 卵巢储备试验　外源性 FSH 卵巢储备试验（exogenous FSH ovarian reserve test，EFORT）的检测方法是于月经第 3 天使用 FSH 300IU，在用药前和用药后 24 小时分别采血测定 E_2、INH-B 水平的变化。由于窦卵泡的生长、成熟有赖于 FSH，EFORT 直接反映了卵巢对 FSH 的敏感性，是预测卵巢反应性较准确的指标。如 FSH 刺激后 E_2 水平增值＜30pg/ml，INH-B＜100ng/L，为 EFORT 阴性（异常），提示卵巢储备下降。由于是 FSH 单次刺激，有一定的假阴性，尤其是对长期缺乏内源性 Gn 刺激的卵巢。CCCT 对低反应的预测优于 EFFORT，EFORT 对高反应的预测优于 CCCT，也有一定的假阳性。

2. 克罗米芬兴奋试验　具有正常卵巢储备者服用克罗米芬（CC）后卵泡发育产生的 INH-B 和 / 或 E_2 能克服 CC 对下丘脑 - 垂体轴的影响，于周期第 10 天将 FSH 水平抑制在正常范围内，而卵巢储备功能减退者，因卵巢产生的 INH-B 和 / 或 E_2 不足，FSH 水平则会异常升高。克罗米芬兴奋试验（clomiphene citrate challenge test，CCCT）可以反映卵泡发育区内分泌反馈的活动情况，并能提示单用 bFSH 不能筛选出的卵巢储备功能减退者，可以指导临床医生对卵巢储备和生殖潜能做出预测。

具体方法为：月经周期第 2 或第 3 天测 bFSH，周期 5～9 天口服 CC 100mg，每日 1 次，于周期第 10 天再测血 FSH，FSH＞10IU/L 或给药前后血清 FSH 之和＞26IU/L 为异常反应，预示卵巢储备下降、卵巢低反应、妊娠率下降，对妊娠失败的预测可达 100%，CCCT 较单纯以基础 FSH 对卵巢储备的异常有更敏感的预测价值，但对高反应和卵巢正常反应的预测价值有限，即特异性较差。

3. 促性腺激素释放激素激动剂刺激试验（GAST）　GnRHa 对垂体的刺激作用是天然 GnRH 的 50～300 倍，GnRHa 与垂体的 GnRH 受体结合后刺激垂体在短时间内急剧释放大量的 Gn，即 GnRHa 的 Flare-up 作用。利用 GnRHa 的 Flare-up 作用检测卵巢储备命名为 GAST。该方法是 1990 年由 Padilla 等首先报道的，具体方法为：于月经周期第 2～4 天每日给予皮下注射短效 GnRHa 0.75～1mg，于周期第 2～4 天注药前和周期第 5 天晨采静脉血，以观察 E_2、FSH 和 LH 的反应。周期第 5 天起给予 FSH 和 hMG 治疗以免干扰 GnRHa 的作用。发现 E_2 的反应类型与 IVF 结果有强烈的相关性，这是由于 E_2 的产生有赖于卵巢窦卵泡，窦卵泡数越多，则受 GnRHa 的 Flare-up 作用分泌 E_2 越多。FSH 和 LH 的反应对 IVF 的结果无预测价值。E_2 的反应类型分 4 型，以给药后 E_2 较基础 E_2 增加 2 倍或 2 倍以上为有反应者。① A 型：E_2 迅速上升，周期第 4 天下降；② B 型：周期第 4 天或第 5 天上升，周期第 6 天下降；③ C 型：E_2 迅速而持续上升；④ D 型：缺乏 E_2 反应。临床以 A 型为多。A、B、C 和 D 型的妊娠率分别 46%、38%、16% 和 6%。A、B 和 C 型之间的发育卵泡数、卵泡获得数无差异，D 型最低。A、C 型反应提示卵巢高反应，要警惕卵巢过度刺激综合征的发生。B 型反应正常；D 型提示卵巢低反应，即使给予大剂量外源性促性腺激素，卵泡发育状态仍差，说明卵巢处于一定程度的衰竭状态，卵巢储备低下。近年来有改良的 GAST 方法，即在 GnRHa 用药前和用药后 24 小时分别采血测定 FSH、E_2、17α 羟孕酮（17-OHP）水平的变化，若用药 24 小时后血清 FSH＞10IU/L 或给药前后血清 FSH 之和＞26IU/L、用药 24 小时后血清 E_2 增值＜180pmol/L 或增幅＜1 倍、用药 24 小时后血清 17-OHP＜1.55ng/ml 为异常反应，预示卵巢储备下降、卵巢低反应、妊娠率下降。对拟行 IVF 的患者，施行 GAST，根据早卵泡期 E_2 的反应类型，选择排卵诱导方案。但由于此项检查既耗时又昂贵，仅用于 IVF 患者的卵巢储备检测。

其他动态试验可详见第二十一章。

三、超声检查

1. 基础窦卵泡计数（AFC） 基础窦卵泡计数（AFC）是指在基础状态下（月经周期第 2～3 天）应用 B 超对卵巢内窦卵泡（2～10mm）计数，作为单个预测卵巢反应的指标，是目前最为敏感、特异性最高的预测手段，与卵巢反应间具有良好的线性相关性。正常育龄期女性行超声检查时如发现卵巢体积缩小、卵巢内 AFC 下降，则提示卵巢储备功能下降。目前大部分专家认为基础 AFC＜5～7 个即可定义为卵巢储备功能下降。

同时 AFC 计数与卵巢反应性和妊娠结局相关。AFC 计数≤3 个时周期取消率显著上升，难以获得妊娠，增加促排卵的促性腺素起始用量有助于降低周期取消率，但妊娠率仍低；AFC 计数＜5～7 个作为卵巢低反应标准之一；AFC 计数为 5～10 个时预示卵巢反应正常；AFC 计数＞15 个时预示卵巢反应过激，要警惕严重 OHSS 的发生，常见于 PCOS 患者。

基础 AFC 指标成本低、重复性好、无创伤、易接受，作为促排卵刺激周期单个指标预测卵巢反应优于卵巢体积、血流，也优于 bFSH、E_2 和 INH-B。

2. 基础状态的卵巢体积 基础状态（月经周期第 2～3 天）卵巢体积是指在促排卵开始前的卵巢体积（$D1 \times D2 \times D3 \times \pi/6$，D1、D2、D3 分别是三维超声显示的卵巢 3 条最大直径。基础状态下正常卵巢体积较小（≤$3cm^3$）提示在 IVF 周期中的卵泡发育数、获卵数较少，周期取消率增加，但并不意味着卵母细胞质量下降。但是卵巢体积的测量在不孕年轻妇女和生育末期中变化大，不能单独用于临床诊断。

3. 卵巢动脉血流 卵巢动脉血流可作为反映卵巢储备功能的指标。采用彩色多普勒检测基础状态下卵巢间质动脉血流指标，搏动指数（PI）、阻力指数（RI）、血流速度峰值（PSV）以及收缩期 / 舒张期流速比（S/D），如 PI、RI、PSV、S/D 低，则血流阻力低，卵巢血流灌注好，卵巢储备较好。血流 PI、RI、S/D 高，卵巢血流阻力高、灌注差、供血障碍，卵泡缺血缺氧，可使卵泡的发育、激素分泌受到影响。在 IVF 周期中，卵巢基质血流可以反映卵巢反应性，血流阻力高的情况下不仅获卵数减少，卵母细胞、胚胎质量和着床率、妊娠率也会下降。

对卵巢储备的预测目前尚无直接、统一的标准，只是根据上述各类参数对卵巢的反应性进行筛查。有效的预测指标应该具有较高的特异性和敏感性，同时尽可能低的假阳性和假阴性，又不过度增加经济负担和创伤性。目前被认为预测卵巢储备功能价值比较高的指标为 AFC、AMH，结合年龄、INH-B、bFSH 和 bE_2 水平能增加预测敏感性。EFORT、CCCT 和 GAST 作为预测卵巢储备的动力学试验，预测价值更高，但耗时、耗费，而且也存在周期的差异性，而未能显示其优势。因此，不能以某个指标断下结论，以免产生误导，即便预测为 DOR 也不意味着丧失生育能力。卵巢储备预测应针对个人病情做出综合分析，有助于选择个体化的生殖治疗方案，避免卵巢过高反应，或者优化低反应者的治疗方案。

（朱依敏）

参考文献

1. Practice Committee of The American Society for Reproductive Medicine. Electronic Address Aao, M Practice Committee of The American Society for Reproductive. Testing and interpreting measures of ovarian reserve: a committee opinion. Fertil Steril, 2020, 114(6):1151-1157.
2. ANDERSON RA, CAMERON D, CLATOT F, et al. Anti-Mullerian hormone as a marker of ovarian reserve and premature ovarian insufficiency in children and women with cancer: a systematic review. Hum Reprod Update, 2022, 28(3):417-434.
3. BROER SL, BROEKMANS FJ, LAVEN JS, et al.Anti-Mullerian hormone: ovarian reserve testing and its potential clinical implications. Hum Reprod Update, 2014, 20(5):688-701.
4. CEDARS MI.Evaluation of female fertility - AMH and ovarian reserve testing. J Clin Endocrinol Metab, 2022, 107(6):1510-1519.
5. Practice Committee of The American Society For Reproductive Medicine. Electronic Address Aao, M Practice Committee of The American Society For Reproductive. Fertility evaluation of infertile women: a committee opinion. Fertil Steril, 2021, 116(5):1255-1265.
6. PUNCHOO R, BHOORA S.Variation in the measurement of Anti-Mullerian hormone-what are the laboratory issues? Front Endocrinol (Lausanne), 2021, 12:719029.
7. 中国医师协会生殖医学专业委员会.高龄女性不孕诊治指南.中华生殖与避孕杂志, 2017, 37(2):87-100.
8. HOWELL EP, HARRIS BS, KULLER JA, et al. Preconception evaluation before in vitro fertilization. Obstet Gynecol Surv, 2020, 75(6):359-368.
9. ACOG Committee Opinion No. 773 Summary: The Use of Antimullerian Hormone in Women Not Seeking Fertility Care. Obstet Gynecol, 2019, 133(4):840-841.

第二十三章

生 化 检 查

第一节　血清葡萄糖测定

【标本的采集和处理】 根据要求在空腹或餐后固定时间或随机采集全血 2～3ml，抗凝或不抗凝，立刻送检。血标本如不立即进行测定，由于糖酵解酶的作用可使血糖含量降低。现常采用 2mg 草酸钾及 2.5mg 氟化钠抗凝 1ml 血。其机制是：氟离子抑制糖酵解的烯醇化酶，防止糖酵解。氟离子与烯醇化酶活性必需的 Mg^{2+} 以及无机磷酸盐形成复合物，继而干扰该酶和其底物的结合。氟离子也结合钙而抗凝，但数小时后亦可凝固，加入草酸钾则可抑制。血清、血浆应在血液采集 1 小时内尽早分离。

【测定方法】

1. **葡萄糖氧化酶法**　葡萄糖氧化酶（GOD）是指与葡萄糖反应而不与其他糖及其衍生物反应的单一酶制剂，因而测定的特异性较高。
2. 己糖激酶法。
3. 葡萄糖脱氢酶法。
4. 邻甲苯胺法。
5. 氧化还原法。
6. 氧电极法和酶氧化电极法。
7. 激光红外分光分析法。

【诊断标准】《中国 2 型糖尿病防治指南（2020 年版）》的诊断标准：糖尿病典型症状（多饮、多尿、多食及体重下降）加上随机血糖≥11.1mmol/L 或加上空腹血糖≥7.0mmol/L 或加上糖负荷后 2 小时血糖≥11.1mmol/L。指南将"糖化血红蛋白"首次正式纳入糖尿病诊断标准中：在有严格质量控制的实验室，采用标准化检测方法测定的糖化血红蛋白（HbA1c）可以作为糖尿病的补充诊断标准。糖尿病的诊断标准见表 23-1。

表 23-1　糖尿病的诊断标准

诊断标准	静脉血浆葡萄糖或 HbA1c 水平
典型糖尿病症状	
加上随机血糖	≥11.1mmol/L
或加上空腹血糖	≥7.0mmol/L
或加上 OGTT 2 小时血糖	≥11.1mmol/L
或加上 HbA1c	≥6.5%

注：典型糖尿病症状包括烦渴多饮、多尿、多食、不明原因体重下降；随机血糖指不考虑上次用餐时间，一天中任意时间的血糖，不能用来诊断空腹血糖受损或糖耐量减低；空腹状态指至少 8 小时没有进食热量。

HbA1c 控制目标应遵循个体化原则，即根据患者的年龄、病程、健康状况、药物不良反应风险等因素实施分层管理，并对血糖控制的风险 / 获益比、成本 / 效益比等方面进行科学评估，以期达到最合理的平衡。年龄较轻、病程较短、预期寿命较长、无并发症、未合并心血管疾病的 T_2DM 患者在无低血糖或其他不良反应的情况下可采取更严格的 HbA1c 控制目标（如<6.5%，甚至尽量接近正常）。

美国糖尿病学会推荐 HbA1c≥6.5% 作为诊断标准之一；美国临床内分泌医师学会 / 美国内分泌学会指出，HbA1c 可能受红细胞成熟度和存活时间、肾衰竭、种族等因素的影响，因此不作为首选方法。

【临床意义】 正常情况下，受各种因素的调节，血糖处于动态平衡状态，从而维持血糖浓度的相对稳定。

1. 生理性变化 生理性增高多见于餐后1～2小时，摄入高糖食物后，情绪紧张时肾上腺分泌增加等；生理性降低多见于饥饿、长时间剧烈活动后及妊娠、哺乳等。另外，注射葡萄糖、肾上腺皮质激素或肾上腺素后增加；注射胰岛素或口服降糖药后降低。

2. 病理性增高

（1）糖尿病患者血糖升高的程度常受病情的严重程度及治疗的情况而改变。重者空腹血糖可高达28mmol/L（500mg/dl），超过此值，常有昏迷的可能。

（2）升血糖的激素分泌增多，如垂体前叶及肾上腺皮质功能亢进的疾病如肢端肥大症、巨人症、库欣综合征；肾上腺髓质功能亢进如嗜铬细胞瘤；甲状腺功能亢进等，但一般空腹血糖轻度增高，不超过8.3mmol/L（150mg/dl）。

（3）胰腺炎、胰腺癌等弥漫性胰腺疾患，空腹血糖可升高，除严重病例外，一般不超过8.3mmol/L（150mg/dl）。

（4）中枢性疾病，如颅内疾病、脑震荡、脑出血、脑炎、脑膜炎等，以及严重感染性疾患，如毒血症等，由于机体对病理损伤的反应，可能出现明显的高血糖。

（5）麻醉常可出现高血糖，而且血糖升高的程度与麻醉的种类和时间的长短有关，有时可高达11mmol/L（200mg/dl），并出现尿糖。

（6）抽搐，某些疾病的终期，糖原分解加速可出现轻度高血糖，一般不超过9～10mmol/L（160～180mg/dl）。

（7）脱水、窒息可引起酸中毒及糖原分解增多，而出现高血糖。

3. 病理性减低

（1）接受超低剂量胰岛素或降糖药治疗的糖尿病患者。

（2）胰岛β-细胞瘤患者可出现严重低血糖，甚至在清晨或饥饿禁食时，血糖可测不到。

（3）甲状腺功能减退，如呆小症、黏液性水肿等。

（4）脑垂体前叶功能减退、肾上腺皮质功能减退等所致皮质类固醇不足。

（5）血糖来源减少，如长期营养不足，严重肝炎及肝硬化、1型及2型糖原贮积症（1型因肝脏缺乏葡萄糖-6-磷酸酶，该酶系分解糖原的必需酶）、酒精中毒（乙醇在肝中代谢抑制了糖原的异生）、倾倒综合征（胃次全切除术）、慢性腹泻吸收不良及脂肪泻等。

（6）血糖损失过多，如根皮苷引起的肾小管性糖尿。

（7）新生儿（母亲患糖尿病）、早产儿和低体重婴儿、初生儿头几天可出现暂时性低血糖，甚至可低至1.4mmol/L（25mg/dl）。

（8）胰岛外肿瘤患者，可加速葡萄糖的利用，抑制肝糖原异生，另外有些肿瘤细胞可能产生类似胰岛素的蛋白质，而引起低血糖。成年人中糖尿病高危人群见表23-2。

【筛查对象】

表23-2 成年人中糖尿病高危人群

在成年人（年龄＞18岁）中，具有下列任意1个及以上糖尿病危险因素者：
①年龄≥40岁；
②有血糖调节受损史；
③超重（BMI≥24kg/m²）或肥胖（BMI≥28kg/m²）和/或中心性肥胖（男性腰围≥90cm，女性腰围≥85cm）；
④静坐生活方式；
⑤一级亲属中有2型糖尿病患者；
⑥女性有妊娠糖尿病病史；
⑦高血压或正在接受降压治疗；
⑧血脂异常，HDL-C≤0.91mmol/L（≤35mg/dl）及TG≥2.22mmol/L（≥200mg/dl），或正在接受调脂治疗；
⑨动脉粥样硬化性心血管疾病；
⑩有一过性类固醇糖尿病病史；
⑪多囊卵巢综合征；
⑫长期接受抗精神病药物和/或抗抑郁药物治疗

【糖代谢的动态试验】

一、葡萄糖耐量试验

有口服和静脉注射 2 种。当血糖高于正常范围而又未达到诊断糖尿病标准者，须进行口服葡萄糖耐量试验（OGTT），已经诊断糖尿病者不需进行此试验。

（一）口服葡萄糖耐量试验（OGTT）

【方法】 试验前 3 天至少每天进食 150g 碳水化合物，处于非应激情况。试验前夜空腹 10～16 小时，在清晨进行。WHO 推荐成人口服 75g 无水葡萄糖（含单结晶水的葡萄糖 82.5g），溶于 250～300ml 水中，5 分钟内饮完。从第 1 口葡萄糖液算起，于第 0、2 小时测静脉血浆葡萄糖。其中 2 小时血糖采血时点要求前后误差不超过 3 分钟。

【注意事项】 血糖标本预先要加氟化钠和草酸钾，以防在放置过程中血糖明显下降。血糖用葡萄糖氧化酶法或己糖激酶法测定。儿童按每公斤体重 1.75g 计算，总量不超过 75g。试验过程中可以正常活动，但不应吸烟、饮水、进食及剧烈运动。试验期间若出现面色苍白、恶心、晕厥等症状，要停止试验。若是在服糖后 3～4 小时出现，应考虑为反应性低血糖，立刻取血测血糖，并让患者进食。另外，许多药物可使葡萄糖耐量减低，故在试验前应停药，如烟酸、噻唑类利尿剂、水杨酸钠等至少停止 3～4 天，口服避孕药停 1 周，单胺氧化酶抑制剂应停 1 个月以上。

【临床意义】 对于一般人群建议采用两点法筛查，即空腹血糖 +75g 口服葡萄糖耐量试验（OGTT）2 小时血糖。筛查结果正常者建议每 3 年筛查 1 次；筛查结果为糖尿病前期者，建议每年筛查 1 次。糖代谢状态的分类见表 23-3。

表 23-3　糖代谢状态的分类

基于静脉血糖	空腹血糖	糖负荷后 2 小时血糖
糖尿病	≥7.0mmol/L	≥11.1mmol/L
糖耐量减低	<7.0mmol/L	≥7.8mmol/L，<11.1mmol/L
空腹血糖受损	≥6.1mmol/L <7.0mmol/L	<7.8mmol/L
正常血糖状态	<6.1mmol/L	<7.8mmol/L

（二）静脉注射葡萄糖耐量试验（IVGTT）

只适用于胃切除后、胃空肠吻合术后、吸收不良综合征不宜进行 OGTT 者，或作为评价葡萄糖利用的临床研究手段，如了解胰岛素释放第一时相的情况。

【方法】 受试者在超过 10 小时的过夜空腹的早晨（9am 之前），在静躺 15～30 分钟后进行。在其两侧肘前静脉各置一根导管，一根导管用于静脉给予葡萄糖液，另一根用于采集血样。然后，在 2 分钟内给予受试者单次静脉注射 50% 葡萄糖液（300mg/kg 体重），在 0、2、4、8、19、22、30、40、50、70、90 和 180 分钟分别取血样 3ml 送检血清胰岛素和血葡萄糖测定。

二、口服葡萄糖 - 胰岛素释放试验

【方法】 利用口服葡萄糖后可激发机体释放相应的胰岛素原理，口服第 1 口葡萄糖液算起，于 0、0.5、1、2 和 3 小时测静脉血浆葡萄糖、血清胰岛素和 C 肽水平。测定方法同前。

【临床意义】 参考值：空腹胰岛素 5～25mIU/L，服糖后 0.5～1 小时胰岛素较空腹时上升为正常的 7～9 倍，峰值在 0.5～1 小时，3 小时后降至正常水平。如果测定值与上述情况不同，空腹胰岛素超过参考值；1 小时胰岛素是空腹胰岛素的 8～10 倍以上；2 小时胰岛素高于 1 小时胰岛素水平，即胰岛素峰值后移，提示患者可能存在胰岛素抵抗。

对于多囊卵巢综合征育龄期妇女，根据 2018 年 PCOS 共识建议采用 5 点法，即糖负荷后胰岛素分泌曲线明显升高（高峰值超过基础值的 10 倍以上），胰岛素曲线下面积增大，或胰岛素分泌延迟、高峰后移至 120 分钟，或胰岛素水平 180 分钟时仍不能回落至空腹水平提示患者可能存在胰岛素抵

抗。主编团队针对中国南方育龄期 PCOS 妇女进行的研究发现，PCOS 患者空腹胰岛素［9.1 ± 10.5（μUml）］、HOMA［2.0 ± 1.4］显著高于对照组患者，可考虑作为评估 PCOS 患者胰岛素抵抗的初步筛查标志。

（陈晓莉）

第二节　血脂测定

血脂是血浆中的中性脂肪（甘油三酯和胆固醇）和类脂（磷脂、糖脂、固醇、类固醇）的总称。血脂测定就是对血液（血浆）中所含脂类进行定量测定。临床上常用的检查项目包括总胆固醇（total cholesterol，TC）、甘油三酯（triglyceride，TG）、低密度脂蛋白胆固醇（low density lipoprotein-cholesterol，LDL-C）和高密度脂蛋白胆固醇（high density lipoprotein-cholesterol，HDL-C），其他项目如脂蛋白 a［lipoprotein（a），Lp（a）］、载脂蛋白 A1（apolipoprotein A1，apo A1）和载脂蛋白 B（apolipoprotein B，apo B）等也可以进行检测。2007 年，由多学科专家组成的联合委员会共同制定了《中国成人血脂异常防治指南》。该指南在充分采用中国人群流行病学和临床研究证据、结合国外研究结果及指南建议的基础上，提出了更适合中国人群的血脂异常防治建议，对我国血脂异常的防治工作起到了重要的指导作用。

2013 年 11 月，在国家卫生和计划生育委员会疾病预防控制局的支持下，由国家心血管病中心、中华医学会心血管病学分会、中华医学会糖尿病学分会、中华医学会内分泌学分会以及中华医学会检验医学分会组成血脂指南修订联合委员会，在委员会成员中广泛征集新指南拟回答的核心问题，经讨论后最终确定了 4 个方面（指南修订的总体原则、心血管总体风险评估、调脂治疗的目标和特殊人群调脂治疗）共 17 个核心问题；由中国成人血脂异常防治指南修订联合委员会牵头，制定了中国成人血脂异常防治指南（2016 年修订版）。

本节参照上述我国的建议和指南，就临床应用血脂测定的一些常见问题进行介绍。

【血脂测定的影响因素】

1. 生物学因素　如个体、性别、年龄和种族等。

2. 行为因素　如饮食、肥胖、吸烟、饮酒、饮咖啡、剧烈运动以及精神紧张等。

3. 疾病因素　如内分泌疾病、代谢性疾病、肾脏疾病、肝胆疾病及其他。

4. 药物因素　如抗高血压药、免疫抑制剂、激素、利尿剂、β 受体阻滞剂等。

5. 标本收集与处理　如禁食状态、血液浓缩、抗凝剂与防腐剂的应用、毛细血管血液与静脉血液的采集、标本储存方式等。

【血脂测定的注意事项】

1. 在血脂测定前至少 2 周内保持一般饮食习惯和体重稳定。

2. 测定前数天或数周不能服用影响血脂水平的药物，若有使用，应明确记录用药情况。

3. 近期无急性疾病、外伤、手术等意外情况。

4. 产后或终止哺乳后 3 个月。

5. 测定前 24 小时内不应进行剧烈体育运动，不饮酒。

6. 至少禁食 12 小时采血，在采血前 1 天晚 8 点钟开始禁食，可少量饮水，于次日早上 8～10 点采取静脉血，也就是空腹 12～14 小时晨间取血。

7. 如血脂测定异常，在进一步处理前，应在 2 个月内进行再次或多次测定，但每次至少要相隔 1 周。

【标本收集与保存】

除卧床不起者外，采血时一般取坐位，抽血前受试者至少应坐位休息 5 分钟。静脉穿刺过程中止血带使用不应超过 1 分钟。血清或血浆标本均适用于血脂测定，但现在主张一律用血清。血标本采集后应尽快送检，室温下放置 30～45 分钟后离心，放置时间不应超过 3 小时，血清吸出后保存。血清标本应及时测定，尽量避免血清储存。若必须储存，短期（<3 天）可存于 4℃，长期需存于 -70℃以下。最好在取血后 24 小时内完成检测，如不能及时测定，应置于 4℃冰箱内密封保存待测，但保存时间不宜超过 1 周，因为时间过长载脂蛋白可被酶解，导致测定结果偏低。溶血血清不能用于血脂检测，因为红细胞破裂释放出血红蛋白，血清中含有血红蛋白会影响测定结果。

【参考范围】

血脂异常的主要危害是增加动脉粥样硬化性心血管疾病（atherosclerotic cardiovascular disease，ASCVD）的发病危险。指南对我国人群血脂成分合适水平及异常切点的建议（表 23-4）基于多项对不同血脂水平的中国人群 ASCVD 发病危险的长期观察性研究结果，包括不同血脂水平对研究人群 10 年和 20 年 ASCVD 累积发病危险的独立影响；也参考了国际范围内多部血脂相关指南对血脂成分合适水平的建议及其依据。需要强调的是，这些血脂合适水平和异常切点主要适用于 ASCVD 一级预防的目标人群。中国 ASCVD 一级预防人群血脂合适水平和异常分层标准见表 23-4。

表 23-4　中国 ASCVD 一级预防人群血脂合适水平和异常分层标准［mmol/L（mg/dl）］

分层	总胆固醇	甘油三酯	低密度脂蛋白	高密度脂蛋白
合适范围	<5.2（200）	<1.7（150）	<3.4（130）	
边缘升高	≥5.2（200）且 <6.2（240）	≥1.7（150）且 <2.3（200）	≥3.4（130）且 <4.1（160）	
升高	≥6.2（240）	≥2.3（200）	≥4.1（160）	
降低				<1.0（40）

注：ASCVD：动脉粥样硬化性心血管疾病。

【临床意义】

血脂异常作为脂质代谢障碍的表现，属于代谢性疾病，对健康的损害主要在于心血管系统，导致冠心病及其他动脉粥样硬化性疾病。血脂异常包括高胆固醇血症、高甘油三酯血症、低高密度脂蛋白血症和混合型高脂血症 4 种类型，详见表 23-5。血脂检查已经成为人群常规体检中必备的项目，其临床意义主要在于早期发现与诊断高脂血症。指南建议，为了及时发现血脂异常，建议 20～40 岁成年人至少每 5 年测量 1 次血脂（包括 TC、LDL-C、HDL-C 和 TG）；建议 40 岁以上男性和绝经后女性每年检测血脂；ASCVD 患者及其高危人群，应每 3～6 个月测定 1 次血脂。因 ASCVD 住院患者，应在入院时或入院 24 小时内检测血脂。

血脂检查的重点对象：①有 ASCVD 病史者。②存在多项 ASCVD 危险因素（如高血压、糖尿病、肥胖、吸烟）的人群。③有早发性心血管病家族史者（指男性一级直系亲属在 55 岁前或女性一级直系亲属在 65 岁前患缺血性心血管病），或有家族性高脂血症患者。④皮肤或肌腱黄色瘤及跟腱增厚者。

表 23-5　血脂异常的临床分型

分型	总胆固醇	甘油三酯	高密度脂蛋白
高胆固醇血症	增高		
高甘油三酯血症		增高	
低高密度脂蛋白血症			降低
混合型高脂血症	增高	增高	

（陈晓莉）

参考文献

1. 中华医学会糖尿病学分会.中国 2 型糖尿病防治指南(2020 年版). 中华糖尿病杂志, 2021, 13(4):315-409.
2. Addendum 2.Classification and Diagnosis of Diabetes: Standards of Medical Care in Diabetes-2021. Diabetes Care, 2021, 44(Suppl. 1):S15-S33.
3. 中国医师协会内分泌代谢科医师分会 . 多囊卵巢综合征内分泌专家共识.中华内分泌代谢杂志, 2018, 34(1):1-7.
4. 中国成人血脂异常防治指南修订联合委员会 . 中国成人血脂异常防治指南(2016 年修订版). 中华心血管病杂志, 2016, 44(10):833-853.
5. 中华医学会, 中华医学会杂志社, 中华医学会全科医学分会, 中华医学会《中华全科医师杂志》编辑委员会, 心血管系统疾病基层诊疗指南编写专家组 . 血脂异常基层诊疗指南(2019 年). 中华全科医师杂志, 2019, 18(5):406-416.
6. ARNETT DK, BLUMENTHAL RS, ALBERT MA, et al. 2019 ACC/AHA Guideline on the Primary Prevention of Cardiovascular Disease: A Report of the American College of Cardiology/American Heart Association Task Force on Clinical Practice Guidelines. Circulation, 2019, 140(11):e596-e646.
7. JIA X, RIFAI AL M, BIRNBAUM Y, et al. The 2018 Cholesterol Management Guidelines: Topics in Secondary ASCVD Prevention Clinicians Need to Know. Curr Atheroscler Rep, 2019, 21(6):20.

第二十四章

生殖免疫学检查

第一节　常用生殖免疫学检查技术

一、酶免疫测定

酶免疫测定是将酶催化作用的高效性与抗原抗体反应的特异性相结合的一种微量分析技术。酶标记抗原或抗体后形成的酶标记物，既保留抗原或抗体的免疫活性，又保留酶的催化活性。当酶标记物与待检标本中相应抗原或抗体相互作用时，可形成酶标记抗原抗体复合物。利用复合物上标记的酶催化底物显色，其颜色的深浅与待检标本中抗原或抗体的量相关。酶免疫测定分为酶联免疫吸附试验和酶免疫组织化学技术，前者用于测定可溶性抗原或抗体，后者用于测定组织或细胞表面的抗原。

酶联免疫吸附试验是酶免疫测定中应用最广的技术。其基本方法是将已知的抗原或抗体吸附在固相载体（聚苯乙烯微量板）表面，使抗原抗体反应在固相载体表面进行，用洗涤的方法将液相中的游离成分去除。

二、免疫荧光法

免疫荧光法是以荧光素作为标记物的免疫标记技术。荧光素与抗体结合成为荧光抗体，但不影响抗体的免疫活性。用已知的荧光抗体检测待检标本中的未知抗原，借助荧光显微镜观察，抗原抗体复合物散发荧光，从而对抗原进行定性或定位。目前用于标记抗体的荧光素主要有异硫氰酸荧光素（FITC）、四乙基罗丹明和藻红蛋白（PE）等。FITC 发黄绿色荧光，PE 发红色荧光。可单独使用 1 种荧光素，也可同时使用 2 种荧光素标记的不同抗体，做双色染色，检查不同抗原。

三、放射免疫测定法

放射免疫法是用放射性核素标记抗原或抗体进行免疫学检测的免疫标记技术。该法结合了放射性核素高灵敏性和抗原抗体反应的特异性，使检测的灵敏度达到 pg 水平。常用于标记的放射性核素为 ^{125}I 和 ^{131}I，分为液相和固相 2 种方法。

四、化学发光免疫分析

化学发光是一种特异的化学反应，有机分子吸收化学能后发生能级跃迁，产生一种高能级的电子激发态不稳定的中间体，当其返回到基态而发出光子，即为化学发光。将化学发光物质标记抗原或抗体，发光物质在反应剂激发下生成激发态中间体，当恢复至稳定的基态时发射光子，通过自动发光分析仪测定光子的量，可反映待测样品中抗原或抗体的含量。它具有高灵敏度、检测范围宽、操作简便快速、标记物稳定性好、无污染、仪器简单经济等优点。它是放射性免疫分析与普通酶免疫分析的取代者，是免疫分析重要的发展方向。

五、免疫金标技术

免疫金标技术是以金、银作为标记物的免疫技术。利用金颗粒具有高电子密度的特性，在显微镜下金标蛋白结合处可见黑褐色颗粒，当这些标记物在相应的配体处大量聚集时，肉眼可见红色或粉红色斑点，因而用于定性或半定量的快速免疫检测方法中，这一反应也可以通过银颗粒的沉积被放大，称之为免疫金银染色。具有简单、快速、准确和无污染等优点。

六、淋巴细胞亚群的分离与鉴定

淋巴细胞为不均一的细胞群体，可根据其特有的表面标志及功能差异设计不同的实验方法加以分离和鉴定。下面介绍流式细胞术方法。

流式细胞术（flow cytometry，FCM）根据待分离的免疫细胞膜表面抗原的不同，制备出相应的荧光标记抗体，分离前将待分离的细胞制成单细胞悬液，经相应的荧光标记抗体染色后，进入流式细胞仪。此细胞仪以激光为光源，通过高速流动系统将样品中的细胞排列成行，一个一个地从流动室喷嘴处流出，形成细胞液注，液注与高速聚焦的激光束垂直相交，细胞受到激光激发后产生散射光并发射荧光，由光电倍增管接受光信号并转化成脉冲信号，数据经电脑处理，分辨出细胞的类型，并对各型分别计数和统计。同时，细胞根据其表面的电荷使液滴瞬间感应相应的带点性，然后在电场的偏转作用下进入不同的收集管，从而将各种免疫细胞分离。用流式细胞仪分离细胞准确快速，分选纯度高（99%），不损伤细胞活性，可在无菌条件下进行，并可直接统计各类细胞的相对含量。

七、NK细胞活性测定

体外检测NK细胞活性的方法有形态学检查法、放射性核素释放法、酶释放法、化学发光法及流式细胞术等。所用靶细胞为K562细胞。下面介绍酶释放法、化学发光法和流式细胞术。

1. 酶释放法　效应细胞和靶细胞反应并离心，比色测定上清液中靶细胞受损后从胞质内释放出的乳酸脱氢酶活性。

（1）优点：经济、快速、简便，并可做定量测定。

（2）缺点：乳酸脱氢酶分子较大，须靶细胞膜严重破损时才能被释放出，故此法敏感性较低。

新建立的NAG酶荧光比色法原理为：NAG酶（N-乙酰-β-D-氨基己糖酶）存在于溶酶体中，其由受损的靶细胞释出后，可与底物作用而生成荧光产物，可用荧光分光光度计测定，从而明显提高试验敏感性，且方法简单，结果稳定，重复性好。

2. 化学发光法　NK细胞杀伤靶细胞时，发生呼吸爆发，所生成的活性氧产物可激发某些胞内物质发出光子，后者可被定量测定，发光量与NK细胞呈正相关。

3. 流式细胞术　原理为碘化丙啶只能渗透到死亡细胞内，并与DNA和RNA结合，在488nm波长激发下产生红色荧光；同时，NK细胞体积及光散射特性不同于靶细胞（K562细胞）。据此，可用流式细胞术检测靶细胞死亡率，从而反映NK细胞活性。

八、细胞因子测定

检测细胞因子的方法有生物学检测法、免疫学检测法和分子生物学检测法。

1. 生物学检测法　生物学检测又称生物活性检测，是根据细胞因子特定的生物活性而设计的检测法。由于各种细胞因子具有不同的活性，例如，IL-2促进淋巴细胞增殖，TNF杀伤肿瘤细胞，CSF刺激造血细胞集落形成等。因此，选择某一细胞因子独特的生物活性即可对其进行检测。生物活性检测法可分为以下几类：

（1）细胞增殖法：许多细胞因子具有细胞生长因子活性，如IL-2刺激T细胞生长等，利用这一特性，现已筛选出一些对特定细胞因子起反应的细胞，并建立了只依赖于某种因子的细胞系，即依赖细胞株。这些依赖细胞株在通常情况下不能存活，只有在加入特定因子后才能增殖。在一定浓度范围内，细胞增殖与细胞因子量呈正相关，因此可通过测定细胞增殖情况，鉴定细胞因子含量。

（2）抗病毒活性测定法：先以待测细胞因子处理易感细胞，使其建立抗病毒状态，其后用适量病毒攻击该细胞，通过评价病毒的复制量或细胞病变程度判断细胞因子的生物活性，干扰素（IFN）常以此法检测。

（3）靶细胞杀伤法：某些细胞因子具有溶细胞或抑制细胞生长的活性。将不同稀释度的待测细胞因子及其标准品与细胞株共同培养，通过检测存活的靶细胞数，并绘制标准品的剂量反应曲线，从而求得引起相应待测细胞因子的含量。

（4）此外，其他生物活性检测还有细胞增殖抑制法和趋化活性测定法。

2．免疫学检测法　细胞因子均为蛋白或多肽，具有较强的抗原性。因此可利用抗原抗体特异性反应的特性，用免疫技术定量检测细胞因子。常用的方法包括 ELISA、RIA 及免疫印迹法。免疫学检测法仅测定细胞因子的抗原性，与该因子活性不一定相平行，因此要了解细胞因子的生物学效应，必须结合生物学检测法。

3．分子生物学检测法　制备细胞因子的 cDNA 探针或根据已知的核苷酸序列人工合成寡聚核苷酸探针，用这些基因探针可检测特定细胞因子基因表达。具体的实验方法可使用斑点杂交、细胞或组织原位杂交、Northern blot、RT-PCR、实时定量 PCR 等。分子生物学只能检测细胞因子基因表达情况，不能直接提供有关因子的蛋白浓度及活性资料，主要用于机制探讨。

（张蜀宁　张建平）

第二节　常用生殖免疫学检查项目

近代生殖免疫学研究发现，大部分原因不明的复发性自然流产与免疫因素有关，包括自身免疫和同种免疫，因此了解常用的生殖免疫学检查方法对复发性自然流产的诊治具有重要意义。本节拟对目前常用的生殖免疫学检查及其临床意义进行介绍。

一、抗磷脂抗体（aPLs）

抗磷脂抗体属一类针对各种带负电荷磷脂的自身抗体，其靶抗原实际上是磷脂/磷脂结合蛋白复合物，能形成此复合物的磷脂有：磷脂酰丝氨酸、心磷脂、磷脂酰甘油、磷脂酰肌醇、磷脂酰酸、磷脂酰胆碱等，因此形成相应的多种磷脂抗体，目前发现的抗磷脂抗体有 20 余种。抗磷脂抗体主要存在于抗磷脂综合征（antiphospholipid syndrome，APS）等自身免疫性疾病患者中，是 APS 最具特征的实验室指标，亦是血栓形成和病理妊娠的高危因素。

目前 aPLs 与反复性自然流产的关系已基本得到公认，其中抗心磷脂抗体和狼疮抗凝物以及抗 β_2 糖蛋白 I 抗体与复发性自然流产关系密切，尤以抗心磷脂抗体更具代表性和临床意义。aPLs 导致流产的具体机制尚未完全明了，多数学者认为蜕膜血管病变及胎盘血管内广泛血栓形成及梗死是 aPLs 导致妊娠结局不良的主要病理基础。aPLs 通过与血管内皮磷脂结合，损伤血管内皮，阻止内皮细胞膜释放花生四烯酸，从而使前列腺素（PGI_2）合成减少；另外，内皮损伤致血小板黏附、聚集，释放血栓素 A_2（TXA_2），使 PGI_2/TXA_2 比例失调，进而导致血管收缩和血管内血栓形成。另外，有研究发现 aPLs 还可通过减少合体滋养细胞的融合，影响滋养细胞的生长和成熟，从而导致妊娠失败。

（一）狼疮抗凝物（lupus anticoagulant，LA）

【检测方法及结果分析】

目前临床上常用的诊断 LA 的实验室筛查试验是 APTT，但它的敏感性稍差。当

APTT 延长时，进一步行确证试验：在患者血浆中加入正常血浆，如 APTT 延长得到纠正，表明凝血延长是由于缺乏某种凝血因子，而非抗凝因子引起。反之，则表明患者血浆中存在抗凝因子。在血浆中加入过量的磷脂，凝血时间得到纠正，表明此凝血因子为 LA。通常将加入磷脂前凝固时间 / 改变磷脂浓度后凝固时间的比值＞1.3 者定义为 LA 阳性。由于实验室检查存在误差，在临床实践中可将无不良孕史健康育龄女性的第 99 百分位数作为界值，大于界值者则为阳性。抗凝治疗，例如使用华法林、肝素或其他抗凝药物可干扰狼疮抗凝物实验结果，因此抗凝治疗中的患者不宜进行该项检查，应在停用抗凝药物至少 1 周后方采集血液样本。

【临床意义】

1952 年，Conley 和 Hartmam 发现 2 位因凝血酶原时间和全血凝块时间延长而有出血性疾患的 SLE 患者中存在一种“抗凝物”，后来发现这种抗凝物并不引起出血，而与血栓形成有密切关系，是针对磷脂抗原的 IgG 和 IgM 类抗体，1972 年 Feistein 将其正式命名为 LA。

在体外实验中，LA 能够通过与磷脂表面结合而阻断钙依赖性的凝血酶原酶复合物的形成，从而使 APTT 延长。应注意某些药物也可导致 LA 的生成，如盐酸肼屈嗪、氯丙嗪、普鲁卡因，药物导致的 LA 在停药后可逐渐消除，此外在应用抗凝剂时会影响 LA 的测定结果。

（二）抗心磷脂抗体（ACA）

【检测方法】

目前最常用的抗心磷脂抗体的检测方法为酶联免疫吸附试验（ELISA）。酶标板经牛心磷脂包被，以含 20% 成年牛血清的 PBS 封板，加入稀释的待测血清，孵育 1 小时，洗涤，加 HPH- 抗人 IgG，洗涤后加底物，于酶标仪上判断结果。近年来，化学发光免疫分析法、荧光酶免疫法及悬浮微阵列技术等自动化定量检测手段亦逐渐应用于国内实验室，有望成为今后磷脂抗体检测的新趋势。

【参考值范围】

ACA 的检验结果应以阴性（≤10U/ml）、弱阳性（11～20U/ml）、中度阳性（21～80U/ml）、强阳性（＞80U/ml）表示，少部分正常人 ACA 可为弱阳性，以中度阳性、强阳性的临床意义最大。

【临床意义】

复发性流产患者 ACA 阳性发生率为 15%～20%，而无自然流产者阳性率为 2%～5%，且其中 ACA 阳性者大部分为低度阳性。曾经有过自然流产史并且 ACA 高水平者，RSA 发生率达 70%，曾经自然流产≥3 次，ACA 阳性者，再次自然流产概率达 90%。

但需要注意的是，感染性疾病如梅毒、疟疾、甲型病毒性肝炎、结核、艾滋病、巨细胞病毒感染等，可使 ACA 呈阳性反应，因此 ACA 阳性者需 6～8 周后复查。

ACA 的检测结果还受靶抗原浓度、酶标板的敏感度、合适的缓冲液等影响，因此各实验室的检验结果可能有一定的差异。此外，ACA 作用的靶抗原实际上是磷脂与 β_2 糖蛋白的抗原复合物。因此，在磷脂抗体 ELISA 检测系统中，必须提供足够量与浓度稳定的 β_2 糖蛋白。

（三）抗 β_2 糖蛋白 I 抗体

【检测方法及结果分析】

抗 β_2 糖蛋白 I 抗体的检测一般采用酶联免疫吸附试验（ELISA）。抗体阳性为异常结果。但是 ELISA 方法存在标准化缺乏、影响试验操作因素多、实验室间检测结果变异系数大等缺陷，因而化学发光法检测抗 β_2 糖蛋白 I 抗体具有更高的敏感性和特异性。

【临床意义】

β_2 糖蛋白 I 是一种与阴性磷脂连接的血浆蛋白，实际上抗磷脂抗体识别的是血浆中的磷脂结合蛋白 β_2 糖蛋白 I，而非磷脂本身，以 β_2 糖蛋白 I 这种磷脂结合蛋白为靶抗原的磷脂抗体则称为抗 β_2 糖蛋白 I 抗体，也是导致抗磷脂综合征的主要抗体。

（四）非典型磷脂抗体

随着新的生物标志物陆续被研究发现，大量新的 aPLs 已被证实可存在于 LA、ACA 和抗 β_2 糖蛋白 Ⅰ -IgG 抗体、IgM 抗体阴性而临床高度怀疑 APS 的患者中，且这类抗体的存在可能与血栓形成及病理妊娠等临床表现有一定的相关性。抗磷脂酰乙醇胺抗体、抗波形蛋白抗体、抗膜联素 A5 和抗膜联素 A2 抗体、抗蛋白 S 抗体、抗 β_2GPI 结构域 I 抗体、抗凝血酶原抗体及抗磷脂酰丝氨酸 / 凝血酶原复合物等非典型磷脂抗体在复发性流产发病中的作用尚有待进一步研究确定，有潜在应用前景，但不推荐作为常规临床检测项目，尤其是对不具备 APS 典型临床特征的一般人群或确诊的 APS 患者。

二、抗核抗体

【检测方法】

临床上常用的测定方法为间接免疫荧光检测（金标准）。将稀释血清与抗原基质片（HEp- 2 细胞生物薄片）反应后，加荧光二抗，在荧光显微镜下观察 Hep-2 细胞的荧光染色情况。

【参考值范围】

无荧光染色为阴性；荧光较强但不能区分荧光模型为可疑；若有荧光染色，且可辨荧光模型为阳性。同时报告荧光模型，常见的荧光模型有：斑点型、均质型、均质斑点型、胞质型、其他型。

【临床意义】

ANA 是指针对细胞核内成分所产生的抗体，细胞核内成分复杂，有 RNA、DNA、酶、蛋白等，所以抗核抗体是指抗细胞核内的 RNA、DNA、酶、蛋白质及这些物质复合物的总称。抗核抗体的形成是机体活跃的自身免疫状态所致，针对身体任何器官、组织的自身免疫反应均可能产生抗核抗体。根据细胞内各分子的理化特性和分布部位主要分为 4 大类：抗 DNA 抗体、抗组蛋白抗体、抗非组蛋白抗体和抗核仁抗体。

继 ACA 与复发性自然流产的密切关系被发现之后，ANA 与 RSA 是否有关引起了人们的关注。但经过几十年的研究，人们发现 ANA 并不像 ACA 一样与 RSA 有密切关系，尽管有报道 RSA 患者 ANA 阳性率较正常组高，但是 Fausett、Branch 总结目前研究资料认为，ANA 阳性可能只是提示机体其他自身抗体（特别是 APL）的存在，例如有 3 项研究发现在 RSA 患者中，ANA 阳性者其 APA 的阳性率分别为 17%、71%、100%。ANA 在 RSA 患者中似乎较正常者更常见，但它们的存在与否并不能预测妊娠的结局，也没有合理、有效的治疗手段。当前研究表明，不支持在 RSA 患者中常规进行 ANA 筛查。

三、封闭抗体

【检测方法及结果分析】

封闭抗体检测方法有包括补体依赖性细胞毒实验和单向混合淋巴细胞培养实验。

（1）补体依赖性细胞毒实验：补体依赖性细胞毒实验是将丈夫的淋巴细胞悬液与妻子的血清混合后，加入补体，反应 1 小时后，加入锥虫蓝染色（使死亡细胞染色），镜下观察，计数死亡细胞率，死亡细胞小于 10% 为阴性，大于 10% 为阳性。

（2）单向混合淋巴细胞培养实验：单向混合淋巴细胞培养实验是将男方外周血淋巴细胞用丝裂霉素处理作为刺激细胞，分别在 10% 正常 AB 型血清中或在女方自身血清中与作为反应细胞的女方外周血淋巴细胞共同孵育 6 天，在培养结束前 18 小时加 ^{3}H-TdR。分别收样，测定并计算平均 CPM 值，按下式计算出封闭效率：封闭效率 =（1– 女方血清培养的平均 CPM 值 /AB 型血清培养的平均 CPM 值）× 100%，封闭效率大于 5% 时为封闭效率阳性。

（3）酶联免疫吸附试验（ELISA）：酶联免疫吸附试验是通过相应试剂盒对特异性抗体进行检查，抽取静脉血，分离血清，在试剂板上分别设置阴性对照、阳性对照及空白对照，加入血清标本及抗体稀释液后，经摇匀、孵育及洗板后加入酶标抗体及底物显色，与阳性对照相比，显色者为阳性，不显色则为阴性。

【临床意义】

妊娠是成功的半同种移植过程，母体免疫系统受到一系列调节，对宫内胚胎移植物不发生免疫排斥反应，并维持妊娠的继续。在这一免疫调节过程中，HLA 抗原起重要作用。在正常妊娠中，夫妇 HLA 抗原不相容，胚胎所携带的父源性 HLA 抗原（滋养细胞表面）能刺激母体免疫系统，并产生一类 IgG 型抗体，称之为封闭抗体。封闭抗体可与母体淋巴细胞表面抗原结合，又可与滋养细胞本身结合从而阻断母胎之间的免疫识别和反应。正常妊娠早期即可检测出封闭因子，而反复性流产患者常缺乏封闭抗体，使母体免疫系统容易对胎儿产生免疫攻击，导致流产。因此，有学者将封闭抗体的测定作为反复性流产免疫治疗的指征之一，并用于判定疗效，但目前尚存在争议，因治疗后并非所有患者封闭抗体都转阳性，而正常妊娠妇女封闭抗体也可能为阴性。

四、抗精子抗体

【检测方法及结果分析】

抗精抗体的检测方法有酶联免疫吸附试验、凝集试验、精子制动试验、补体依赖细胞毒试验、免疫珠试验（immunobead test，IBT）、混合抗球蛋白反应（mixed antiglobulin reaction，MAR）试验。按照世界卫生组织人类不育的病因诊断分类，诊断免疫因素不育的唯一依据为活动精子表面附着免疫球蛋白。相应技术为免疫珠试验和混合抗球蛋白反应试验。

1. 免疫珠试验　用抗人免疫球蛋白抗体包被的聚丙烯酰胺微球能结合于结合了的精子抗体的精子表面，在显微镜下可见到此种免疫珠随精子前进而移动。

2. 混合抗球蛋白反应试验　将抗红细胞抗体致敏的红细胞与待检精液和抗人免疫球蛋白混合，如精子表面无 ASA，可在致敏红细胞间自由泳动，如有 ASA，则致敏红细胞黏附于精子上，并一同扭动。

【参考值范围】

免疫珠试验法判断标准为表面有免疫球蛋白的精子在总活动精子中所占的比例＞30% 为阳性。混合抗球蛋白反应试验镜下观察黏附红细胞的精子＞10% 阳性，＞40% 为强阳性。

【临床意义】

抗精抗体是机体产生的针对精子抗原的抗体，由于机械屏障的破坏、炎症等原因，男女双方的机体内均可产生抗精抗体。生殖道中的 ASA 主要源于血清中的抗体渗出和局部上皮细胞的分泌，可与精子直接结合，干扰精子穿过子宫颈黏液、透明带及卵细胞膜等，使受孕率降低。而目前 ASA 与复发性流产是否有关尚无定论，有研究认为引起自然流产的抗精子抗体主要是存在于女方血清中的抗体，其机制可能为 ASA 作用于滋养细胞层，影响了胚胎的生长发育，导致流产。

影响生殖功能的 ASA 主要是存在于生殖道中的 ASA，而非血清中的 ASA，因此，单纯检测血清中的 ASA 并不能正确反映 ASA 与不孕的关系，最好能检测子宫颈黏液、输卵管液、卵泡液中的 ASA，但临床上取材有一定困难。当血清中 ASA 阳性时，可行性交后试验，如受损（排除其他影响因素）则提示存在免疫性不孕。

五、NK 细胞数量及活性测定

【检测方法】

见本章第一节。

【结果分析】

CD56+NK 细胞的正常值为 2%～12%，＞12% 为异常；活性分析在 50∶1 时，＞15% 为异常。CD19+5+NK 细胞正常值为 2%～10%，＞10% 为异常。

【临床意义】

自然杀伤细胞（NK 细胞）是固有免疫系统中一类十分重要的淋巴细胞，显示非主要组织相容性复合体限制性细胞毒作用而不需要事先致敏，约占淋巴细胞总数的 15%，其具有代表性的表型为 $CD3^-$、$CD56^+$ 和 $CD16^+$。正常妊娠早期，NK 细胞数量和活性较非孕期明显下降，提示 NK 细胞在妊娠维持中起重要作用，NK 细胞的数量和活性异常可引起自然流产。1995 年，Aoki 等研究发现复发性流产患者在再次妊娠前的 NK 细胞毒性较正常者高，如将正常组 NK 细胞毒性的平均值加 1 个标准差定为 NK 毒性升高的界值，则 NK 细胞毒性升高者中 71% 妊娠后再次流产，而 NK 细胞毒性正常者只有 20% 妊娠后再次流产。此后多项研究进一步证实，复发性流产患者孕早期和非孕期的 NK 细胞水平和毒性均较正常者高。由于 RSA 患者 NK 细胞所占百分比和毒性在孕前即升高，且对妊娠结局有一定的预测价值，人们希望能够应用 NK 细胞作为免疫治疗的筛选和监测指标。目前在临床上尚未广泛应用。

六、抗甲状腺抗体

抗甲状腺自身抗体包括抗甲状腺球蛋白（TG）、抗甲状腺过氧化酶抗体（TPO）和促甲状腺受体抗体，目前常用的检测方法有化学发光免疫测定、Farr 法和 ELISA。已有研究显示抗甲状腺抗体与妊娠丢失有关，在抗甲状腺抗体阳性的 RSA 患者中，其 ACA 阳性率没有增高，提示抗甲状腺抗体可能是 RSA 的一个独立危险因素。研究还发现抗甲状腺抗体阳性患者中，自然流产发生率达 32%，而阴性组为 16%。在 RSA 组中，抗甲状腺抗体阳性率为 36%，而在正常对照组为 9%（初产妇）和 4.5%（经产妇）。然而也有一些相反的报道，认为抗甲状腺抗体与 RSA 无关。综合文献报道，目前大多数报道认为抗甲状腺抗体阳性与 RSA 有关，但尚缺乏直接证据，抗甲状腺抗体导致流产的机制也尚不清楚。

七、抗子宫内膜抗体

【检查方法】

采用 ELISA 法检测。

【参考值范围】

用酶标仪在 450nm 波长下测每孔 OD 值，求出 P/N 比值，P/N≥2.1 者为阳性。

【临床意义】

正常生理情况下子宫内膜位于子宫腔内，不诱发机体产生自身免疫反应，检测结果为阴性。剖宫产、刮宫术以及某种病理情况下，经血通过输卵管逆流引起子宫内膜异位症，诱发自身免疫病理反应，产生抗子宫内膜抗体。此抗体产生后常会加重疾病进程，并干扰生育功能。

八、抗 hCG 抗体

【检测方法】

采用 ELISA 法检测。

【参考值范围】

用酶标仪在 450nm 波长下测定标本的 OD 值，S/N≥2.1 者为阳性。

【临床意义】

人绒毛膜促性腺激素（hCG）是由胎盘合体滋养层细胞产生的一种糖蛋白激素，能够促进妊娠黄体发育及雌、孕激素的分泌，使子宫内膜适于胚胎附着和着床，此外还能阻止胎儿滋养细胞与母体血清中的抗体结合或被母体淋巴细胞识别，故在早期妊娠的维持中发挥重要作用。而抗 hCG 抗体则破坏了 hCG 对胎儿的保护，导致母体的免疫攻击而引发流产。同时抗 hCG 抗体能够中和 hCG 的促黄体作用，从而阻止或破坏受精卵的着床，妊娠不能维持。因此，抗 hCG 抗体还可作为不孕症的临床诊断指标之一。有专家认为检测抗 hCG 抗体阳性的复发性流产或不孕症患者联合检测其孕酮和雌二醇水平对于指导临床诊断和治疗更具有意义。

九、抗卵巢抗体

【检测方法】

采用ELISA法检测。

【参考值范围】

用酶标仪在450nm波长下测每孔OD值，求出P/N比值，P/N≥2.1者为阳性。

【临床意义】

抗卵巢抗体（AovAb）是一种靶抗原位于卵巢颗粒细胞、卵母细胞、黄体细胞、间质细胞及透明带的自身抗体。正常妇女体内可以存在一定量的非致病性抗卵巢抗体，用于清除体内的衰老组织细胞，但在感染、创伤、反复穿刺取卵、使用促排卵药物或自身免疫功能异常等因素的影响下，可使机体产生大量抗卵巢抗体，引起自身免疫性卵巢炎，造成卵巢的病理损伤，从而降低卵巢的生殖内分泌功能，影响卵泡的发育、成熟及排出，使得雌、孕激素分泌减少，导致不孕或流产的发生。

十、同型半胱氨酸

【检测方法】

于清晨空腹抽取静脉血并以EDTA抗凝，采用荧光偏振免疫法（FPIA）检测，也可采用高压液相色谱法，或者直接利用全自动生化分析仪测定其水平。

【参考值范围】

血浆同型半胱氨酸水平判定标准：5～15μmol/L为正常，16～25μmol/L为轻度升高，26～50μmol/L为中度升高，＞50μmol/L为重度升高。

【临床意义】

同型半胱氨酸（homocysteine，Hcy）是由蛋氨酸脱甲基生成的一种含硫氨基酸。高同型半胱氨酸血症的病因包括遗传性代谢障碍和获得性遗传障碍，前者是由于参与蛋氨酸循环的酶基因缺陷所致，后者是因为叶酸、维生素B_6、维生素B_{12}等缺乏。在正常妊娠过程中，血清Hcy浓度呈显著下降趋势，在孕8～12周时即开始明显下降，于孕20～28周时达到最低水平。妊娠期血清中高水平的Hcy可通过刺激自由基的产生和释放损伤血管内皮细胞，影响其表面的多种凝血因子，形成促凝血生成的环境，增加母体血栓形成的危险，引起胎盘血栓栓塞，造成流产。孕早期过高的Hcy对绒毛血管的形成有明显的抑制作用，使得绒毛血管数目明显减少，影响胚胎的供血量，从而导致胚胎死亡。此外，高Hcy可使细胞处于高氧化应激状态而具有胚胎毒性作用，使胚胎发育异常而流产。现已有研究表明，高同型半胱氨酸血症是血液高凝状态及复发性流产等相关疾病的独立危险因素。

（张蜀宁　张建平）

参考文献

1. 中国医师协会风湿免疫科医师分会自身抗体检测专业委员会，国家风湿病数据中心，国家免疫疾病临床医学研究中心．抗磷脂抗体检测的临床应用专家共识．中华内科杂志，2019，58（7）:496-500.
2. 中华医学会妇产科学分会产科学组．复发性流产诊治的专家共识．中华妇产科杂志，2016，51（1）:3-9.
3. 中华医学会围产医学分会．产科抗磷脂综合征诊断与处理专家共识．中华围产医学杂志，2020，23（8）:517-522.
4. 自然流产诊治中国专家共识编写组．自然流产诊治中国专家共识（2020年版）. 中国实用妇科与产科杂志，2020，36（11）:1082-1090.
5. American College oF O, B-G Gynecologists Committee on Practice. ACOG Practice Bulletin No. 200: Early Pregnancy Loss. Obstet Gynecol, 2018, 132（5）:e197-e207.
6. DIMITRIADIS E, MENKHORST E, SAITO S, et al.Recurrent pregnancy loss. Nat Rev Dis Primers, 2020, 6（1）:98.
7. HENNESSY M, DENNEHY R, MEANEY S, et al.Clinical practice guidelines for recurrent miscarriage in high-income countries: a systematic review. Reprod Biomed Online, 2021, 42（6）:1146-1171.

8. QUENBY S, GALLOS ID, DHILLON-SMITH RK, et al. Miscarriage matters: the epidemiological, physical, psychological, and economic costs of early pregnancy loss. Lancet, 2021, 397 (10285):1658-1667.
9. YOUNG SL. Introduction: Reproductive immunology: checkered past and bright future. Fertil Steril, 2016, 106(3):497-498.

第二十五章

男性生殖相关检查

第一节 性激素检测

一、卵泡刺激素、黄体生成素

【标本要求】 早晨 8～10 时空腹采集静脉血液 3ml，避免溶血，将血液静置凝固后室温下离心，将血清分离储存，保持密闭状态，而且在室温（15～30℃）条件下不超过 8 小时。如果超过 8 小时仍未检测，为保持样品准确性，可将样品放入 4℃条件下冷藏。如果超过 48 小时仍未检测样本，应将样本在 -20～-80℃的环境下冷冻保存。冻存样品在检测前可以冻存 6 个月，但仅可以复融 1 次。

应在上午 8：00～10：00 静脉采血进行血清性激素 FSH、LH 测定。

【参考值范围】 化学发光免疫分析法测定男性血清 FSH 和 LH 参考值见表 25-1。

表 25-1 化学发光法测定男性血清 FSH 和 LH 参考值范围

参考组	FSH	LH
成人	1.27～19.26IU/L	1.24～8.62IU/L

注：FSH 常用单位换算为 1mIU/ml=1IU/L；LH 常用单位换算为 1mIU/ml=1IU/L。

【临床意义】 卵泡刺激素和黄体生成素均是垂体前叶分泌的糖蛋白激素，由 α 和 β 2 个亚基组成，两者 α 亚基相同，β 亚基结构不同，β 亚基决定激素的抗原特异性和特异功能，但需与 α 亚基结合才具有生物学活性。青春期前 FSH 和 LH 的分泌，可以启动精子的发生。在生育年龄，FSH 主要起着继续促进精子增多，维持雄性激素分泌及性欲的作用，在 FSH 的刺激下，次级精母细胞可继续分裂形成精子细胞、精子；同时，FSH 可作用于支持细胞，促进支持细胞发育，进而分泌性激素结合球蛋白，性激素结合蛋白可与睾酮结合，使精曲小管内维持高浓度的睾酮，继而次级精母细胞可继续分裂形成精子细胞和精子；另外，FSH 作用于支持细胞的同时，也可促进其分泌抑制素（INHBIN），调节生精细胞的生成。在成年男性，LH 也起着促进精子生成和调节雄性激素分泌的作用。LH 的主要生理作用是能促进靶细胞表达 LH 受体，以增加 LH 受体的数量，作用于睾丸间质细胞，促进睾酮的合成和分泌。

FSH 和 LH 升高和降低均有重要的临床意义。FSH 结合 LH 可在一定程度上评估睾丸的生精功能。

1. 升高 血清 FSH 升高提示生精功能受损，生精功能障碍。临床上睾丸功能损伤首先表现为支持细胞与精曲小管嵌合体受损，反馈性导致 FSH 水平升高，继而损伤累及间质细胞，使 LH 水平上升。一般来说 FSH 水平升高通常更显著，支持细胞受损越严重，FSH 升高越高。同时血清 FSH 升高水平与精液下降水平呈正比，无精症患者 FSH 水平甚至可以升高为正常值上限的 2 倍以上，这通常提示生精功能的耗竭。当 LH 出现显著性升高时，说明睾丸生精功能已经严重受损，甚至导致不可逆的破坏情况。

2. 降低 当FSH、LH水平降低时，可导致睾丸功能下降，若FSH、LH、T值均明显降低时，可诊断低促性腺激素性性腺功能减退症，提示病变部位在下丘脑或垂体，可进一步行垂体兴奋试验以确诊。临床表现常见睾丸发育异常、睾酮偏低，性欲及性功能障碍，甚至无精症。低促性腺激素性性腺功能减退症合并嗅觉异常，则考虑kallman综合征。

【检测方法】 主要测定方法包括：放射免疫分析法（RIA）、酶联免疫测定法（ELISA）和化学发光免疫分析法（CLIA）。目前，第三代化学发光免疫分析法已在临床广泛应用，检测灵敏度高达0.2IU/L。

二、睾酮

【标本要求】 早晨8～10时空腹采集静脉血液3ml，避免溶血，将血液按常规操作方法室温下离心，将血清分离储存，保持密闭状态，而且在室温（15～30℃）条件下不超过8小时。如果超过8小时仍未检测，为保持样品准确性，可将样品放入4℃条件下冷藏。如果超过14天仍未检测样本，应将样本在-20～-80℃的环境下冷冻保存，不超过60天。样本冷冻和复融不应超过3次。如果需要更长期保存，应做相应稳定性评估后应用。

【参考值范围】 睾酮在不同年龄段检查结果具有明显差异，需根据不同年龄段的特点制定相应的参考值范围。不同的检测方法如质谱法和化学发光法所检测的参考值范围也差异较大，这在儿童的总睾酮检测中尤为明显，甚至可以达到数倍以上，但对男性成人或样品睾酮浓度＞100ng/dl检测结果的差异程度多在50%以下。

睾酮浓度单位换算：ng/dl×0.034 7=nmol/L或ng/L×0.003 47=nmol/L（睾酮分子量=288）

表25-2参考值范围仅供参考。

表25-2 男性总睾酮参考值范围（质谱法，引自Kushnir等）

项目	例数	总睾酮/ng·L^{-1}	总睾酮/nmol·L^{-1}
Tanner 1级	278	16～150	0.06～0.52
Tanner 2级	131	33～3 030	0.12～10.51
Tanner 3级	140	100～8 510	0.35～29.53
Tanner 4、5级	204	1 620～8 470	5.62～29.31
6～24个月	123	＜370（＜280）*	＜1.28（＜0.97）*
2～3岁	125	＜150（＜130）*	＜0.52（＜0.45）*
4～5岁	125	＜190（＜180）*	＜0.66（＜0.63）*
6～7岁	125	＜130（10～130）*	＜0.45（0.04～0.45）*
7～9岁	206	17～81	0.06～0.28
10～11岁	140	23～1 650	0.08～5.73
12～13岁	143	30～6 190	0.10～21.48
14～15岁	141	310～7 330	1.08～25.44
16～17岁	136	1 580～8 260	5.48～28.66
18～40岁	70	2 070～6 970	7.18～24.19
40～67岁	61	1 320～6 930	4.58～24.05

注：*括号中的值对应于中央90%的分布。

【临床意义】 睾酮作为最重要的雄激素，是由间质细胞内的胆固醇经裂解、羟化、脱侧链形成的，包括睾酮、脱氢表雄酮、雄烯二酮、雄烯二醇、二氢睾酮等。成年男性每日可分泌睾酮 4～9mg，50 岁以后睾酮的分泌随着年龄的增长而降低。而且疾病、年龄、吸烟、药物和进食含激素食物等因素都会对睾酮水平产生影响，睾酮的主要生理功能有：①刺激生殖器官的生长发育，促进男性第二性征的产生；②与生精细胞的雄激素受体结合，促进精子生成；③维持正常的性欲；④促进蛋白质合成。睾酮水平的变化在一定程度上能反映出间质细胞的损伤情况，睾酮升高或降低都与某些病理性因素相关。

1. 睾酮浓度下降，低于参考值下限 要区分部分或完全性腺功能减退，以及原发性或继发性睾丸功能衰竭。

（1）当患者出现原发性睾丸功能不全后，血清总睾酮、血清生物有效性睾酮、血清游离睾酮出现明显下降，而其血清 LH、FSH 可反馈性上升，刺激睾丸分泌睾酮。原发性睾丸功能不全见于：

1）遗传基因缺陷，如克氏综合征（Klinefelter），又称 XXY 男性综合征。

2）睾丸解剖性发育异常，如隐睾导致睾丸下降不全。

3）男性假两性畸形。

4）腮腺炎导致的睾丸炎。

5）自身免疫性疾病，如自身免疫性多内分泌腺综合征。

6）代谢性疾病，如血色病、肝功能衰竭等。

7）睾丸外伤或睾丸扭转。

8）睾丸切除术后。

9）睾丸肿瘤化疗后。

（2）继发性性腺功能减退，又称低促性腺激素性性腺功能减退症。表现为血清睾酮浓度低下，血清 LH/FSH 水平接近正常低限或低于正常。继发性性腺功能减退见于：

1）下丘脑或垂体的遗传或发育异常，如：先天性垂体功能减退症、伴有嗅觉减退或缺失的卡尔曼（Kallmann）综合征。

2）下丘脑、垂体的恶性肿瘤。

3）垂体腺瘤导致的高催乳素血症。

4）颅脑外伤。

5）放射性脑损伤。

6）营养不良。

7）运动过度。

8）某些药物如雌激素及其类似物、GnRH 及其类似物、大麻类药物等。

2. 睾酮浓度升高，高于正常值上限 在青春期前男孩中提示性早熟，需进一步检查明确病因；在成年男性中，睾酮＞正常值上限 50% 则提示睾丸或肾上腺肿瘤，需进行彩超、增强 CT 或者磁共振明确诊断，及时治疗。

三、催乳素

【标本要求】 上午 9～11 时空腹、静坐 30～60 分钟后采集静脉血液 3ml，避免溶血，待完全凝固后室温下离心，并于离心后 2 小时内分离血清。储存样品应保持样品管的密闭状态，而且在室温（15～30℃）条件下不超过 8 小时。如果 8 小时内不能完成检测应将样品放入 2～8℃条件下冷藏。如果 48 小时内不能完成检测或运输样本，应将样本在 -20℃或低于 -20℃的环境下冷冻保存。冻存样品在检测前可以冻存 6 个月，但仅可以复融 1 次。

【参考值范围】 见表 25-3。

表 25-3　化学发光法测定男性血清催乳素（PRL）正常参考值

催乳素	参考值
男性催乳素	2.64～13.13ng/ml

注：PRL 常用单位换算为　1μg/L=1ng/ml=21.2mIU/L。

【来源及生理性改变】 催乳素（PRL）是由垂体前叶细胞分泌的一种由 199 个氨基酸（23kD）组成的球状蛋白质。PRL 基因为单拷贝基因，大约 15kb，包括 5 个外显子和

4个内含子。腺垂体分泌的PRL受下丘脑释放的催乳素释放因子（PRF）和催乳素抑制因子（PIF）调控。催乳素还可在人体多个器官生成，不同类型催乳素细胞均表达催乳素受体，其作用主要是促进乳腺发育和乳汁分泌；此外，还参与机体的多种功能，特别是对生殖功能的调节。

目前，PRL在男性的生理作用尚不十分明确。在男性高催乳素血症患者中，血清卵泡刺激素和黄体生成素水平也发生变化，而PRL受体在男性生殖系统分布于精曲小管表层上皮、Leydig细胞和前列腺，提示PRL可能对生精过程和睾酮生成存在调节作用。临床观察中发现不孕不育夫妇中男性的催乳素水平与阴囊体积及射精量呈正相关，而与精液其他参数并无关联。此外，高催乳素血症可使男性性欲下降，但是与男性勃起功能、射精障碍及性高潮之间关系尚存在争议。

【临床意义】

1. 生理情况下PRL的不同变化。由于血清PRL水平呈脉冲式分布，入睡及苏醒周期也会影响其分泌，因此采血应在一天最低谷的时相，即上午9～11时为宜。同时氨基酸可转化为PRL，使进食半小时高蛋白后的PRL水平增加50%～100%，故而血样采集应在空腹下进行。

（1）昼夜的变化：催乳素的分泌有昼夜节律，入睡后逐渐升高，早晨睡醒前可达到峰值，睡醒后迅速下降，上午10时～下午2时降至谷值。

（2）年龄和性别的变化：老年男性与年轻人比较，平均血清催乳素水平约下降50%。

2. PRL≥25ng/ml基本可诊断高催乳素血症（HPRL），而PRL轻度升高者，应进行再次检查，明确诊断，以防止滥用溴隐亭治疗。PRL升高可抑制下丘脑分泌GnRH及对垂体的反应，使FSH和LH分泌减少，并直接影响性腺对FSH、LH的反应能力，睾酮因此合成减少，影响睾丸生精功能，使生精细胞阻滞在初级精母细胞和精子细胞阶段，不能发育为成熟精子，导致精子数量下降及射精量减少，出现男性不育。另外，高PRL也可导致性腺功能低下，出现性欲减退、勃起功能障碍。严重而持续的HPRL甚至会导致男性第二性征减退，出现胡须稀疏、阴毛稀疏、睾丸变软、肌肉松弛和骨质疏松等。HPRL主要由以下原因导致：

（1）应激诱发的HPRL：剧烈运动、精神紧张、寒冷、应激状态导致PRL水平升高可达2～3倍，但持续不超过1小时，因此抽血前应休息1小时再检测。

（2）多巴胺受体阻断剂或干扰多巴胺合成的药物可引起HPRL，常见的有抗高血压药物如利血平、维拉帕米，抗精神病药物如三环抗抑郁药、吩噻嗪类和单胺氧化酶抑制剂；胃肠道药物如多潘立酮、甲氧氯普胺等。

（3）病理性HPRL中催乳素瘤是最常见的原因。催乳素瘤是最常见的垂体腺瘤，约占全部垂体腺瘤的45%，多呈散发存在，偶见家族发病报道，一般为良性肿瘤，恶性催乳素瘤相当罕见。根据垂体腺瘤的大小可分为微腺瘤（肿瘤直径≤10mm）和大腺瘤（肿瘤直径＞10mm）。根据PRL的检测水平，可以初步判断患者的垂体瘤类型。一般来说，PRL＜50～100ng/ml多为垂体或垂体旁其他肿瘤，而非PRL腺瘤。PRL＞100ng/ml，约50%有催乳素瘤，可做垂体CT或磁共振检查。PRL＞200ng/ml，常存在微腺瘤，PRL＞500～1 000ng/ml，多为PRL巨腺瘤，必须做垂体CT或磁共振。典型临床表现结合高催乳素血症的实验室检查与鞍区影像学检查，可做出垂体催乳素腺瘤的诊断。

（4）PRL升高还见于原发性甲减、下丘脑肿瘤、颅咽管瘤。此外，创伤、手术、带状疱疹、肾功能衰竭、性交后亦可增高。

（5）特发性升高：临床上8.5%～40%的HPRL病因不明，称为特发性HPRL，但不能排除有磁共振查不出的微小腺瘤存在。HPRL与服药、垂体肿瘤或其他器质性病变无关，多因患者的下丘脑 - 垂体功能紊乱，从而导致催乳素分泌增加，其中大多数人表现为血清催乳素水平轻度升高，长期观察可恢复正常。

3. PRL 降低见于使用抗 PRL 药物如溴隐亭、左旋多巴、Vit B_6 等。

四、雌二醇

【标本要求】 早晨 8～10 时空腹采集静脉血液 3ml，避免溶血，将血液按常规操作方法室温下离心，将血清分离储存，保持密闭状态，而且在室温（15～30℃）条件下不超过 8 小时。如果超过 8 小时仍未检测，为保持样品准确性，可将样品放入 4℃条件下冷藏。如果超过 14 天仍未检测样本，应将样本在 -20～-80℃的环境下冷冻保存，不超过 6 个月。样本冷冻和复融不应超过 1 次。如果需要更长期保存，应做相应稳定性评估后应用。

【参考值范围】 常用的检测方法是化学发光免疫测定法，以下正常值范围仅供参考。使用化学发光免疫分析法检测男性血清雌二醇的参考值范围见表 25-4。

表 25-4　化学发光法测定男性血清雌二醇（E_2）正常参考值

参考组	参考值范围
男性	20～47pg/ml

注：E_2 常用单位换算为 1ng/L=1pg/ml=3.67pmol/L。

【来源及生理性改变】 男性体内雌激素主要由睾丸和肾上腺组织产生，同时毛囊皮肤、脂肪、神经等周边组织也可以将睾酮转化为雌激素。大部分是皮肤毛囊、脂肪、神经等周边组织将雄激素——睾酮转化而成。雌激素主要包括雌二醇（E_2）、雌酮（estrone，E_1）及微量雌三醇（estriol，E_3）等，其中 E_2 是活性最强的雌激素，95% 的 E_2 与性激素结合球蛋白结合，主要完善男性大脑功能，使男性大脑发育平衡，较少出现情绪波动现象，可保护男性的心脏，促进骨骼健康。同时适量的雌二醇与睾酮形成平衡状态，促进男性精子的生长。

【临床意义】 根据 E_2 分泌的上述特点，检测其水平可以协助评估男性的生精能力。

1. 比值过高　血清雌二醇与睾酮水平维持在一定范围内为正常生育所必需，过高的雌二醇对性腺轴有较强的负反馈抑制作用，阻碍精子发生。血液循环中睾酮和雌二醇对下丘脑、垂体产生负反馈调节，睾酮的负反馈主要通过转换为雌二醇起作用。与睾酮相比，男性血清雌二醇水平相对较低，但其抑制 LH 和 FSH 的作用远高于睾酮。E_2 升高，T/E_2 比值＜10，可抑制下丘脑、垂体促性腺轴分泌 FSH 和 LH，抑制生精功能。

2. 可指导生精治疗　芳香化酶（即 CYP19A）属于细胞色素 P450 酶，是体内负责将雄激素转化为雌激素的限速酶，广泛分布于睾丸中，主要作用为催化睾酮和雄烯二醇分别转化为雌二醇和雌酮。芳香化酶抑制剂可竞争性与芳香化酶结合，阻断睾酮向雌二醇转化，减少雌二醇的合成从而减弱其对下丘脑和垂体的负反馈作用，增加内源性促性腺激素的分泌，刺激睾丸生精功能；同时提高内源性睾酮水平，促进精子发育和成熟。大量的研究显示，睾酮 / 雌二醇比值＜10 的不育患者可从芳香化酶抑制剂的治疗中获益。同时也有研究结果证实在严重少精子症患者中，睾酮 / 雌二醇比值正常的患者亦从芳香化酶抑制剂的治疗中获益。

（李金　梁中锟）

第二节　激发试验

1. hCG 刺激试验　人绒毛膜促性腺激素（hCG）是一类具有促性腺发育的蛋白类激素，生物活性与黄体生成素十分接近，因此其具有激发睾丸间质细胞产生睾酮，提高并促进生精功能的作用。临床上可应用其特点明确青春期前儿童体内有无睾丸以及睾丸间质细胞功能。测定方法：使用 hCG 1 500 i.u.，肌内注射，q.d.×7 天。注射后，如隐睾症患者则血浆睾酮明显上升，而无睾症则不见上升或上升不明显。睾丸功能衰竭与促性腺激素缺乏的患者则反应低下。根据试验前后睾酮及前体物质水平升高的程度鉴别诊断原发性性腺功能减退症、睾酮合成障碍、雄激素不敏感综合征。

2. LHRH 刺激试验　目前主要应用 GnRH 类似物进行试验，结合注射后不同时间点的激素水平，判断垂体功能。测定方法：晨起空腹，静脉注射 GnRH 100μg，给药后 0、15、30、45、60、90 分钟取血，测定血清 LH 和 FSH 浓度。以 0 分钟血样为基值，30～60 分钟时 LH 可升高到 3～6 倍，FSH 一般不超过 3 倍。试验后观察垂体促性腺激素细胞对 GnRH 刺激的反应。可作为下丘脑性和垂体性性腺功能减退症的鉴别诊断，若考虑垂体病变可进一步做头颅磁共振确诊。

3. 氯米芬刺激试验　氯米芬具有弱的雌激素作用，可与雌激素竞争下丘脑和/或垂体细胞的雌激素受体，使雌激素不能发挥负反馈作用，从而引起下丘脑 FSH 和 LH 的释放，LH 作用于睾丸间质细胞，使内源性睾酮升高。测定方法：服药前测定患者性激素中 FSH、LH 和 T 作为基准值，然后开始口服氯米芬 100mg，b.i.d.，连续 10 天，再抽血检测 FSH、LH 和 T 的水平。如果经氯米芬刺激后 FSH 和 LH 增加，则说明下丘脑 - 垂体轴功能正常；如果 T 增加，则说明睾丸对内源性 LH 也有反应。

（李金　梁中锟　王文军）

第三节　抑制素 B、抗米勒管激素

一、抑制素 B

【标本要求】　早晨 8～10 时空腹采集静脉血液 3ml，避免溶血，将血液按常规操作方法室温下离心，将血清分离储存，保持密闭状态，而且在室温（15～30℃）条件下不超过 8 小时。如果超过 8 小时仍未检测，为保持样品准确性，可将样品放入 4℃条件下冷藏。如果超过 14 天仍未检测样本，应将样本在 -20～-80℃的环境下冷冻保存，长期保存样品避免反复冻融。

【参考值范围】　酶联免疫吸附试验检测男性血清抑制素 B 参考值见表 25-5。

表 25-5　酶联免疫吸附试验测定男性抑制素 B 参考值范围

参考组	参考值范围
成人	18.22～311.27pg/ml

注：抑制素 B 常用换算单位为 1ng/L=1pg/ml。

【临床意义】　抑制素（INH）为一类糖蛋白激素，属于转化生长因子家族，因抑制 FSH 分泌而得名。男性体内 INH 的重要生理形式为 INH-B，由 α、β 2 个亚单位共价连接而成。男性 INH-B 主要由睾丸支持细胞分泌，反映睾丸的生精功能，INH-B 的主要生理作用是反馈性抑制垂体前叶合成和分泌 FSH，还可阻断下丘脑 GnRH 刺激引起垂体 FSH 的释放，并通过旁分泌/自分泌调节作用增加 E_2 的产生，但不影响间质细胞分泌 T。INH-B 的分泌调节受年龄、体重指数的影响，血清 INH-B 水平与睾丸体积、精子总数显著相关，血清 INH-B 测定可用于评价男性不育患者的生精功能，能有效确定唯支持细胞综合征，可作为监测男性生殖系统疾病影响生精功能效应的指标。

1. 生理情况下 INH-B 的变化情况　①年龄：男性出生不久，血清 INH-B 水平上升，4～12 个月达到第 1 个峰值，3～9 岁下降，青春期后逐渐上升，20～30 岁达到第 2 个峰值，以后随着年龄增加逐渐降低。②有研究表明，成年肥胖男性不育患者中肥胖程度越高则 INH-B 的降低越明显，并不伴有代偿性的 FSH 升高。但也有研究认为 INH-B 在青少年肥胖组与非肥胖组间无明显差异，推测肥胖可能对支持细胞功能影响不大。

2. 病理状态下 INH-B 的影响

（1）精索静脉曲张的发生影响了抑制素 B 分泌，也导致了生精功能的降低。相关研究表明 INH-B 在精索静脉曲张组患者中表达水平较无精曲组明显降低，INH-B 的下降程度与精索静脉曲张成正比。行精索静脉高位结扎术后，不仅患者精子浓度、活力等较术前明显改善，而且血清 INH-B 的表达水平也较前明显提升。亚组分析发现精索静脉曲张患者术后 INH-B 升高明显者，精子质量的改善也更显著。其原因可能是结扎曲张静脉后，静脉曲张所造成的血液反流被抑制，并减轻睾丸缺血缺氧，降低氧化还原应激损伤，改善局部生精环境，从而使已受损的睾丸精曲小管生殖细胞、间质细胞和支持细胞的功能有所恢复。

（2）INH-B 评估无精症的取精成功率。国外学者研究显示：非梗阻性无精症患者中血清 INH-B 水平较高者取精成功率比 INH-B 水平低者明显升高。但也有研究表明血清 INH-B 水平并不能作为很好地区分非梗阻性无精症患者取精是否成功的有效指标，同时也不能代替睾丸活检病理学检查对取精成功的指导作用。INH-B 水平不能有效区分患者睾丸生精功能状态，与睾丸病理变化不完全相符，因为睾丸病理仍是目前评估无精症患者获精率的最可靠指标。但是对于唯支持细胞综合征来说，INH-B＜28.55pg/ml 基本可做出初步判定（敏感度 97%，特异性 85%，临界值为 28.55pg/ml）。但是其他类型的生精功能异常仍需依赖活检病理组织学检查。

二、抗米勒管激素

【标本要求】 早晨 8～10 时，用一次性医用采血管空腹采集静脉血液 3ml，避免溶血，将血液按常规操作方法室温下离心，将血清分离储存，保持密闭状态，而且在室温（15～30℃）条件下不超过 8 小时。如果超过 8 小时仍未检测，为保持样品准确性，可将样品放入 4℃条件下冷藏。如果超过 24 小时仍未检测样本，应将样本在 -20～-80℃的环境下冷冻保存，长期保存的样品应避免反复冻融。

【参考值范围】 见表 25-6。AMH 的测定主要采用基于免疫分析法的酶联免疫吸附试验（ELISA）和化学发光免疫分析法（CLIA）。

表 25-6 男性 AMH 参考值

参考组	参考值范围
成人	0.1～25.0ng/ml

【临床意义】 抗米勒管激素（AMH）属于转化因子超家族，分子量为 140kD，编码基因在 19 号染色体短臂，长度为 2.75kbp，含有 5 个外显子。AMH 主要表达于卵巢颗粒细胞中，可评估女性卵巢储备功能，在女性生殖领域得到了广泛应用。在男性胎儿发育过程中，男性胚胎第 7～8 周开始由睾丸的支持细胞以旁分泌方式分泌 AMH，抑制副中肾管（米勒管）分化为子宫、输卵管和阴道上段，而睾丸的间叶细胞在性别决定基因 *SRY* 的调控下分化为睾丸间质细胞，并分泌睾酮刺激中肾管分化为附睾、输精管、前列腺和精囊，完成男性性别分化。出生后 3～12 个月 AMH 达到峰值水平，随后下降并一直保持稳定水平到青春期，青春期后睾酮分泌增加，AMH 加速减少，成年后 AMH 保持低水平。因此 AMH 水平与男性生殖内分泌密切相关。

（1）评估性腺发育障碍：性腺的发育与分化有赖于 AMH 和睾酮的分泌和调控。性腺发育障碍，可能与 AMH 和睾酮的分泌与失调或下游信号转导通路缺失相关。性腺发育障碍的一个典型疾病是米勒管永存综合征

(persistent Müllerian duct syndrome, PMDS),由于 AMH 分泌缺失或者 AMH 的Ⅱ型受体突变,导致体内米勒管未完全退化而部分分化为女性生殖器,而体外外生殖器呈男性化,由此造成体内男女内生殖器共存。其临床特征是体外生殖器呈男性,但影像学检查提示体内仍有部分女性生殖器,结合血清学检查提示睾酮和 AMH 偏低,可以初步诊断本疾病。另外,PMDS 还可能增加隐睾症的患病概率,由此可造成患者无精和罹患睾丸癌的概率增加,需早期进行干预,行隐睾下降固定术及体内米勒管系统切除术,可最大限度地保护患者的生育功能。

(2)生精能力的影响因素:精子的发生需要下丘脑 - 垂体 - 睾丸内分泌轴协同周密地调控,AMH 在这条性腺轴中主要通过影响下丘脑 - 垂体功能而发挥作用。AMH 在垂体促性腺激素细胞谱系中激活 SMAD 信号通路影响促性腺激素的分泌,继而调节生精功能。FSH 可通过作用于支持细胞,进而调控精曲小管的生精过程。而 LH 可作用于睾丸间质细胞,促进睾酮分泌,进而调节生精过程。一方面,AMH 水平异常可通过下丘脑 - 垂体轴引起 FSH 水平异常,导致睾丸支持细胞功能失常引起生精障碍;另一方面,AMH 可干预 LH 的脉冲分泌,直接引起 LH 水平波动,继而影响睾丸间质细胞分泌睾酮,从而导致睾丸生精障碍。因此,AMH 可通过影响生殖内分泌激素水平影响男性生精过程。

(3)隐睾症的辅助诊断:隐睾是指睾丸未通过腹股沟管下降至阴囊,而是停留在腹腔或者腹股沟管等位置所导致的一种先天畸形。可能与高促性腺激素性性腺功能减退症或者腹股沟管、腹壁等解剖异常有关。由于睾丸在异常位置发育,导致睾丸内支持细胞生长环境温度升高,支持细胞坏死,因此会造成 AMH 值下降。而由于男性 AMH 只有支持细胞分泌,因此有学者研究发现可通过检测 AMH 水平,判断睾丸支持细胞存在的可能性,从而进行性别鉴定或者鉴别无睾症和隐睾症。LEE 等通过实验证明 AMH 水平预测睾丸组织是否存在的敏感性为 92%,特异性为 90%,均优于传统的通过检测 Y 染色体预测睾丸组织的效果。

(4)克氏综合征病情程度的判断:克氏综合征(Klinefelter syndrome, KS)又称先天性睾丸发育不全症,是造成男性无精症这一遗传学疾病的重要原因,在无精症患者中的发病率为 10%~12%。主要是由先天性染色体异常导致,染色体核型为 47, XXY,临床表现为身材修长、乳腺发育、阴毛呈女性型分布,阴茎及睾丸体积小等特性,严重者可伴有隐睾和尿道下裂等表现,无精症是该病的典型症状。多项研究表明克氏综合征患者血清 AMH 在童年和青春期早期是正常的,INH-B 和 FSH 也处于正常水平,青春期后 AMH 水平下降,提示克氏综合征患者的睾丸支持细胞功能可保持至青春期,AMH 水平可一定程度上反映克氏综合征患者病变严重程度。因此,在 AMH 值出现下降时,应及时进行相关治疗,尽早进行生育力保存。

(5)无精症取精的预测:根据 WHO 指南推荐,男性常规精液分析 3 次及以上检查未见精子提示无精症。根据输精管道的梗阻情况可分为梗阻性无精症(obstructive azoospermia, OA)和非梗阻性无精症(non-obstructive azoospermia, NOA)。NOA 是无精症治疗中的难点,部分(50%)NOA 患者可以通过睾丸取精(TESE)或者显微取精(m-TESE)获取精子,进行 ICSI 助孕,获得自己的生物学子代,提示 NOA 患者可能存在局灶性生精的情况。但仍然有部分病情严重的患者无法通过显微取精或睾丸多点活检找到精子。目前评估睾丸获精概率的最准确指标仍是睾丸病理活检,但其有创性检查制约了其应用拓展。而目前学者们也尝试通过各种无创评估指标如 FSH、INH-B、AMH 和睾丸体积等来评估睾丸获精成功率。徐进等研究结果显示,血清 AMH 有助于预测

m-TESE结局，获精组血清AMH水平低于无精组。也有学者研究发现精浆AMH水平与精子参数相关，但对NOA患者睾丸取精术（TESE）结果预测性较差。利用统计学方法绘制血清FSH，精浆抑制素B、AMH的综合受试者工作特征曲线（SROC），曲线下面积（AUC）为0.985（敏感性100%，特异性80%），提示该模型对TESE结局有较好的预测效果。但由于各个研究的样本大小、纳入标准、研究质量不同，混杂因素较多。因此，AMH对NOA患者睾丸精子提取术结局的预测作用有待进一步的研究。

第四节　生精功能的综合评估

不孕不育的因素当中，男方因素占25%～30%，女方因素占30%～40%，双方因素占40%～50%。对于男方因素来说，生精功能是良好生育能力的重要前提。

1. 体格检查　主要检查男方第二性征发育情况以及是否肥胖。睾丸发育不良的患者生精功能可能存在缺陷，药物治疗效果较差，发生无精症的概率较高。男性的体重指数（BMI）与精液中前向运动精子的数量成反比，BMI＞30kg/m^{2}的患者精子活动率明显小于BMI在20～24kg/m^{2}之间的患者。同时BMI越高，精子DNA碎片也可能随之升高。

2. 精液检测　精液检测包括分析精子和精浆生化与参数，是评估男性生育力的重要依据，结果异常提示生育力减退。由于其结果会受许多因素干扰，因此初诊患者2周后要进行2次精液检查，每次检查的禁欲时间尽量相同，取其基线数据。各种精液质量的定义见表25-7。

当精液检查异常时，由于男性的生精周期是3个月，因此可以3个月后再次复查，明确诊断。如果检查是无精症或者严重的少精症，则可以2周后再次复查。

表25-7　各种精液质量的定义

精液质量分类	定义
正常精子（normozoospermia）	精子总数（或浓度，取决于报告结果），前向运动（PR）精子百分率和正常形态精子百分率均等于或高于参考值下限
少精子症（oligozoospermia）	精子总数（或浓度，取决于报告结果）低于参考值下限
弱精子症（asthenozoospermia）	前向运动（PR）精子百分率低于参考值下限
畸形精子症（asthenoteratozoospermia）	正常形态精子百分率低于参考值下限
少弱精子症（oligoasthenozoospermia）	精子总数（或浓度，取决于报告结果）和前向运动（PR）精子百分率低于参考值下限
少弱畸形精子症（oligoastheno-teratozoospermia）	精子总数（或浓度，取决于报告结果）、前向运动（PR）精子百分率和正常形态精子百分率均低于参考值下限
少畸精子症（oligoteratozoospermia）	精子总数（或浓度，取决于报告结果）和正常形态精子百分率低于参考值下限
无精液症（aspermia）	无精液（没有精液射出或逆行射精）
无精子症（azoospermia）	精液中无精子（本手册检测方法未检出）
隐匿性精子症（cryptozoospermia）	新鲜精液制备的玻片中没有精子，但在离心淀团中可观察到精子
血精症（haemospermia）	精液中有红细胞
白细胞精液症（脓性精液症）[leu-kospermia（pyospermia）]	精液中的白细胞数超出临界值
死精子症（necrozoospermia）	精液中活精子百分率低，不活动精子百分率高

当检查到精液白细胞高时，如果患者合并有血精或者有明确排尿不适症状或者射精痛症状，感染源较明确，则需要使用抗生素治疗。否则，可嘱患者多喝水多排尿，2 周后再次复查精液明确诊断。

精浆生化分析往往有助于分析无精子症、少精子症、弱精子症、畸形精子症和精液液化异常的原因，特别适合输精管道梗阻的定位诊断。前列腺是分泌精浆锌最多的器官，正常人精浆锌含量平均为 0.8～2.4mmol/L，若精浆锌含量下降，往往提示患者生精功能可能存在减退风险，需及时补充锌。精浆弹性蛋白酶与局部炎症反应密切相关，该复合物浓度升高预示分叶核粒白细胞产生了抗炎效应，需要注意精囊炎的可能，及时进行干预，改善生育力。精囊分泌的果糖是精子能量的主要来源。先天性精囊缺如、射精管梗阻果糖测定为阴性或降低，同时果糖降低也提示患者可能存在精囊炎、不完全射精等，需要进一步排查。精浆中性 α- 葡糖苷酶体现了附睾的分泌功能，当其测定降低时，往往提示附睾出现梗阻的可能性。

3. 性激素测定　严重的少精子症、隐匿性精子症和无精症患者需要进行性激素测定，明确下丘脑 - 垂体 - 睾丸性腺轴异常位置。

如果出现血清睾酮、FSH 和 LH 均降低，则可能是低促性腺激素性性腺功能减退症的特征，提示其病变部位发生在下丘脑或者垂体，可能是器质性病变如垂体腺瘤，也可能是功能性障碍。若低促性腺激素性性腺功能减退症合并嗅觉缺失，则考虑 Kallmann 综合征，这是一种特发性先天性遗传病，使下丘脑不能脉冲式释放 GnRH，而非脉冲性的 GnRH 信号不能使垂体释放 FSH 和 LH，从而导致生精功能障碍。而垂体腺瘤导致的高催乳素血症，也可以影响 GnRH 的脉冲释放，导致下丘脑 - 垂体性腺功能减退。

如果血清睾酮降低、FSH 和 LH 均升高，则提示高促性腺激素性性腺功能减退症，其原因是睾丸功能耗竭，睾丸细胞不能结合 FSH 和 LH 产生足够的雄激素，致使下丘脑和垂体源源不断地分泌 FSH 和 LH。

如果血清睾酮、FSH 和 LH 均未见异常，则提示可能存在生精管道梗阻，需进一步进行精浆生化、阴囊彩超或者盆腔磁共振检查，明确梗阻位置。

4. 生殖系统 B 超　男性不育患者中 35%～40% 合并精索静脉曲张，有必要进行相关的 B 超检查。输精管缺如导致的梗阻性无精症患者，可合并精囊腺缺如和肾缺如，因此需行肾、前列腺、精囊、睾丸、附睾彩超检查。隐睾、睾丸肿瘤和鞘膜积液的患者通过阴囊彩超检查可对诊断进行有力的佐证。

5. 遗传学检查　当 Y 染色体 a 区缺失时，可导致唯支持细胞综合征，当 Y 染色体 b 区缺失时，则导致生精停滞，当 Y 染色体 c 区缺失时，可导致严重的少精症。因此严重少精症或者无精症时，应检查 Y 染色体缺失情况。如果出现染色体核型异常如克氏综合征，Kallmann 综合征及雄激素受体基因突变时，临床多表现为无精症。同时，目前关于男性不育的基因芯片和二代测序检测技术日新月异，有许多有意义的基因被挖掘出来。如低促性腺激素性性腺功能减退症的异常基因 *GNRHR*、*GNRH1*、*FSHB*、*FGFR1*、*FGF8*、*CHD7* 和 *ANOS1* 等；先天性双侧输精管缺如相关基因 *CFTR* 和 *ADGRG2* 等；生精功能障碍相关基因 *MEIOB*、*TEX11* 和 *SPINK2* 等；唯支持细胞综合征异常基因 *SYCE1*、*SOHLH1* 和 *TEX15* 等；少弱精子症异常基因 *KLHL10* 和 *SLC26A8* 等；精子畸形相关基因 *SUN5*、*PMFBP1*、*PICK1*、*ARMC2* 和 *CFAP43* 等。目前已有商品化的男性不育基因检测 panel 以及全外显子二代测序技术，可根据需要进行相关检测，对于明确诊断、治疗评估及 IVF 具有指导意义。

6. 睾丸活检　3 次精液检查提示无精症，阴囊彩超、精浆生化及性激素检查提示非梗阻性无精症的患者，可进行睾丸活检评估睾丸生精功能、排除睾丸肿瘤，预测睾丸取精成功率。

（李金 梁中锟）

参考文献

1. 中国医师协会生殖医学专业委员会生殖男科学组畸形精子症诊疗中国专家共识编写组．畸形精子症诊疗中国专家共识．中华生殖与避孕杂志，2021，41(7):600-609.
2. 中国医师协会生殖医学专业委员会生殖男科学组弱精子症诊疗中国专家共识编写组．弱精子症诊疗中国专家共识．中华生殖与避孕杂志，2021，41(7):593-599.
3. 中国医师协会生殖医学专业委员会生殖男科学组少精子症诊疗中国专家共识编写组．少精子症诊疗中国专家共识．中华生殖与避孕杂志，2021，41(7):586-592.
4. 中国医师协会生殖医学专业委员会生殖男科学组无精子症诊疗中国专家共识编写组．无精子症诊疗中国专家共识．中华生殖与避孕杂志，2021，41(7):573-585.
5. KARAKAS SE, SURAMPUDI P. New biomarkers to evaluate hyperandrogenemic women and hypogonadal men. Adv Clin Chem, 2018, 86:71-125.
6. PAPANIKOLAOU N, LUO R, JAYASENA CN. Fertility considerations in hypogonadal men. Endocrinol Metab Clin North Am, 2022, 51(1):133-148.
7. SCHLEGEL PN, SIGMAN M, COLLURA B, et al. Diagnosis and treatment of infertility in men: AUA/ASRM guideline part I.Fertil Steril, 2021, 115(1):54-61.
8. SCHLEGEL PN, SIGMAN M, COLLURA B, et al. Diagnosis and treatment of infertility in men: AUA/ASRM guideline part II. Fertil Steril, 2021, 115(1):62-69.
9. TOULIS KA, ILIADOU PK, VENETIS CA, et al.Inhibin B and anti-Müllerian hormone as markers of persistent spermatogenesis in men with non-obstructive azoospermia: a meta-analysis of diagnostic accuracy studies. Hum Reprod Update, 2010, 16(6):713-724.
10. ZAREZADEH R, FATTAHI A, NIKANFAR S, et al.Hormonal markers as noninvasive predictors of sperm retrieval in non-obstructive azoospermia. J Assist Reprod Genet, 2021, 38(8):2049-2059.

第三篇

生殖内分泌疾病相关的辅助检查

第二十六章

生殖内分泌疾病的超声检查

第一节　闭　　经

闭经是妇科常见的症状，它本身并不是一个疾病的诊断。原发性闭经是指年龄超过16周岁、第二性征已发育而无月经来潮者，或年龄超过14周岁、第二性征尚未发育且无月经来潮者；继发性闭经是指以往曾经建立正常月经，但以后因某种病理性原因而月经停止6个月，或按自身原来月经周期计算停经3个周期以上者。对闭经病因进行准确定位是诊断和治疗成功的关键。

根据主要病因的解剖部位不同，将闭经分为真性闭经和假性闭经2类。真性闭经根据其病变部位分为子宫性闭经、卵巢性闭经、垂体性闭经和下丘脑性闭经。假性闭经常见的原因有处女膜闭锁、阴道闭锁、阴道横隔、子宫颈闭锁等。超声仅能对有器质性改变的脏器做出影像学诊断，但无法区分功能性改变，因此需要结合病史、临床表现及相应的实验室检查进行综合判断而做出最终的诊断。

【超声检查的时机、检查前准备及注意事项】 闭经的超声检查，一般无需特殊准备，就诊后随时可以进行。可选择经腹、经阴道或经直肠（适用于无性生活者或阴道闭锁、处女膜闭锁者）超声检查。但应注意经期子宫测量结果一般偏大。主要扫查方式：二维超声+彩色多普勒。

【超声表现】

1. 下生殖道和子宫性闭经

（1） 处女膜闭锁：处女膜闭锁是患者在胚胎期生长发育的过程中，阴道末端的泌尿生殖窦组织未腔化所致。由于处女膜闭锁使阴道和外界隔绝，故阴道分泌物或月经血排出受阻，积聚在阴道内，有时经血可以经过输卵管倒流至腹腔。患者大多数出现周期性下腹痛，呈进行性加剧。

超声表现：盆腔内子宫、子宫颈下方见长圆形囊状液性暗区，内为无回声或细小密集的云雾状低回声区，为扩张的阴道。子宫积血时，可见子宫颈、子宫体扩张，子宫腔内的液性暗区与阴道内液性暗区相连通；严重时可见双侧或单侧输卵管积血和/或卵巢子宫内膜异位囊肿；直肠子宫陷凹内积血时，扩张的阴道后方可见无回声区（图26-1）。

（2）阴道发育异常

1）先天性无阴道：先天性无阴道是双侧副中肾管发育不全或双侧副中肾管尾端发育不良所致，其发生率为1/4 000～1/5 000，先天性无阴道几乎均合并无子宫或仅有始基子宫，卵巢功能多正常。先天性无阴道的患者临床表现为原发性闭经及性生活困难，极少数子宫发育正常的患者，因为经血倒流，可能出现周期性下腹痛。体格检查发现患者外阴发育正常，但是无阴道口，常伴子宫发育不良。

超声表现：无阴道气线、子宫发育正常者，子宫腔积血时子宫腔内见细小光点液性暗区。先天性无阴道多合并无子宫或仅有始基子宫，子宫发育正常者较少见（图26-2）。

2）阴道闭锁：阴道闭锁为泌尿生殖窦未参与形成阴道下段所致，闭锁位于阴道下段，长度为2～3cm，其上多为正常阴道。多

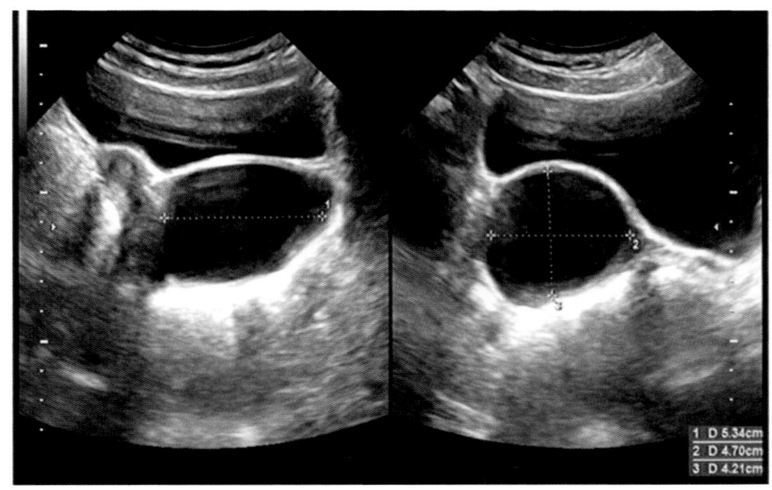

图 26-1　处女膜闭锁

左图为阴道及子宫颈纵切面，右图为横切面。左图左侧见子宫体。图中测量线所示的区域为阴道积血。

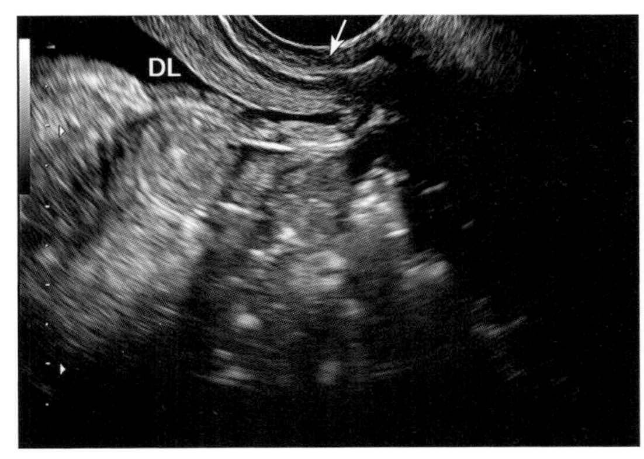

图 26-2　先天性无阴道

白色箭头附近未见阴道气线与内膜相连接。

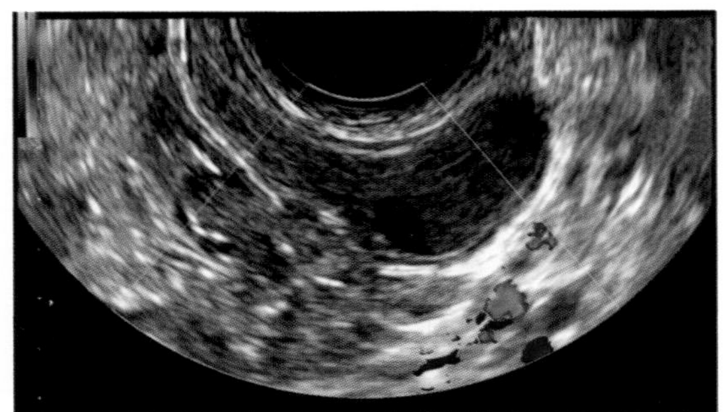

图 26-3　阴道闭锁

子宫后位，闭锁段阴道气线消失。

数患者出现周期性下腹痛，症状和处女膜闭锁相似，无阴道口，肛诊可扪及凸向直肠的包块，子宫正常或增大。

超声表现：与处女膜闭锁相似。经会阴扫查可以帮助鉴别处女膜闭锁或阴道闭锁，测量闭锁段的厚度。阴道闭锁时，闭锁段阴道气线消失（图 26-3）。

（3）子宫未发育或子宫发育不全

1）先天性无子宫：因双侧副中肾管形成子宫段未融合退化所致，常合并无阴道，卵巢及第二性征发育正常，常因原发性闭经而就诊。肛查在盆腔内相当于子宫的位置未能触及子宫。

超声表现：在充盈膀胱的后方，无论纵切还是横切均找不到子宫轮廓。可见弧形骶骨，上方有一薄层软组织。双侧可见卵巢，体积正常或较小。因常合并先天性无阴道，故看不到阴道气线（图 26-4）。

2）始基子宫：由于双侧副中肾管融合后不久即停止发育所致，子宫很小，仅长 1 ~ 3cm，无子宫腔。

超声表现：子宫体很小，仅在盆腔内膀胱后方见一细带状痕迹样低回声，多无子宫腔、无子宫内膜回声，可见卵巢回声（图 26-5）。

3）实质子宫：由于副中肾管已融合，但其中未形成子宫腔，子宫可能接近正常大小，但无子宫腔，多因原发性闭经和不孕而

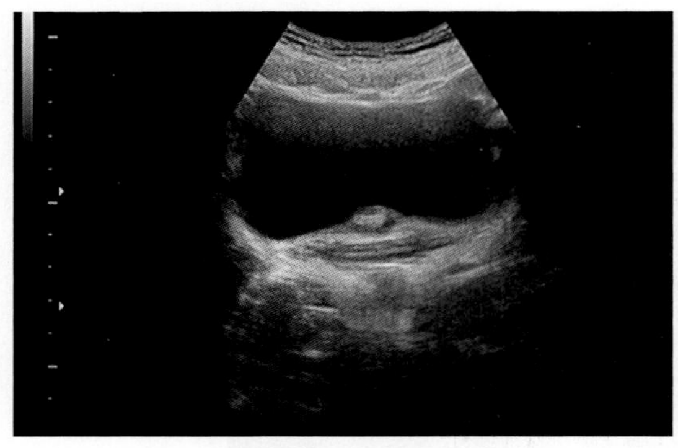

图 26-4 先天性无子宫

在充盈膀胱的后方，无论纵切还是横切均找不到子宫轮廓。

就诊，诊断性刮宫时发现。

超声表现：盆腔内显示子宫较小或接近正常，但无内膜回声。

4）子宫发育不良：又称幼稚子宫，由副中肾管会合后短期内停止发育所致。青春期后子宫较正常小，子宫颈呈圆锥形，相对长，子宫体与子宫颈比例为1∶1或1∶3。

超声表现：子宫体长与子宫颈长的比例异常，子宫体较正常小，子宫颈相对较长，两者长度之比常为1∶1～1∶3，测量子宫各径线都比正常小，子宫位置常呈过度前屈或过度后倾后屈位（图26-6）。

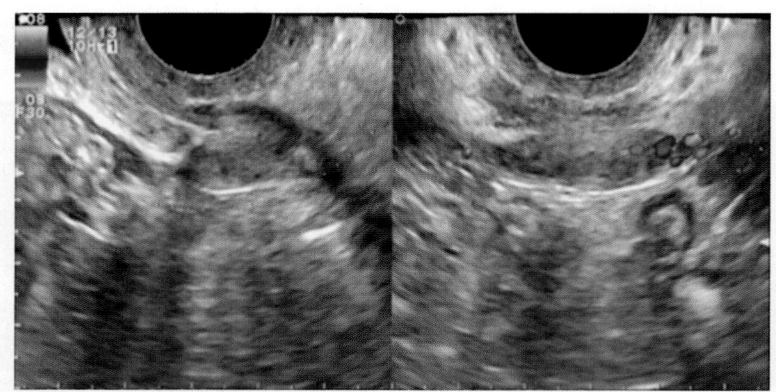

图 26-5 始基子宫

子宫体很小，仅在盆腔内膀胱后方见一细带状痕迹样低回声，多无子宫腔、无子宫内膜回声。

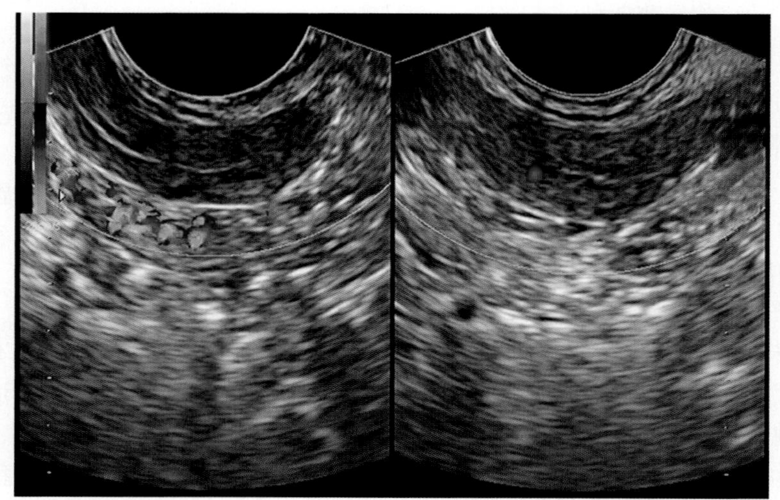

图 26-6 子宫发育不良

后位子宫，体积小，内膜菲薄。

5）先天性子宫颈闭锁：临床罕见。若患者子宫内膜有功能，青春期后可导致子宫腔积血。

超声表现：可见子宫腔液性暗区，子宫颈管回声消失。经血还可经输卵管逆流入腹腔，表现为输卵管积液、扩张，直肠子宫陷凹积液，甚至盆腔子宫内膜异位症声像。

（4）子宫内膜粘连：常见于人工流产刮宫过度、产后或流产后出血刮宫损伤子宫内膜，造成子宫内膜广泛粘连、子宫腔闭锁而闭经，称为 Asherman 综合征。也可见于结核性子宫内膜炎、化脓性子宫内膜炎，破坏了子宫内膜功能层而引起闭经。卵巢功能正常，基础体温双相。

超声表现：部分宫腔粘连时，子宫内膜厚薄不均，宫腔粘连处宫腔线消失，内膜菲薄，粘连处以外内膜回声正常。宫腔广泛粘连时，子宫腔内膜薄，呈细线状，内膜线中断，无周期性改变，或为不规则强回声。宫颈粘连时，宫腔线分离，宫颈内口正常，子宫腔内有不等量的较均匀的低回声（图 26-7）。

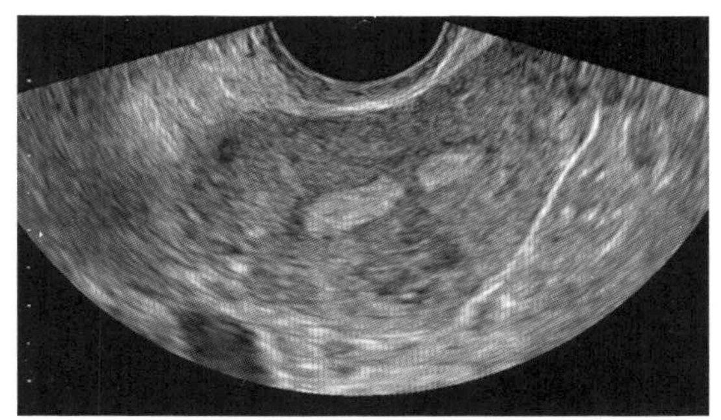

图 26-7　子宫内膜粘连

上图是子宫纵切面，可见内膜线中断（低回声处）。

（5）子宫内膜结核：常由输卵管结核蔓延而来。

超声表现：早期病变双侧子宫角正常“鸟嘴样”回声消失，子宫内膜厚薄不均。内膜破坏严重者代之以瘢痕组织，超声表现为线样高回声（图 26-8）。

（6）雄激素不敏感综合征：X 连锁隐性遗传病，又称睾丸女性化综合征，分为完全性及不完全性雄激素不敏感综合征 2 种。完全性雄激素不敏感综合征妇科检查外阴为女性，阴毛少，阴道为盲端，较短浅，子宫缺如。

超声表现：腹腔内、腹股沟可见大小正常的睾丸，偶可在大阴唇内扪及。不完全性雄激素不敏感综合征少见，约占雄激素不敏感综合征的 1/10，外阴多表现为两性畸形，可有阴蒂肥大或短小阴茎，阴道极短。

2. 卵巢性闭经

（1）特纳（Turner）综合征：是一种 X 染

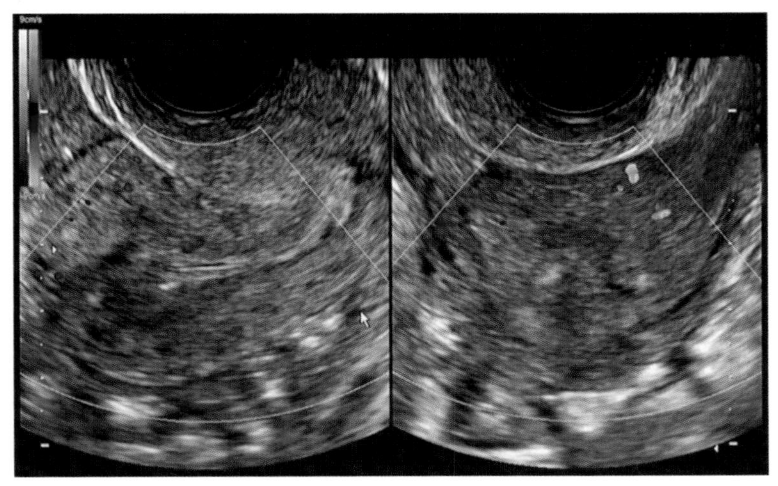

图 26-8　子宫内膜结核

早期病变双侧子宫角正常“鸟嘴样”回声消失，子宫内膜厚薄不均。内膜破坏严重者代之以瘢痕组织，超声表现为线样高回声。

色体缺陷性疾病，其染色体核型常为45，XO，缺少1条X染色体。临床表现为身材矮小、原发性闭经和第二性征发育不良，蹼颈、盾胸、肘外翻等。

超声表现：始基子宫或幼稚子宫，卵巢条索状回声、没有卵泡回声。

（2）单纯性腺发育不全：以性腺发育不全为主，较少为性腺不发育。临床表现也以原发性闭经为主，内外生殖器幼稚型。

超声表现：内生殖器呈条索状，无卵泡存在。

（3）卵巢早衰

卵巢早衰（POF）是指妇女在40岁以前过早绝经者，常伴有卵巢分泌雌激素水平减少和血清中垂体促性腺激素水平增加。

现代医学的一般诊断标准：

1）血清卵泡刺激素（FSH）＞40IU/L，黄体生成素（LH）＞30IU/L，雌激素（E_2）＜25pg/ml。

2）有潮热、出汗、阴道干涩、头晕、情绪波动、失眠及性欲减退等卵巢功能减退的临床表现。

3）超声表现：子宫及卵巢体积均小于正常（注：正常子宫大小，未生育者子宫3条径线之和为12～15cm，生育过者为15～18cm，卵巢最大切面大小约为4cm×3cm×1cm），无卵泡可见或卵泡数很少，连续检测不见卵泡发育。病程久者由于卵巢萎缩，超声扫查时甚至找不到双侧卵巢（图26-9）。

（4）卵巢对抗综合征：原发性闭经或30岁以前继发性闭经的妇女，内源性促性腺激素水平升高，卵巢内有正常卵泡存在，但对大剂量外源性促性腺激素呈低反应，称为卵巢对抗综合征或卵巢不敏感综合征，特征为卵巢具有多数始基卵泡及初级卵泡，形态饱满，因对抗促性腺激素，故卵泡不分泌雌二醇。临床多表现为原发性闭经，有良好发育的第二性征，内外生殖器无萎缩。

超声表现：子宫及卵巢大小正常，内见多个未成熟的小卵泡。近年来超声波敏感性提高，尤其是腔内超声，能检测到2～4mm的卵泡，但仍不能测到无卵泡发育的性腺，因此可用于性腺发育不全或者萎缩性卵巢与卵巢不敏感综合征的鉴别诊断，因前者卵巢体积较小，内无卵泡回声，而后者卵巢大小可正常，内可见多个未成熟的小卵泡。但确诊仍需依靠卵巢活检。

（5）多囊卵巢综合征：见本章第二节。

3. 垂体性闭经

（1）垂体肿瘤：以继发性闭经为主，在闭经伴高催乳素血症者中的发病率高达

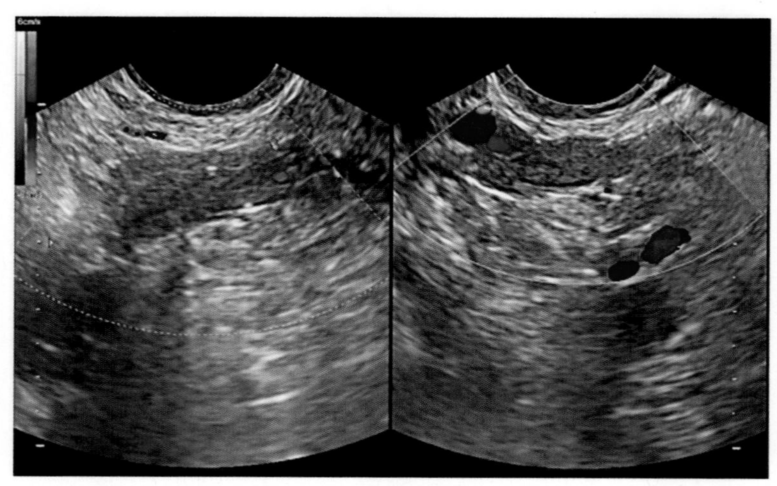

图26-9　卵巢早衰

子宫及卵巢体积均小于正常，可见无卵泡或卵泡数很少，连续检测不见卵泡发育。病程久者由于卵巢萎缩，超声扫查时甚至找不到双侧卵巢。

75%。放射学检查具有一定的优势，而妇科超声无特征性表现。

（2）希恩综合征：由于产后出血和休克导致腺垂体急性梗死和坏死，使腺垂体丧失正常功能引起一系列腺垂体功能减退的症状，包括：产后无乳、脱发、阴毛腋毛脱落、低促性腺激素性闭经，以及肾上腺皮质、甲状腺功能减退症状，如低血压、畏寒、嗜睡、胃纳差、贫血、消瘦等。超声表现为生殖器萎缩的声像。

（3）空蝶鞍综合征：主要是由于先天性蝶鞍横隔缺损，垂体窝空虚，脑脊液流入鞍内，腺垂体被压扁，鞍底组织被破坏而导致蝶鞍增大。头颅CT扫描和MRI检查具有特征性声像，妇科超声无特殊表现。

4. 中枢神经系统及下丘脑性闭经

（1）功能性下丘脑性闭经：超声检查显示双卵巢正常大小，卵巢内有小囊泡存在，但小于10个，直径2～9mm，可分布于整个卵巢，间质回声不增强，可与多囊卵巢综合征鉴别。

（2）Kallmann综合征：以低促性腺激素、低性激素为主，伴有嗅觉减退或缺如的综合征，是一种遗传性疾病，以X连锁隐性遗传最常见。表现为原发性闭经，到青春期无性征发育。

5. 其他　子宫腔放疗、子宫内膜切除（图26-10）、子宫全切术后（图26-11），双侧

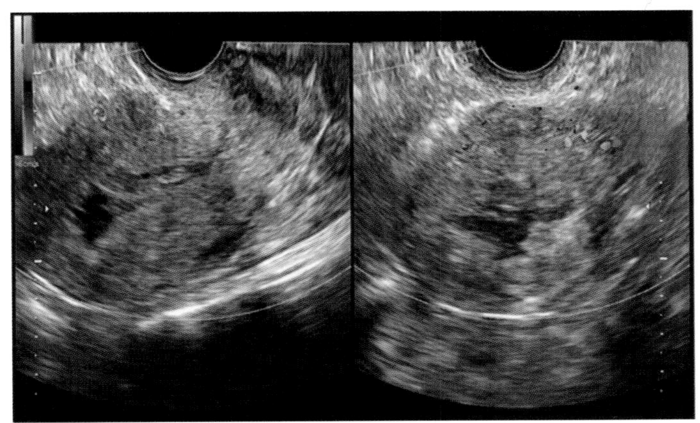

图26-10　子宫内膜切除
内膜凹凸不平，可见不规则液性暗区。

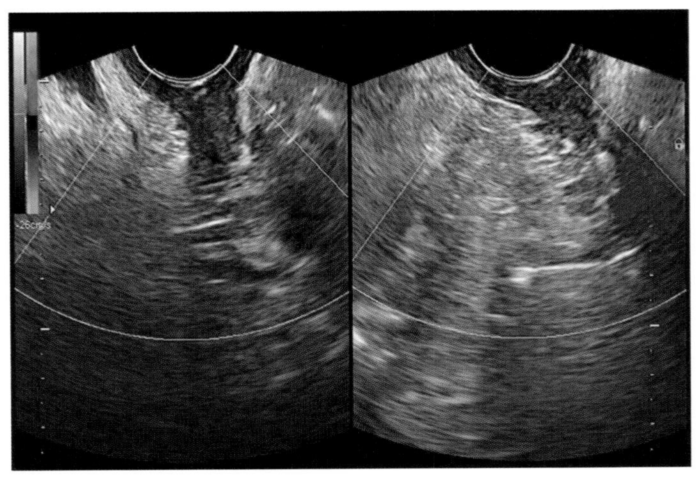

图26-11　子宫全切术后
在探头顶端可见一低回声区，直径约10～20mm。

卵巢切除或损坏可见相应的超声表现。

6. 高催乳素血症 高催乳素血症是指各种原因导致外周血催乳素异常升高者。诊断时应除外妊娠、产后、流产后、甲状腺功能减退、垂体肿瘤、慢性肾衰竭等。

可以在月经周期的任意时间进行检查，经腹、经阴道或经直肠均可，无需特殊准备。检查方法：二维超声＋彩超。

子宫大小正常，内膜比较薄，没有明显分泌期的表现，月经过少或闭经时双侧卵巢内常无优势卵泡发育，未见黄体形成。

（周力学　黄佳）

第二节　多囊卵巢综合征

多囊卵巢综合征（PCOS）的临床表现主要由各种内分泌、代谢障碍所致，其临床表现有高度的异质性，以卵巢功能障碍为显著标志。临床怀疑为多囊卵巢综合征的患者，除了解其病史外，还可以行性激素、雄激素、抗米勒管激素、盆腔超声检查、糖脂代谢测定等辅助检查，其中盆腔超声检查是最重要的影像学检查手段之一，其辅助诊断意义大于其他影像学检查。

【超声检查时机、检查前准备及注意事项】

1. 怀疑多囊卵巢时的超声检查宜在使用性激素治疗之前或停用性激素类药物至少1个月后，于早卵泡期开始检查，不受月经有无的影响。对于稀发排卵患者，若有卵泡直径≥10mm或有黄体、卵巢囊肿等出现，应在以后的月经周期进行复查。

2. 为获得清晰的超声扫描图像，强烈建议首选经腔内（经阴道或经直肠）高频超声检查。对已婚者可选择经阴道超声检查，未婚无性生活史者可选择经直肠超声检查，14岁及以上体格发育基本正常的患者或年龄未满14岁但体格发育达到14岁体重者均可选择，但应尽可能选用经腔二维探头，注意动作轻柔。

3. 检查方法 为二维超声＋彩色超声＋静态三维超声检查。

4. 检查前排空小便，一般无需服用缓泻剂或使用开塞露清洁肠道。

【诊断标准】

PCOS诊断标准参考2011年中国PCOS的诊断标准：

（1）疑似PCOS：月经稀发或闭经或不规则子宫出血是诊断必须条件。另外再符合下列2项中的1项：①高雄激素的临床表现或高雄激素血症；②超声表现为多囊卵巢（polycystic ovarian morphology，PCOM）。

（2）确诊PCOS：具备上述疑似PCOS诊断条件后还必须逐一排除其他可能引起高雄激素的疾病和引起排卵异常的疾病才能确定PCOS的诊断。

（3）青春期PCOS：诊断必须同时符合以下3个指标，包括：①初潮后月经稀发持续至少2年或闭经；②高雄激素临床表现或高雄激素血症；③超声下卵巢PCOM表现，同时应排除其他疾病。

根据2018年PCOS中国诊疗指南，PCOM定义为：一侧或双侧卵巢内直径2～9mm的卵泡数≥12个，和/或卵巢体积≥10ml（卵巢体积按长径×横径×前后径×0.5计算，图26-12、图26-13）。根据2018年PCOS评估和管理的国际循证医学指南，建议检查时经阴道探头频率≥8MHz，PCOM判断标准为：每侧卵巢内直径2～9mm的卵泡数≥20个，和/或卵巢体积≥10ml。若经阴道探头频率＜8MHz或采用经腹部超声检查时，则以卵巢体积≥10ml为主要诊断依据。对于月经不规则伴高雄激素者，卵巢超声检查对于PCOS诊断不是必需的，但有助于PCOS诊断分型。

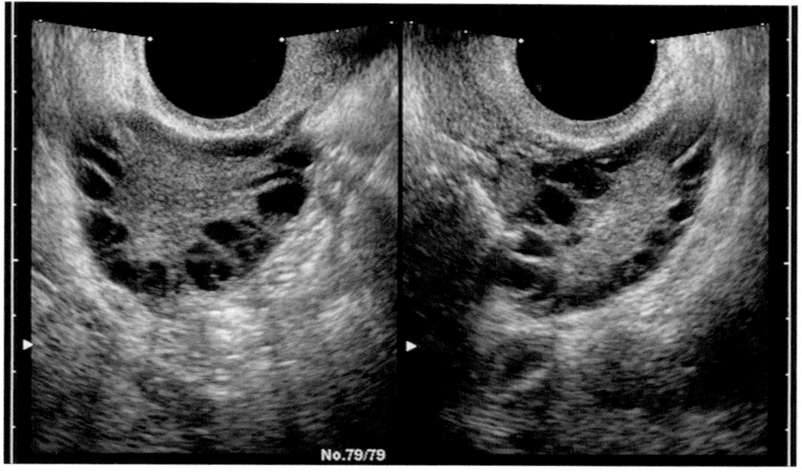

图 26-12　多囊卵巢综合征 1

经阴道超声扫查，一侧卵巢可见到≥12 个直径 2～9mm 的卵泡，或卵巢容积增大（≥10ml），髓质回声增强。

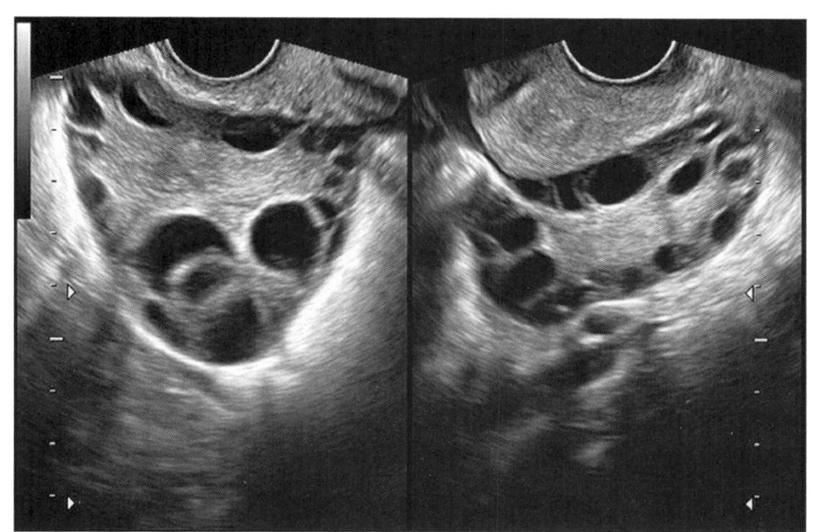

图 26-13　多囊卵巢综合征 2

如检查前使用了卵巢刺激药物，左图卵巢中可见优势卵泡（直径≥10mm），这时应等到卵巢静止期复查 B 超。

其他参考超声指标包括：①有研究认为，卵巢的髓质与整体面积比（S/A）>0.34，诊断 PCOS 的灵敏度和特异性达 100%。彩超检查有特征性的改变，在卵巢髓质内常可见到一条贯穿卵巢的纵行血流，可记录到中等阻力卵巢动脉血流频谱，与正常卵泡期卵巢血流相比，血流显示率较高，血流阻力较低。②子宫由于缺乏周期性的雌激素刺激，声像图显示其体积可稍小于正常，内膜较薄，但停经时间较久者亦可表现为内膜增厚，回声不均，与正常月经周期的内膜周期性改变不相符。

【注意事项】

1. 大多数怀疑为 PCOS 的患者超声检

查时会有卵巢增大的表现，但也有少数患者卵巢容积并没有明显变化，因此卵巢增大只是诊断 PCOS 的依据之一，并非唯一的条件。

2. 卵巢多囊样改变的超声表现并不等同于 PCOS，因为正常育龄期妇女中 20%～30% 可有卵巢多囊样改变，也可见于初潮后 8 年内、口服避孕药后、闭经等情况时。因此，不能完全依赖超声表现诊断 PCOS，还需结合病史、临床表现及其他实验室检查进行综合评判。

3. 单侧卵巢符合相应的超声改变时，可以诊断单侧卵巢多囊样改变。卵泡的分布及间质情况不是诊断多囊卵巢所必需的。

4. 一旦在卵巢中发现直径≥10mm 的圆形或椭圆形液性回声区（卵泡囊肿或黄体囊肿），超声诊断人员要及时做出提示，并建议于下个周期复查；必要时停用卵巢刺激药物后 1 个月（卵巢功能静止期）进行超声复查。

5. 彩超和三维超声检查有助于多囊卵巢的研究，但不是诊断 PCOS 所必需的。

（潘萍　周力学　黄佳）

第三节　月经疾病（痛经及经前期紧张综合征）

痛经指经期前后或月经期出现下腹疼痛、坠胀，伴腰酸或其他不适，影响生活和工作质量。痛经分原发性痛经与继发性痛经。经前期紧张综合征指妇女反复在黄体期周期性出现影响日常生活和工作的躯体、精神以及行为方面改变的综合征。原发性痛经及经前期紧张综合征的生殖器官无器质性改变。本节主要论述继发性痛经的超声检查。继发性痛经主要见于子宫内膜异位症和子宫腺肌病。

【超声检查时机、检查前准备及注意事项】 继发性痛经（子宫内膜异位症和子宫腺肌病）的超声检查可在经期进行，原发性痛经就诊后随时可以进行，一般无需特殊准备。一般选用经阴道或经直肠超声检查，发现囊肿较大时可改用经腹超声检查。超声检查方法：二维超声＋彩色多普勒超声。

【超声表现】

1. 子宫内膜异位症　具有生长功能的子宫内膜组织（腺体和间质）出现在子宫腔被覆内膜及子宫体肌层以外的其他部位时称为子宫内膜异位症。异位子宫内膜可以侵犯全身任何部位，但绝大多数位于盆腔内，其中子宫骶韧带、直肠子宫陷凹及卵巢为最常见的被侵犯部位；其次为子宫浆膜、输卵管、乙状结肠、脏腹膜，直肠阴道隔亦常见。异位内膜也可出现在身体的其他部位如脐、膀胱、肾、输尿管、肺、胸膜、乳腺、淋巴结等。经阴道或经腹部 B 超检查是鉴别卵巢子宫内膜异位囊肿和直肠阴道隔内异位症的重要手段，其诊断敏感度达 97%，特异度达 96%。B 型超声检查可确定卵巢子宫内膜异位囊肿的位置、大小、形状和囊内容物及与周围脏器特别是与子宫的关系。

（1）卵巢子宫内膜异位症：也称为卵巢巧克力囊肿，其超声表现呈圆形或椭圆形，可以是单发或多发，囊壁外缘较清晰，但内壁毛糙，囊肿内回声根据月经周期、病程长短不同而有一定特征性的改变，其特点如下，①均匀稀疏低回声：囊壁较薄，内壁光滑，囊内回声稀少，均匀分布；②均匀云雾状低回声：囊壁薄、内壁光滑，囊内回声较多，呈云雾状低回声，为典型的巧克力囊肿超声表现；③混合云雾状回声：囊壁厚薄不均，内壁毛糙，囊内高回声区域也呈云雾状，形成不规则团块，但高低回声之间为逐渐过渡，没有明显分隔、界限；④实性为主的不均回声：囊壁较厚且厚薄不均，因与子宫粘连，囊壁的一部分由子宫壁组成，内壁更粗糙，囊壁上常黏附有片块状、沉积状密集高回声，高低回声区界限较清；有时囊内可见粗细不等的分隔，呈树枝状。彩色多普勒超声表现：子宫内膜异位囊肿囊壁上可见到少许血流信号，可记录到中等阻力低速血流频谱。无论囊内回声如何，囊内均无血流信号。较小的卵巢子宫内膜异位囊肿经阴道超声扫查可在囊肿外侧见到部分正常含卵泡的卵巢组织，借此判断囊肿来源于卵巢，但囊肿较大时，则难以见到正常卵巢组织（图 26-14）。

（2）盆腔子宫内膜异位症：盆腔子宫内膜异位症的超声表现取决于异位病灶的位置和大小，病灶较小、无临床症状时，往往无超声表现，采用阴道扫查可以检查出直径小至10mm 的异位灶，但位于盆腔较高位置的小病灶较难检出。

1）盆腔子宫内膜异位病灶：有 2 种超声表现，一种为局限性出血，囊内血液较浓稠，表现为子宫旁、卵巢外囊性低回声肿块，内回声类似卵巢子宫内膜异位囊肿的云雾状低回声，囊肿形态不规则。另一种表现为子宫旁不规则、多角形局限性液性暗区，内见稀疏点状回声（图 26-15）。

2）子宫颈子宫内膜异位囊肿：子宫颈组织内呈圆形、类圆形云雾状低回声区，边界较清楚，内壁粗糙，其囊壁由子宫颈组织构成，囊内血液浓稠时呈等回声，彩超显示内无血流信号。

3）腹壁瘢痕子宫内膜异位囊肿：腹壁瘢痕上各层均可发生，局部腹壁增厚，病灶呈梭形或椭圆形，边界较模糊，内部为不均质低回声。月经期较非月经期体积稍增大，伴触痛。

4）膀胱子宫内膜异位囊肿：在膀胱充盈下可检出，病灶常突向膀胱腔内，侵犯黏膜层引起症状，超声表现为膀胱壁上形成低回声小囊性肿块。

5）直肠子宫陷凹、骶韧带、阴道直肠子宫内膜异位灶：子宫内膜异位在直肠壁上，形成一低回声包块，形态不规则。

2. 子宫腺肌病（或并腺肌瘤形成） 子宫腺肌病是指子宫内膜腺体和间质存在于子宫肌层中，伴随周围肌层细胞的代偿性肥大和增生，多发生于 40 岁以上的经产妇。临床主要表现是经量增多和经期延长（40%～50%），以及逐渐加剧的进行性痛经（25%）。根据典型的症状及体征可做出初步诊断，确诊需行组织病理学检查。B 型超声检查可有一定的帮助。其超声表现根据病灶的分布和回声特征，可以分为弥漫型、前 / 后

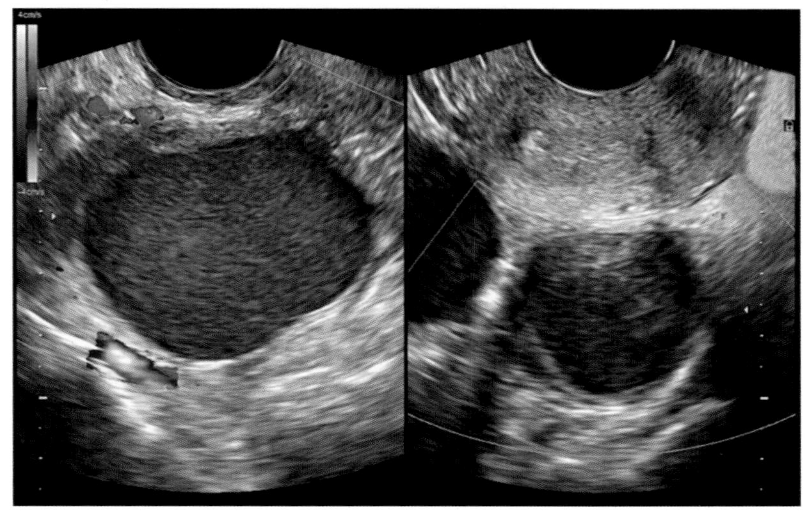

图 26-14　卵巢子宫内膜异位症

卵巢中见 1 个或数个圆形或椭圆形低回声区，内部光点均匀，无血流信号，经期低回声区可增大。

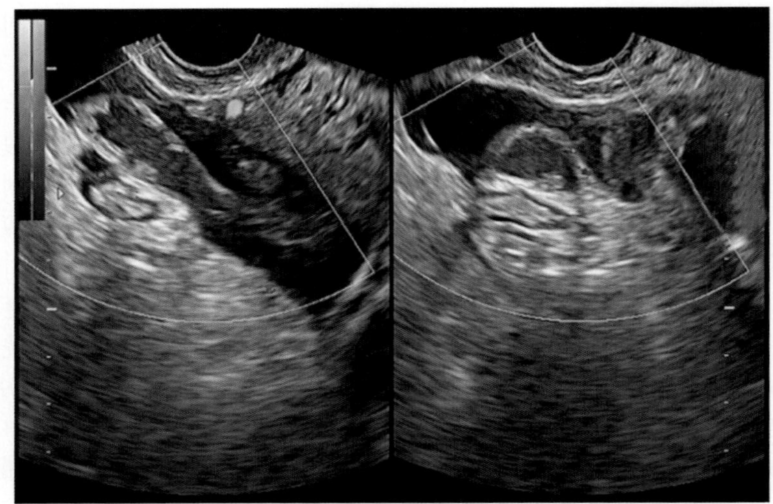

图 26-15　盆腔子宫内膜异位症

盆腔中卵巢外见类圆形低回声区。

壁型和局灶型。

（1）弥漫型：子宫呈球形增大，三径之和常大于 180mm，宫腔线居中，肌层回声普遍增高，呈分布不均粗颗粒状，有时后方呈栅栏状衰减回声（图 26-16）。

（2）前 / 后壁型：病变局限分布于整个前壁或后壁肌层，以后壁型较常见，子宫呈不对称性增大，向后方隆起，子宫腔内膜线向前移，前壁肌层回声正常，后壁肌层普遍增厚，回声不均，多呈栅栏状衰减（图 26-17）。

（3）局灶型：子宫腺肌瘤属于此类，子宫不规则增大，子宫形态欠规则，局部隆起。病灶内呈不均质高回声，伴少许声衰减或呈栅栏状衰减回声，周围肌层回声正常，病灶与正常肌层之间没有清晰的分界。当病灶以出血为主时，肌层内表现为局灶性的小囊，大小不一，形态不规则。

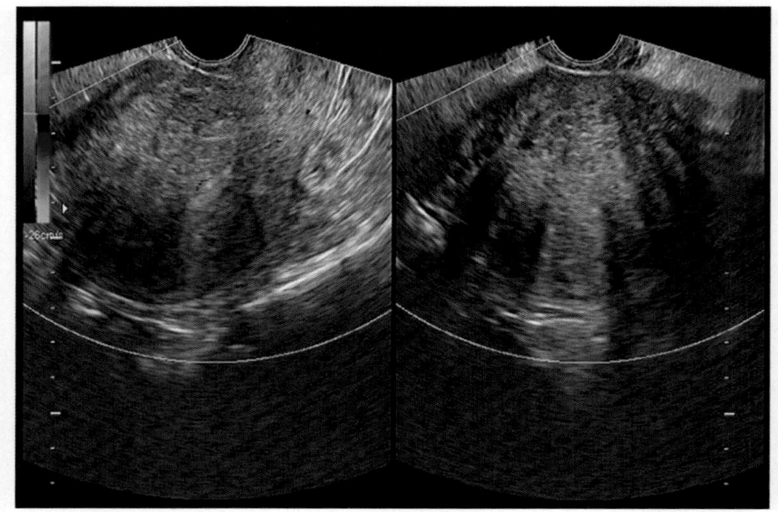

图 26-16　子宫腺肌病

子宫饱满增大，肌层回声普遍增高，呈分布不均粗颗粒状，后方可见栅栏状回声衰减。

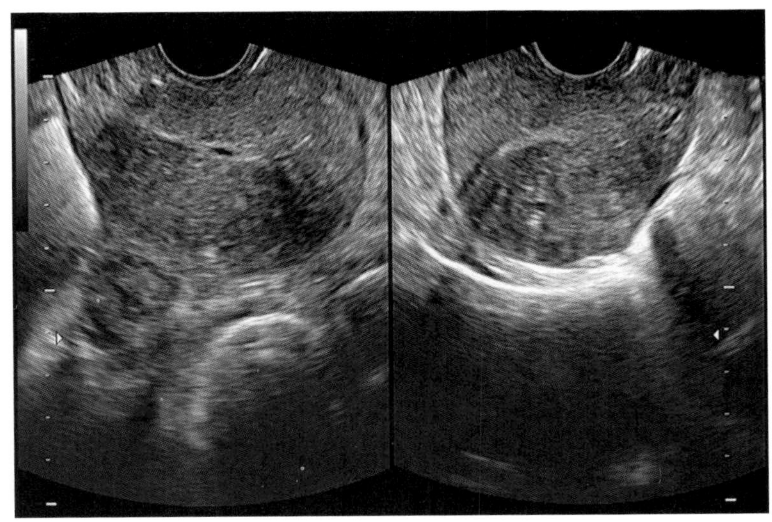

图 26-17　前 / 后壁型子宫腺肌病

病变局限于整个前壁或后壁肌层，以后壁型较常见，子宫呈不对称性增大，向后方隆起，宫腔内膜线前移。

彩色多普勒超声表现：病灶处肌层血流呈星点状、条状散在分布或呈放射状排列。局灶型者仅在病灶部位血流信号稍增多，病灶周围肌层血流分布正常。

【注意事项】 由于卵巢子宫内膜异位囊肿的声像变化多样，还存在与其他附件区包块如卵巢囊腺瘤、畸胎瘤、卵巢囊肿以及附件炎症肿块等有相似声像特征的现象。另外，超声检查无法检测出卵巢上斑点状异位病灶。由于各种回声类型的内膜异位囊肿声像都会随月经周期改变而有周期性改变，当鉴别诊断困难时可根据复查后声像改变辅助鉴别。

（周力学　黄佳）

第四节　异常子宫出血

异常子宫出血中的排卵障碍性子宫出血为妇科常见病，属异常子宫出血范畴，是指由调节生殖的神经内分泌机制失常引起的异常子宫出血。可分为无排卵性和排卵性2类。

【超声检查时机、检查前准备及注意事项】 一般可选择在经期进行超声检查，经腹、经阴道、经直肠均可，无需特殊准备，但经阴道时应常规进行阴道消毒。检查方法：二维超声 + 彩色超声。子宫大小的测量计算方法：长（含子宫颈）× 宽 × 高 ×0.523。

【超声表现】 子宫均匀性增大，子宫内膜常增厚，回声较强，内膜脱落不全时可见内膜回声不均，表面不平滑。内膜常含有筛孔状暗区，为扩张的腺体。两侧或一侧卵巢饱满或增大，内含少量或多量小囊泡。子宫内膜形态的描述及厚度测量有助于功能失调性子宫出血的治疗（图 26-18）。

【超声鉴别诊断】

1. 妊娠并发症（血、尿 hCG 呈阳性反应）

（1）各种流产

1）先兆流产：子宫妊娠囊内见胚胎或胎儿大小符合孕周，有胎心搏动，孕囊周围有液性暗区围绕。

2）稽留流产：子宫相对小于孕周；子宫腔内可见孕囊变形，残存的胚胎呈一高回声团，位于囊内一侧，有时孕囊不清，仅残存胎盘绒毛，子宫腔积液，部分胎盘可发生水肿

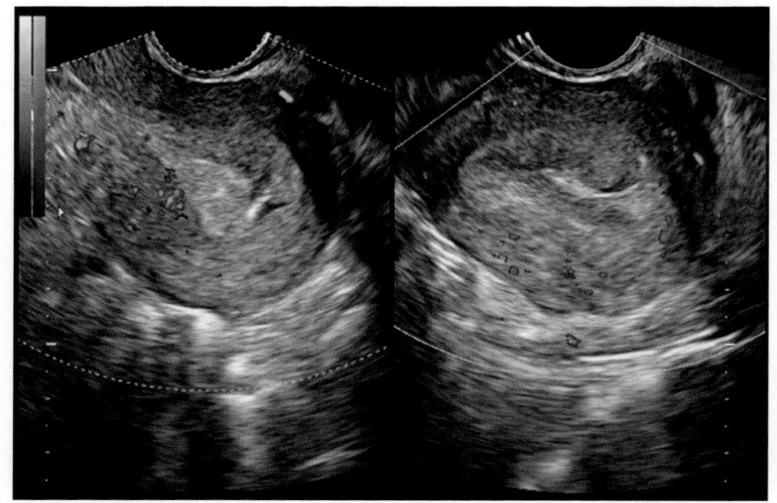

图 26-18　排卵障碍性子宫出血

子宫均匀增大，内膜回声较强，常增厚，脱落不全时内膜回声不均，表面不平滑，含有筛孔状暗区。

变性，呈大小不等的蜂窝状液性暗区。

3）难免流产：孕囊变形，下移至子宫下段或子宫颈管内，甚至排出子宫颈外口或阴道内，胚胎常死亡，可见绒毛膜剥离征象，或子宫腔积血声像。彩色多普勒血流成像（color Doppler flow image，CDFI）：孕囊内无胎心搏动信号，若孕囊下移至子宫颈管内，可通过观察局部子宫颈肌层有无局灶性扩张的血管与子宫颈部位的异位妊娠相鉴别，若血流丰富，应考虑宫颈妊娠。

4）不全流产：子宫增大或饱满；子宫腔内及子宫颈管内可见不规则光团，或见少许液性暗区。CDFI：不均质高回声区内无血流信号，但相邻局部肌层内可见丰富的血流信号，可记录到低阻的类滋养层周围血流频谱。

5）完全流产：子宫恢复正常大小或略饱满；子宫腔内膜已呈线状，子宫腔内可见少许积血声像。

（2）异位妊娠

1）输卵管间质部妊娠：子宫增大，子宫底一侧见与之相连的突出物，内见孕囊。囊内可见胚芽及胎儿，并见胎心搏动，孕囊周围有薄层肌肉围绕，但其外上方肌层不完整或消失，与子宫角妊娠的鉴别在于后者孕囊周围见完整的肌层。

2）宫颈妊娠：子宫体大小正常，内含较厚蜕膜；子宫颈膨大如球，与子宫体相连如沙漏状，子宫颈管内可见回声杂乱区或胎囊，子宫颈内口关闭；CDFI：子宫颈肌层血管扩张，血流异常丰富，可见滋养层周围血流。

3）剖宫产后子宫瘢痕处妊娠：子宫呈两端小、中间大的纺锤形，中间膨大部分为子宫峡部，内可见孕囊或杂乱回声结构，周围肌层菲薄；CDFI：局部肌层血流信号丰富，可记录到高速低阻的血流频谱，胚胎存活时可见胎心搏动。

4）残角子宫妊娠：子宫轻度增大，子宫腔内有厚蜕膜回声；子宫一侧上方可见一正圆形包块，内有孕囊，可见胎儿结构，孕囊外有肌层包裹，与正常子宫腔内膜不相连，包块与子宫紧贴或有蒂相连，诊断时应排除双子宫或双角子宫。

5）卵巢妊娠：子宫增大饱满，有较厚蜕膜。卵巢妊娠未破裂时，可见一侧卵巢增大，内见一小高回声环，卵巢周围无肿块；破裂后形成杂乱回声包块，与输卵管妊娠破裂难以鉴别；在直肠子宫陷凹或髂凹内见液性暗区。

6）腹腔妊娠：早期腹腔妊娠较难定位，

较大孕周的腹腔妊娠可见胎儿与孕妇腹壁贴近，胎儿及胎盘周围未见子宫肌层回声；子宫不在正常位置，常偏于一侧，子宫腔内见增厚的内膜回声，在子宫外见到胎儿。子宫内外同时妊娠：子宫内外同时有妊娠表现。

（3）葡萄胎

1）完全性葡萄胎：子宫增大，绝大多数大于孕周，子宫后方有增强效应，显示清晰；子宫腔内充满闪亮密集的小短光条和光点及大小不等的相间的小暗区，似蜂窝状，子宫腔内除上述回声外，见不到胎儿及其附属物；2/3 以上患者可显示一侧或两侧黄素化囊肿，囊肿可较小，亦可增大充满腹腔。

2）部分性葡萄胎：子宫增大，与孕周相符；胎盘的一部分呈水泡状胎块，其他部分为正常胎盘组织，两者间有界限或界限不清；可见羊膜腔及胎儿，胎儿常有异常。

2. 肿瘤

（1）子宫肌瘤：子宫增大，形态失常，子宫肌层回声不均匀，肌瘤内部的回声多呈不均质低回声、漩涡状不均质回声或衰减回声。CDFI：瘤周有较丰富环状或半环状血流信号，瘤体内血流较子宫肌壁丰富。

（2）宫颈癌：子宫颈增大，形态不规则，呈不均质实性低回声，CDFI：子宫颈肿块内部血流信号增多，呈散在条状、分支状，可记录到低阻力型动脉频谱。

（3）子宫内膜癌：绝经后妇女子宫内膜大于 5mm，育龄妇女内膜增生时厚度平均值为 12mm，子宫内膜癌时内膜厚度均值为 22mm，回声为局灶性或弥漫性不均匀混合性回声；当病变累及肌层时，局部肌层呈低而不均匀回声，与周围正常肌层无明显界限。CDFI：子宫内膜或内膜基底部可显示 1 至数个条状、短棒状或点状彩色血流信号，有肌层侵犯时，受累肌层局部血流信号增多，血供丰富。

（4）绒毛膜上皮癌（简称绒癌）：宫子内回声杂乱，子宫肌层增厚，回声贼低，间有不规则片状液性暗区，病灶边界不消，子宫呈“千疮百孔”状，浆膜下可见管状暗区环绕子宫，称“子宫裂隙”，子宫腔内可因积血呈不均质低回声，内膜常难显示；侵犯子宫旁组织时，子宫结构难辨，外形不规则，子宫旁受侵犯之血管极度扩张，呈蜂窝状、管道状液性暗区，子宫旁组织出血坏死时在子宫侧壁形成不规则低回声包块，CDFI：在子宫病灶内的异常回声区显示大片五彩镶嵌的彩色血流信号，此为绒癌子宫血管构筑异常的特征性彩超表现，肌壁大片不均质低回声中部无血流信号时，提示局部组织坏死。

（5）卵泡膜细胞瘤：子宫未见明显异常，附件区见圆形或椭圆形实性肿块，边界及轮廓清楚，内为密集均匀低回声，由于透声性良好，后方回声轻度增强，类似囊性肿物，与巧克力囊肿的云雾状高回声型极为相似，但没有囊壁结构，内部回声在调大增益后可见轻度栅栏状衰减。部分瘤体表现为实性不均质低回声，内见少许边界较清楚的液性暗区，CDFI：肿瘤内部可见散在分布的较微弱血流信号，记录到低速、中等阻力血流频谱，RI 在 0.40～0.50，最大血流速度为 15cm/s 左右，但也可见高速低阻力型频谱，此时与颗粒细胞瘤难以鉴别，应考虑卵泡膜 - 颗粒细胞瘤。

（6）输卵管癌：子宫内常有宫腔线分离，子宫腔积液征象，子宫大小正常，内膜无明显增厚；子宫旁不规则肿物，无包膜，内呈混合性回声，多为腊肠形、圆形、壁较厚的囊性结构，其内为不均质低回声，囊壁上有时见乳头状结构，CDFI：子宫旁肿块囊壁上或实质部分内见散在血流信号，与卵巢恶性肿瘤相似，血流呈低阻力型，RI<0.4。

3. 其他

（1）子宫内膜息肉：子宫肌层回声正常，子宫腔内可见高回声团，形态和边缘规则，与正常内膜界限清楚，CDFI：息肉蒂部显示点状或短条状彩色血流信号。

（2）节育器异位：子宫腔内的环向下移位，下缘达子宫颈内口或内口以下。节育器嵌顿：节育器偏离子宫腔中心位置，嵌入肌层或接近浆膜层。节育器外移：在子宫内无节育器的强回声，在子宫旁，直肠子宫陷凹或腹腔内见到强回声的节育器声像。

（周力学 黄佳）

第五节 性 早 熟

女性性早熟是指青春期提前出现，女孩在8岁以前出现性腺增大和第二性征。按病理和控制机制不同，性早熟可分为2大类：促性腺激素释放激素依赖性性早熟和非促性腺激素释放激素依赖性性早熟。促性腺激素释放激素依赖性性早熟又称为真性性早熟、中枢性性早熟或完全性性早熟。非促性腺激素释放激素依赖性性早熟又称为外周性性早熟或假性性早熟。与中枢性性早熟和完全性性早熟相对的则是不完全性中枢性性早熟，旧称为单纯性乳房早发育。外周性性早熟则按副性征性质分为同性性早熟（女性副性征）和异性性早熟（男性副性征）。

【超声检查时机、检查前准备及注意事项】 就诊后可择期进行超声检查，一般选择经腹途径，检查前应适度充盈膀胱。检查方法：二维超声＋彩超。

【超声表现】

1. 促性腺激素释放激素依赖性性早熟 又称为中枢性性早熟（central precocious puberty，CPP），缘于下丘脑促性腺激素释放激素提前（在正常青春发动年龄之前）释放使下丘脑-垂体-性腺轴整体激活。患儿的HPGA内分泌改变和性器官、性征发育程序与正常青春发育相同，其成熟过程呈进行性，直至最终发育为具备生育能力的个体。青春期前各年龄子宫卵巢的正常值见表26-1。

超声表现：性早熟女孩8周岁前子宫容积＞2ml时，子宫总长度＞3.5cm，子宫肌层增厚，内膜也增厚，可看到内膜线；同时伴卵

表26-1 不同实足年龄的子宫和卵巢体积（n=133）

年龄/岁	子宫体积/cm³				卵巢体积/cm³			
	人数/人	平均值	标准差	中位数	人数/人	平均值	标准差	中位数
1	8	0.91	0.40	0.91	3	0.26	0.12	0.24
2	14	1.30	0.68	1.10	10	0.38	0.11	0.38
3	18	1.26	0.44	1.22	13	0.37	0.11	0.32
4	14	1.48	0.79	1.35	14	0.46	0.14	0.47
5	10	1.81	0.44	1.77	10	0.52	0.22	0.49
6	14	1.84	1.09	2.03	12	0.65	0.23	0.70
7	12	2.27	1.23	2.41	11	0.59	0.25	0.47
8	8	2.07	1.38	1.55	8	0.69	0.30	0.65
9	7	3.43	1.08	2.97	6	0.93	0.23	0.95
10	6	3.50	2.70	2.50	5	1.15	0.18	0.70
11	12	4.63	2.70	3.85	11	1.12	0.43	1.22
12	7	10.92	5.27	9.94	7	1.88	1.56	1.37
13	3	16.15	10.78	14.56	3	2.94	1.30	3.03
平均值		2.87	3.68	1.75	113	0.77	0.73	0.56

引自：Herter LD. Ovarian and uterine sonography in healthy girls between 1 and 13 years old: correlation of findings with age and pubertal status. AJR Am J Roentgenol, 2002, 178(6): 1531-1536.

巢容积＞1ml。单侧卵巢内可见到4个以上直径≥4mm的卵泡（图26-19、图26-20）。

2. 非促性腺激素释放激素依赖性性早熟　非促性腺激素释放激素依赖性性早熟又称为外周性性早熟。临床上较多见的是McCune-Albright综合征和外源性雌激素摄入，而分泌雌激素的肿瘤（卵巢或肾上腺）是女孩外周性性早熟相对少见的原因。

（1）卵巢实性肿瘤：主要是颗粒细胞瘤和卵泡膜细胞瘤瘤体分泌雌性激素，引起同性性早熟。

1）卵泡膜细胞瘤：超声扫查时子宫未见明显异常，附件区见圆形或椭圆形实性肿块，边界及轮廓清楚，内为密集均匀低回声，由于透声性良好，后方回声轻度增强，类似囊性肿物，与巧克力囊肿的云雾状高回声型极为相似，但没有囊壁结构，内部回声在调大增益后可见轻度栅栏状衰减。部分瘤体表现为实性不均质低回声，内见少许边界较清楚的液性暗区，CDFI：肿瘤内部可见散在分布的较微弱血流信号，记录到低速、中等阻力血流频谱，RI在0.40～0.50之间，最大血

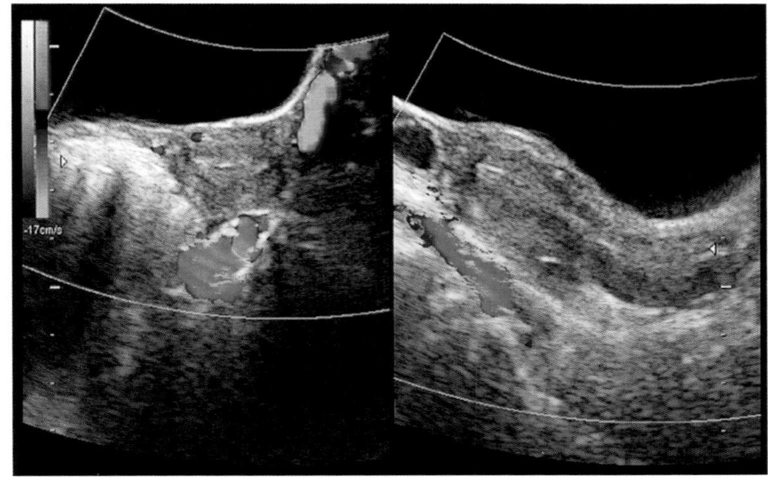

图26-19　女性性早熟（4岁）
子宫、卵巢体积大于相应年龄标准，内膜增厚。

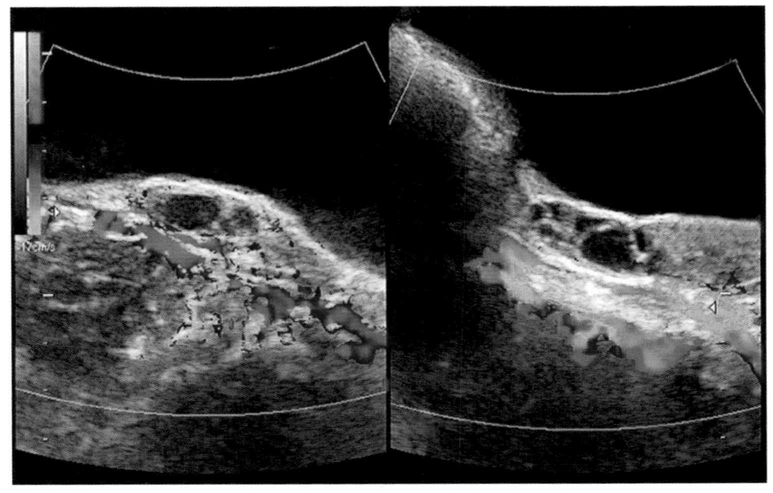

图26-20　女性性早熟
卵巢中可见直径＞6mm的卵泡，或直径4mm卵泡＞4个。

流速度为15cm/s左右，但也可加高速低阻力型频谱，此时与颗粒细胞瘤难以鉴别，应考虑卵泡膜-颗粒细胞瘤。

2）颗粒细胞瘤：超声表现下见肿块以实性不均质回声为主，无明显声衰减，实性成分内含囊性结构，也可含液体成分，表现为多房分隔，瘤体内部血管扩张明显，血流阻力下降，CDFI：肿瘤内实性部分血流异常丰富，呈低阻高速型。常合并子宫内膜增厚，子宫增大，肌层血流信号增加。

（2）卵巢囊肿：孤立性的卵巢囊肿可具有明显的自律性分泌雌激素能力而发生外周性性早熟，若非McCune-Albright综合征所致，则大多数在1～4个月自然退缩，血E_2水平下降可发生撤退性出血。不典型的McCune-Albright综合征可致囊肿复发。超声检查单侧卵巢囊肿多见。

（3）McCune-Albright综合征（McCune-Albright syndrome，MAS）：McCune-Albright综合征是女性外周性性早熟较常见的病因。本征为G蛋白偶联受体的G蛋白α亚基的基因"激活"性突变所致。超声下见卵巢形状不对称且大小随时间而变化，主要是由反复发生的卵巢滤泡囊肿所致。

3. 异性性早熟　又称为矛盾性性早熟，表现为女孩在8岁前出现男性副性征，源于雄激素异常增多。女性内源性雄激素的合成及分泌主要来自卵巢和肾上腺，除内源性雄激素外，外源性的雄激素以及药物也可引起男性化表现，但是有少数异性发育则是因其他激素引起的多毛，如催乳素、生长激素（肢端肥大症），或不明原因的"特发性"病变。

（周力学　黄佳）

第六节　青春期迟缓

当青春发育比正常人群性征出现的平均年龄晚2.5个标准差时，称青春期迟缓（delayed puberty），通常指女孩在13岁以后仍未出现乳房发育，或15岁时仍无月经初潮，或乳房发育后5年仍无月经初潮。青春期迟缓可为特发性或各种病理因素所致，应认真对待。

【超声检查时机、检查前准备及注意事项】　就诊后可择期行经腹或经腔超声检查。经腹检查需要充盈膀胱。检查方法：二维超声+彩超。

【分类及超声表现】

1. 体质性青春发育延迟　又称特发性青春发育延迟。是指正常女孩13岁以后仍未进入青春发育期。经各种检查未发现病理性原因，性征延迟发育是由于下丘脑GnRH脉冲式分泌功能延迟发动。

超声表现：子宫卵巢发育均未进入青春期，如青春期前水平。

2. 低促性腺激素性性腺功能减退　指女孩的性征不发育是由于缺乏GnRH脉冲分泌，使FSH和LH分泌不足所致。GnRH缺乏的原因可以是先天的或出生后的发育缺陷，也可以是肿瘤、炎症过程或损伤。

超声表现：同体质性青春发育延迟。

3. 高促性腺激素性性腺功能减退　原发性卵巢发育不全或功能障碍所致。

超声表现：子宫偏小，内膜薄，呈线状，双侧卵巢体积小或显示不清。

（周力学）

第七节　生殖道发育异常

女性生殖系统包括性腺、生殖管道和外生殖器，在胚胎发育形成过程中若受到某些内在或外来因素的干扰均可发育异常。其中最常见的是米勒管发育异常，表现为子宫、子宫颈畸形，患者常因原发性闭经、腹痛、流产、不孕、早产等原因就医。因米勒管在胚胎时期是由中肾管诱导产生的，任何致畸因素引起的中肾管发育不全均能影响米勒管的发育。因此，女性生殖道畸形常合并泌尿系统的异常，如异位肾、独肾等。

【超声检查时机、检查前准备及注意事项】 生殖道发育异常的超声捡查，一般无需特殊准备，就诊后随时可以进行。可选择经腹部、经阴道或经直肠超声检查。如怀疑子宫畸形，则最好择期在黄体期（内膜薄时可在使用雌激素 2～3 周后）进行超声检查，尽可能选用经阴道超声检查。如内膜薄又想及时做出诊断，可考虑子宫腔插管后检查。检查方法：二维超声＋彩超＋静态三维成像。

【超声表现】

1. 子宫发育异常

（1）先天性无子宫：因两侧米勒管中、下段未发育并会合所致，常伴阴道发育不全，但可有正常的输卵管及卵巢。临床表现为原发性闭经，第二性征及乳房发育正常。

超声表现：在适度充盈膀胱的情况下，在膀胱后方无论纵切还是横切均不能显示子宫声像，有时候在子宫两旁可见到卵巢结构，详见本章第一节。

（2）幼稚子宫：又称子宫发育不良，系两侧米勒管会合后短时间内即停止发育所致，子宫较正常小，子宫颈相对较长，子宫体子宫颈之比为 1∶1 或者 2∶3，临床表现为初潮延期或月经正常、痛经、月经量过少、不孕。

超声表现：盆腔显示子宫结构，但子宫体子宫颈之比为 1∶1 或者 2∶3，可见正常卵巢结构，详见本章第一节。

（3）始基子宫：因两侧米勒管会合后不久即停止发育，子宫多数无子宫腔或有子宫腔无内膜，可有卵巢，临床表现为原发性闭经。

超声表现：子宫很小，呈条索状肌性结构回声，子宫体子宫颈结构不清，无宫腔线和内膜回声，两侧可见卵巢结构，详见本章第一节。

（4）Meyer-Rokitansky-Hauser 综合征：该综合征是一种先天性无阴道同时有不同程度的子宫发育不全，常伴有泌尿系统、骨骼发育异常的病症，系双侧米勒管下段发育不全所致。其临床特征为先天性无阴道、原发性闭经、染色体核型为 46，XX、卵巢功能和女性第二性征正常，不同程度的子宫发育不全等。15%～30% 的患者合并泌尿道畸形。

超声表现：可显示两侧正常形态的卵巢，无阴道，子宫很小或缺如。

（5）单角子宫：一侧米勒管完全没发育，另一侧发育完全形成单角子宫。因仅有一侧血管，血液供应不足，临床常表现为不孕症、习惯性流产，因子宫腔狭窄，可出现胎儿发育迟缓、臀位、胎膜早破等，孕产期并发症高。

超声表现：子宫外形呈梭形，横径小，子宫腔内膜呈管状，向一侧稍弯曲，同侧可见正常卵巢（图 26-21、图 26-22）。

（6）残角子宫：由于一侧米勒管中、下段发育不全，形成一侧小的子宫，由纤维韧带与发育侧子宫相连接，但多与发育侧子宫腔不相通，多位于发育侧子宫的中下侧，少数位于子宫底。有正常卵巢和韧带，有时有正常的输卵管，根据残角子宫是否有内膜又分为有内膜型及无内膜型。再根据残角子宫与发育侧子宫腔是否相通又分为相通型及不相通型。

超声表现：无内膜型超声表现不典型，仅有子宫体形状改变，一侧肌层稍向外突出，有时诊断困难；内膜型则可显示发育正常的子宫，在一侧可见一肌性突起，其回声与子宫肌层回声相同，中央显示内膜回声，若有积血时，中间见无回声或低弱回声。若残角内膜与正常内膜之间扫查有通道相连则为相通型。残角子宫妊娠时，在正常子宫一侧上方见一含胎儿的圆形包块，周围可见肌层回声，妊娠囊周围内膜层与正常子宫颈管

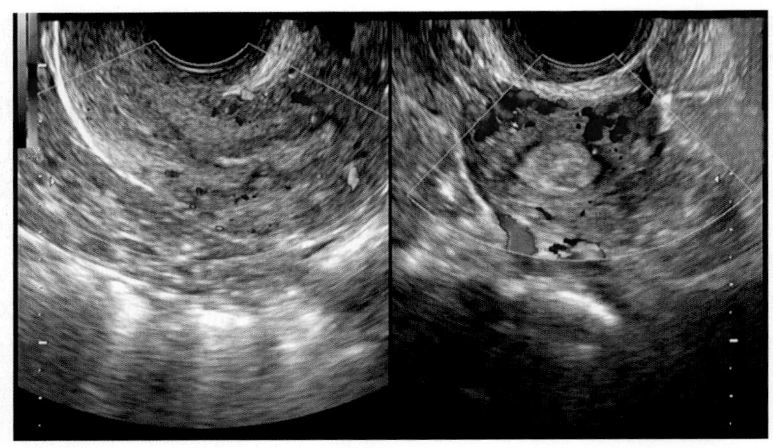

图 26-21　单角子宫

横向扫查时见子宫内膜呈管状，纵切时内膜向一侧稍弯曲。

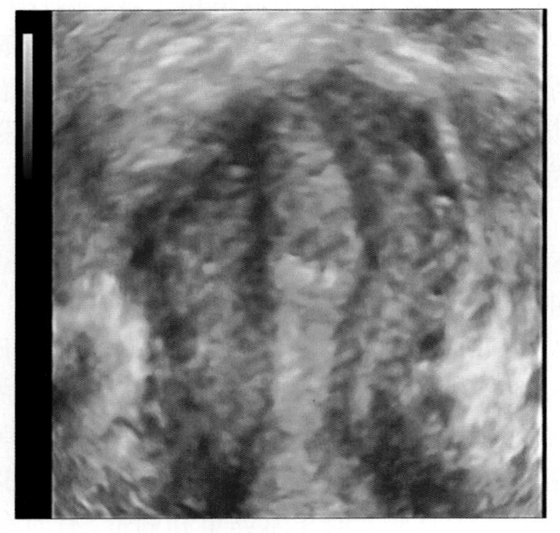

图 26-22　单角子宫

三维扫查时子宫冠状面见内膜呈管状。

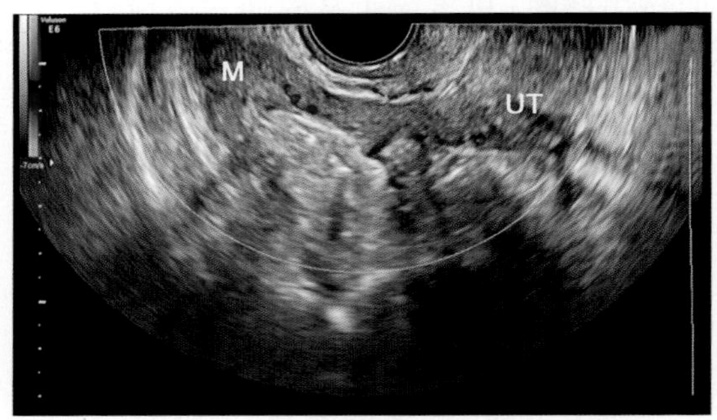

图 26-23　残角子宫

无内膜型残角子宫超声表现不典型，仅有子宫体形状改变，一侧肌层稍向外突出，等回声。

不相通（图 26-23）。

（7）双子宫：因两侧米勒管完全未融合，各自发育形成 2 个子宫体、子宫颈，各有单一的输卵管和卵巢，双侧子宫颈可见分开或相连，常伴有阴道纵隔，患者可有月经过多、痛经、性交痛、不孕、流产、早产、胎位异常、死胎及产后出血等临床表现。

超声表现：在连续多个纵切面上可先后显示 2 个子宫，横切时，在子宫底部分别见子宫内膜回声，子宫体部水平呈分叶状或哑铃状，有 2 个子宫内膜回声，子宫颈水平见一横径较宽的子宫颈，有 2 个子宫颈管回声，合并双阴道时可见 2 条阴道气线。2 个子宫大小基本相等或其中之一较大（图 26-24）。

（8）双角子宫：系两侧米勒管完全融合所致，子宫底部外缘凹陷呈双角，双侧分离的内膜腔连于 1 个子宫颈。双侧子宫角分离在子宫颈内口处为完全双角子宫。患者可有月经量多、痛经等临床表现，双角子宫妊娠结局较差，流产、早产、胎位异常及死胎发生率高。妇科检查可触及子宫底部宽，子宫底部有凹陷。

超声表现：子宫底部水平横切时呈蝶状或分叶状，分成 2 个子宫角，2 个子宫角内分别可见子宫内膜回声，子宫颈水平横切无异常。纵切连续移行时可先后显示 2 个子宫

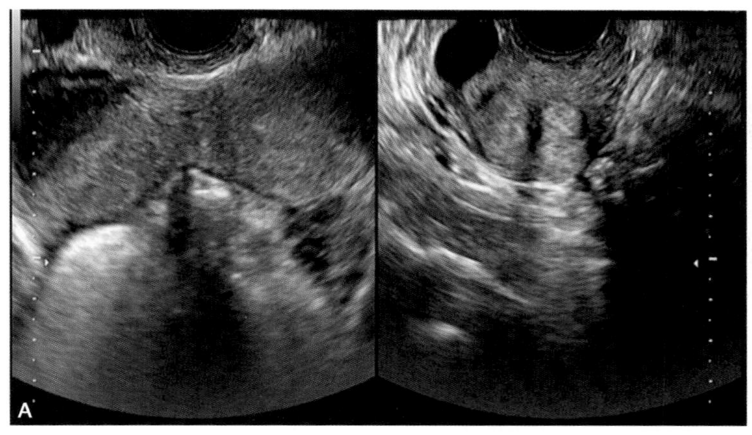
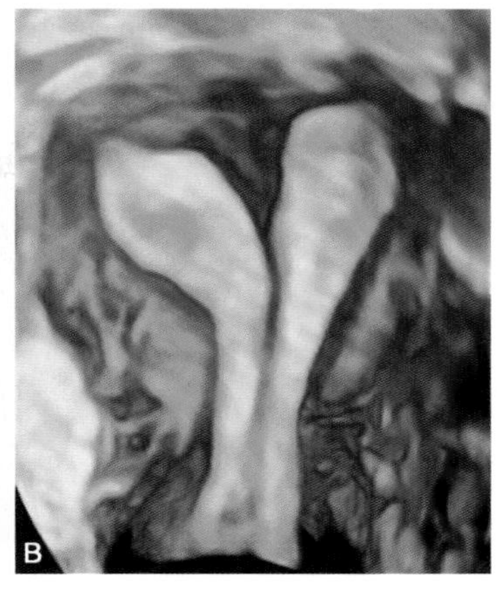

图 26-24　双子宫畸形

A. 横切面上见两个子宫底，子宫颈横切面上见两个子宫颈管；B. 三维扫查时子宫冠状面上见 2 个子宫体及子宫颈，2 条内膜线。

体，但只有 1 个子宫颈及阴道（图 26-25）。

（9）纵隔子宫：因双侧米勒管融合后，中隔吸收受阻，形成不同程度的纵隔，纵隔从子宫底部到子宫颈内口或外口为完全子宫纵隔，至子宫颈以上任何部位为不全子宫纵隔。纵隔子宫外形正常，易发生早产、流产和胎位不正，产后胎盘可粘连在纵隔上，造成产后胎盘滞留。

超声表现：子宫外形正常，但子宫底部较宽，子宫底部横切面显示子宫内中部纵隔，回声较肌层稍低，其两侧各有一梭形内膜回声，三维超声子宫冠状切面成像显示子宫内膜腔呈 V 形则为完全纵隔子宫；呈 Y 形则为不完全纵隔子宫；还有一部分纵隔子宫一直延续到子宫颈管，为双子宫颈管完全纵隔畸形。子宫内早期妊娠时一侧子宫腔内见妊娠囊，到妊娠中晚期则难辨子宫形状（图 26-26）。

（10）弓状子宫：子宫底部未完全融合，子宫底部中央区肌层局限性增厚，向子宫腔轻微突起，患者基本无任何临床表现。

超声表现：横切面上子宫底部外缘平坦或轻微下陷凸呈弧形，子宫底部中央区增厚肌层稍向子宫腔突出。

2. 外阴阴道发育异常　最常见的外生殖器发育异常为处女膜闭锁，其与阴道下段闭锁常常很难鉴别。处女膜闭锁又称无孔处女膜，为阴道板下极未贯穿成孔道与阴道前

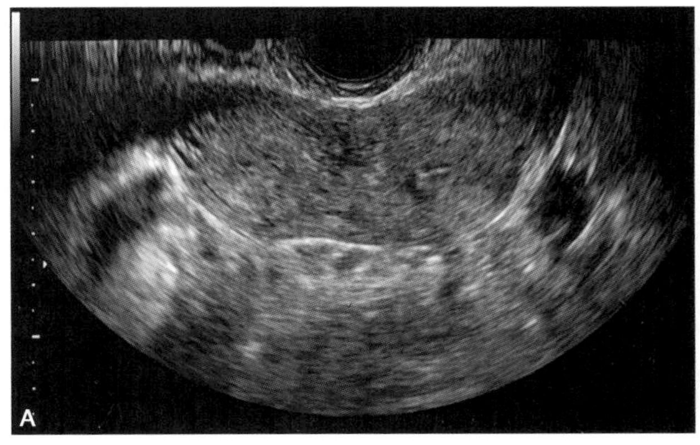
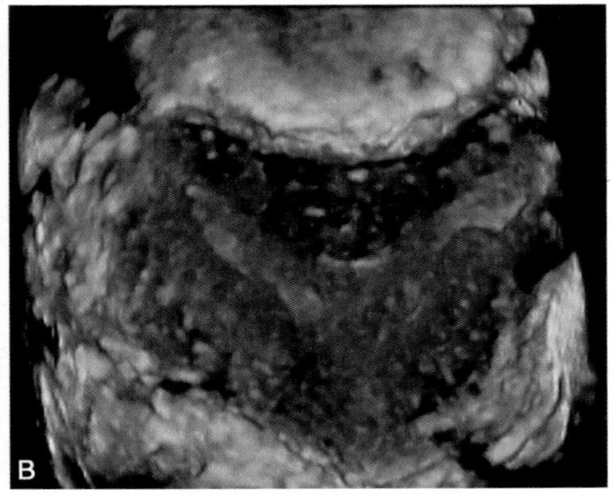

图 26-25　双角子宫畸形

A. 子宫底横切面上见子宫底凹陷，内膜线分离；B. 三维扫查时子宫冠状面上见子宫底凹陷，内膜呈 Y 形。

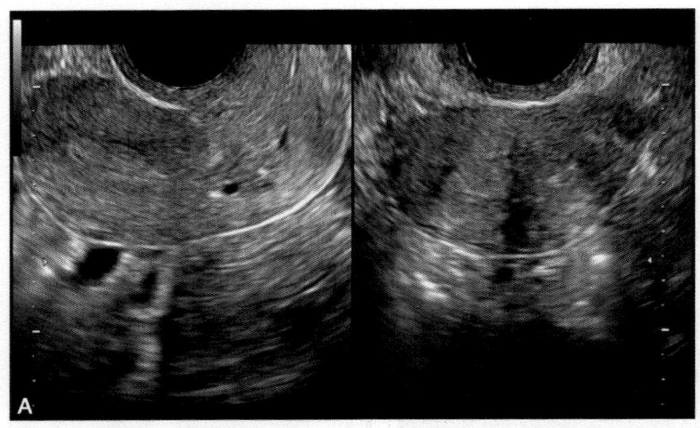

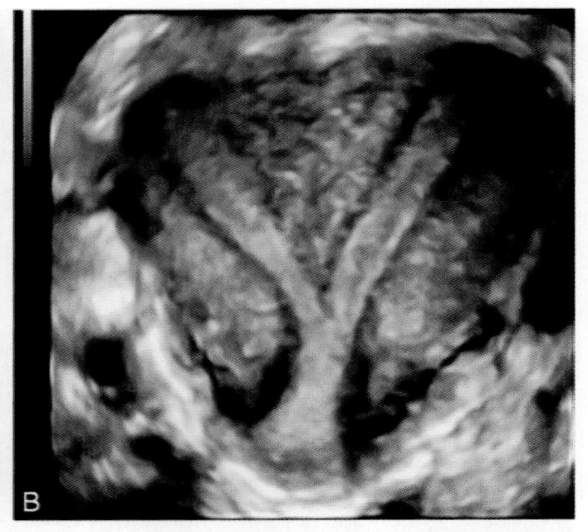

图 26-26　纵隔子宫畸形

A. 子宫底横切面上见子宫底外形正常，内膜线分离 B. 三维扫查时子宫冠状面上见子宫底外形正常，内膜呈 Y 形。

庭相连。原发性闭经为主要表观，伴有逐渐加重的周期性下腹部坠痛，伴肛门坠胀、尿潴留、便秘，阴道积血较多时可见子宫腔积血及盆腔包块，在青春期前可无任何症状。

超声表现：详见本章第一节。

（周力学　黄佳）

第八节　不　孕　症

不孕症是指有正常性生活不采取任何避孕措施而 1 年内未能妊娠。85%～90% 的健康年轻夫妇在婚后 1 年内妊娠，不孕症发生率为 10%～15%，因此不孕症防治是临床医生的重要任务。引起不孕的主要原因包括：排卵功能异常（占 15%）、盆腔腹膜病变（占 30%～40%），男性因素（占 30%～40%）。在女性不孕中，输卵管性不孕占 25%～50%，故准确检测输卵管是否通畅及明确病变部位，是诊断输卵管不孕的关键，子宫病变较少见，其余的则为原因不明性不孕。以上病因组成的变化也与年龄相关。年轻妇女排卵功能异常率明显高于年长妇女，而两者的输卵管和腹膜疾病的发生率相似，在不孕的年长夫妇中，男性因素和原因不明性不孕多见。不孕原因组成也受不孕时间长短和就诊次数影响，长时间治疗而仍不孕者，多存在严重或多种不孕原因，不孕病因中排卵功能异常逐渐减少，而更严重的输卵管 / 腹膜病变和男性因素逐渐增加。

【超声检查时机、检查前准备及注意事项】 不孕的一般超声检查，无需特殊准备，就诊后随时可以进行。可选择经阴道、直肠或经腹部超声检查。检查方法：二维超声 + 彩超 + 三维 / 动态三维超声检查。促排卵药使用前需进行残余卵泡测定，卵泡监测可用腔内超声检查，连续多次观察。估计内膜生长潜能可进行子宫内膜血流及内膜下血流指数测定。输卵管通畅性评估需采用经阴道子宫输卵管动态三维超声造影检查（three-dimensional hysterosalpingo-contrast sonography，3D/4D-HyCoSy），检查时机有特殊要求，详见下述。

【超声表现】

1. 输卵管因素性不孕的超声评估　子宫输卵管动态三维超声造影是目前评价输卵管通畅性安全、有效、便捷的新方法。输卵管因素性不孕的二维灰阶超声表现一般正常，在出现输卵管积水或积脓时才可能探及异常，输卵管积水表现为子宫旁囊性肿块，呈腊肠状、弯曲肠管状或盲袋状，边界清，内为液性暗区，暗区内见稀疏光点，肿块一侧常可见到正常卵巢声像，彩超显示肿块边缘偶可见点状血流信号（图 26-27A）。

（1）经阴道子宫输卵管动态三维超声造影

1）检查时机：周期≥28 天者在月经干净后 5～10 天，在月经第 20 天内；周期<28 天者，尽量在月经干净 3～7 天进行。月经不明确时，则在内膜 7～10mm 时进行。

2）结果判断：①输卵管通畅：无阻力，4D 采集时见造影剂强回声光带由子宫角流入输卵管并向远端快速流动，从伞端溢出，卵巢周边及直肠子宫陷凹见强回声光点涌动，4D 成像输卵管全程显影，伞端呈“树枝状”（tree-branch）或“鸟尾状”（bird-tail）；②输卵管阻塞：加压推注困难，造影剂在子宫腔内停滞或渗入洗宫肌层，4D 成像输卵管不显影或见伞端膨大呈盲囊状，卵巢周边及直肠子宫陷凹无造影剂（图 26-27B、C）。

（2）子宫输卵管动态三维超声造影的优势：见表 26-2。

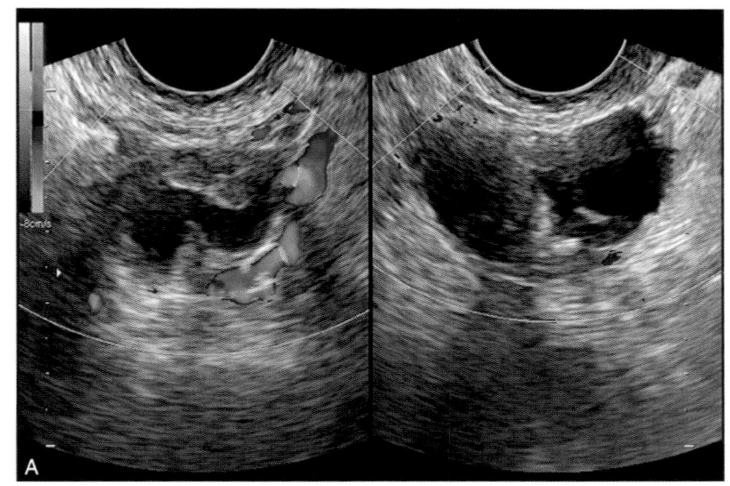

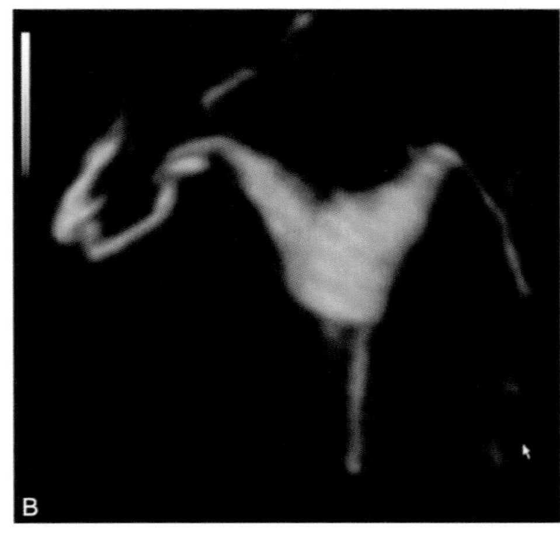

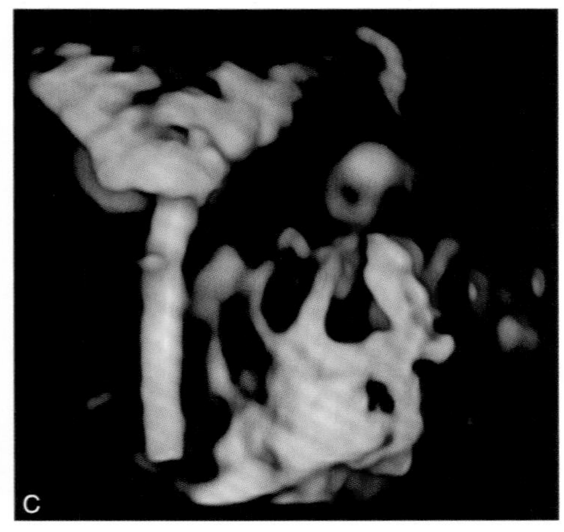

图 26-27　输卵管积水与输卵管通畅超声表现

A. 输卵管积水。附件区可见条形液暗区，边界清，内见不完全分隔；B. 输卵管通畅。图中左手侧为右输卵管，伞端似“鸟尾状”，右手侧为左输卵管，末端呈树枝状；C. 右输卵管阻塞，左侧输卵管通畅。图中左手侧为左输卵管，间断显影，走形自然，伞端及左侧盆前见造影剂溢出，提示左侧输卵管通畅；右手侧为右输卵管，全程未见显影，提示右侧输卵管阻塞。

表 26-2　子宫输卵管动态三维超声造影的优势

项目	4D-HyCoSy	HSG
符合率(准确性)	90%	55%～85%
辐射 / 过敏反应	无 / 极罕见	有 / 有
检查时间	3～5 分钟	24 小时
重复性	可即时重复	不可
对助孕时间窗影响	无	3 个月
临床应用	受欢迎	无奈接受

2. 子宫因素性不孕　各种子宫发育异常、子宫腔、内膜病变均可以引起不孕。

(1) 先天性无子宫、幼稚子宫及始基子宫：见本章第一节。

(2) 单角子宫、残角子宫、双子宫、双角子宫、纵隔子宫及弓状子宫：见本章第七节。

(周力学)

第九节　绝经及围绝经期

围绝经期是指妇女绝经前后的一段时间，包括从临床上或者性激素水平出现卵巢功能衰退的征兆开始，一直持续到最后 1 次月经后 1 年，即绝经过渡期加绝经后 1 年。月经不规律是围绝经期的唯一标志，最常见的临床表现为不规则子宫出血。超声表现可正常，也可表现为子宫内膜增生过长、子宫内膜癌等。绝经是指妇女一生中的最后 1 次月经，只能回顾性确定。

【超声检查时机、检查前准备及注意事项】　围绝经期及绝经的超声检查，一般无需特殊准备，就诊后随时可以进行。可选择经阴道、直肠或经腹超声检查，但经期子宫测量结果一般偏大。检查方法：二维超声 + 彩超。

【超声表现】

1. 围绝经期

(1) 子宫内膜增生过长：子宫内膜厚度明显超过标准，绝经前妇女子宫内膜超过 12mm，绝经期妇女内膜厚度超过 5mm，子宫大小、肌层回声正常。

超声表现：内膜回声特点可表现为均匀回声、多小囊状回声和不均质斑块状回声，单纯型增生过长内膜回声多呈均匀高回声，在子宫矢状面上呈梭形，腺囊型增生过长内膜内散在小囊状或筛孔状无回声区，暗区可大小相等排列整齐，也可大小不等不均匀分布，不典型增生内膜增厚，回声不均，斑块状增强回声与低回声相间(图 26-28)。

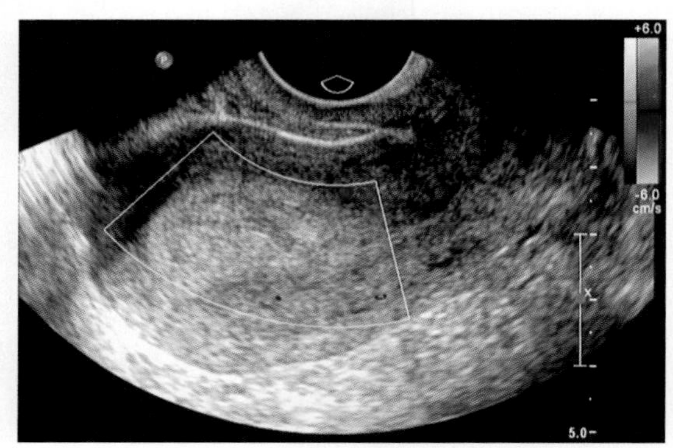

图 26-28　子宫内膜增生过长

子宫内膜增厚边缘平滑，大于 12mm，回声可不均匀，可呈细小筛孔样。

(2) 子宫内膜癌：又称子宫体癌，占子宫体恶性肿瘤的 90% 以上，80% 发生于绝经年龄妇女，近年发病率有上升趋势。

超声表现：子宫内膜增厚，多超过 12mm，绝经后超过 5mm，边缘不整齐、不规则、厚薄不均，也可见大光团，回声不均匀，光点粗大不均匀。彩色多普勒检查子宫内膜血流丰富、杂乱，有时浅层内膜呈繁星点状血流，深层内膜呈网状或团状血流。阻力指数 RI<0.4(图 26-29)。

超声下子宫内膜癌需要与子宫内膜息肉相鉴别，子宫内膜息肉超声表现：单发息肉主要表现为子宫腔内高回声光团，呈水滴状，在内膜较厚时，可见内膜形态不对称，息肉与正常内膜间界限清晰可辨，当息肉中间囊性变时，中间部分可见液性暗区；多发内膜息肉表现为子宫内膜增厚，回声不均，仔细辨认可发现内膜内有不规则团簇状高回声斑，与正常内膜界限模糊；子宫内膜基底层与肌层分界清楚；彩超下少数患者可见息肉蒂部显示点状或短条状彩色血流信号。

2. 绝经　子宫体萎缩变小。

超声表现：子宫边界不清，内膜呈线状，无周期性变化，在子宫腔闭合线周围显示低回声的结合带，子宫肌层回声不均匀，普遍回声减低，彩超下子宫内很难探测到血流信号，子宫浆膜下静脉相对扩张，呈细小裂隙。绝经 1 年后的卵巢经腹部扫查基本无法显示，经阴道扫查时有时可找到萎缩的卵巢，呈较低回声的实性结节，但无法显示卵泡结构，边界不清，彩超下卵巢内几乎不能探及血流信号。

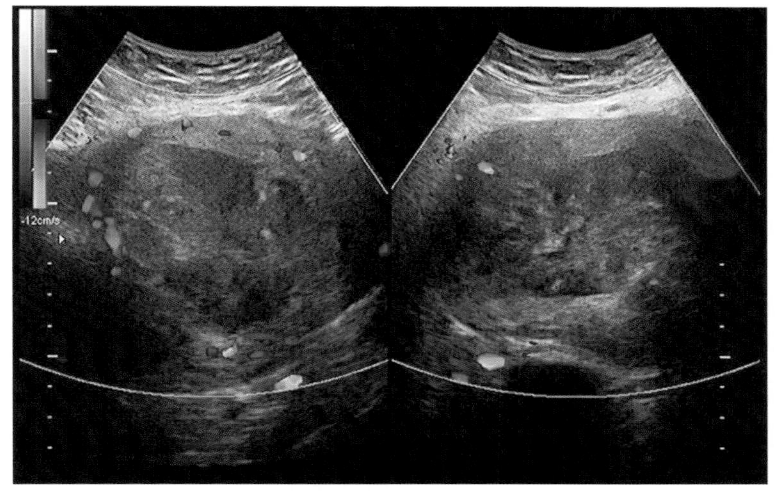

图 26-29　子宫内膜癌

子宫增大，内膜回声明显不均匀，边缘不平滑，与子宫肌层分界不清，内部可见血流信号。

（周力学　黄佳）

第十节　复发性流产

自然流产指妊娠 20 周（从末次月经开始计算）以前，或胎儿体重＜500g 的自发性妊娠终止。复发性流产是指连续 2 次或 2 次以上胚胎停育或自然流产。临床妊娠的自然流产率为 12%～15%。另外，流产危险性也随妇女年龄增长而升高：35 岁后略有升高，40 岁后急剧升高。妊娠早期的动态观察发现，随着妊娠时间的增长，发生流产的风险逐渐降低。超声观察到妊娠囊和卵黄囊时，自然流产率分别为 12% 和 8%。而后，随着胚胎冠 - 臀长（crown-rump length，CRL）的增长，自然流产率进行性降低（CRL≥5mm，流产率为 7%；CRL 6～10mm，流产率为 3%，CRL≥10mm，流产率＜1%）。超声观察到胎心搏动（妊娠第 6 周）是胚胎发育的重要里程碑，大多数妊娠不良结局在此间显现出来，出现胎心搏动是妊娠预后良好的指标，其预后价值也受产科病史、临床表现和年龄因素的影响。正常妇女和年轻无症状不孕妇女中，适时出现胎心搏动，发生流产危险性从 12%～15% 降至 3%～5%。习惯性流产的妇女，即使出现胎心搏动，发生流产危险性仍高于正常妇女。先兆流产的妇女，仍存在胎心搏动者，预后较好（流产率为15%），同时存在其他异常超声征象者（胎心慢或出现迟，妊娠时间与大小不符，绒毛膜下血肿），流产发生率仍然较高。最后，胎心搏动的预后价值随母亲年龄增大而降低，年龄≤35岁的妇女再次妊娠的流产发生率较低（<5%），36～39岁的妇女，流产发生率升高到10%；≥40岁的妇女升高到29%。复发性流产病因复杂，常见的有遗传学因素、解剖学因素、免疫因素、内分泌因素、感染性因素、环境因素或不明原因因素等，超声仅能对有器质性改变的解剖学因素做出影像学诊断，无法区分功能性改变，因此需要结合病史、临床表现且相应的实验室检查进行综合判断而做出最终的诊断。

【超声检查时机、检查前准备及注意事项】 复发性流产的超声检查，一般无需特殊准备，就诊后随时可以进行。可选择经阴道、直肠或经腹部超声检查。检查方法：二维超声+彩超。

【超声表现】 自然流产高危性与子宫发育和解剖学异常（包括先天性畸形、子宫肌瘤和宫腔粘连）相关。

1. 先天性子宫畸形 子宫发育异常与流产和产科并发症密切相关。复发性流产妇女中，子宫畸形检出率与检查方法和诊断标准相关。临床观察发现，一般妇女人群中，子宫畸形（除外弓形子宫）发生率约2%，而复发性流产妇女中子宫畸形率升高到6%～7%，显然与复发性流产相关。先天性子宫畸形妇女流产的发病机制尚不明了，但可能与子宫腔容积缩小或血液供应不足相关。常见的先天性子宫畸形有单角子宫、双子宫、双角子宫及纵隔子宫，详见本章第八节。

2. 子宫平滑肌瘤 研究证据表明，子宫肌瘤是引起复发性流产的原因之一。研究证据主要源于子宫肌瘤切除术前后妇女生育力的比较性研究。子宫肌瘤引起复发性流产与子宫局部血液供应不良相关。虽然许多研究观察了子宫平滑肌瘤对生育力的影响，但均未特别研究过子宫肌瘤对妊娠转归的影响。最有价值的研究是子宫肌瘤对不孕妇女IVF结果的影响，研究表明，黏膜下子宫肌瘤对胚胎植入率和妊娠率呈现不利影响，肌壁间肌瘤如果突向宫腔则对妊娠预后有一定影响，浆膜下肌瘤对妊娠预后无不利影响。因此，复发性流产和子宫肌瘤的妇女也应积极治疗。

超声表现：子宫增大，形态不规则，可局限性突出，内部回声不均匀，子宫腔线状回声偏移。子宫肌壁间肌瘤结节常呈漩涡状低回声或中等回声，可有包膜或无包膜。子宫肌瘤完全突出子宫以外为浆膜下肌瘤；若突向阔韧带内，或突向子宫一侧，与子宫相连，光点一致，易被误诊为卵巢肿瘤；子宫黏膜下肌瘤可部分突向子宫腔，也可完全突向子宫腔，有时形成长蒂，达到子宫颈口；肌瘤变性出现小的不规则低回声；显示不均或液化呈液性暗区，肌瘤肉瘤样变则迅速增大，肌瘤结节内回声紊乱，不均匀。彩色多普勒超声见肌瘤周围假包膜内显示环状或半环状血流信号（图26-30）。

3. 宫腔粘连 见本章第一节。

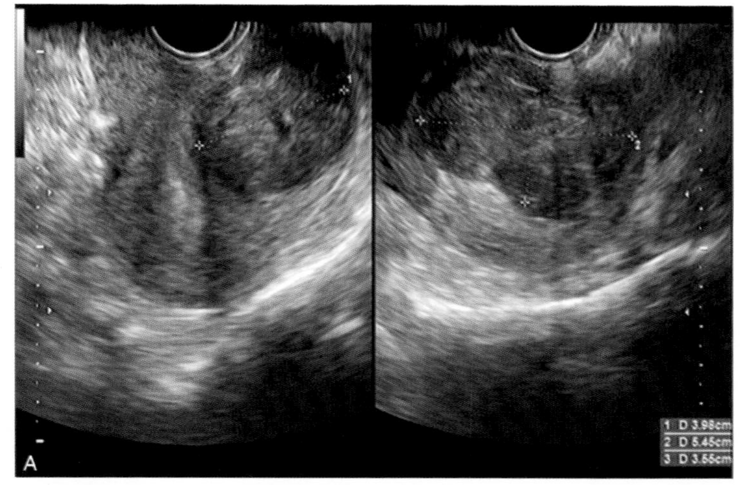

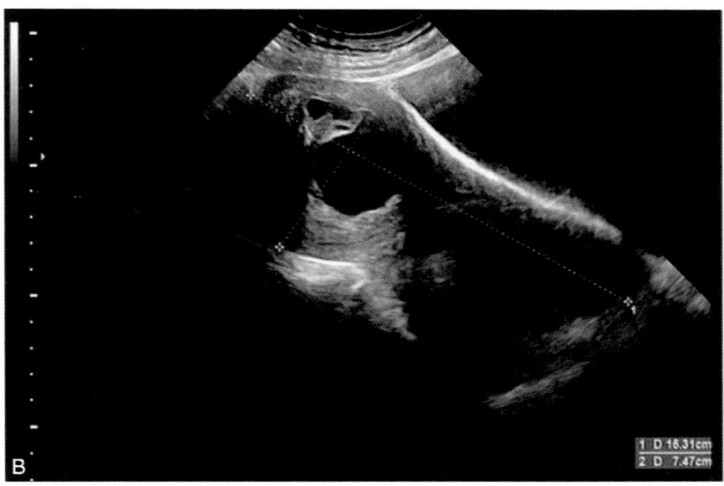

图 26-30　子宫肌瘤超声表现

A. 子宫肌瘤，子宫肌层可见圆形低回声区，边缘有低回声包膜，内部可见稀疏血流信号。B. 子宫肌瘤变性，大型子宫肌瘤可出现内部液化变性，超声下呈低回声或无回声，边界清。

（周力学　黄佳）

第十一节　乳 腺 疾 病

妇女常见的乳腺疾病主要有乳腺增生、乳腺导管扩张、乳腺纤维瘤、乳腺囊肿、乳腺炎和乳腺脓肿、乳腺导管内乳头状瘤、乳腺癌、乳腺叶状囊肉瘤、腹部脂膜炎及肉芽组织、乳房内异物、乳腺结核、乳腺乳头状瘤、乳腺畸形。

【超声检查时机及检查前准备】 乳腺的超声检查可在就诊后随时进行，无需特殊准备。检查方法：二维超声＋彩色超声。

【乳腺的正常声像图】 正常成年妇女乳腺的声像图（图 26-31）由浅入深依次为：

1. 皮肤　呈强回声带，厚 2～3mm，边界光滑整齐。

2. 浅筋膜和皮下脂肪　浅筋膜呈线状高回声，脂肪组织呈低回声，散在分布，边界不清。

3. 乳腺腺体　因人而异，厚薄不一，老年人可萎缩仅 3mm，呈中强回声带夹杂有低回声，排列较整齐。腺体与皮肤间有一三角形的韧带，称为乳房悬韧带（Copper 韧带）。

4. 深筋膜 筋膜呈线状高回声，光滑整齐，脂肪呈低回声。

5. 胸肌及肋骨 胸肌为梭形的均质低回声区，肋骨为弧形强回声，其后方为声影。

【乳腺疾病的异常声像图】

1. 乳腺增生的临床及超声表现（图 26-32）

（1）临床表现主要为乳房胀痛，月经前3～4天疼痛加剧，月经来潮后疼痛减轻。触及单个或多个包块。

（2）超声表现

1）乳腺结构紊乱，回声不均。

2）乳腺腺体层增厚，多个大小不等的条索状低回声。

3）如有囊状扩张，则可见大小不等的液性暗区，壁薄，后方回声增强。

4）如有纤维结节形成，乳腺内可见低回声区，形态一般呈圆形，无包膜，内无血流信号。

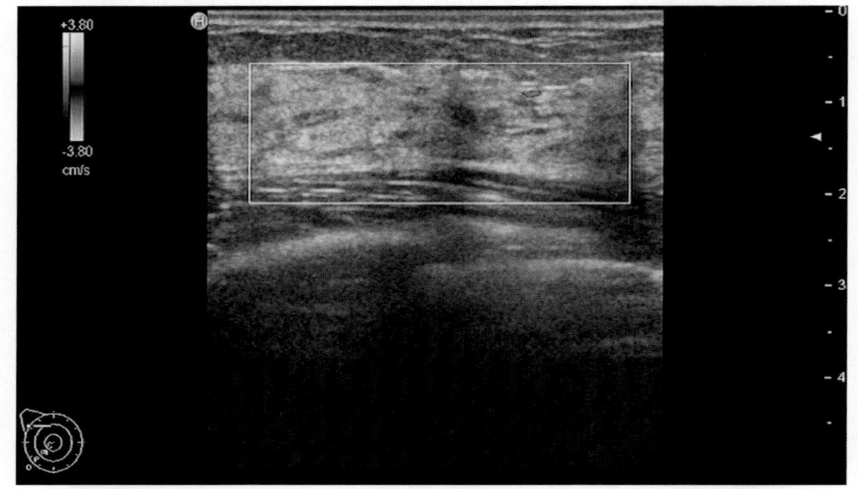

图 26-31 正常成年妇女乳腺

在超声图像上由浅到深依次为皮肤、浅筋膜和皮下脂肪、乳腺腺体（图中方框内中强回声）、深筋膜、胸肌及肋骨。

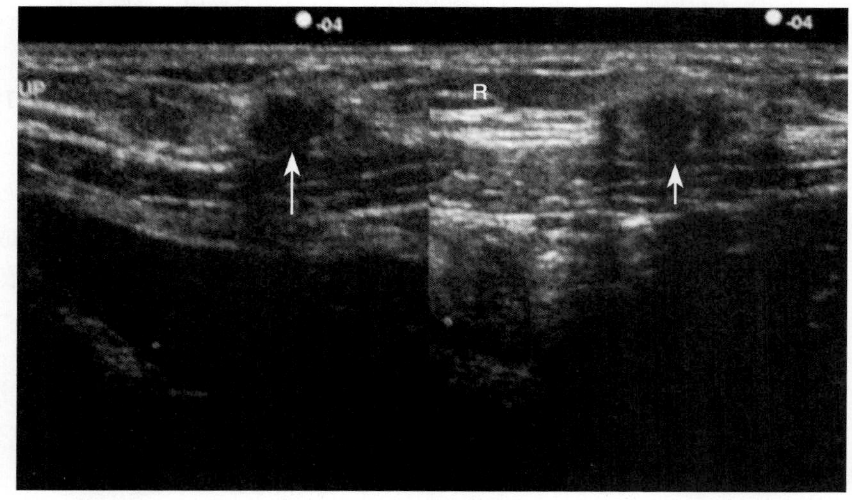

图 26-32 乳腺增生

乳腺增生结节周围无包膜，内部低回声。

2．乳腺导管扩张症的临床及超声表现（图26-33）

（1）临床表现：①多见于中年妇女，往往有哺乳困难史。②乳晕处曾有过急性炎症，消退后反复发作；③乳晕处可扪及硬结，有粘连，反复溢液，长期存在可达数月至数年。

（2）超声表现

1）乳晕下导管扩张，形成低回声区，不规则、透声性差、后方回声不增强，而往往轻度衰减。

2）CDFI：低回声区内多见点状血流信号，检出率达100%，血流信号多位于病灶的中心处。血流速度峰值（PSV）在17cm/s左右，阻力指数（RI）<0.70。

3．乳腺纤维瘤的临床及超声表现（图26-34）

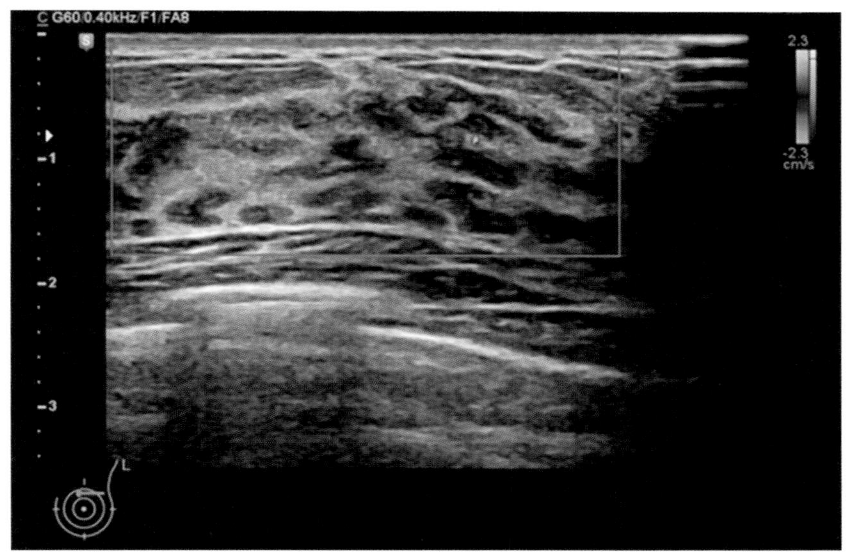

图26-33　乳腺导管扩张
乳晕下导管扩张形成条形低回声区，不规则、透声性差。

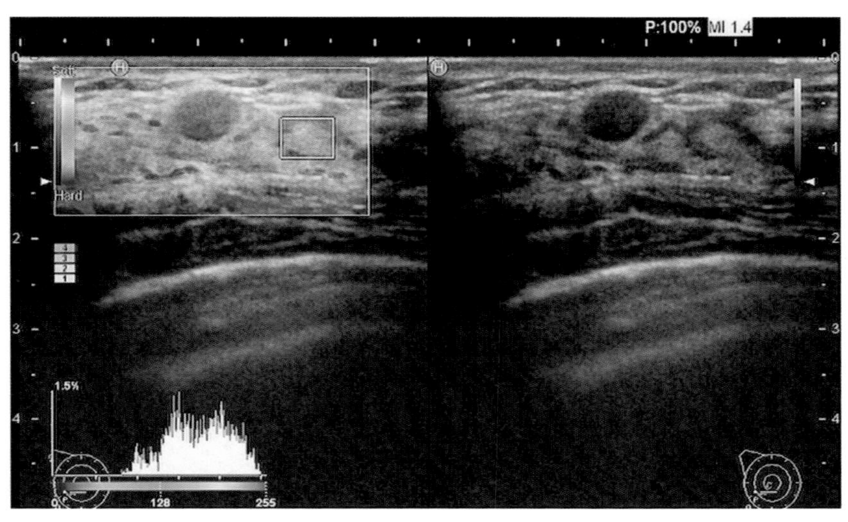

图26-34　乳腺纤维瘤
瘤体呈肿物呈圆形、椭圆形、可分叶状，有包膜，边界光滑完整，后方无衰减。

（1）临床表现：多见于青年女性，与雌激素刺激有关，约占乳腺肿瘤的 10%。常见于外上象限，多单发、圆形、常有完整包膜、质地坚韧、活动度大。

（2）超声表现

1）肿物呈圆形、椭圆形、分叶状，有包膜，边界光滑、完整。

2）回声低而均匀，后方无衰减，有时可有钙化强光团，后方伴声影。

3）CDFI：瘤体较大，周边且内部可见血流信号，一般为低阻，RI＜0.7。

4．乳腺囊肿的临床及超声表现（图 26-35）

（1）临床表现：炎症或外伤导致乳腺管堵塞，继之呈囊状扩张；哺乳期常因乳汁淤积引起。

（2）超声表现

1）囊肿呈圆形或椭圆形，多为单发，边界整齐、光滑、清楚。

2）内部为均质液性暗区，后方回声增强，有侧壁声影。

5．乳腺炎和乳腺脓肿的临床及超声表现（图 26-36）

（1）临床表现：主要为乳房红肿、疼痛、乳腺肿块、患侧淋巴结肿大。

（2）超声表现

1）肿块低回声不均，边界欠清。

2）形成脓肿时，其内可见不均质液性暗区，加压流动，边界厚而不光滑。

6．乳腺导管内乳头状瘤的临床及超声表现

（1）临床表现：乳腺导管内乳头状瘤主要由乳腺导管内皮局灶性增生形成，其肿块小，表现为乳头血性溢液。

（2）超声表现

1）乳腺导管呈囊状扩张，内见乳头状光团，远处导管扩张。

2）CDFI：若瘤体内有血流信号，警惕恶变。

7．乳腺癌的超声表现（图 26-37）

（1）乳腺癌主要来自乳腺导管上皮及末梢导管上皮，占女性恶性肿瘤第 1 位，表现为乳房内部的无痛性包快，患者可能在洗澡时无意中触及而发现。乳腺癌的早期诊断和乳腺良恶性肿瘤的鉴别是超声诊断的关键。其超声诊断要点为：

1）肿块边界欠清，形态不规则，边缘不光滑，呈蟹足样，周边毛刺征，特异性为

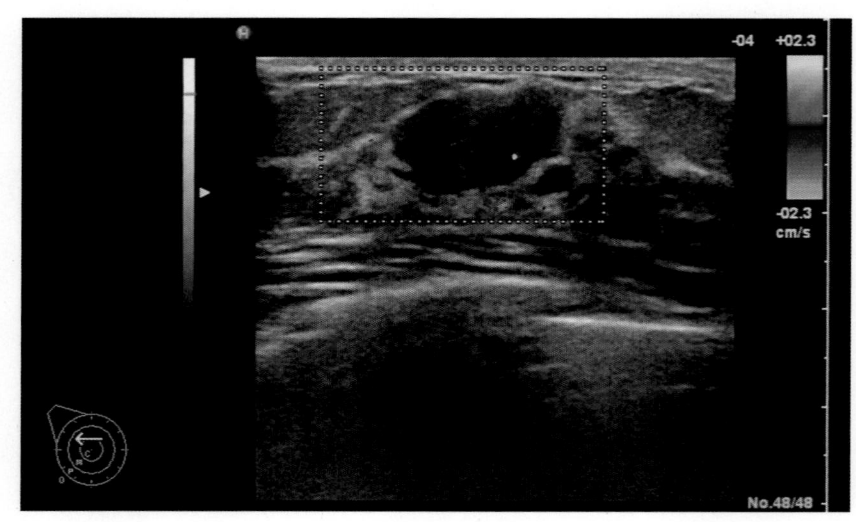

图 26-35　乳腺囊肿
囊肿呈圆形或椭圆形，多为单发，边界整齐光滑、清楚。

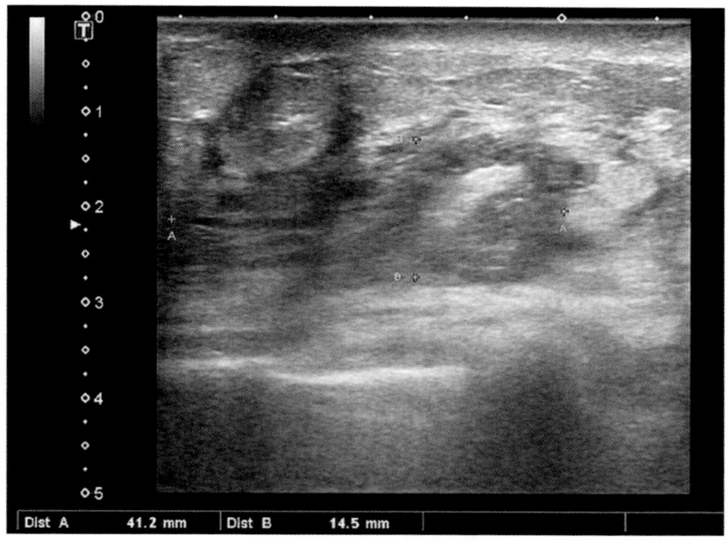

图 26-36　乳腺炎和乳腺脓肿

低回声包块边界欠清。脓肿形成时内见液暗区，加压流动，边界厚而不光滑。

99.4%。

2）多呈低回声，肿瘤后方回声衰减，纵横比＞1，特异性为 98.1%。

3）微小钙化灶，直径 0.2～0.5mm，呈成堆散在的针尖样钙化，特异性为 96.3%。

4）CDFI：肿瘤内有较丰富的血流，有穿支伸入，高速高阻，RI＞0.7。

5）腋窝淋巴结肿大

（2）超声表现：乳腺癌的超声图像，依病理及组织学的不同而呈现多种形式。以细胞成分为主者，超声显示透声性好；以纤维组织为主者，则透声性差。①乳头状导管癌：在乳腺的中心导管内，可见癌组织充满管腔，癌组织累及导管范围广，呈中心性散在分布。乳头可挤出黏液、血液、黏稠状物。超声显示病变常位于导管内呈中低回声区。有蟹足样浸润，后壁常呈衰减暗区。②髓样癌：体积一般较大，直径可达 4～6cm，圆球形，界限清楚，质地较软，多位于乳房深部。后期或与皮肤粘连，容易发生转移。肿物大而质软，易坏死而破溃。超声显示：肿物直径较大，常达 4～6cm，圆球形，边界比较光滑，内部呈等回声或部分无回声区，有时亦可见散在不均的光点伴无回声区，后方回声一般不衰减，如后方衰减，则恶性程度较大（图 26-37）。③硬癌：又称为浸润性导管癌，为乳腺癌中最常见的一种，占 70%～80%。其癌细胞少、纤维组织多，集合成索状或片状。体积小，边界凹凸不平，边界不清，恶性程度高，早期发生远处转移。超声显示：内部及后部回声明显衰减呈衰减暗区，是其一大特点。同时边界不清。

（3）临床意义：超声诊断乳腺癌是目前简单而敏感的方法之一。对于超声发现的乳腺肿块，可通过超声引导下乳腺肿块穿刺活检得到病理诊断而确诊。另外，超声可探测胸骨旁及腋窝淋巴结，并根据其声像图来鉴定其良恶性，有助于乳腺癌临床分期。鉴别诊断：乳腺癌应与乳腺纤维腺癌、乳腺小叶增生症相鉴别。

8. 叶状囊肉瘤的临床及超声表现

（1）临床表现：主要为肿瘤体积巨大，直径达 10～15cm，又称巨大腺纤维瘤。国内少见，约占良性肿瘤的 2%。

（2）超声表现：肿瘤巨大，但边界光滑、

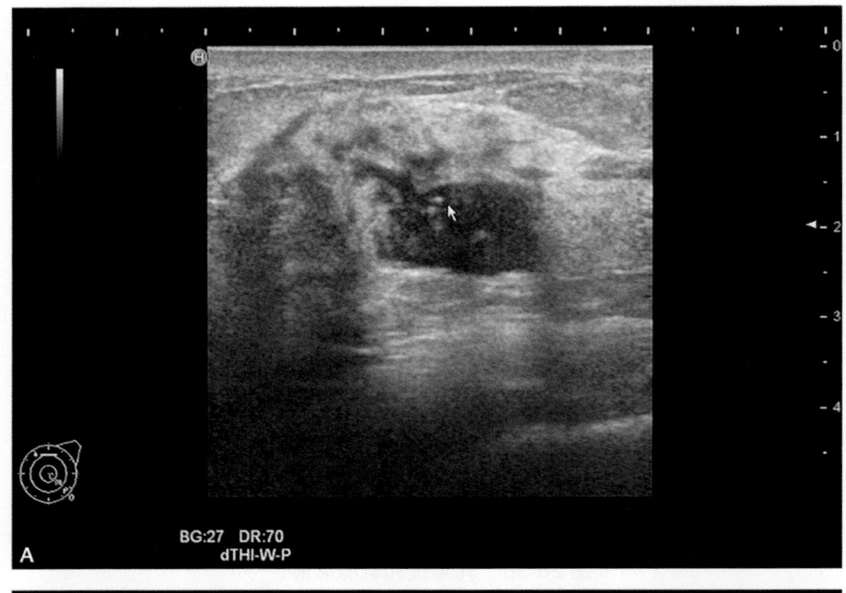

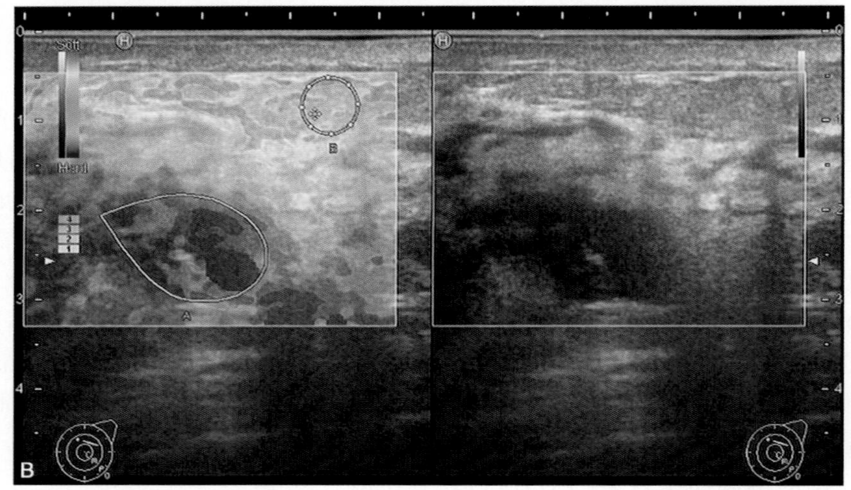

图 26-37 乳腺癌

A. 乳腺癌(硬癌)超声表现为不规则低回声结节,边界可见蟹足;B. 超声表现为不规则低回声结节,边界可见蟹足样浸润。

完整,常呈分叶状。内部呈均质低回声,近似无回声暗区。部分囊样变时,呈无回声或混合回声区。

9. 脂膜炎及肉芽组织的临床及超声表现

(1)临床表现:主要为乳房皮下脂肪层炎症。

(2)超声表现:为不规则的中强回声,后方略有声影。本病在真皮层下有中强回声,如脂肪液化,则呈无回声区,也可形成囊肿。肉芽组织的超声图像与脂膜炎类似。

10. 乳房内异物的临床及超声表现

(1)临床表现:多有异物植入史。

(2)超声表现:可以显示普通 X 线检查所不能显示的乳房内异物。根据异物的声阻抗不同,声像图改变也各异,应根据具体情况进行分析。

11. 乳腺结核的临床及超声表现

(1)临床表现:乳腺结核约占乳腺疾病

的1%，多为血行传播，原发于肺或肠系膜淋巴结结核。患者多为已婚的青壮年妇女。病程长、进展慢，早期形成结节，不易与乳腺癌鉴别。软化后，形成脓肿甚至溃疡、窦道。

（2）超声表现：图像本身无特异性，需结合临床做出诊断与鉴别。

12. 乳腺乳头状瘤的临床及超声表现　本病又称为导管内乳头状瘤或囊内瘤，多发生于40～50岁妇女。肿瘤常发生于乳晕下方的较大输乳管内，单发者多见。

（1）临床表现：①无痛性血性溢液，为鲜红色或棕褐色；②部分患者乳晕下可扪及肿块，呈圆形，质软，可活动，直径<1cm；③溢液细胞学检查可找到瘤细胞；④乳腺导管造影可见充盈缺损区。

（2）超声表现：乳晕下导管内可见中强回声团，呈沙粒样改变，近端导管扩张。

13. 乳腺畸形

（1）临床表现：常见的有副乳、乳房肥大症。为先天发育异常和患者体内激素水平异常所致。

（2）超声表现：正常的乳腺外发现乳腺组织或乳腺体积明显增大。

（周力学　黄佳）

第十二节　子宫瘢痕

子宫瘢痕，是剖宫产、肌瘤剔除、子宫破裂或子宫畸形整形术等原因所致肌层改变，其中最常见的是剖宫产后子宫前壁下段的瘢痕，如未正常愈合，局部肌层缺损、变薄并形成凹陷，则称为瘢痕缺失。剖宫产瘢痕缺失最常见临床表现是月经延长、月经淋漓不尽，有的表现为月经干净后1～3天再次少许阴道出血，持续不净，可伴腰痛或下腹胀痛。如妊娠着床于剖宫产瘢痕部位，则称为瘢痕部位妊娠，属于异位妊娠范围，比宫颈妊娠更危险，可引起子宫出血及子宫破裂，甚至危及生命。

子宫瘢痕诊断需结合病史、超声及实验室检查，超声造影有助于评估瘢痕妊娠与局部肌层的边界及局部血供，并指导治疗方案的制订。

1. 子宫肌瘤剔除术后瘢痕（图26-38）

【二维超声表现】　局部肌层可见混合回声，边界欠清，内可见短条状高回声。

【彩色多普勒超声表现】　混合回声内见散在血流信号，中等阻力血流。

2. 剖宫产瘢痕

【二维超声表现】

1）产褥期剖宫产瘢痕：子宫前壁下段混合回声，以稍低回声为主，可向浆膜层膨出。

2）陈旧性剖宫产瘢痕：子宫前壁下段肌层见线状低回声，局部肌层厚度无明显改变或稍薄，可有明显肌层缺失，多次剖宫产可见多条线状低回声，且线状低回声间肌层变薄或缺损。

【彩色多普勒超声表现】　产褥期瘢痕内见散在血流信号，中等血流阻力。

3. 瘢痕部位妊娠

【二维超声表现】　超声可见妊娠物位于子宫腔中下段，孕囊完整、结构清晰或结构不清，呈混合回声，部分孕囊与瘢痕处肌层分界不清，或妊娠物完全位于瘢痕处、局部向浆膜膨出。

【彩色多普勒超声表现】　周边及内部可见较丰富血流信号或散在信号，测得低阻力血流。

【超声造影】　可见混合回声呈弥漫增强或不均匀增强，可见无增强区，造影呈快进慢出模式（图26-39）。

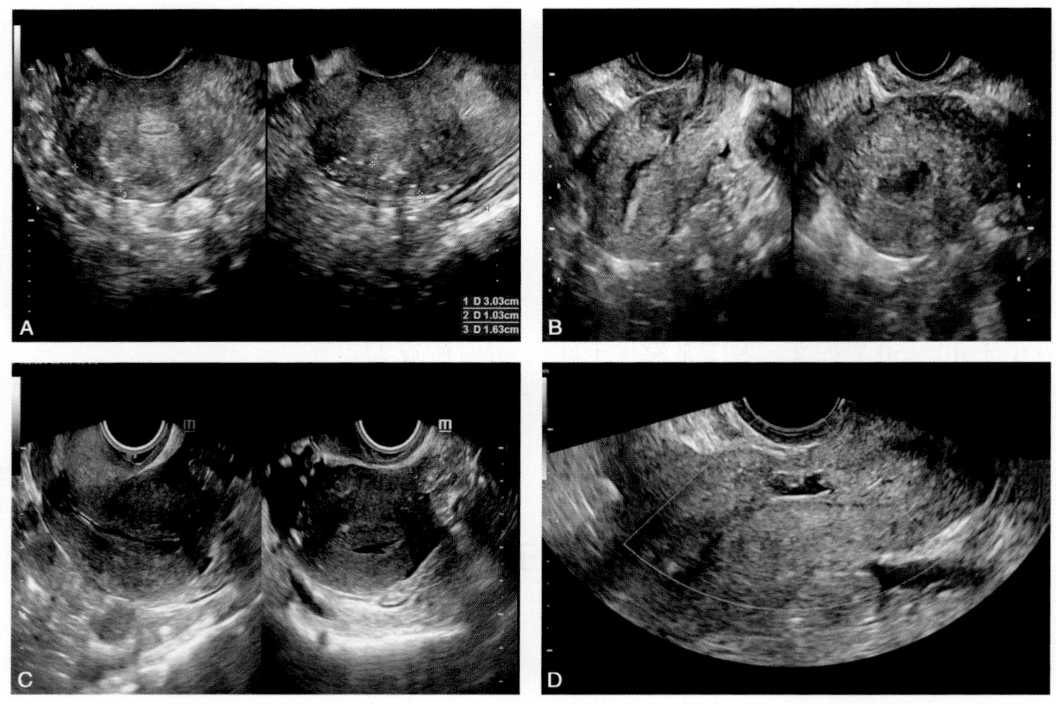

图 26-38　子宫瘢痕

A. 子宫肌瘤剔除术后瘢痕；B. 产褥期剖宫产瘢痕；C. 剖宫产瘢痕缺失声像；D. 2 次剖宫产瘢痕声像。

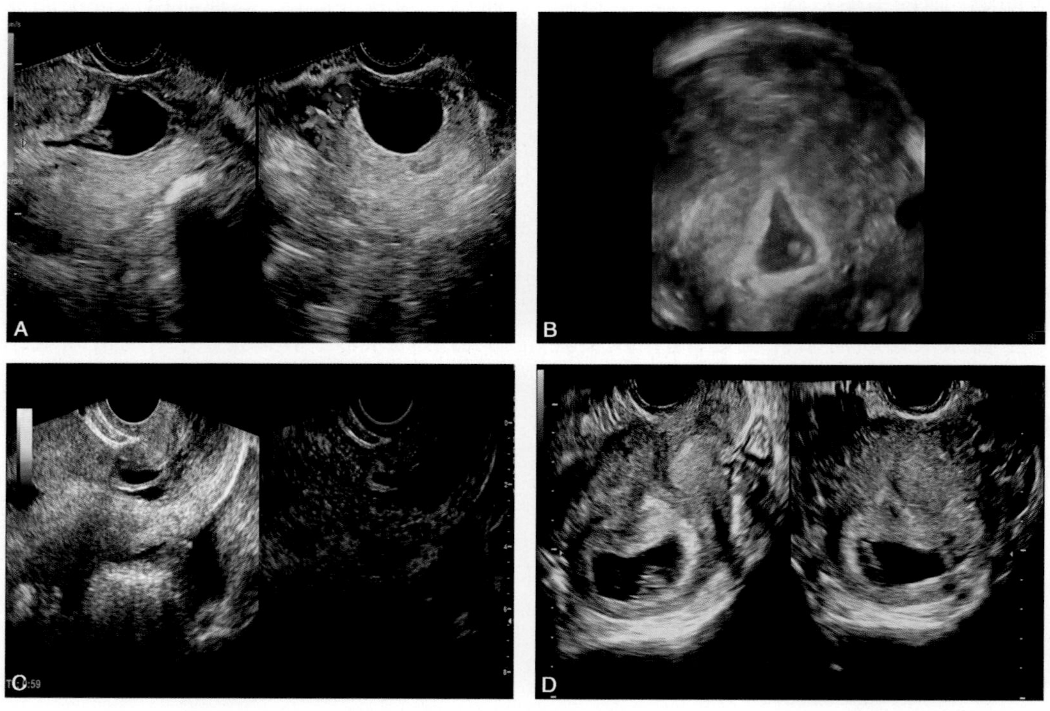

图 26-39　剖宫产瘢痕合并妊娠

A. 为瘢痕妊娠二维超声图像；B. 瘢痕妊娠三维图像；C. 瘢痕妊娠超声造影图片；D. 妊娠合并剖宫产瘢痕。

（狄娜　黄佳）

第十三节 子宫内膜生长不良

子宫内膜在月经周期中受卵巢激素影响，发生周期性变化。子宫内膜容受性在胚胎着床中具有非常重要的作用，任何子宫内膜的异常（包括形态异常和功能异常）都可能对胚胎着床造成负面影响。子宫内膜厚度被认为可以反映内膜的功能状态，预测内膜容受性。除内膜厚度之外，内膜的形态分型也被用来预测内膜容受性：排卵前期“三线征”内膜提示处于增殖期，预示有更好的妊娠结局；而均质型（C 型）内膜则提示内膜的种植窗可能已经提前关闭，预示着低种植率。

临床上推荐在卵泡成熟时子宫内膜厚度＜7mm 时称为薄型子宫内膜，常见的临床表现为经量减少，严重者闭经。薄型子宫内膜在辅助生殖技术助孕中的发生率约为 2.4%，反复薄型子宫内膜被视为子宫内膜生长不良。子宫内膜非薄会导致内膜容受性降低，影响胚胎种植，引起不孕和反复妊娠丢失。发生机制不完全清楚，病因可分为，①炎症因素：急性或慢性感染破坏了内膜基底层；②医源性因素：人工流产、反复刮宫、宫腔镜手术切除子宫肌瘤或内膜息肉等操作损伤内膜；③内分泌因素：排卵障碍、雌激素水平低、孕激素水平不足；④特发性：可能源于个体的子宫解剖或内膜的内在特性影响了内膜生长。

【超声检查时机、检查前准备及注意事项】

1. 为获得清晰的子宫内膜声像，强烈建议首选经腔内超声（经阴道或经直肠），尽量使用高分辨力探头（≥5～9MHz）观察内膜。

2. 三维超声作为二维超声的补充检查手段，可以显示子宫腔整体形态和内膜的连续性，测量内膜容积。

3. 扫查时注意观察子宫内膜全貌和内膜基底线，建议利用解剖学参数（内膜厚度、回声类型、内膜容积）和生理学参数（子宫动脉和内膜下血流参数）等综合评估内膜的状态。

4. 对于月经规律者，选择在卵泡晚期或黄体期测量内膜厚度。对于月经紊乱者，若检查时发现子宫内膜薄，建议结合月经周期、卵泡生长和内分泌激素测定判断有无内分泌因素导致的内膜过薄。

5. 子宫内膜测量的准确性受诸多因素影响，包括：子宫肌瘤、子宫腺肌病、子宫内膜息肉、手术史、子宫收缩、子宫位置、被检查者体形、被检查者配合度、超声仪器质量、观察者内和观察者间存在变异性等。

【超声表现】

在子宫正中矢状面内膜强回声与肌层交界处测得最大前后径，即为子宫内膜厚度。若有宫腔积液，应分别测量前、后壁内膜厚度。薄型子宫内膜的超声表现为在卵泡成熟时内膜厚度＜7mm。当内膜厚度偏薄时，建议重复测量。有研究采用彩色多普勒超声观察子宫的血流频谱，发现与厚度正常的子宫内膜相比，薄型子宫内膜的子宫动脉和放射状动脉血流阻力指数（resistance index，RI）均明显升高。子宫内膜粘连所致内膜薄的超声表现见本章第一节。

【注意事项】

1. 育龄期女性子宫内膜厚度和回声随月经周期发生变化，且存在个体差异，变异较大。

2. 在正常月经周期中，常出现自发性子宫肌层收缩，导致内膜蠕动波，从而影响内膜厚度测量，差异可达 3～4mm，可在内膜蠕动波消失后再重复测量。

3. 内膜厚度测量的观察者内差异为 0.6～0.7mm，观察者间差异约 1mm。

4. 仅仅根据超声下子宫内膜过薄的表现不能诊断内膜粘连，需结合月经情况、宫腔操作病史和宫腔镜检查明确诊断。

（潘 萍）

第十四节　子宫内膜异位症和子宫腺肌病

一、子宫内膜异位症

子宫内膜异位症简称内异症，是育龄妇女最常见的疾病之一，发病率 10%～15%，为具有生长功能的子宫内膜组织（腺体和间质）生长在子宫腔被覆内膜及子宫体肌层以外的其他部位引起的病症。虽然是良性疾病，却有增生、浸润、转移及复发等恶性行为。疾病异位子宫内膜可侵犯全身任何部位，绝大多数位于盆腔，尤其是卵巢、盆腔腹膜、直肠子宫陷凹、直肠、结直肠、子宫骶韧带、阴道以及膀胱。子宫内膜异位症包括卵巢巧克力囊肿、深部子宫内膜异位结节、腹壁子宫内膜异位结节等。

青少年临床特点为痛经或周期性腹痛，可伴有胃肠道或膀胱症状，常进行性加重。育龄期最典型的临床症状是盆腔疼痛，70%～80% 的患者有不同程度的盆腔疼痛，包括痛经、慢性盆腔痛、性交痛、肛门坠痛、排便痛、疼痛过敏以及中枢性疼痛等。痛经常是继发性，进行性加重。临床表现中也可有月经异常。40%～50% 的患者合并不孕，17%～44% 的患者合并盆腔包块。诊断需结合临床表现、病史、实验室检查及超声检查。

经阴道或经直肠超声是诊断盆腔内异症，尤其是深部浸润型子宫内膜异位症（deep-infiltrating endometriosis，DIE）的首选诊断方法。对于疑诊内异症的患者，进行超声检查的目的是尽量解释疾病的症状，明确疾病的部位以及在选择药物或手术治疗前评估疾病的严重程度。国际深部子宫内膜异位症分析研究学组（IDEA）推荐超声的 4 个基本步骤包括：第一步，常规检查子宫及双附件（包括子宫腺肌病以及卵巢内异症囊肿情况）；第二步，经阴道超声检查“软指标”（如特殊部位的触痛以及卵巢的活动度）；第三步，实时动态超声检查直肠子宫陷凹的情况（滑动征）；第四步，评估阴道前穹窿以及后穹窿的 DIE 结节。

1. 巧克力囊肿　又名卵巢子宫内膜异位囊肿，是子宫内膜异位症的一种。病变发生在卵巢，每次月经期局部都有出血，使卵巢增大，形成内含陈旧性积血的囊肿，这种陈旧性血呈褐色，黏稠如糊状，似巧克力，故又称“巧克力囊肿”。这种囊肿可以逐渐增大，有时会在经期或经后发生破裂，但很少发生恶变，子宫内膜异位病灶会随时间增加而变大，渐渐侵蚀正常组织，造成卵巢组织不可逆的损害。内异症有恶变的风险，卵巢囊肿恶变率文献报道为 0.5%～1.0%。

超声检查可确定卵巢子宫内膜异位囊肿的位置、大小、形状和囊内容物，囊内有无乳头，提示囊性还是实性，与周围脏器特别是与子宫的关系等。对卵巢巧克力囊肿患者术前超声检查可同时行卵巢储备功能评估。

【二维超声表现】　单侧或双侧卵巢内囊肿声像，囊肿可为单发或多发，单房或分隔为多房，呈椭圆形、圆形，囊肿壁较厚且内缘粗糙。囊肿内回声根据月经周期、病程长短等有不同的特征性表现，且囊肿大小可随月经周期出现一定的变化。囊内有密集细小点状回声或磨砂玻璃样回声，部分可见磨砂玻璃样回声与透亮液暗区分层，探头加压可有涌动感。部分囊肿可见片状、稍高回声，形态不定，可紧贴囊壁或位于囊腔内，部分囊壁可见点状、斑块状、短条状强回声，后方有或无声影。如与周围组织特别是与子宫有粘连，受压时与周围组织无相对运动，或双侧卵巢囊肿在直肠子宫陷凹处粘连相接（Kiss 征阳性），提示盆腔有严重的粘连。

【彩色多普勒超声表现】　囊壁可见少许血流信号，血流阻力中等。分隔上可有血流信号，囊内无血流信号。如囊肿恶变，超声检查可发现卵巢囊肿内部实性或乳头状结构，病灶血流丰富，阻力指数低。

【超声造影】 不典型的内异症囊肿伴乳头样突起，乳头内没有血流信号，需与囊腺瘤等相鉴别，可行超声造影检测，单纯内异症囊肿超声造影乳头内无明显增强，囊壁和部分分隔呈线状增强。如囊肿恶变，囊肿内实性或乳头状结构超声造影可见增强。

2. 深部子宫内膜异位结节 亦称深部浸润型子宫内膜异位症，是指病变浸润深度≥5mm 的子宫内膜异位症。疾病可累及身体的多个部位，包括子宫骶韧带、直肠子宫陷凹、阴道后穹窿、直肠或结肠壁，甚至膀胱壁和输尿管等，常引发疼痛及不孕等症状。

【二维超声表现】 前盆腔的 DIE 病灶表现是多样的，包括低回声线或球形或不规则形病灶结节，可能是多个形态不一的病灶，也可以伴有囊性改变。当阴道后穹窿内的 DIE 病灶向直肠前壁延伸时，超声下可形成“沙漏样”或“空竹样”结节。子宫骶韧带 DIE 能在子宫的正中矢状面看到，病灶可能是孤立的，也可能是一个体积较大病灶侵犯阴道或其他周围组织，可表现为子宫骶韧带旁有规则或不规则边界的低回声围绕，也可表现为子宫骶韧带局部增厚。肠道内异症可见肠壁增厚甚至肠腔狭窄，表现为低回声肌层增厚，其内有边界模糊的低回声结节，低回声内部可以有高回声的病灶，可能伴有牵拉以及粘连，超声下出现像“印度头饰”或“麋鹿角”样的图像。

可利用“滑动征”实时地查看直肠子宫陷凹的状态。使用 TVS 的探头轻轻推挤子宫颈观察直肠前壁与相邻子宫颈后方或子宫体后壁上段、下段相对滑动，如果直肠前壁有滑动，则称为这个部位“滑动征”阳性。“滑动征”提示直肠子宫陷凹不完全或完全封闭。

【彩色多普勒超声表现】 通常直肠、乙状结肠 DIE 病灶的血流较少。彩色多普勒可用来鉴别诊断直肠 DIE 和直肠癌。

【超声造影】 增强和消退与周围组织几乎同步，增强高于周围组织，可见无增强区。

3. 腹壁子宫内膜异位结节 属于特殊部位的子宫内膜异位症，一般认为是在剖宫产手术时，肉眼难以发现的子宫内膜碎片，散落在腹壁切口，并种植于其中造成，发病率有逐年上升的趋势。腹壁切口处有硬结或肿块，绝大多数肿块与月经密切相关，经前及月经时肿块增大疼痛加重，经后疼痛缓解而且肿块缩小。伴随痛经、月经过多、经期延长、不孕、性生活不适、大便坠胀、膀胱症状等。超声检查可帮助诊断，可使用浅表探头扫查，腹部探头有助于评估病灶与深部组织的关系。

【二维超声表现】 可见瘢痕处皮下稍低回声团，边界可平滑或毛刺样，可位于皮下脂肪层、肌层内，较大者可同时位于皮下多层组织内，并与周围组织粘连，有的可深达腹膜。

【彩色多普勒超声表现】 内部见散在血流信号，呈星点状、条状，血流阻力中等。

【超声造影】 增强和消退与周围组织几乎同步，可见无增强区。子宫内膜异位症超声表现详见图 26-40。

二、子宫腺肌病

以往被称为内在性子宫内膜异位症，是指子宫内膜腺体和间质存在于子宫肌层中，伴随周围肌层细胞的代偿性肥大和增生。多发生于 40 岁以上经产妇，但也可见于年轻未生育的女性。患者可有经量增多、经期延长，以及逐渐加剧的进行性痛经，部分患者可有月经中期阴道流血和性欲减退等症状，约 35% 患者无任何临床症状。15%～40% 患者合并内异症，约半数患者合并子宫肌瘤，弥漫型常见，子宫多呈均匀性增大，一般不超过 12 周妊娠子宫大小。局限型指异位子宫内膜在局部肌层中生长形成结节或团块，又称为子宫腺肌瘤，不同于肌瘤，无假包膜，与周围的肌层无明显分界。

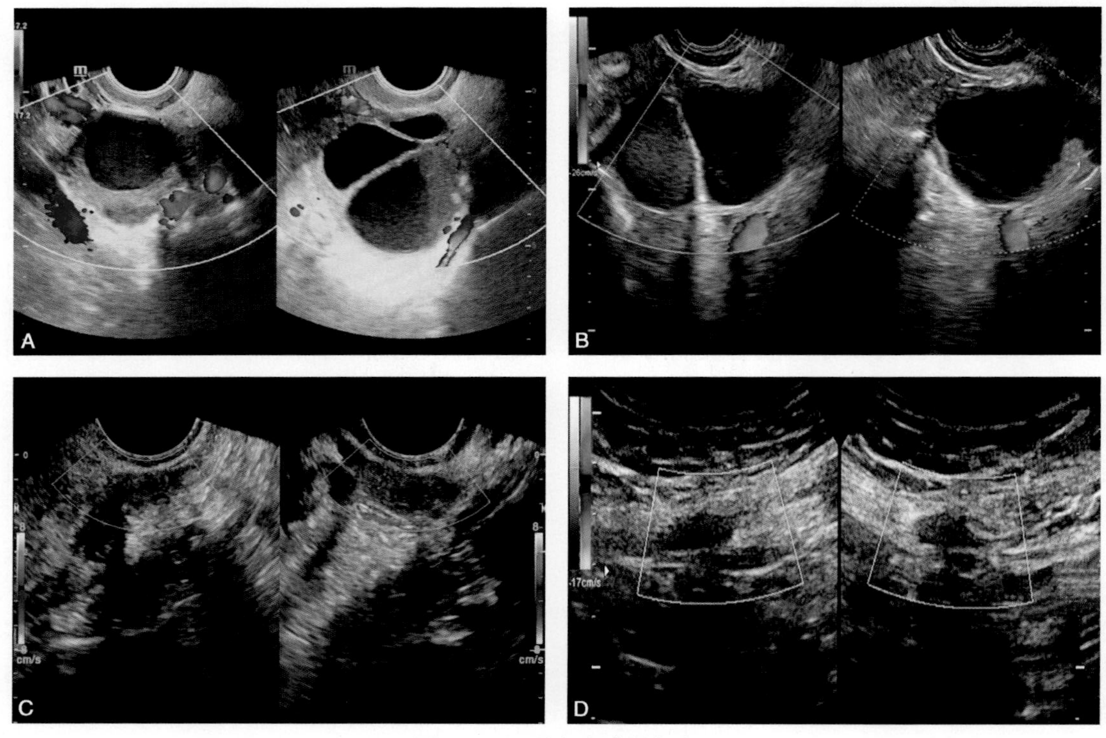

图 26-40　子宫内膜异位症

A、B. 巧克力囊肿；C. 位于卵巢旁的深部子宫内膜异位结节；D. 腹壁子宫内膜异位结节。

【二维超声表现】 子宫增大或常大，形态饱满，可呈球形，后壁肌层增厚常见，肌层回声增高，呈粗糙不均颗粒状，后方可见栅栏样声影，可向浆膜隆起或推挤宫腔线移位。部分病例月经前肌层内可见与子宫腔内膜相延续的纡曲条状高回声，经期及经后呈纡曲管状无回声，部分病例肌层内可见形态不规则、大小不等的囊腔，其内回声可透亮或呈云雾状。腺肌瘤病灶大小不等，位置不定，内呈粗糙不均质高回声，伴少许栅栏样衰减回声，边界不清。

【彩色多普勒超声表现】 子宫内血流信号增多，在病灶处见散在血流信号，呈星点状、条状或放射状。血流频谱与子宫肌层频谱相近。

【超声造影】 病变区呈非均匀性、多灶

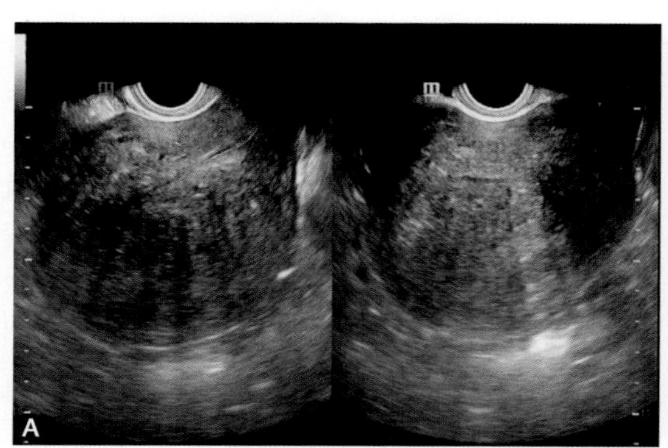

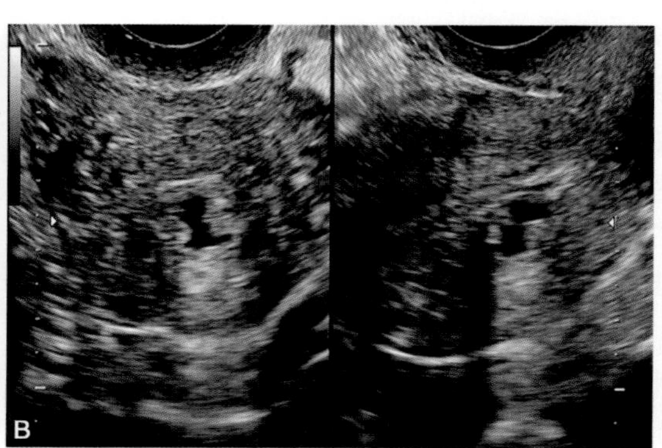

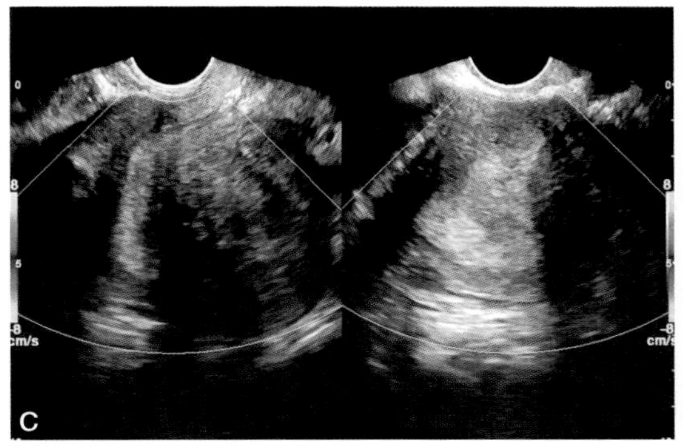

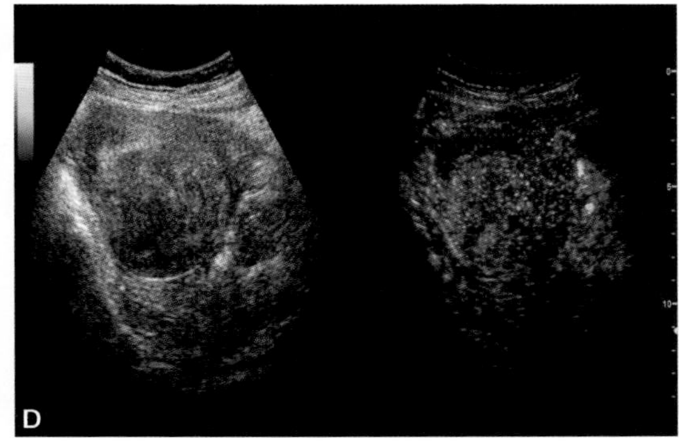

图 26-41　子宫腺肌病

A. 弥漫型腺肌病；B. 局限型腺肌病；C. 腺肌瘤；D. 子宫腺肌病造影。

性增强，与周围肌层分界模糊。消退时与周围肌层同步，周边无环状增强。子宫腺肌病超声表现详见图 26-41。

（狄娜　黄佳）

参考文献

1. 中华医学会妇产科学分会内分泌学组及指南专家组．多囊卵巢综合征中国诊疗指南．中华妇产科杂志，2018，53(1)：2-6.
2. ESCOBAR-MORREALE HF.Polycystic ovary syndrome：definition，aetiology，diagnosis and treatment. Nat Rev Endocrinol，2018，14(5)：270-284.
3. 中国医师协会妇产科医师分会子宫内膜异位症专业委员会，中华医学会妇产科学分会子宫内膜异位症协作组．子宫内膜异位症长期管理中国专家共识．中华妇产科杂志，2018，53(12)：836-841.
4. GUERRIERO S，CONDOUS G，VAN DEN BOSCH T，et al. Systematic approach to sonographic evaluation of the pelvis in women with suspected endometriosis，including terms，definitions and measurements：a consensus opinion from the international deep endometriosis analysis（IDEA）group. Ultrasound Obstet Gynecol，2016，48(3)：318-332.
5. 中国医师协会超声医师分会妇产学组．妇科超声造影临床应用指南．中华医学超声杂志（电子版），2015，12(2)：94-98.
6. HERTER LD，GOLENDZINER E，FLORES JA，et al.Ovarian and uterine sonography in healthy girls between 1 and 13 years old：correlation of findings with age and pubertal status.AJR Am J Roentgenol，2002，178(6)：1531-1536.
7. 中华医学会妇产科学分会．宫腔粘连临床诊疗中国专家共识．中华妇产科杂志，2015，50(12)：881-887.
8. 中华医学会生殖医学分会第四届委员会．辅助生殖技术中异常子宫内膜诊疗的中国专家共识．生殖医学杂志，2018，27(11)：1057-1064.
9. LIU KE，HARTMAN M，HARTMAN A.Management of thin endometrium in assisted reproduction：a clinical practice guideline from the Canadian Fertility and Andrology Society.Reprod Biomed Online，2019，39(1)：49-62.
10. MAHAJAN N，SHARMA S.The endometrium in assisted reproductive technology：How thin is thin? J Hum Reprod Sci，2016，9(1)：3-8.
11. 沈铿，马丁．妇产科学 .3 版．北京：人民卫生出版社，2015：445-449.
12. 谢幸，孔北华，段涛．妇产科学．第 9 版．北京：人民卫生出版社，2018：261-267.

第二十七章

妇科内分泌疾病的宫腔镜检查

第一节　宫腔镜诊断

【宫腔镜检查的意义】

用宫腔镜直接检视子宫腔内病变，依凭观察到的病灶表面、色泽、形状、血管分布及定位取材，明显提高了诊断准确率，比传统的诊断性刮宫（diagnostic curettage，DC）、子宫输卵管碘油造影（hysterosalpingography，HSG）以及B超检查更要直观、准确、可靠，能减少漏诊，被誉为现代诊断子宫腔内病变的金标准。宫腔镜检查已成为一项新兴、有价值的妇科诊断技术。

【适应证】

对疑有任何形式子宫腔内病变或需要对子宫腔内病变做出诊断及治疗者，均为宫腔镜检查的适应证。需要应用宫腔镜辅助检查和治疗的妇科内分泌疾病主要有：

1. 异常子宫出血（abnormal uterine bleeding，AUB）　包括生育期、围绝经期及绝经后出现的异常出血，例如月经过多、月经过频、经期延长、不规则出血以及绝经前、后子宫出血，是宫腔镜检查的主要适应证。对于生育期妇女出现的异常出血，应首先排除不良妊娠，例如先兆流产、异位妊娠等。对于绝经前、后出现的异常出血，应警惕子宫内膜癌的可能性，实施宫腔镜检查时膨宫压力不宜过高，以免引起癌细胞向腹腔扩散。

2. 闭经　宫腔镜检查能精确诊断宫腔粘连，在排除性发育异常、先天性子宫缺乏和H-P-O轴异常引起的闭经之后，行宫腔镜检查。

3. 不孕和习惯性流产　可以排查子宫畸形、宫腔粘连、黏膜下肌瘤、内膜息肉等引起的不孕和自然流产，并且可以观察子宫内膜的发育情况，是否存在内膜增生，对可疑处定位活检。

4. 异常子宫腔内声像学所见　包括B超、HSG、CT、MRI、SHSG（子宫声学造影，sonohysterography，也称水超声；ysaline infusion sonohysterograph，SIS）及彩色多普勒超声（television co1or Doppler，TVCD）等。各种异常声像学所见均为间接检查结果，宫腔镜检查可以对子宫腔内病变进行确认、评估、定位，对可疑之处还可定位活检进行组织细胞学检查。

5. 继发痛经　宫腔镜常为首选检查方法，可以排查由黏膜下肌瘤、内膜息肉、腺肌病或宫腔粘连等子宫内异常。

【禁忌证】

1. 绝对禁忌证　一般认为宫腔镜检查无绝对禁忌证。因宫腔镜检查的操作会使炎症扩散，因此以下各项为绝对禁忌证。应首先给予抗感染治疗，待炎症得到控制后方可实施宫腔镜检查。①急性子宫内膜炎；②急性附件炎；③急性盆腔炎；④未经治疗的子宫内膜结核；⑤妊娠者：有可能引起流产，大月份妊娠还可能引起羊水栓塞。

2. 相对禁忌证　有学者认为以下亦非禁忌，而是在做宫腔镜检查时需要注意的事项。①大量子宫出血：大量出血时宫腔镜的视野全部被血液所遮盖，不仅难以查出病变，而且会增加出血；②慢性盆腔炎：有可能使炎症扩散；③近期子宫穿孔；④子宫过度狭小或子宫颈瘢痕，不能充分扩张者；⑤心、肝、肾功能衰竭的急性期。

【术前评估】

宫腔镜检查前需对受术者进行全面的评估和准备，主要包括检查指征的确认，有无高血压、糖尿病，能否耐受较长时间的截石位及膨宫带来的不适，子宫颈的松弛程度，有无脏器损伤和感染的高危因素，有无可能同时治疗等，决定是否需要麻醉以及麻醉的方式，选择和准备器械及是否需要预防性应用抗生素等。

1. 病史　详细询问患者一般健康状况及既往史，注意有无严重心、肺、肝、肾等重要脏器疾患，有无出血倾向及糖尿病病史，月经不规律者术前尤其注意必须排除妊娠的可能性。

2. 查体　常规测量血压、脉搏和体温，注意有无盆腔炎症以及急性阴道炎。对于合并炎症者应首先给予治疗，等待炎症得到控制后再实施宫腔镜检查。

3. 化验检查　化验血、尿常规，尿糖阳性者应测空腹血糖，便于选择膨宫液。阴道分泌物检查，包括清洁度、真菌、滴虫等，必要时取子宫颈分泌物进行衣原体、支原体以及淋病奈瑟球菌检查。

【宫腔镜检查的时间选择】

除特殊情况外，一般以月经净后5～7天内为宜。此时子宫内膜为增生早期，内膜薄，黏液少，不易出血，子宫腔内病变容易暴露，观察满意。对于有不规则出血者，在出血明显减少或止血后任何时间都可检查；在子宫出血期有必要检查时，可酌情给予抗生素后进行。

【宫腔镜检查的麻醉及镇痛】

为减少术中反应，可于术前给予止痛剂、镇静剂，或肌内注射阿托品。子宫颈管松弛或用软性宫腔镜者，可不用麻醉。常用的镇痛及麻醉方法如下：

1. 消炎痛栓　检查前20分钟将消炎痛栓50～100mg塞入肛门深处。消炎痛栓能抑制前列腺素的合成和释放，消除对痛觉的敏感性，故有良好的镇痛效果。其血浆半衰期为20分钟，故镇痛持续时间不长，适用于子宫腔小操作，术后可迅速离院。

2. 双氯芬酸钾片　于检查前30分钟口服双氯芬酸钾片25～50mg。

3. 子宫颈旁神经阻滞麻醉　于两侧子宫颈旁各注入1%普鲁卡因5～30ml或0.5%利多卡因5～10ml，回抽无血后，方可注药。

4. 子宫颈管黏膜表面麻醉　用长棉签浸2%利多卡因溶液插入子宫颈管，上达内口水平，保留1分钟。

5. 子宫内膜喷淋麻醉　将1%利多卡因5ml或0.25%布比卡因8ml，通过特制的管腔喷注器喷注于子宫内膜表面，5分钟后检查。

6. 静脉麻醉　静脉注入异丙酚或氯胺酮等。

【宫腔镜检查的操作方法】

1. 受术者于术前排空膀胱，如需与B超联合检查，亦可保持膀胱适度充盈。

2. 取截石位，双合诊确定子宫的位置及大小，以0.25%或0.5%碘伏液常规消毒外阴，宫颈黏液多且不易去除者，可用2ml注射器吸出，以免妨碍宫腔镜的视野。用宫颈钳夹持子宫颈前唇，以探针探明子宫腔深度和方向，根据鞘套外径，扩张子宫颈，一般使用硬镜需扩张至6～7号。如果使用的是免扩宫的硬镜或纤维镜，则免去探宫和扩张子宫颈的步骤。

3. 液体膨宫需排空鞘套与光学管间的空气，打开光源，注入膨宫液，液体膨宫的压力为13～15kPa，流速300～400ml/min。镜体由子宫颈推入，一边转动，一边观察。镜体插入子宫腔内以后，需回转镜轴柄，将斜视镜片对准目标物进行观察。例如物镜已达子宫底部，斜视镜片对向左侧，可观察到左侧子宫角和输卵管口，继续顺时针方向转动镜轴柄 90°，斜视镜片对向和观察的是子宫后壁，转动镜体并按顺序全面观察，先检查子宫底和子宫腔前、后、左、右壁，再检查子宫角及输卵管开口，注意子宫腔形态，有无子宫内膜异常或占位性病变，必要时做活检，最后在缓慢退出镜体时，仔细检视子宫颈内口和子宫颈管。

【正常宫腔镜检查所见】

1. 子宫颈管　正常子宫颈管为圆形或椭圆形的管筒，其形状可随膨宫程度而变化，黏膜淡红、泛白或红色，纵横皱襞较多，明显异于子宫腔内膜，可见典型的棕榈状皱襞。子宫颈内口多呈圆形或椭圆形，边缘整齐、平滑，偶有轻度不规则者。明显前屈或后屈者，内口偏向前后侧（图 27-1）。

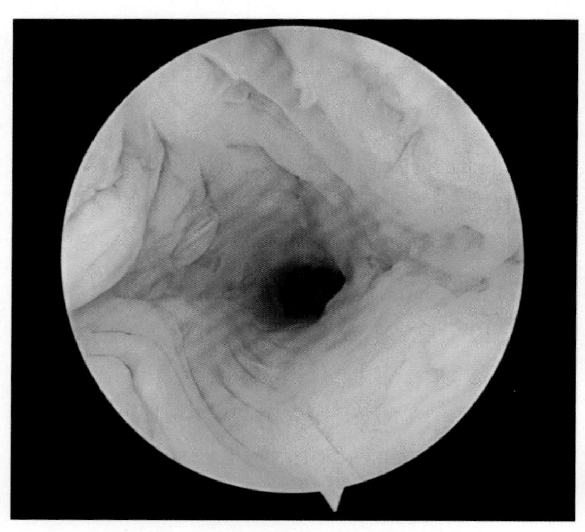

图 27-1　正常子宫颈管

黏膜淡红、泛白或红色，纵横皱襞较多。

2. 子宫腔　膨宫良好时子宫底被展平，但有时略呈弧形，向子宫腔内凸出，使两侧角显得较深（图 27-2），子宫角在子宫腔尚未展开时呈较深且暗的漏斗状，完全展开后于其顶端或顶端内侧可见输卵管口，多呈圆形或椭圆形（图 27-3、图 27-4），偶呈星状或月牙状。有时可见到收缩呈缝隙状。输卵管通畅时可见到膨宫液流向输卵管口。

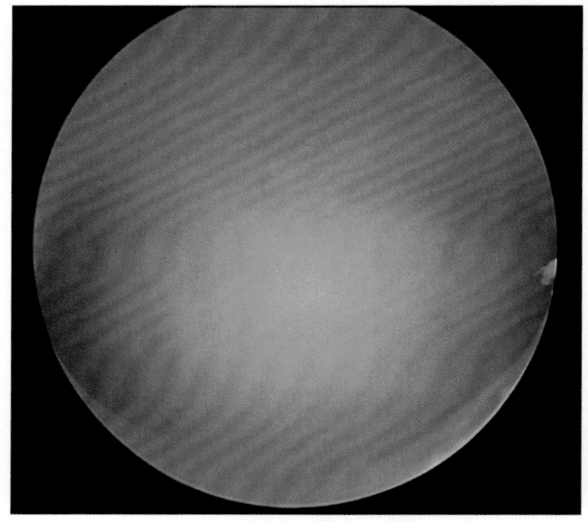

图 27-2　正常子宫腔

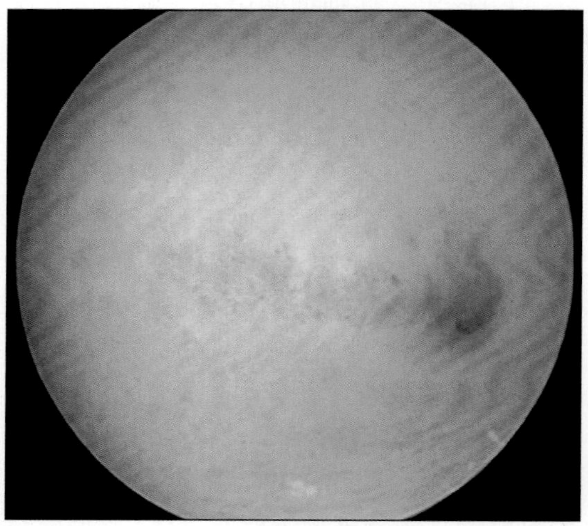

图 27-3　左侧输卵管开口

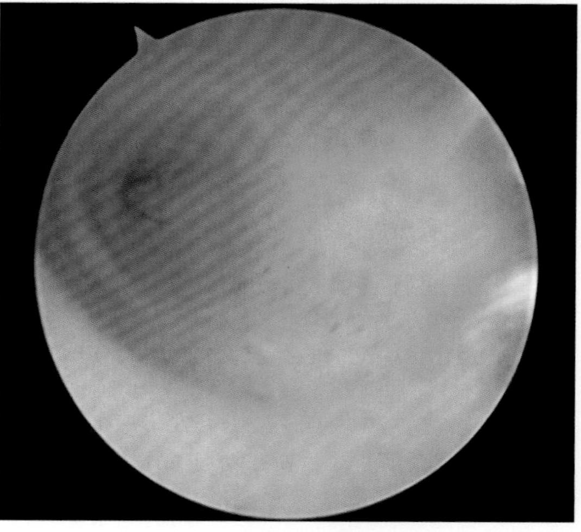

图 27-4　右侧输卵管开口

3. 子宫内膜　其形态随年龄及月经周期变化而不同。

（1）修复期子宫内膜：一般指月经第5～6天，整个子宫腔被新生上皮所覆盖，厚0.5～0.9mm，子宫内膜平滑，呈黄红色，血管纹极少，可有散在的出血斑，腺管开口不明显。

（2）增生早、中期子宫内膜：此时子宫内膜厚2～5mm，渐变成赤红色，皱褶增多，凹凸不平，腺管开口较清晰，均匀分布。

（3）增生晚期和分泌早期子宫内膜：指排卵前后2～3天内，子宫内膜肥厚加上水肿变化呈淡黄红色、半透明息肉状突起，可透见上皮下血管，腺管开口变得不清楚，呈波浪状起伏，腺管开口凹陷尤为明显。

（4）分泌期子宫内膜：此期子宫内膜肥厚达7～8mm，起伏不平，由于间质水肿，呈黄白色或黄红色半透明的半球形或息肉样突起，毛细血管网清晰，白色点状的腺管开口变得不明显甚至几乎难辨。

（5）月经前期子宫内膜：子宫内膜间质水肿消退，重新变薄，表面细微皱褶增多，可伴有散在红色斑块的内膜下小血肿，较脆易出血。

（6）月经期子宫内膜：子宫内膜剥脱，伴有点状出血斑和苔样苍白的剥离面可见毛糙的血管及腺体残端。

（7）绝经期子宫内膜：子宫内膜呈萎缩状，变薄、平滑、黄白色不透明，常可见到溢血斑，偶见散在性的内膜腺体小囊肿形成。

4. 宫腔镜检查子宫腔内其他所见

（1）出血：血片、血丝和血块可附着在子宫内膜表面或悬浮于子宫腔内，色泽因出血时间长短而异，有鲜红、暗红、紫红、紫黑色不等，可随膨宫液的流动而移位。子宫内膜下的出血点或出血斑可散在或融合成片，呈红色或暗红色出血灶，其表面有内膜覆盖，故不随膨宫液的流动而移位。若小静脉或毛细血管活动出血，可看到血液由出血灶缓缓流出。小动脉出血呈波动状。若出血多，即与膨宫液融合成红色一片，以致视野模糊不清。

（2）黏液：呈白色絮状，随膨宫液飘动、变形，有时亦可附着于子宫内膜表面，与内膜碎片难以鉴别。

（3）内膜碎片：部分附着于子宫壁，部分垂落于子宫腔内，色苍白或淡红，膨宫液中形态较黏液强直，可抖动但不移位。

（4）气泡：连接管内未排净的气体进入子宫腔，呈微泡聚集于子宫前壁或底部。

妇科内分泌疾病宫腔镜诊治的流程图见图27-5。

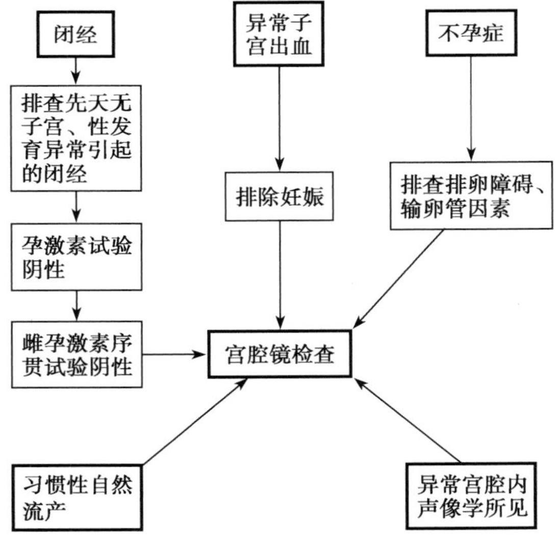

图27-5　妇科内分泌疾病宫腔镜诊治的流程图

（冯淑英）

第二节　各种妇科内分泌疾病的宫腔镜所见

一、异常子宫出血

宫腔镜检查可以直接观察子宫内出血的病变，是诊断异常子宫出血的常用手段。在做宫腔镜检查前注意先排除妊娠相关疾病。由子宫腔内病变引起异常子宫出血的常见原因有：子宫内膜息肉、黏膜下肌瘤、子宫内膜增生、子宫内膜炎、子宫内膜癌和剖宫产瘢痕缺损等。

1. 子宫内膜息肉　子宫内膜息肉是内膜表面良性的细小突起组织，由分布不规则的内膜腺体和间质组成。一般包括3部分：少量致密的纤维结缔组织组成的间质、管壁较厚的血管以及子宫内膜腺体。多发性息肉位于子宫腔多个部位，呈弥漫性生长；单发性息肉多位于子宫底部，其次为子宫角。

内膜息肉的主要临床症状是月经失调和绝经后阴道流血。在绝经前表现为月经紊乱，经量增多，经期延长，药物、人工流产及刮宫术后持续子宫出血；绝经后表现为不规则阴道出血，出血量时多时少，淋漓不净。

宫腔镜下见子宫内膜息肉可从子宫壁的任何部位、任何角度向子宫腔内突出生长，也可见于子宫颈管内，亦有恰好位于子宫角部而栓堵于输卵管口者。息肉大小为0.2～3cm，可为单发（图27-6），亦可为多发（图27-7），外观比较柔软，富有光泽，甚至呈闪烁状，色泽类似于其周围的内膜，稍为鲜红，但亦偶有例外；息肉主要是由腺体组成，因此表面可以见到较密集的腺体开口。息肉虽不像内膜碎片那样随膨宫液的流动而抖动，但亦不像黏膜下肌瘤那样坚实固定。息肉的形态多为卵

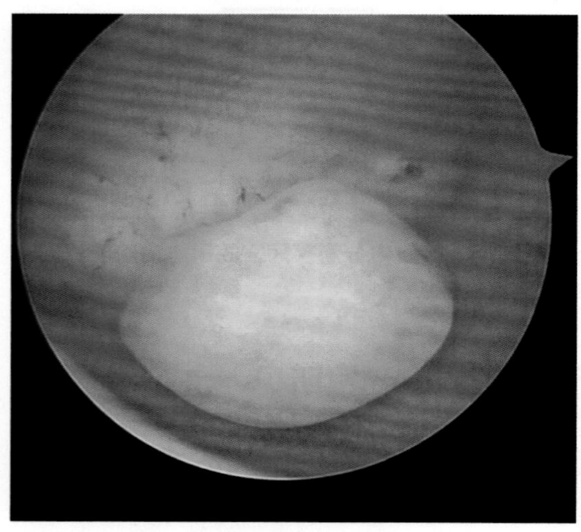

图27-6　子宫内膜后壁单发息肉

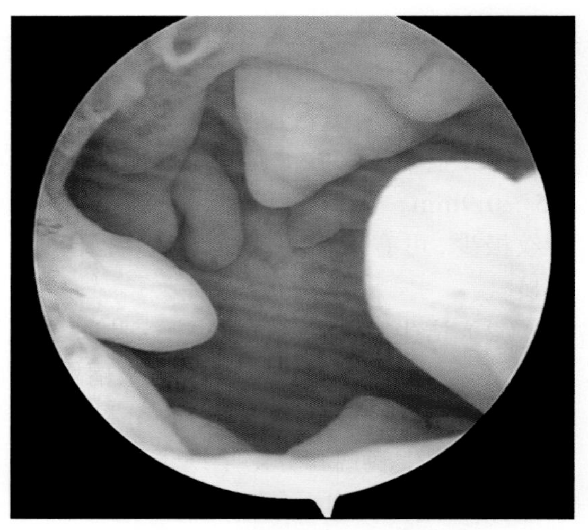

图27-7　子宫内膜多发息肉

圆形，但亦有三角形、圆锥体形或不规则者。表面光滑，有时可透见纤细的微血管网纹。多数息肉有蒂，或细而长，或宽而短。偶尔较大的息肉顶端表面伴有坏死而呈现紫褐色。息肉的形态不受膨宫压力的增减而变化。

2. 黏膜下肌瘤　典型的宫腔镜图像是圆形包块，突出于子宫腔内，宫腔镜影像取决于瘤体向子宫腔凸出的程度。若瘤体仅少部分凸向子宫腔，镜下表现为局部呈弧线突出；若瘤体50%凸向子宫腔，宫腔镜可见到一半球形肿物；若全部凸向子宫腔，则为一球形的肿物；若瘤体完全脱离子宫壁，仅有瘤蒂与之相连，宫腔镜可见到粗细不等的瘤蒂。根据肌瘤向子宫腔突出的程度，将黏膜下肌瘤分为3种类型：0型为有蒂黏膜下肌瘤，未向肌层扩展；1型无蒂，向肌层扩展<50%；2型无蒂，向肌层扩展>50%。壁间肌瘤，除被覆于壁间肌瘤表面的内膜略向子宫腔内突出外，其内膜的形状与周围内膜无异，因此，宫腔镜检查时容易漏诊。将宫腔镜放在子宫颈内口，见子宫腔的对称性消失，可能是壁间肌瘤的唯一征象。

如果肌瘤少部分凸出子宫腔，肌瘤表面覆盖的内膜与周围正常内膜相似，光滑平整，但明显凸向子宫腔的黏膜下肌瘤，其表面被覆的内膜常呈萎缩状，色泽较周围的内

膜淡，呈黄白色或粉红色。肌瘤表面的血管常清晰可见。血管分布多呈树枝状，走行尚规则，血管的粗细与瘤体大小有关。若瘤体较大，表面的血管则粗大怒张，宫腔镜下甚至见到血管内流动的血流（图 27-8）。

肌瘤一般质地硬，用物镜端抵及，可感到其质地坚韧，并阻碍镜体通过，只有自其侧方绕过，才能进入子宫腔上段。肌瘤有蒂时，有时难于与内膜息肉相鉴别，当其延伸至子宫颈时，肌瘤变扁，末端更红。

肌瘤可以为单个，也可以是多发；可位于子宫各处，好发部位无明显规律。检查时特别注意双侧子宫角和子宫颈（图 27-9）。

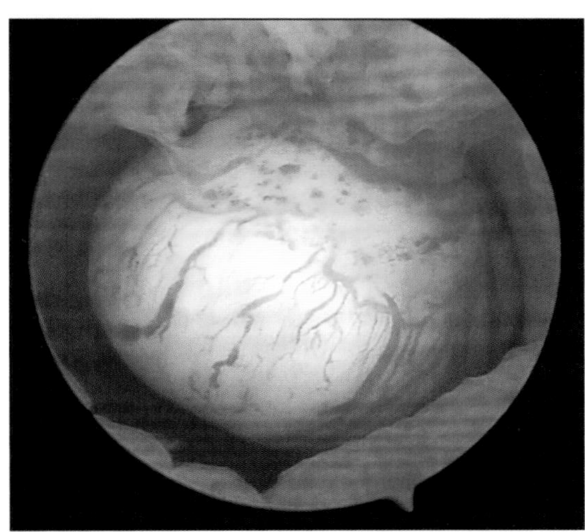

图 27-8 黏膜下肌瘤：单个 0 型黏膜下肌瘤，表面血管扩张

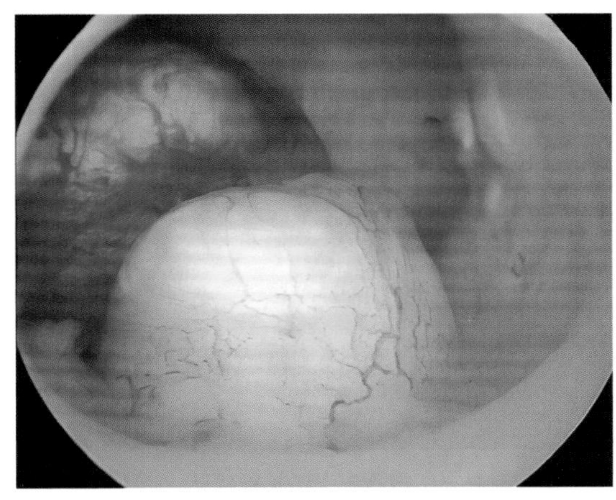

图 27-9 黏膜下肌瘤：多个黏膜下肌瘤，表面血管扩张

3. 子宫内膜增生 良性子宫内膜增生的定义是正常子宫内膜、腺体和间质细胞成分数量增多，密度增加。然而，这种增多是协调的，仍保持着 2 种成分的正常比例。这是良性单纯性子宫内膜增生与非典型增生或腺瘤样增生（复杂性子宫内膜增生）的区别点，后者子宫内膜的腺体替代了正常的支持间质组织。依此定义，良性子宫内膜增生可有几种类型，单纯增生表现为正常子宫内膜的厚度增加；息肉样增生的内膜表面呈波浪形，可酷似息肉（图 27-10）；良性囊腺性增生的腺体增大、扩张，如果腺体密集扩张，在宫腔镜下呈现“蜂窝”样结构或呈环状的“火山口”排列。如果在出血期检查，还可见到许多大小不等的出血点或坏死点，有时见到缺少黏膜的溃疡区。内膜增生可为弥漫性或局限性，后者是在正常子宫内膜中找到孤立小片的增生内膜。宫腔镜诊断子宫内膜增生有一定的难度。正常子宫内膜在整个月经周期中不断发生变化，正常增生晚期的内膜厚度达峰值，此时未受孕酮分泌的影响，子宫内膜的外观近似增生，因此，必须熟悉月经周期不同时期的子宫内膜图像，才能做出恰当的宫腔镜诊断。虽然宫腔镜不能与显微镜相比，但可识别不同生理时期的子宫内膜，识

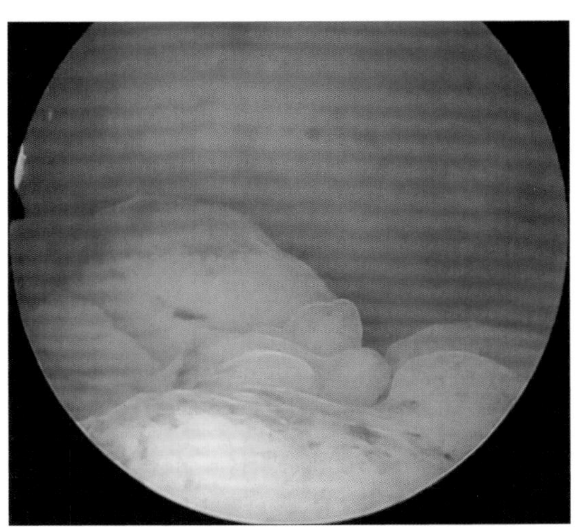

图 27-10 子宫内膜增生：后壁局灶性子宫内膜增生肥厚

别的方法有赖于4项条件，即内膜厚度、色泽、血管和内膜的质地。

4. 子宫内膜炎症　由于子宫位置较低，有口开向阴道，引流较畅；其次，子宫内膜有周期性脱落，浅层感染的内膜经过数次行经脱落，感染逐渐消失，因此，生育年龄的妇女极少患子宫内膜炎。但是在下列情况下容易合并宫腔感染：①卵巢功能衰退或停止的妇女，如哺乳期或绝经后期等。②伴有子宫腔内病变而引起感染者，特别是肿瘤、妊娠物残留或异物残留等。③特异性感染，如结核等。

急性子宫内膜炎是宫腔镜检查的禁忌证，因此宫腔镜仅适用于慢性子宫内膜炎或非特异性子宫内膜炎的患者。此外，在术前、术中、术后还应注意如下几点，①抗感染治疗：对阴道不规则出血的患者，在术前3天和术后5天常规应用抗生素。②术前查体应无明显盆腔炎的症状和体征，体温及血白细胞检查均应在正常范围内。③术中的膨宫压力应尽量减低，应≤90～105mmHg，检查时间应尽量缩短。膨宫液中加入适量的抗生素，预防感染扩散。

（1）老年性子宫内膜炎：绝经后子宫内膜变薄萎缩，功能消失，对感染的抵抗力降低，易继发细菌感染，主要为大肠埃希菌的上行性感染。炎症可促使子宫颈管萎缩狭窄，如果引流不畅可引起子宫潴留性脓肿。宫腔镜下见子宫腔萎缩变小，子宫内膜菲薄、平整或轻微皱褶，局部可见溃疡病灶，表面可有小血块或纤维素样物附着，子宫内膜的色泽因炎症充血而呈火红或绛红色，可有散在片状或点状瘀血斑，形成特有的红白相间的形态。与正常的绝经后子宫腔相比，内膜下小血管网明显密集、增多，有时可见活动性出血点（图27-11）。

如果有子宫腔积脓，检查前探查子宫腔时会有脓液流出，在膨宫液中加入抗生素，宫腔镜下见子宫腔表面被一层稠厚、呈黄棕或黄绿色的脓痂覆盖，若继续用膨宫液冲洗，将部分脓痂洗去，可显露其下死亡、表面粗糙、颗粒状呈暗红或棕红色发炎的内膜结构。

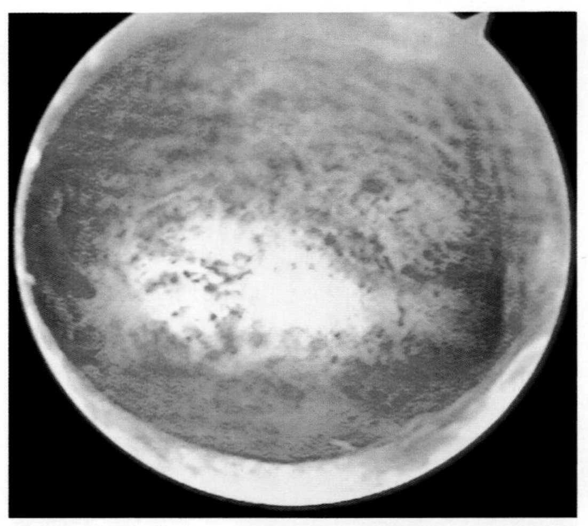

图27-11　老年性子宫内膜炎

子宫内膜变薄萎缩，子宫内膜的色泽因炎症充血而呈火红或绛红色，可有散在片状或点状瘀血斑，形成特有的红白相间的形态。

（2）流产后子宫内膜炎：自然流产、引产或分娩后，内膜炎很常见，特别是伴有子宫腔内残留绒毛或胎盘组织者。宫腔镜下可见呈珊瑚状、树枝样等无定形的白色或黄褐色的残留妊娠物，可随膨宫液冲洗而摆动

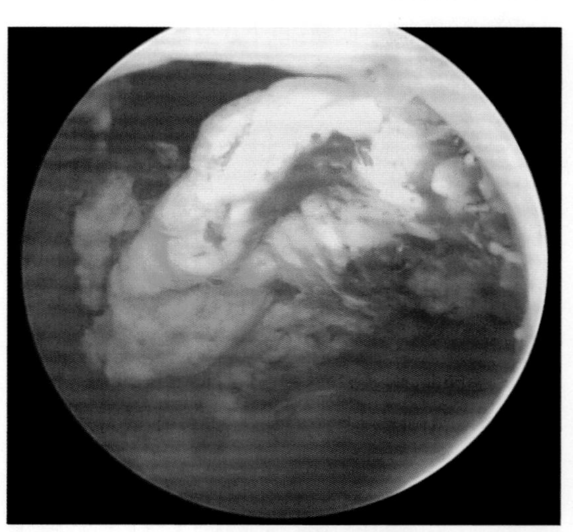

图27-12　妊娠物残留

黄色的妊娠残留物位于左侧子宫角。

（图 27-12），或能观察到子宫腔内壁不光滑、崎岖不平结节样出血、坏死组织块。周围子宫内膜因炎症刺激，出现血管充盈、扩张，但走行多较规整，呈树枝样分布。

（3）结核性子宫内膜炎：是由结核分枝杆菌引起的子宫内膜特异性炎症。子宫内膜结核基本上都来自输卵管结核，极少数是上行感染及血行播散。起病早期患者表现为不规则阴道出血，晚期表现为月经稀少或闭经。不孕常是患者就诊的主要原因。轻度宫腔镜下见子宫腔呈不规则形态，狭窄，内膜表面附着粟粒样白色小结节，或子宫腔内充满了黄白色或灰黄色杂乱、质脆的干酪样物；重度患者因结核破坏而致子宫壁粘连，子宫腔严重变形，瘢痕组织坚硬，甚至形成石样钙化块，难以扩张和分离（图 27-13）。

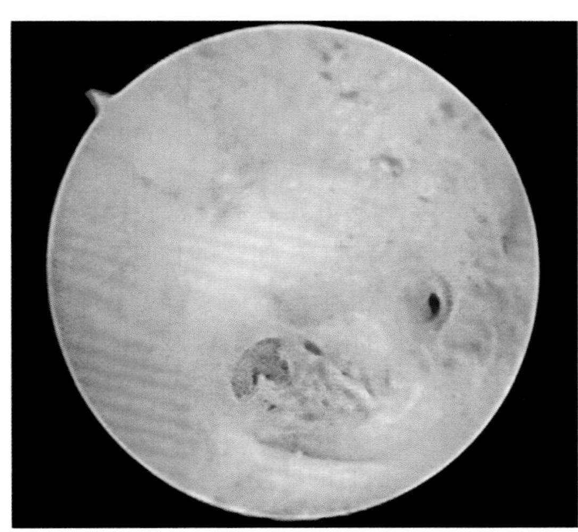

图 27-13　子宫内膜结核

患者的子宫壁粘连，子宫腔形态异常。

5．子宫内膜非典型增生和子宫内膜癌　子宫内膜非典型增生是癌前病变，如不进行治疗，可能发展成为内膜癌。即使是有经验的病理医师，区别子宫内膜非典型增生、原位癌和早期浸润癌也是有困难的，于是提出了用宫腔镜协助诊断的问题。

宫腔镜检查不但要诊断具有明显恶性外观的内膜癌，还要诊断早期的原位癌。诊断的程序与阴道镜一样，即对识别出最可疑的部位进行活检。遗憾的是行宫腔镜检查时没有一种试剂（例如醋酸或复方碘溶液）能显示子宫内膜非典型增生和早期子宫内膜癌。因此，宫腔镜医师应具备有关正常子宫内膜和各种良性子宫内膜增生宫腔镜图像的全面知识，才能检出更严重的异常。检查时密切注意与周围正常内膜颜色、起伏和坚韧程度不同的内膜组织。由于肿瘤生长迅速，其外观多呈表面欠光滑的息肉状、结节状、乳头状或不规则的赘生物；由于癌组织常伴有出血、坏死、感染，所以病灶多呈灰白色、灰黄或暗红色，且缺乏光泽；表面血管怒张、走向不规则，血管呈现部分狭窄，走行断续或中断，突然弯曲、蛇形或闪电形盘曲等，也有呈蛙卵状。宫腔镜下所见，可分为弥漫型、局限型两大类。弥漫型在宫腔镜下表现为整个子宫腔的内膜杂乱、凹凸不平，有时局灶呈息肉样改变，表面见纡曲、怒张的血管，组织脆弱，容易发生接触性出血，病灶表面可有溃疡形成，脓液和坏死组织较多。局限型较多见，组织分化程度较高。病灶隆起突出于子宫腔，与周围内膜边界比较清晰，根据其形态特征又为下列 4 种类型，①息肉型：其形似息肉，但形状不规则，血管扩张、扭曲（图 27-14）；②结节型：其基底宽，表面粗糙，血管异型（图 27-15）；③乳头型：由许多色较苍白、呈树枝状、细长乳头状突起或形如蜂窝的粗短乳头状突起组成，乳头内可见到扩张的血管，呈蛙卵状，细小乳头样突出物，在膨宫液中抖动（图 27-16）；④溃疡型：以上各类型最后可形成溃疡。

窄带成像（narrow band imaging，NBI）是近年发展起来的一种新的成像技术，因其能突显病变表面微血管的形态学改变，可提高内镜对肿瘤病变识别的敏感性。2012 年段华等通过对 189 例 334 份病变的图像结合病理学诊断进行总结分析，提出 NBI 对子宫腔内病变的诊断具有优越性。首先，与其他部位的病变不同，由于子宫内膜在雌激素作用下增殖，子宫内膜的异常增生部分遮掩了血管异型性特点，使异型血管的改变在病变表面并不明显，白光下容易漏诊，而在 NBI 宫腔镜下子宫内膜深层的血管亦可被清楚显示，从而可明显提高诊断的敏感性。其研究结果显示，NBI 对子宫内膜癌及内膜非典型增生诊断的敏感性可由白光的 79.5% 提升至 95.3%。

宫腔镜检查还可为肿瘤进行分期，肿瘤

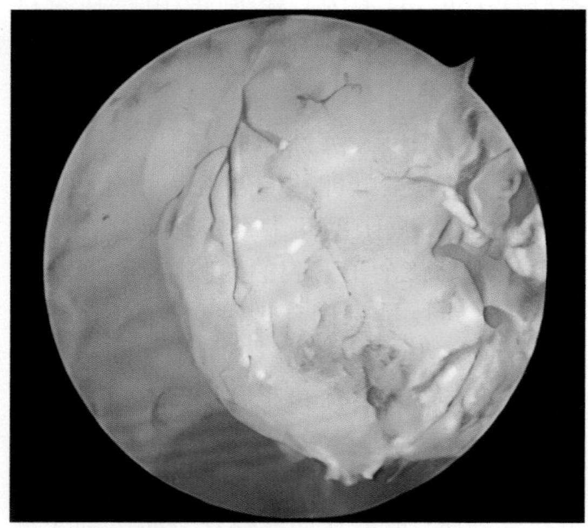

图 27-14 息肉型子宫内膜癌
肿瘤呈息肉样，但形状不规则，表面见异型血管。

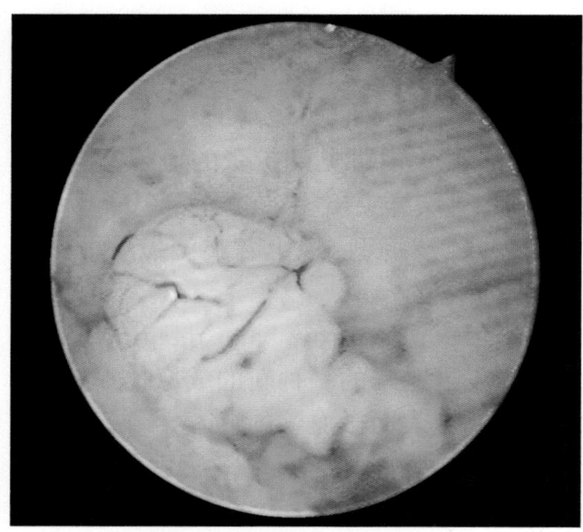

图 27-15 结节型子宫内膜癌
肿瘤呈结节样，表面见异型血管。

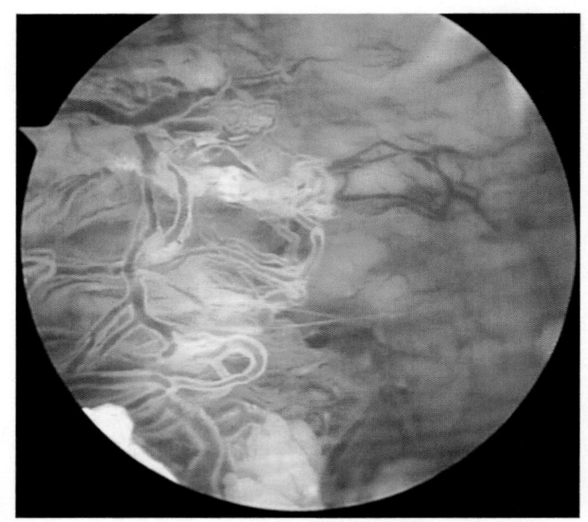

图 27-16 乳头型子宫内膜癌
见呈裸枝状异型血管。

扩散到子宫体（Ⅰ期）或侵犯子宫颈（Ⅱ期），其治疗和预后完全不同。给怀疑有内膜癌的患者做宫腔镜检查时应注意，在扩张子宫颈前先查子宫颈管，刮取组织，避免错误诊断。

6. 子宫出血的其他病理状态 子宫内膜息肉、黏膜下肌瘤、子宫内膜增生和子宫内膜癌是 AUB 最常见的原因，在生育年龄，出血的主要原因与妊娠有关。宫腔镜检查有助于发现其他有 AUB 症状的良性疾病，如剖宫产瘢痕缺损、子宫内膜萎缩、无排卵月经、与避孕有关的出血和子宫腺肌病等。

（1）剖宫产瘢痕缺损：指剖宫产术后子宫切口愈合不良，子宫瘢痕处肌层变薄，形成一与子宫腔相通的凹陷或腔隙，导致部分患者出现一系列相关的临床症状，包括异常阴道流血、继发性不孕、慢性盆腔痛、经期腹痛等；其中异常阴道流血为最主要的症状，表现为与剖宫产术前相比，剖宫产术后月经周期正常，但出现经期延长、经间期阴道流血、性交后阴道流血，且这些症状不能用其他妇科疾病所解释。宫腔镜下可见子宫峡部前壁剖宫产术后子宫切口处凹陷形成憩室结构，切口下缘的纤维组织形成“活瓣”，凹陷内可见陈旧积血或黏液，憩室内局部血管增生、纡曲扩张（图 27-17）。

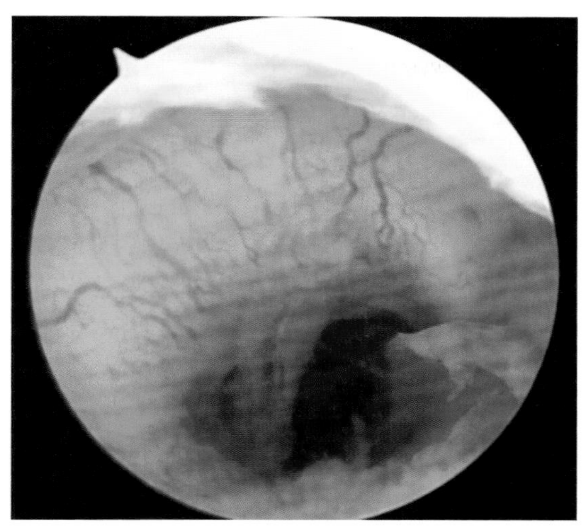

图 27-17　剖宫产瘢痕缺损

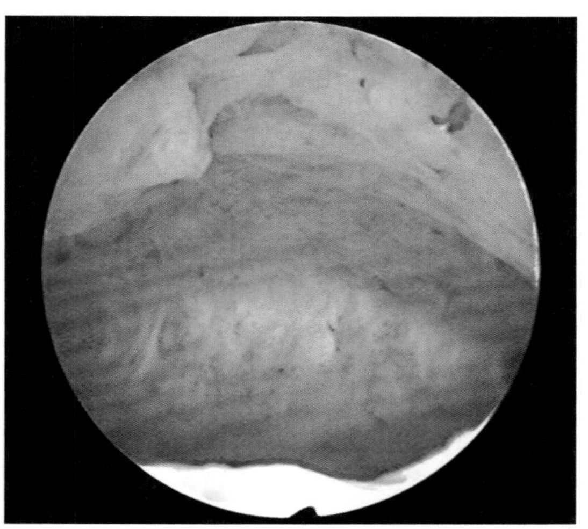

图 27-18　子宫腺肌病

子宫底呈现小梁状结构，前壁黏膜下蓝色病灶。

（2）子宫腺肌病：腺肌病在宫腔镜下缺乏典型的表现，但部分病例在宫腔镜下可以看到深入肌层的憩室入口，呈大小不等、色暗或蓝色的凹陷，这些开口凹陷的数目不定，外貌多变，由大的憩室到众多的小点，分布在子宫内膜表面，腺体开口可被厚的或增生的内膜所覆盖，其最好的检查时间是月经刚刚干净之后。宫腔镜也能查出与黏膜表面不相连接，距离子宫腔表面不太远的子宫腺肌病病灶，看上去是透明的蓝色或棕色区域。肌纤维增生和纤维化也可引起子宫腔变形。子宫内膜呈假内膜炎外观，也可疑是子宫腺肌病。宫腔镜和 B 超联合检查时，在膨宫的压力下，膨宫液和空气进入开口于子宫腔的子宫内膜异位腺体，B 超屏幕上子宫壁内可见云雾状强回声，以子宫前壁最为明显，是子宫腺肌病的征象。由于肌纤维增生，使子宫底呈现小梁状结构，也是子宫腺肌病的征象（图 27-18）。

二、宫腔粘连引起的闭经

排除了由先天无子宫、性发育异常及 H-P-O 轴异常的原因，闭经常常是由宫腔粘连（intrauterine adhesion，IUA）引起。宫腔粘连常由近期妊娠子宫损伤后瘢痕化所致，大约 90% 的病例因刮宫引起。通常损伤发生在足月分娩、早产、流产后 1～4 周，因多量阴道出血而需刮宫时。这时子宫内膜薄弱，任何损伤都可以破坏内膜基底层、裸露肌层，引起子宫壁对合粘连。偶尔经腹子宫切开术或子宫成形术会导致宫腔粘连，但这种粘连一般是缝合错位所致，而非分娩或流产刮宫术后子宫肌层裸露区的真正愈合。引起闭经的宫腔粘连常常是重度宫腔粘连，或子宫颈管粘连闭锁导致经血流出受阻。另外，子宫内膜结核也是引起宫腔粘连的一大原因，结核分枝杆菌可以直接破坏子宫内膜基底层，引起粘连。

宫腔粘连在宫腔镜下所见：子宫腔内前后粘连在一起的组织，一般在子宫腔的中央或边缘部较多。可分内膜性粘连、纤维肌性粘连和结缔组织性粘连 3 种。内膜性粘连的表面与周围的子宫内膜外观相似，多为白色、柔软的带状物与子宫前后壁相连，粘连广泛时可呈“竖琴”或“布帘”样形态。粘连带一般质脆柔软，易于分离，断裂的膜状粘连带残端一般无活动性出血（图 27-19）。纤维肌性粘连呈淡红色或黄白色，有子宫内膜覆盖，因此表面光滑，质地坚韧，呈柱状，质韧而有弹性，不易分离，离断后的断端粗糙、红色，可见血液渗出或有活动性出血（图 27-20）。结缔组织性粘连是一种瘢痕组织，表面呈灰白色，无子宫内膜覆盖，较粗糙，质韧而硬，多粗大呈不规则形状，分离后的断端色苍白无出血（图 27-21）；如位于子宫腔中央，常需与子宫纵隔相鉴别。

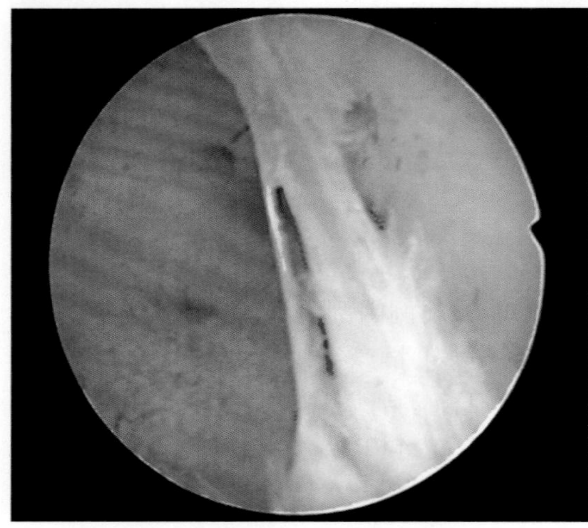

图 27-19　宫腔粘连：右子宫角见内膜性粘连带

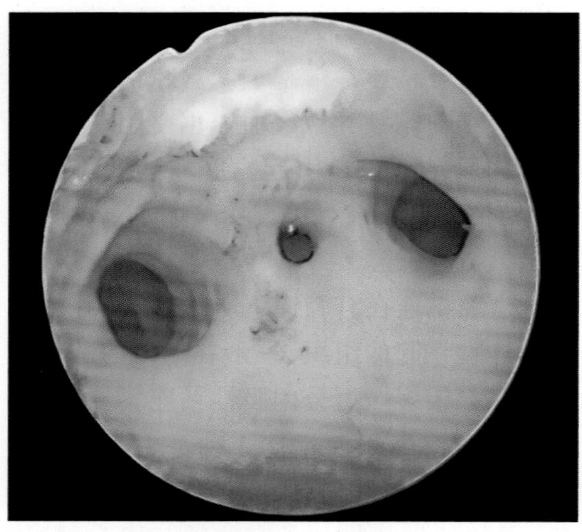

图 27-20　宫腔粘连：子宫腔中部见多条纤维肌性粘连

三、不孕症及习惯性流产

宫腔镜检查不孕症和习惯性流产妇女的目的在于评估生殖器官的解剖学情况是否正常和检查输卵管通畅度，发现干扰孕卵着床和/或发育的病变，是诊断不孕、流产原因的重要手段，同时有重要的治疗价值。常见引起不孕及流产的子宫腔内病变有黏膜下肌瘤、子宫腔粘连、子宫内膜息肉、先天子宫畸形、子宫腔内异物和输卵管开口阻塞等。

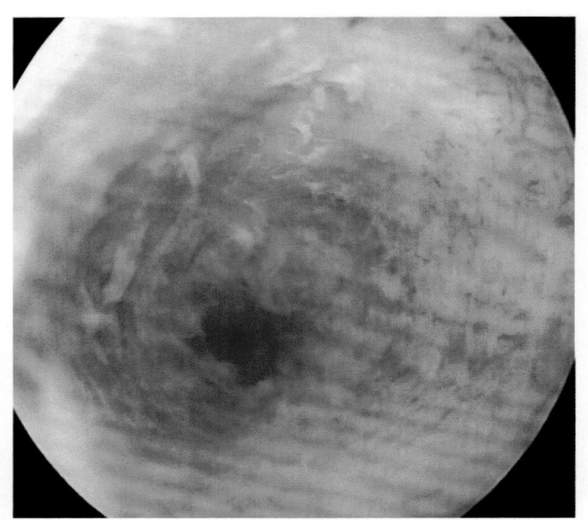

图 27-21　宫腔粘连：结缔组织性粘连，表面无内膜覆盖

1. 子宫肌瘤　子宫肌瘤并不一定都引起不孕或流产，肌瘤的大小、位置不同对妊娠的影响也不同，即使有较大的肌瘤也有正常妊娠、分娩者，相反也有因很小的肌瘤而导致不孕、流产者。据统计，以不孕为主诉行宫腔镜检查者中，子宫肌瘤或子宫腺肌病发生率占 1.7%～11.9%。子宫肌瘤引起不孕流产的原因包括：肌瘤位于子宫颈管或子宫角，导致输卵管或子宫颈变形造成阻塞影响受孕；肌瘤妨碍子宫肌肉的收缩，影响精子上行；肌瘤刺激子宫影响孕卵着床；壁间肌瘤影响子宫内膜基底层的血供。“静脉回流障碍说”认为子宫内膜血液循环障碍可导致内膜组织成熟障碍、内膜增生、糜烂，因为子宫内膜的损伤而影响孕卵着床发育；黏膜下肌瘤出血、糜烂甚至坏死，可引起月经过多，影响孕卵着床而导致不孕或反复流产；子宫腔内肌瘤可导致子宫腔变形，肌瘤作为异物，可能干扰生育。组织学研究证明壁间肌

瘤和黏膜下肌瘤可改变子宫内膜和子宫肌层的结构，浆膜下肌瘤可能并不影响生育，多数无症状。宫腔镜检查在决定肌瘤位置、确定是否需要手术和选择手术方式方面起着重要的作用（宫腔镜下所见详见本章第二节）。

2. 宫腔粘连 宫腔粘连是多数继发不孕患者常见的问题。其原因为创伤和感染，多见于过期流产、诊断性刮宫、剖宫产或子宫腔内手术后。子宫腔完全闭锁者无月经，继发不孕；部分子宫腔闭锁者继发不孕的机制仍不甚明了，可能是有功能的子宫腔表面积减小或子宫内膜血管功能失调所致。

宫腔镜在显示子宫腔内粘连方面优于以往应用的任何方法，但宫腔镜只能显示粘连水平以下的子宫腔；宫腔镜B超联合检查时，B超可同时显示粘连水平以上的子宫腔情况，在B超引导下，便于宫腔镜通过粘连狭窄的部位，继续检查粘连水平上方的子宫腔情况（宫腔镜下所见详见本章节前述）。

3. 子宫内膜异常 子宫内膜的形态结构的异常直接影响孕卵的着床与发育。引起不孕及流产的子宫内膜异常包括：子宫内膜息肉（约占不孕症患者的14.5%）；子宫内膜增殖症（约占10.0%）；子宫内膜癌及肉瘤（0.6%）；子宫结核（1.6%）等（宫腔镜下所见详见本章节前述）。

4. 子宫畸形 子宫是由胚胎时期的副中肾管发育而成，双侧的副中肾管经过复杂的步骤，即两管的靠拢、合并、成腔、中隔的融合消失及肌层的产生。如果在胚胎发育形成过程中受到某些内在或外来因素的干扰，可导致各种子宫畸形的产生。2013年欧洲人类生殖与胚胎学学会（ESHRE）和欧洲妇科内镜协会（the European Society for gynecological endoscopy，ESGE）建立了一个新的子宫畸形的分类系统。新的分类系统根据子宫异常严重程度从轻到重将其分为U0～U6 7个主型：U0类为正常子宫；U1类中a为T型子宫，b为幼稚型子宫，c为其他类型异形子宫；U2类中a为部分性纵隔子宫，b为完全性纵隔子宫；U3类中a为部分性双体子宫，b为完全性双体子宫，c为双体纵隔子宫；U4类中a为有功能性残腔的半子宫，b为无功能性残腔的半子宫；U5类中a为有功能性残腔的发育不全子宫，b为无功能性残腔的发育不全子宫；U6类为未分类畸形。

（1）U0：正常子宫（normal uterus）。任何一个子宫，无论双侧输卵管口连线是直线还是弯曲，只要子宫底中线部向子宫腔内突出的厚度不超过子宫壁厚度的50%，就称为正常子宫。定义上避免了采用绝对的数值（例如突出厚度超过5mm）进行释义，这是因为不同的个体有不同的子宫三维形态和子宫壁厚度。因此，采用相对于子宫的解剖学标

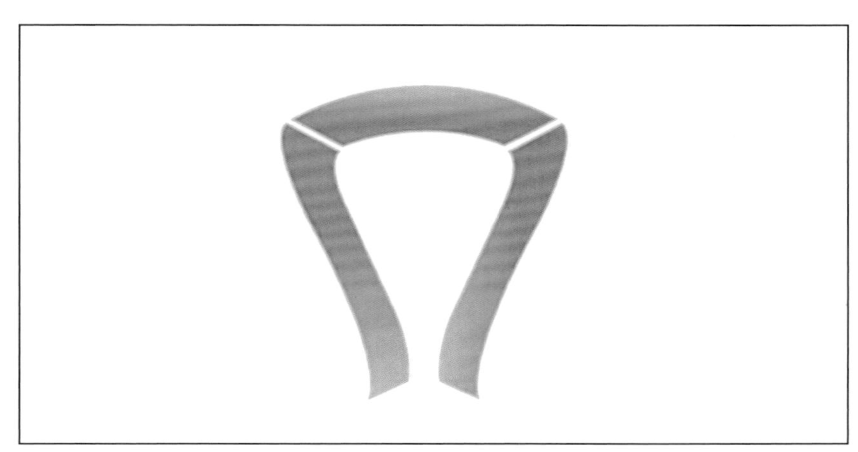

图27-22 U0：正常子宫

志（例如子宫壁厚度）的比例进行分类更加合适（图 27-22）。

（2）U1：异形子宫（dysmorphic uterus）包含所有子宫轮廓正常，但子宫腔形态异常的子宫畸形（除外纵隔子宫），并可将其进一步分为 3 个亚型。① U1a：T 型子宫（T-shape uterus）是指由于子宫侧壁增厚而导致的子宫腔狭小，其子宫体与子宫颈的比例为 2∶1。② U1b：幼稚子宫（uterus infantilis）也是表现为子宫腔狭小，但无子宫侧壁的增厚，且其子宫体与子宫颈的比例为 1∶2。③ U1c：其他（others）包含所有较小的子宫腔异常，如中线部宽度小于子宫壁厚度 50% 的子宫底部内凸。进行此亚型分类的目的是方便对轻微的子宫异常进行研究以及将其与纵隔子宫进行明确区分。此外，异形子宫的体积通常偏小（图 27-23）。宫腔镜下见子宫颈管明显延长，子宫腔狭小。

（3）U2：纵隔子宫（septate uterus）为双侧副中肾管融合后，纵隔吸收障碍所致。表现为子宫的轮廓正常，但子宫底部内凸在中线处的宽度超过了子宫壁厚度的 50%，从而将子宫腔部分或完全分离，甚至包括子宫颈和 / 或阴道（详见子宫颈及阴道异常）。根据子宫体部异常程度的不同可以将其分为 2 个亚型。① U2a：不全纵隔子宫（partial septate uterus）是指纵隔在子宫颈内口以上将子宫腔部分分离。② U2b：完全纵隔子宫（complete septate uterus）的纵隔将子宫腔完全分离直至子宫颈内口。完全纵隔子宫的患者可以有 / 无子宫颈（如纵隔子宫并双子宫颈异常）和 / 或阴道异常（图 27-24）。宫腔镜可在子宫腔

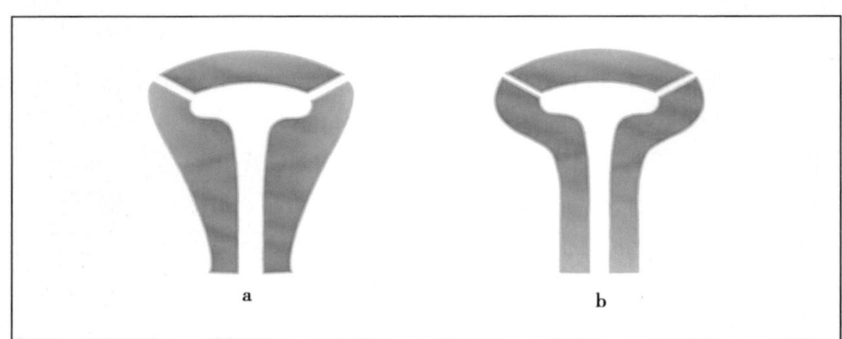

图 27-23　U1：异形子宫
a：T 型子宫；b：幼稚子宫。

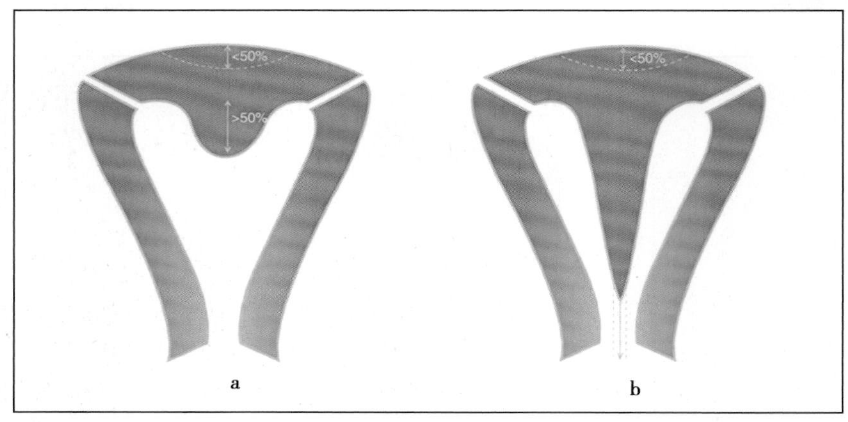

图 27-24　U2：纵隔子宫
a：不全纵隔子宫；b：完全纵隔子宫。

的中央见到纵隔壁及 2 个长圆筒状对称的子宫腔，每个腔内都可看到输卵管开口（图 27-25、图 27-26）。

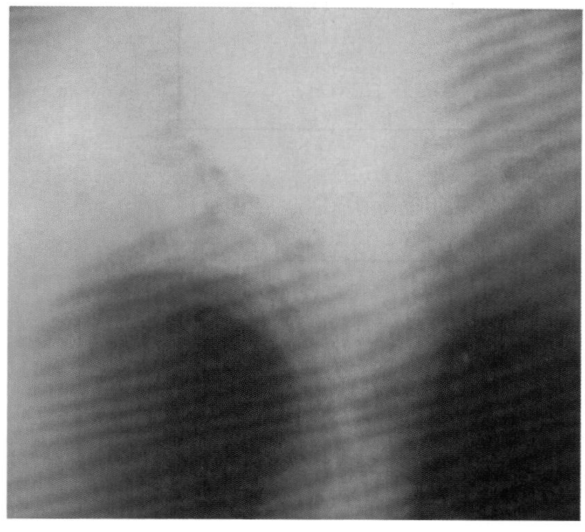

图 27-25　不完全子宫纵隔
"猫眼征"或"象鼻征"，纵隔边缘钝圆，色泽粉红，质地坚硬。

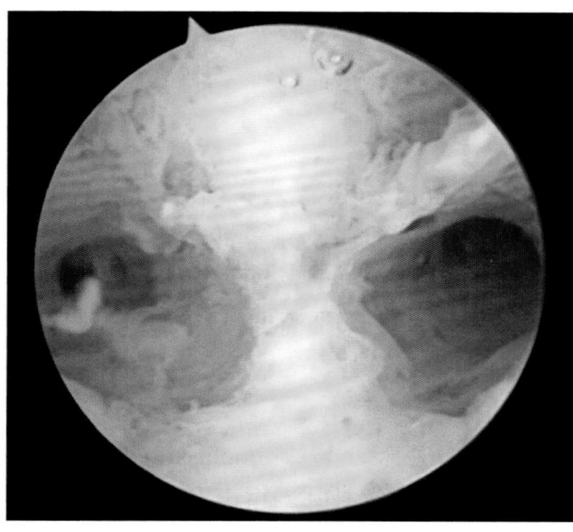

图 27-26　不完全子宫纵隔：纵隔呈上宽下窄

（4）U3：双角子宫（bicorporeal uterus）包括所有的融合异常，表现为子宫底部轮廓异常，子宫底部在中线处外凹超过子宫壁肌层厚度的 50%，从而将子宫体部分或完全分离，部分患者甚至也出现了子宫颈及阴道的分离（详见子宫颈及阴道异常）。根据子宫体部异常的程度可以将其进一步分为 3 个亚型。① U3a：不全双角子宫（partial bicorporeal uterus）是指子宫底部外凹未达子宫颈水平，仅将子宫腔部分分离。② U3b：完全双角子宫（complete bicorporeal uterus）的子宫底部外凹将子宫体完全分离直至子宫颈水平。③ U3c：双角纵隔子宫（bicorporeal septate uterus）是一种融合异常伴吸收异常，表现为外凹的子宫底部在中线处内凸的宽度大于子宫壁厚度的 150%。该部分患者可以通过宫腔镜切除纵隔而得到缓解。其可同时有 / 无子宫颈（如双子宫颈，即以前的双子宫）和 / 或阴道异常（如阴道闭锁或隔，图 27-27）。

（5）U4：单角子宫（hemi-uterus）是一种子宫形成异常，表现为单侧的子宫发育，而对侧子宫可以部分形成或缺失。将其单独分类而不是归属于子宫发育不全（U5）的原因是其存在一个发育良好的功能性单角子宫腔。根据对侧功能性残角子宫腔的有无可以将其进一步分为 2 个亚型。① U4a：单角子宫伴（功能性）残角子宫腔［hemi-uterus with a rudimentary（functional）cavity］是指单角子宫的对侧存在一个交通或不交通的功能性残角子宫腔。② U4b：单角子宫不伴（功能性）残角宫腔［hemi-uterus without rudimentary（functional）cavity］是指对侧的残角子宫无功能性子宫腔或发育不全（图 27-28）。宫腔镜检查可见子宫呈单角样，只见一侧的输卵管开口（图 27-29）。

（6）U5：子宫发育不全（aplastic uterus）是一种形成异常，表现为无形成良好的子宫腔。有些患者可以存在双侧或单侧含有子宫腔的残角子宫，而有些患者则为无子宫腔的始基子宫。需要注意的是，子宫发育不全的患者常合并其他畸形（如阴道形成不全或 MRHK 综合征）。同样根据其功能性残角子宫腔的有无可以将其进一步分为 2 个亚型（图 27-30）。① U5a：子宫发育不全伴（功能性）残角子宫腔［aplastic uterus with rudimentary（functional）cavity］是指患者存在单侧

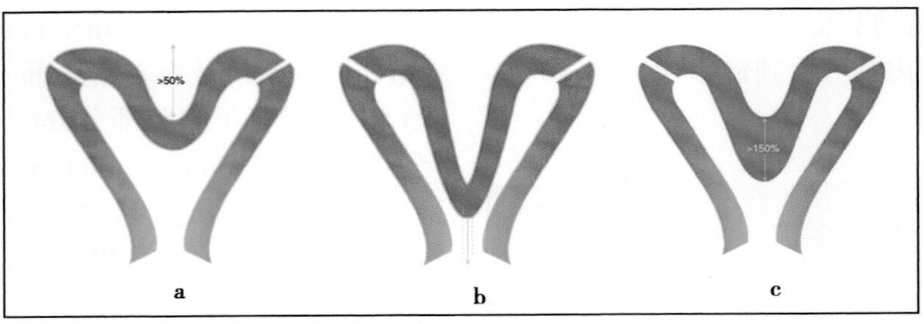

图 27-27　U3：双角子宫

a：不全双角子宫；b：完全双角子宫；c：双角纵隔子宫。

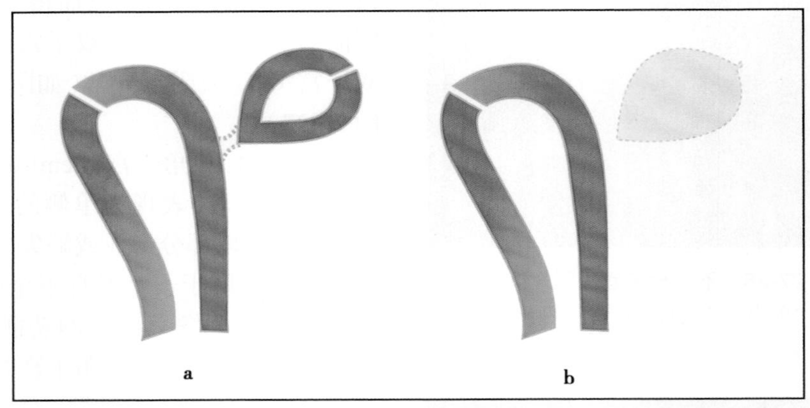

图 27-28　U4：单角子宫

a：单角子宫伴（功能性）残角子宫腔；b：单角子宫不伴（功能性）残角子宫腔。

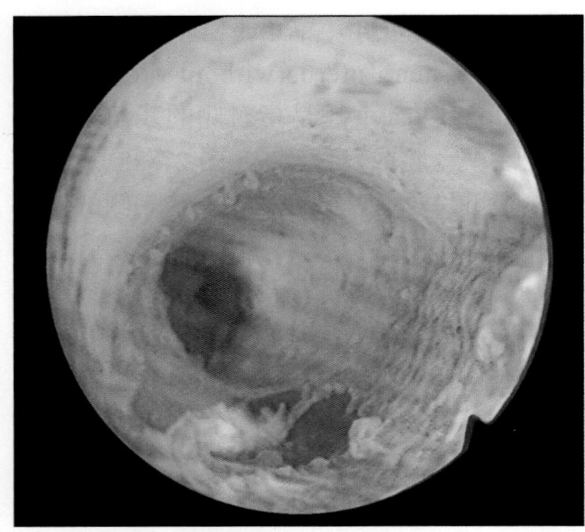

图 27-29　单角子宫

宫腔镜下见子宫呈单角样，只见一侧输卵管开口。

或双侧的功能性残角子宫腔。② U5b：子宫发育不全不伴（功能性）残角子宫腔[aplastic uterus without rudimentary（functional）cavity]则为始基子宫或完全性子宫发育不全。残角子宫腔的存在具有重要的临床意义，因其常导致健康问题[周期性腹痛和/或子宫腔积血]，并需治疗，因此是U4及U5进行亚分类的标准。

（7）U6：未分类型（unclassified cases）。

现代影像学技术（超声和/或MRI）可以对以上U0～U5 6种分型的鉴别诊断提供客观的评估。然而，一些罕见、轻微或联合的异常并不能准确地归属于以上6型中的任何一种。此外，重复缺陷或异位米勒管组织的异常也都不能通过以上6型进行描述。因此，为包含所有正常胚胎发育过程中因形成、融合及吸收障碍所导致的异常，本分类系统将这些异常都定义为了U6型子宫异常。

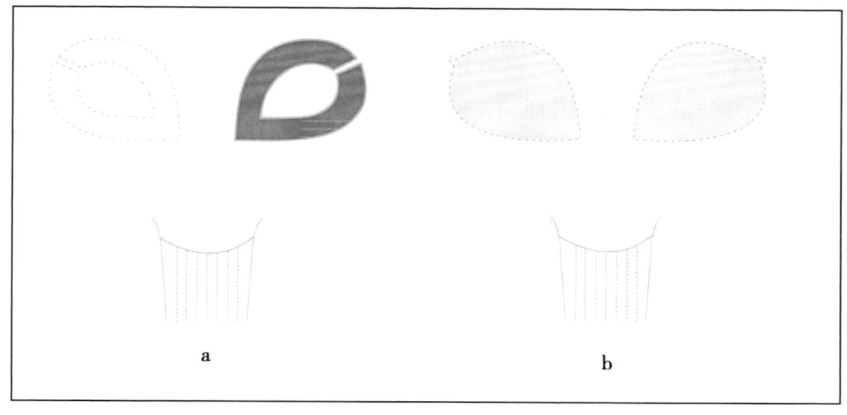

图 27-30　U5：子宫发育不全

包括 U5a：子宫发育不全伴（功能性）残角子宫腔；U5b：子宫发育不全不伴（功能性）残角子宫腔。

5. 子宫腔内异物　广义的子宫内异物包括：炎症、肿瘤、胎骨或妊娠产物、与人体组织相异的材料物体（包括 IUD 或 IUD 断片、丝线结头、输卵管复通支架、海藻棒断端等）子宫腔内残留。

子宫腔内异物可在超声扫描或宫腔镜检查时被发现，超声扫描子宫腔内可见异常回声或占位性病变，宫腔镜检查可为之定性、定位，决定能否用宫腔镜技术取出。

（1）宫内节育器（IUD）：IUD 嵌顿、IUD 断片残留（图 27-31）。

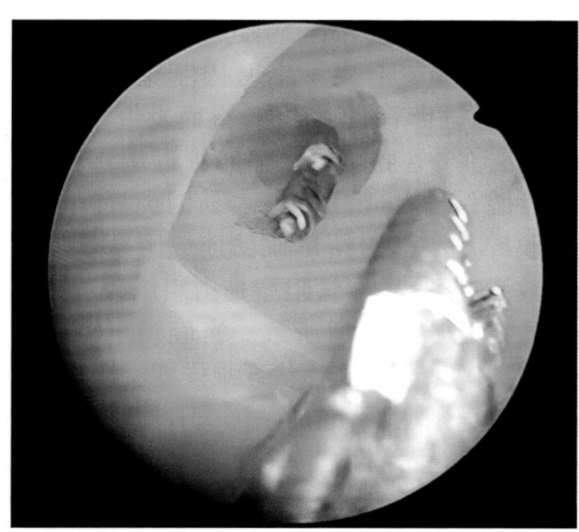

图 27-31　残留 IUD 断片

位于右侧子宫角，术者在宫腔镜下用异物钳准备取出。

（2）残留胎骨或子宫内膜钙化：流产后胎骨残留（图 27-32）是罕见的并发症，多见于中期妊娠引产，常造成出血或继发不孕。有时残留胎骨可占据子宫腔的大部分，HSG 亦难以发现，只有宫腔镜可以查出。宫腔镜下见残留的胎骨多为白色，根据其来源部位形状各异，可为扁片状（肩胛骨、颅骨、髂骨等）、圆柱状（股骨、肱骨等）、杆状（肋骨等）或形状不规则的小碎片，残留的胎骨可游离于子宫腔内，亦可深插于子宫肌壁间。小的胎骨残留需与子宫内膜钙化相鉴别，后者亦可引起不孕症。

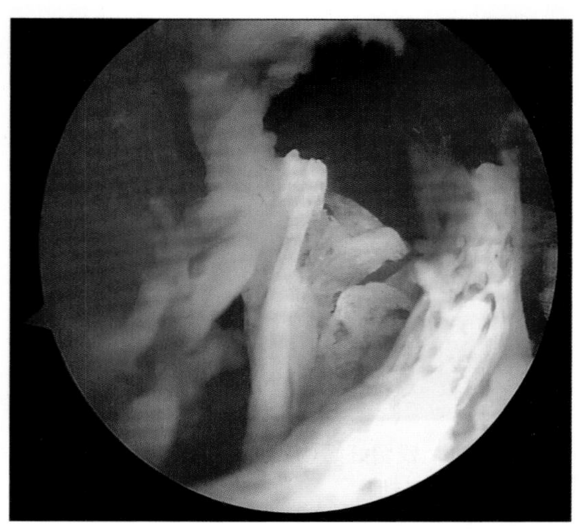

图 27-32　残留胎骨

（3）胚物残留：过期流产、不全流产、粘连胎盘、植入性胎盘等胚物存留在子宫腔内可引起宫腔粘连、闭经或不规则出血等，如粘连严重，诊断性刮宫可能探不到或刮不净残留的胚物。宫腔镜既可诊断，又可在B超介导下用电切环将胚物刮出或切除，取出组织送病理学检查（图27-33、图27-34）。宫腔镜下见残留的胚物呈暗红色或灰白色、灰黄色，质地脆，在膨宫液下呈绒毛状飘动。

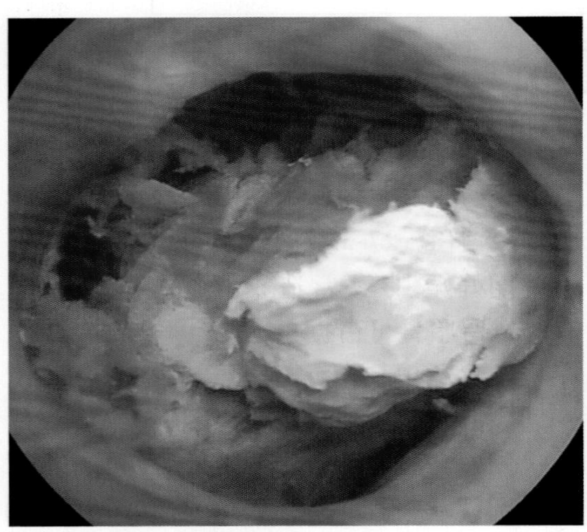

图27-33　残留妊娠物：堵塞子宫腔，呈黄色，质地脆

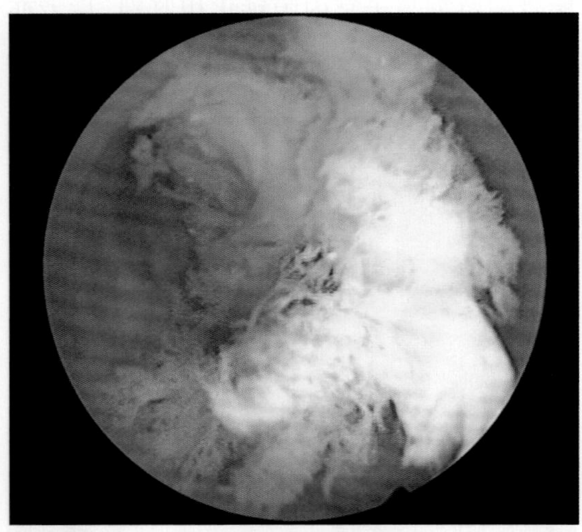

图27-34　残留妊娠物：位于一侧子宫角，呈白色，见绒毛飘动

（4）断裂的宫颈扩张棒或海藻棒残留：比较少见，在宫腔镜手术或人工流产前放置宫颈扩张棒或海藻棒，以软化及扩张子宫颈；在取出时，有时会断裂在子宫颈内，进而掉入子宫腔内。

（5）剖宫产遗留不吸收缝合线：剖宫产手术中用不吸收丝线缝合，有时宫腔镜检查可于子宫颈内口处看到残留的丝线头或丝线结（图27-35），此异物可能引起子宫内膜出血或炎症。

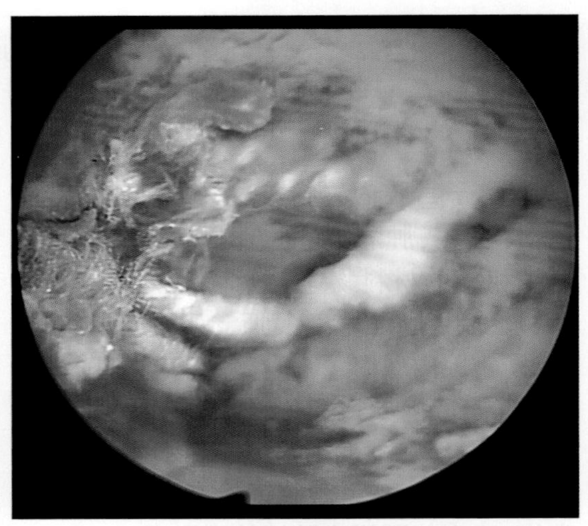

图27-35　残留缝合线

剖宫产切口处遗留不吸收缝合线。

6. 输卵管开口阻塞　主要是由于炎症经子宫内膜向上蔓延，引起输卵管黏膜炎性改变，输卵管上皮发生退行性变或成片脱落，导致输卵管肌层粘连，继而发生输卵管、输卵管伞、管腔闭塞。输卵管近端4～5cm的管腔仅为1mm或更小，易因炎症或子宫内膜碎片脱落滞留形成粘连或阻塞。但大多数情况下，输卵管阻塞是由组织碎屑或蛋白质样物质的滞留所致。宫腔镜下可于输卵管周围见环状或片状纤维样物沉积，甚至使开口周围变形，有时输卵管开口内有息肉存在，堵塞管口。输卵管近端阻塞可由单一的解剖学或生理学因素引起。输卵管的分泌物和/或子宫腔反流的分泌物可导致输卵管的不全或完全阻塞，此时输卵管壁并无损害，冲洗或导丝插入可使输卵管重新通畅并受孕。行宫腔镜输卵管通液术时，插管直接进入输卵管管腔，水压较传统输卵管通液术大几倍甚至十几倍，可使输卵管部分粘连和轻中度粘连得以分离，或使被炎性黏液栓、组织碎屑阻塞的输卵管复通，极大地提高了通畅率，平均再通率在 70% 左右。在宫腔镜直视下将外径 1.4～1.6mm 的医用塑料管插入输卵管口内 2～3mm，也有报道为 0.5～1.0cm，经插管向输卵管腔内注射亚甲蓝稀释液，根据推注阻力大小及有无液体反流判断输卵管通畅程度（图 27-36、图 27-37）。

判断标准如下：①输卵管通畅：注药后无阻力、无回流，或有阻力但加压注液后阻力消失者。②输卵管通而不畅：有一定阻力、经加压注液后仍有阻力，或阻力经加压注液后减小但未消失者。③输卵管阻塞：阻力大、经加压后阻力仍大者。输卵管不通者可反复加压推注疏通，但需注意观察患者的反应，防止输卵管破裂。若存在输卵管间质部梗阻，则以直径 3F 的导丝插入输卵管间质部，在阻塞段反复轻柔地往返运动并逐渐推进，直至阻力消失，拔出导丝，从导管内注入亚甲蓝液，若无阻力或加压阻力消失提示输卵管复通，再注入庆大霉素、地塞米松及糜蛋白酶等液体，加强疏通并且预防感染及粘连。输卵管插管或应用导丝疏通困难、注药阻力大、加压阻力未减小、患者疼痛明显者，表示不通，需反复插管通液 1～2 次；对于复通者，1 个月后巩固通液 1～3 次，每月 1 次。

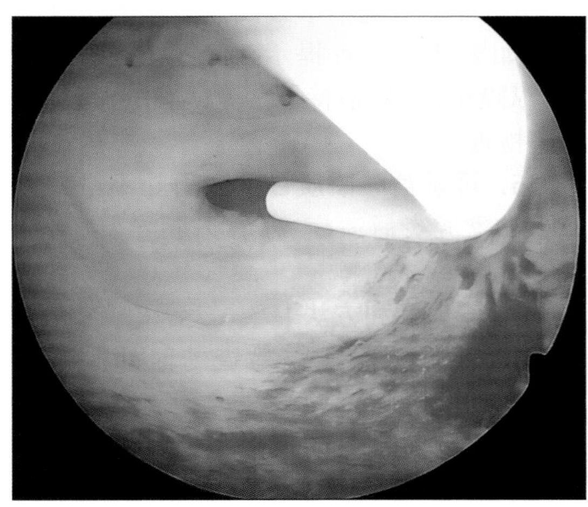

图 27-36　宫腔镜下输卵管插管通液：右侧输卵管开口插管通液

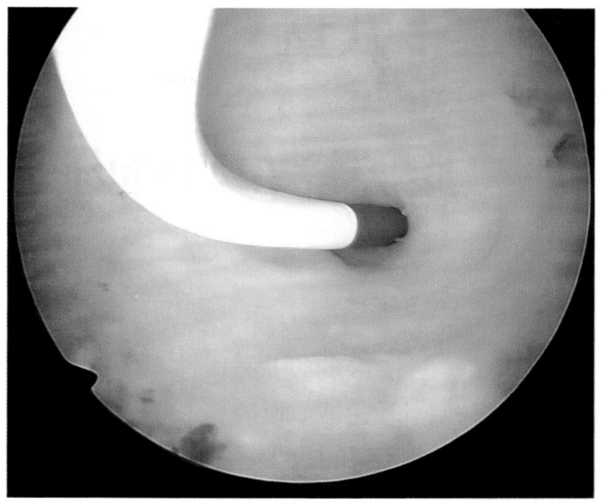

图 27-37　宫腔镜下输卵管插管通液：左侧输卵管开口插管通液

（冯淑英　黄佳）

参考文献

1. 夏恩兰 . 宫腔镜学及图谱 . 第 3 版 . 郑州：河南科学技术出版社，2016：148-197.
2. 关铮 . 现代宫腔镜诊断治疗学 . 北京：人民军医出版社，2001：110-119.
3. 中华医学会计划生育学分会 . 剖宫产术后子宫瘢痕憩室诊治专家共识 . 中华妇产科杂志，2019，54（3）：145-148.
4. 邓姗 . 女性生殖道畸形新分类 . 中国实用妇科与产科杂志，2018，34（4）：361-367.
5. 夏恩兰 . 子宫畸形的诊治 . 中国实用妇科与产科杂志，2018，34（4）：367-371.
6. GRIMBIZIS GF，GORDTS S，DI SPIEZIO SA，et al.The ESHRE/ESGE consensus on the classification of female genital tract congenital anomalies. Hum Reprod，2013，28（8）：2032-2044.
7. 陈晓军，杨佳欣，王华英，等 . 子宫内膜非典型增生和早期子宫内膜样癌的保留生育功能治疗及评估的建议 . 中华妇产科杂志，2019，54（2）：80-86.

第二十八章

腹腔镜在妇科内分泌疾病诊治中的应用

随着微创技术的发展，大多数妇科手术可以在腹腔镜下完成，腹腔镜检查也成为诊治妇科内分泌疾病的重要手段。通过腹腔镜或腹腔镜联合宫腔镜诊治不孕不育、生殖道畸形、子宫内膜异位症、性腺疾病已成为首选的手术途径。

第一节　腹腔镜在诊治不孕不育中的应用

腹腔镜是诊治女性不孕不育的重要手段。腹腔镜可以直视下观察子宫、卵巢和输卵管的形态、大小、病变部位，观察盆腔腹膜及腹腔其他脏器的情况。可以通过腹腔镜直视下输卵管通液这个“金标准”，观察经子宫颈插管输卵管亚甲蓝通液的情况，明确输卵管通畅度及阻塞部位。在腹腔镜下寻找及明确引起不孕或引起流产及早产原因的同时，对器质性病变进行手术治疗。还可联合宫腔镜检查及手术，处理各种子宫内及子宫外的不孕因素。

一、腹腔镜在不孕症诊断中的应用

【适应证】

原发性和继发性不孕，怀疑输卵管因素引起不孕症，内生殖器发育异常的患者，可用腹腔镜检查或腹腔镜宫腔镜联合检查，以明确不孕原因。对于可疑生殖道结构异常引起的复发性流产，也可行腹腔镜检查。腹腔镜可以发现B超及体格检查发现不了的微小和轻度的子宫内膜异位症。由于腹腔镜是有创性检查，必须严格掌握以下适应证：

1. 女方排卵正常，男方精液正常　女方HSG检查正常，可在HSG后试孕4～6个月，如未孕再行腹腔镜检查；如HSG提示输卵管通畅度异常，可择期行腹腔镜检查；如提示子宫腔内有异常，应择期行宫、腹腔镜联合检查。

2. 女方排卵正常，男方精液轻度不正常　男方治疗的同时，女方先行HSG检查，如HSG未提示异常，可以试孕4～6个月，或IUI数周期，如果仍不能怀孕，可行腹腔镜检查。

3. 女方无排卵，男方精液正常　女方HSG检查正常，应先全面行内分泌测定和诱发排卵，只有在下述情况才行腹腔镜检查：①需通过卵巢的外观形态对卵巢的病变做出鉴别；②需卵巢活检确诊，或有治疗目的，如PCOS；③怀疑卵巢肿瘤，需行肿瘤切除者。

4. 可疑引起不孕或反复流产的子宫畸形　如影像学检查提示双角子宫、残角子宫、纵隔子宫、罗伯特子宫等，需联合宫腔镜一起检查。

5. 可疑盆腔器质性病变引起不孕或流产　如盆腔炎后遗症、子宫内膜异位症、结核等。

【检查时间和方法】

1. 不孕症腹腔镜检查的时间　首选卵泡期，由于子宫内膜较薄，便于行输卵管通液检查。特别是超声提示存在子宫腔内病变或生殖道畸形（如子宫纵隔、双角子宫等），在卵泡期检查视野清晰，手术更易进行。如需要观察排卵情况也可选择在排卵后48～72小时内（可见排卵孔）或黄体期检查。

2. 检查的内容 置镜后，先从下到上，从右到左，逆时针观察腹腔（特别是膈下），然后观察盆腔。注意子宫的位置、大小、形态；双侧输卵管走行，是否有粘连，各段结构是否正常，特别是输卵管的伞部结构是否存在；双侧卵巢形态、卵巢体积、卵泡分布、是否有优势卵泡、是否有排卵孔、是否有黄体；直肠子宫陷凹有无积液以及液体的性状，正常腹腔液体淡黄色、清亮，如有经血倒流或盆腔子宫内膜异位症，腹腔液可为血性，急性感染时腹腔液混浊，观察直肠子宫陷凹、子宫骶韧带、膀胱反折腹膜特别是阔韧带后叶卵巢窝内有无子宫内膜异位病灶，盆腔粘连情况及其他病变。从经子宫颈插入的双腔管注入稀释的亚甲蓝，腹腔镜下观察双侧输卵管各段充盈情况及伞部有无亚甲蓝流出。腹腔镜是判断输卵管通畅度的金标准，其通畅度的判断标准如下：

（1）通畅：注入液体 5～7ml，见输卵管伞部有亚甲蓝流出顺畅。

（2）通而不畅：注入液体 5～10ml，有轻度阻力，输卵管壶腹部或峡部膨大，加大压力见亚甲蓝从伞部缓慢流出。

（3）阻塞：注入液体阻力很大，注入 5ml 后不能再注入，输卵管没有充盈，伞部无亚甲蓝流出，为子宫角部阻塞；如壶腹部膨大，伞部无亚甲蓝流出，为伞部阻塞或积水。

【不同病因不孕症的腹腔镜下表现】

1. 输卵管病变

（1）近端堵塞：通液时见子宫角部出现肿胀，输卵管其余各部分未能充盈，伞部无亚甲蓝流出。

（2）输卵管伞端粘连：输卵管尚柔软，可见伞部封闭盲端内陷的旧伞孔及沿伞孔成放射车轮状的纤维粘连，形成部分粘连，通液时有少量亚甲蓝从伞部流出（图 28-1）。

（3）输卵管积水：输卵管增粗，末端扩张呈囊带状或纤维瘢痕增厚，通液时伞部出现膨胀和闭锁（图 28-2）。

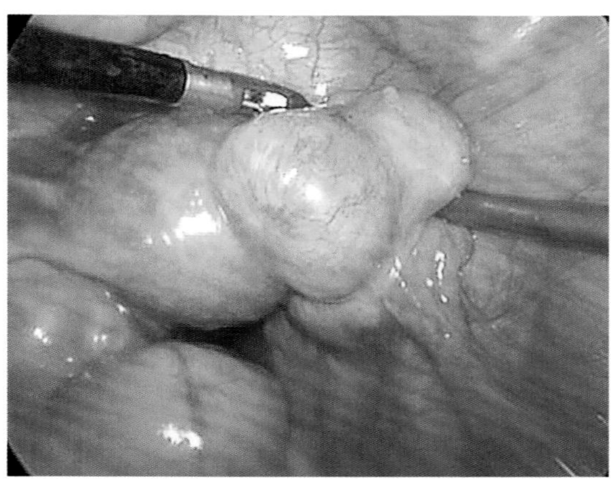

图 28-1 输卵管伞部闭锁

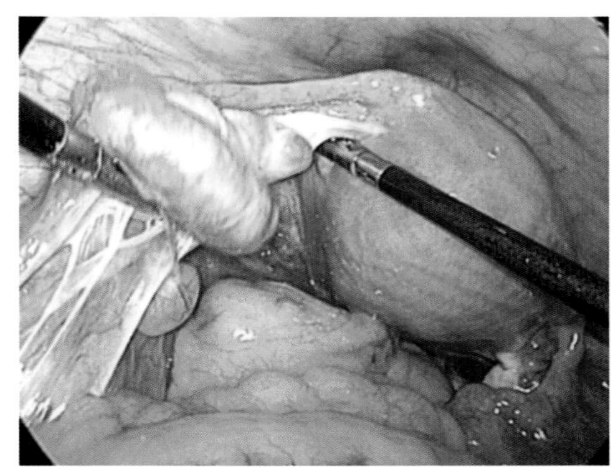

图 28-2 输卵管积水及周围粘连

（4）输卵管通而不畅：通液时输卵管出现结节状、阶段性膨大，加压后有少量亚甲蓝从伞部流出。

（5）输卵管周围粘连：输卵管与子宫、卵巢、肠管、盆腹膜及大网膜间可形成厚薄不等的粘连带或包裹卵巢，粘连可以因非特异性盆腔炎、盆腔结核、子宫内膜异位症引起（图 28-3）。

2. 卵巢病变

（1）多囊卵巢：双侧卵巢增大，形态饱满，表面光滑，包膜增厚，包膜下可见多个透亮的小囊泡（图 28-4）。

（2）间质 - 卵泡膜细胞增生症：卵巢双侧增大，包膜增厚，但未见透亮的小囊泡。

（3）卵巢子宫内膜异位症：卵巢内膜异

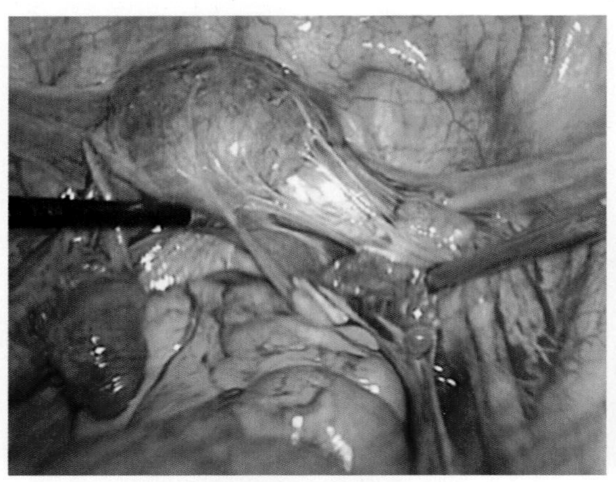

图 28-3 输卵管周围粘连

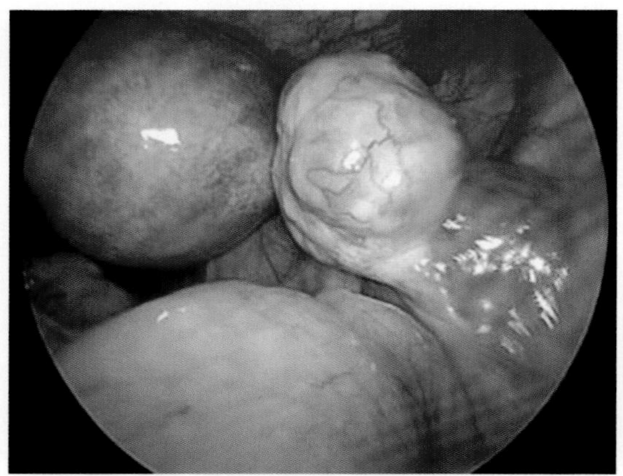

图 28-4 多囊卵巢

位症可以形成囊性的内膜样囊肿，直径小到1cm，大到10cm，受累的卵巢表面往往与周围有粘连，囊肿表面光滑有光泽，有时囊肿破裂，流出黏稠的巧克力样液体，卵巢内异囊肿可以为双侧。卵巢门常与侧盆壁粘连，或同时粘连于子宫后方或肠曲（图 28-5）。

（4）萎缩型卵巢：卵巢萎缩，卵巢体积小于育龄妇女的1/3以上，表面皱褶多。

（5）卵巢肿瘤：分泌激素的卵巢肿瘤（如颗粒细胞瘤、卵泡膜细胞瘤、睾丸母细胞瘤）引起排卵障碍而导致不孕；另外卵巢肿瘤（如畸胎瘤、纤维瘤、囊腺瘤等）占位及引起盆腔粘连，降低卵子被输卵管拾取的功能，亦可引起不孕。腹腔镜下卵巢增大，依肿瘤种类不同，表面光滑或呈结节状，质软或质实。

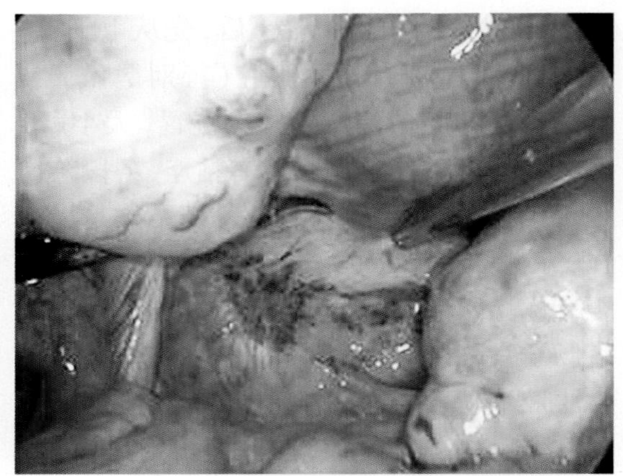

图 28-5 双卵巢子宫内膜异位囊肿

3. 子宫病变

（1）子宫先天畸形

1）双子宫：2个子宫，每个子宫有1个卵巢和输卵管，有时2个子宫的中下部可融合（图 28-6）。

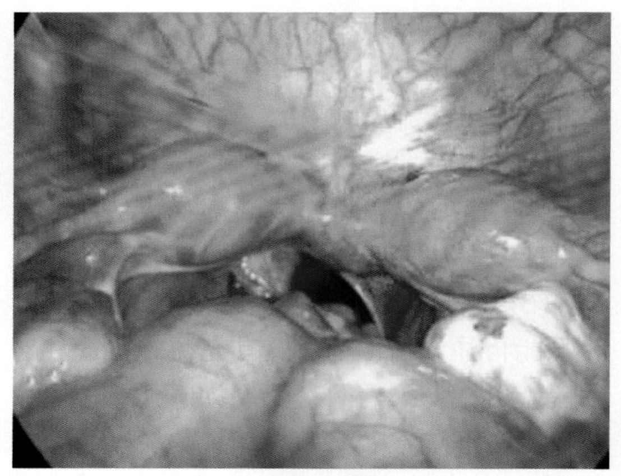

图 28-6 双子宫

2）双角子宫：子宫底及部分子宫体部呈双角，2个子宫体的中下部可融合共1个子宫颈（图 28-7）。

3）子宫纵隔：子宫底较宽，子宫底中央略下陷。

4）单角子宫：见一侧卵巢和输卵管，另一侧输卵管缺如（这一侧的输尿管往往也缺如）（图 28-8）。

5）残角子宫：有一侧外观正常的子宫，另外一侧有一发育不全的子宫与正常子宫相连，残角子宫的一侧连接正常的输卵管和卵

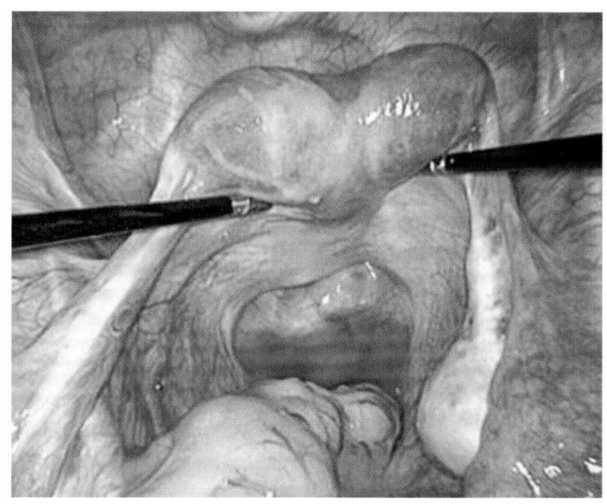
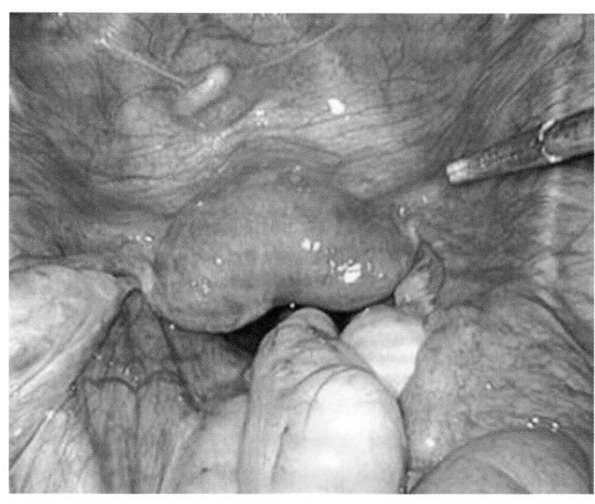

图 28-7 双角子宫

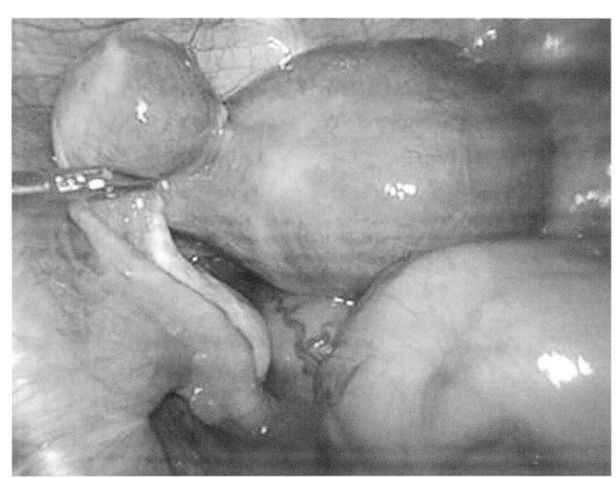

图 28-8 左侧残角子宫，右侧发育较好的单角子宫

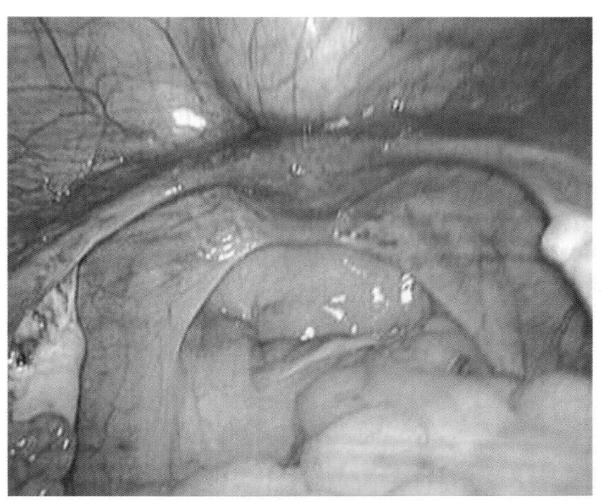

图 28-9 始基子宫

巢（图 28-8）。

6）始基子宫：双侧副中肾管融合后不久即停止发育，子宫极小，多数无子宫腔或为一实体肌性子宫，无子宫内膜（图 28-9）。

（2）子宫肌瘤：腹腔镜下见子宫有局限、质实的结节，肌瘤变性时质地变软。

（3）子宫腺肌病：子宫均匀性增大，质地硬。子宫腺肌病为局限性的结节，类似肌壁间肌瘤，但切开后无假包膜，与肌层界限不清。

4. 盆腔粘连 在子宫后方、输卵管卵巢周围或与肠管之间形成各种致密或疏松的粘连，广泛严重粘连往往伴随输卵管破坏（图 28-10）。

5. 子宫内膜异位症 以腹膜型和卵巢型子宫内膜异位症较常见，腹膜型内异症病灶常见于子宫骶韧带、直肠子宫陷凹腹膜、膀胱子宫反折腹膜、阔韧带后叶、盆腔侧壁。

（1）色素型腹膜内异症病灶：为黑色、深褐色、棕色或紫蓝色结节、白色瘢痕，为内异症的中晚期病灶表现（图 28-11）。

（2）出血型腹膜内异症病灶：为水疱样、火焰状或片状腺样病灶、腹膜缺陷，是内异症早期病灶表现（图 28-12）。

（3）深部浸润型内异症：表现为直肠与子宫后壁致密粘连，导致直肠子宫陷凹部分或全部封闭，常合并盆腔后方各卵巢窝的较严重粘连（图 28-13）。

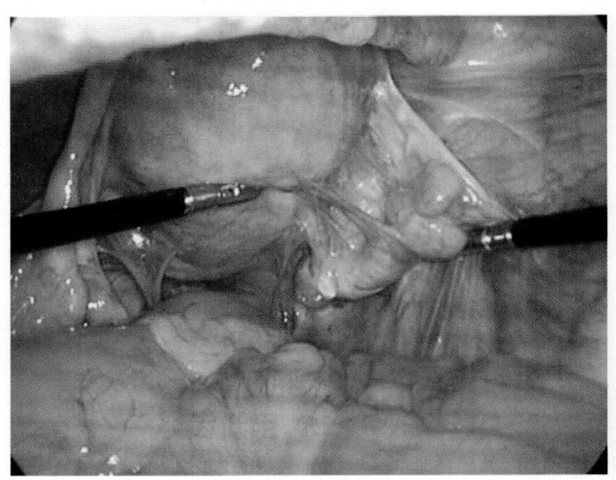
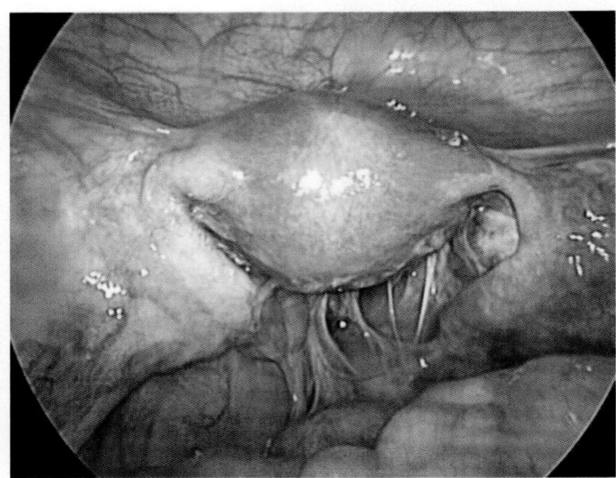

图 28-10　盆腔粘连

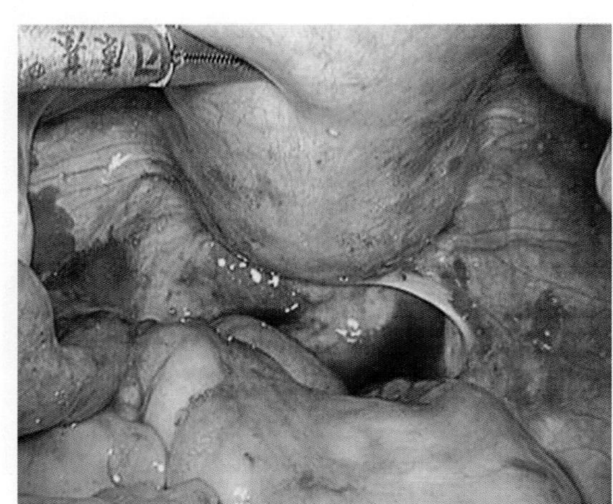
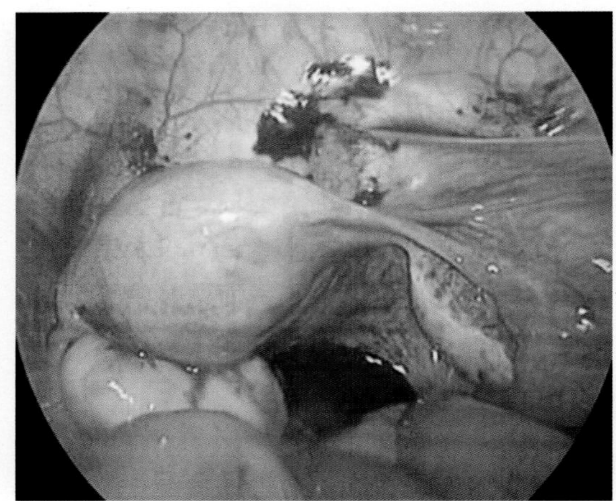

图 28-11　色素型腹膜内异症病灶

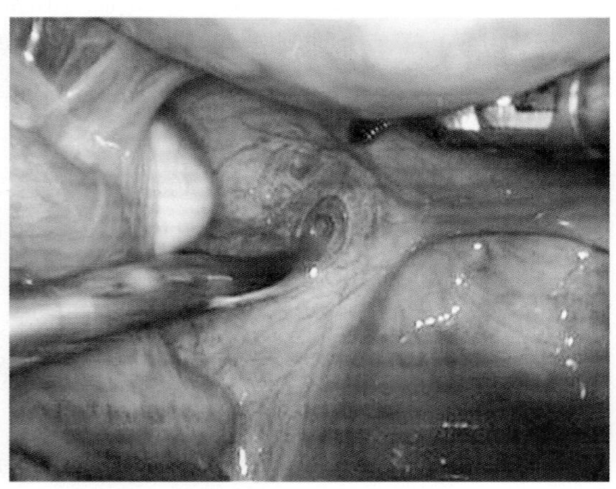
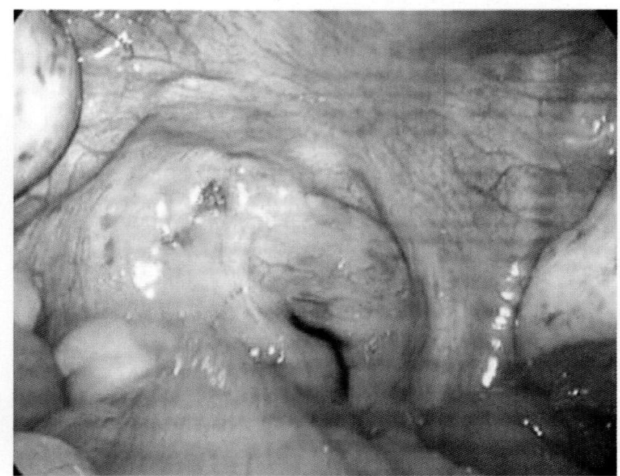

图 28-12　出血型腹膜内异症病灶

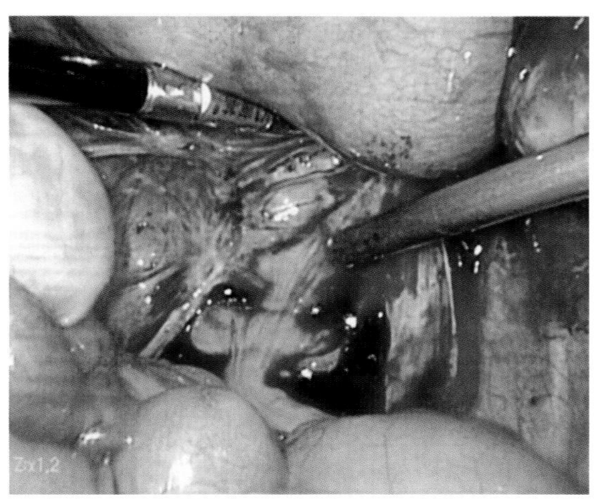

图 28-13　深部浸润型内异症

二、腹腔镜在治疗不孕症中的应用

1. 输卵管手术　腹腔镜下要了解输卵管的外形是否正常、有无粘连、扭曲、积水（积水主要表现为输卵管增粗，充满淡褐色或清亮的液体）。如果输卵管积水程度很轻，输卵管直径<15mm，盆腔没有粘连，造影见输卵管内膜皱褶，内膜正常的患者，手术效果较好；但如果输卵管管壁增厚、周围粘连固定，盆腔器官多处严重粘连，手术效果很差。因此，对轻度粘连和轻度积水的患者，可选择腹腔镜手术矫正，而对盆腔严重粘连、输卵管中重度粘连的患者，应在腹腔镜手术后采取辅助生殖技术助孕。以下几种情况不考虑输卵管重建手术，应选择 IVF：①输卵管缺如；②大部分输卵管壶腹部破坏；③既往曾行输卵管整形手术；④输卵管结核。

（1）盆腔粘连分解术：盆腔粘连带最常见的原因是炎症性疾病。粘连分离术包括卵巢输卵管粘连分离和子宫后方粘连分离。输卵管因素是引起不孕症最重要的原因，而子宫后方粘连时，直肠子宫陷凹及子宫体与肠管粘连，将子宫固定于后倾位，从而影响女性的生育功能，因此应予以分离。粘连分离术的目的是恢复输卵管和盆腔的解剖形状，恢复其生殖功能，提高不孕症患者的生育率。因此必须最大限度地减少术中对组织的干扰和损伤；减少对输卵管系膜和腹膜的损伤。

手术步骤：先行子宫后方粘连分离术，再行输卵管卵巢粘连分离。用抓钳抓住粘连带，使之保持张力状态，用单极电针或超声刀凝切粘连带，恢复盆腔正常解剖结构。用无损伤抓钳抓住输卵管，用单极电凝或超声刀分离输卵管、卵巢与其他组织之间的粘连以及输卵管与卵巢之间的粘连，尽量避免输卵管系膜面和血管的损伤，分离粘连时注意勿损伤输卵管伞端。手术结束前冲洗盆腔，并将组织块和凝血块冲洗干净。手术结束时在盆腔留置 150～200ml 防粘连液体以防止粘连再度形成。

（2）输卵管伞端成形术：输卵管伞端成形术是指重建远端闭合的输卵管，使其恢复正常的结构。适于输卵管伞部结构未被破坏，因伞端纤维粘连导致输卵管伞部部分或完全闭锁的患者。

手术步骤：先从插入子宫腔的双腔管注入亚甲蓝液，进行输卵管通液使壶腹部膨胀，查清伞端的小孔。如伞端被纤维包裹，须将这层纤维切开，以露出粘连的伞端，随后给予输卵管抓钳插入伞端，慢慢张开钳，扩张伞端后再缓慢退出。反复进行，直到输卵管伞端完全游离，解开伞部粘连，使黏膜外翻。

（3）输卵管造口术：输卵管造口术是在封闭的输卵管上创建新的开口。通常用于远端有积水的闭锁输卵管，尽可能靠近原有闭锁输卵管开口处创建新的开口。轻度输卵管积水，如果尚存在部分伞部结构，行输卵管造口术后，还有机会自然妊娠，如重度积水，伞部结构完全消失，造口后基本没有自然妊娠机会。

手术步骤：造口前先分离松解输卵管卵巢周围粘连，使附件游离，然后用亚甲蓝通水，在输卵管胀大后，用剪刀在输卵管伞部扩大或沿伞部结构走向做“十”字切口，切开全层管壁 1～2cm，尽量不破坏原有的伞部结构，形成新的放射状切口，然后用 4-0 可吸收线将瓣膜外翻缝合，也可电凝输卵管造口切缘浆肌层使切开的黏膜外翻。缝合后从双腔管注入亚甲蓝，证实通畅。

（4）输卵管切除术：将输卵管切除归到促进生育措施是一种新的观点。如果输卵管积水、输卵管损害严重，伞部失去正常结构，应行输卵管切除。因为输卵管积水会降低胚胎种植成功率。

手术步骤：分离输卵管与周围组织的粘连，将输卵管游离出来，提起输卵管伞端，电凝或超声刀切断输卵管 - 卵巢韧带，沿输卵管系膜电凝切断直至输卵管宫角部，将输卵管切除。

（5）输卵管结扎术：将输卵管结扎术归到促进生育措施也是一种新的观点。输卵管积水、伞端结构破坏需要行 IVF，但因为粘连严重无法切除者，或患者年龄较大、卵巢储备功能下降，为避免影响切除输卵管时影响卵巢血供，可以行输卵管近端结扎术。

手术步骤：尽量分离盆腔粘连，如盆腔粘连非常严重，无法完整暴露输卵管者，可以分离子宫角部粘连后，或在亚甲蓝通液指引下，贴近子宫角切断输卵管，或切除一段输卵管峡部。

（6）输卵管系膜囊肿剔除术：输卵管系膜囊肿可以限制输卵管蠕动和拾卵，应予以剔除。

手术步骤：在囊肿表面做一小切口，沿着与输卵管垂直方向剪开囊肿表面的输卵管系膜，伸入抓钳钳夹囊壁，用剪刀做钝性分离，基底部给予单极电凝切断，将囊肿完整剔除，双极电凝，如囊肿较大，则给予 5-0 可吸收线缝合输卵管系膜切口。

（7）腹腔镜联合宫腔镜插管介入治疗输卵管近端阻塞：适合于输卵管近端阻塞的患者。先行腹腔镜检查，了解盆腔是否有粘连，如子宫和卵巢无明显病变，或手术后仍有自然妊娠机会，输卵管外观正常，或经腹腔镜下处理后恢复正常走行且伞部结构正常，如通液表示输卵管近端阻塞，可行此术。

手术步骤：在宫腔镜下从操作孔送入输卵管导管套管到达子宫角部，直视下将输卵管导管内芯经套管推进输卵管间质部，从导管内芯注入亚甲蓝通液，如通畅无反流，则提示输卵管无堵塞，或在腹腔镜下见到亚甲蓝自输卵管伞端流出证实输卵管畅通。有阻力或反流，将软金属导丝插入导管内芯，沿输卵管推进，可在腹腔镜监护下进行来回疏通，抽去导丝后再通液，了解疏通是否成功，如有管壁损伤或穿孔，应立即停止操作。

2. 卵巢手术

（1）卵巢表面粘连切除：卵巢表面的膜粘连包裹可以影响卵子排出或影响输卵管的拾卵，因此手术时应将卵巢表面的粘连包膜清除。提起粘连带，用单极电针将粘连带全部切除。

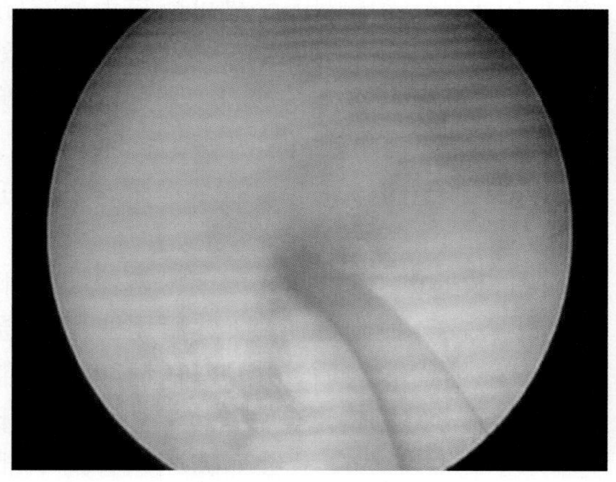

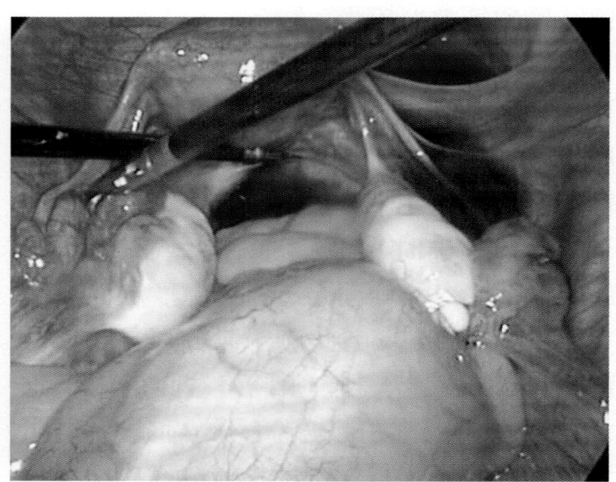

图 28-14　腹腔镜联合宫腔镜输卵管通液检查

（2）卵巢囊肿切除术：卵巢囊肿使输卵管伞口仅覆盖小部分的卵巢，因此成为影响生育的病变，应将囊肿剥除。手术时完整剥除囊肿组织，剥除时应尽可能保留卵巢正常组织，尽量减少对卵巢的损伤。

手术步骤：用无损伤抓钳抓住卵巢固有韧带，在囊肿表面切开卵巢皮质，暴露其下方的囊壁，插入抓钳或冲洗器，沿着囊壁将囊肿完整剥除，创缘的出血给予双极电凝止血，3-0可吸收线缝合卵巢；直径超过10cm的卵巢囊肿，剥除前先将囊内液体抽吸干净，在囊肿表面做一小切口，插入冲洗器，将囊液抽吸干净，而后在囊壁和皮质之间注入稀释的垂体后叶素以减少剥离面渗血，用抓钳逐步将囊壁剥离（如果难以分清囊壁，可用剪刀在卵巢缘切掉一部分），剥除的组织从取物袋取出，创面用双极电凝止血，用3-0可吸收线缝合重建卵巢，缝合处涂透明质酸钠防粘连；在剥离囊肿过程中，如果发生囊肿破裂要立即将囊液吸取干净，并将患者改成水平位，用生理盐水彻底冲洗腹腔。

（3）卵巢打孔术：传统的卵巢楔形切除或后来的卵巢打孔术因破坏了部分卵巢间质，降低了卵巢的雄激素水平，解除了对卵泡发育的抑制而诱发排卵。有统计显示术后妊娠率可超过37%，患者的妊娠高峰出现在术后6个月左右。但是，由于卵巢楔形切除和卵巢打孔术破坏了卵巢的储备，有些患者术后发生卵巢早衰，且随着辅助生育技术的发展，多囊卵巢综合征患者的辅助生育技术日趋完善，目前已不主张腹腔镜下卵巢楔形切除或卵巢打孔治疗多囊卵巢综合征。但是，对克罗米芬抵抗、不愿或不能使用促性腺激素治疗者，随访不便、多次促排卵发生卵巢过度刺激综合征的患者，可以在知情同意后行卵巢打孔术，目的是诱导排卵，提高妊娠率。

手术步骤：用抓钳提起卵巢，将单极电凝针从对侧下腹部穿刺孔插入，与卵巢呈直角，对所见的小卵泡进行电凝，进入卵巢皮质5mm，直径2～3mm，孔与孔之间距离1cm，持续3秒钟，电极功率40W，同时进行冲洗降低卵巢温度和吸引清理盆腔的凝血块和组织碎片。现主张每侧卵巢打4个孔，或打孔数目根据卵巢大小体积适当调整，深度以进入卵泡腔、见到卵泡液流出为止，手术最后可在腹腔内放入500ml乳酸林格液或其他防粘连物质，以减少术后粘连。手术时注意勿电凝卵巢门，避免损伤卵巢的主要血管而影响其血管供应。

3. 子宫手术

（1）子宫肌瘤切除术：子宫肌瘤好发于育龄妇女，由于肌瘤恶变率非常低，绝经后肌瘤会逐步缩小，并非所有的子宫肌瘤都需要手术。但如果是肌壁间肌瘤突向子宫腔或黏膜下肌瘤、肌瘤引起子宫腔变形或怀疑肌瘤有恶变时，应予以切除。黏膜下肌瘤可以在宫腔镜下切除，其他类型肌瘤可在腹腔镜下切除，手术的重点是肌瘤剥除后子宫的重建术，由于腹腔镜下对子宫的缝合难以达到剖腹手术时的效果，所以对不孕症及有生育要求的患者，如果肌瘤体积过大，不主张在腹腔镜下切除。

手术步骤：用生理盐水稀释垂体后叶素12U，将硬膜外麻醉用的穿刺针注射到子宫肌与肌瘤的交界处，以减少出血。在肌瘤隆起部位用单级电凝针电凝切开子宫肌层直至剪到肌瘤包膜，暴露出肌瘤，用有齿抓钳抓住肌瘤，然后用拨棒沿着假包膜将肌瘤钝性分离，在肌瘤的根部电凝血管切断。将肌瘤置于直肠子宫陷凹，随后给予2-0可吸收线连续缝合子宫缺损，关闭无效腔；如果缺损面过大或很深，应用2-0可吸收线分2层缝合；如肌瘤接近或进入子宫腔，第1层的缝合应在距离子宫内膜1.5～2mm上面缝合；缝合子宫缺损完毕后，将肌瘤装在袋子里用子宫粉碎器将肌瘤粉碎取出。

（2）腹腔镜下子宫腺肌瘤切除术：操作基本同子宫肌瘤切除术，但腺肌瘤与正常组织边界不清，可用剪刀沿腺肌瘤周围切出界限尽可能挖除腺肌瘤，缝合方法同肌瘤。

（3）子宫畸形矫治术：详见生殖道畸形。

4. 子宫内膜异位症手术 盆腔子宫内膜异位症常引起输卵管卵巢间粘连及卵巢子宫内膜异位囊肿，或散在腹膜型的内异症均可引起不孕，腹腔镜检查可以明确诊断并同时手术治疗。

手术步骤：粘连分离、恢复盆腔器官的正常解剖关系，必要时矫正子宫后倾后屈的位置、剥除卵巢子宫内膜异位囊肿、切除或电灼或激光破坏腹膜内膜异位病灶、用大量生理盐水冲洗盆腔以去除腹腔液中的抗生育毒素。文献报道，去除位于直肠子宫陷凹深部浸润型内异症病灶对提高术后妊娠率并无优势，因此，如果不存在严重痛经，仅为治疗内异症合并不孕，不建议切除复杂的直肠陷凹深部浸润型内异症病灶，以降低手术并发症及术后输卵管落入直肠子宫陷凹形成粘连的概率。

（王良岸　谢梅青）

第二节　腹腔镜在诊治内生殖器官畸形中的应用

性分化发育是一个复杂的过程，正常情况下，性染色体决定性腺性别、性腺是否产生抗米勒管因子及性腺胚胎时期开始产生的性激素，决定了内外生殖器的分化类型。胚胎第 6 周时，男女胚胎都有 2 套生殖管道，位于生殖嵴的外侧，中肾管为男性内生殖器的始基，副中肾管是发育为女性内生殖器的始基，两性生殖管道的分化受睾丸间质细胞产生的雄激素与睾丸支持细胞产生的抗米勒管因子调控。由于女性无这 2 种激素，中肾管退化，副中肾管发育为女性内生殖器。男性胎儿则相反，副中肾管退化，中肾管发育为男性内生殖器。在性分化发育过程中，如果受到某些内在或外在不良因素的影响，内生殖器始基的发育分化、融合、腔化的过程可发生改变，发育可停滞在不同的阶段，导致各种发育异常。

一、腹腔镜在诊断内生殖器畸形中的应用

【适应证】

先天性子宫发育异常在不孕症妇女中的发生率为 3.5%，在复发性流产妇女中占 13%，与妊娠结局关系密切，可疑女性内生殖器官发育异常是腹腔镜检查的适应证。通过腹腔镜观察子宫外形、输卵管及卵巢发育情况，有助于手术方案的制订。单纯应用腹腔镜不能了解子宫腔内的情况，宫腔镜可以观察子宫腔内部结构的形态，对于子宫畸形的诊断，常常需腹腔镜和宫腔镜联合应用。术前经阴道超声或直肠超声检查、盆腔 MRI 检查对于内生殖器官畸形有重要提示意义。由于生殖器官畸形常合并泌尿系统发育异常，在腹腔镜检查前应先行盆腔 B 超、静脉肾盂造影检查协助诊断，性激素检测也有利于判断是否存在性腺功能异常。腹腔镜检查时也应注意双侧输尿管的发育状况。

【腹腔镜下内生殖器畸形的各种表现】

1. 先天性无子宫 盆腔无子宫，仅见一条索状纤维组织横过盆腔位于膀胱直肠反折腹膜上，可无附件。代表性疾病是完全性雄激素不敏感综合征。极少数情况下可见一侧或双侧发育不良的输卵管。临床表现为原发性闭经和不孕。

2. 始基子宫 盆腔中央见一拇指头大小的结节，实性，无子宫腔，双侧输卵管卵巢正常。临床表现为原发性闭经和不孕。

3. 幼稚子宫 子宫较正常小，子宫体与子宫颈比为 1∶1 或 2∶3，双侧输卵管、卵巢正常。临床表现为月经量较少，不孕或流产。

4. 双子宫 盆腔中央有 2 个并行排列的子宫，每侧子宫体可能稍小于正常子宫

体，可以为单子宫颈或双子宫颈，每个子宫体各有单一的输卵管和卵巢。临床表现为不孕或流产，部分患者可以正常生育。

5. 残角子宫 发育正常或较小的单角子宫旁有一个小的子宫附着，两者之间有一纤维组织相连。残角子宫上附有一侧附件及有圆韧带相连。根据残角是否有子宫腔及子宫腔是否开口于另一侧子宫腔或子宫颈管，分为3种类型：如残角子宫有子宫腔，子宫腔与另一单角子宫的子宫腔或子宫颈管相通，可以无痛经等临床表现，而另一侧单角子宫可造成不孕或流产；如残角子宫的子宫腔与另一单角子的子宫腔不相通，临床可表现为继发性进行性加重的痛经和子宫旁包块；如残角子宫为实性无子宫腔，常常无临床不适，只有在影像学检查、腹腔镜检查或手术时才被发现。

6. 纵隔子宫 子宫体正常大小但子宫底较宽，子宫底纵向轻度凹陷，双侧输卵管卵巢正常。

7. 双角子宫 双角子宫约占子宫畸形的13.6%，患者无特异症状，腹腔镜下见子宫底部明显凹陷形成“Y”状，夹角<90°。两个子宫角间距离>4cm，子宫底部明显下陷超过1/2者，整个子宫体上半部分呈明显双角状，下方共用同一个子宫颈。双侧输卵管卵巢正常。

8. 弓形子宫 腹腔镜下子宫外观类似纵隔子宫，子宫底部轻度下陷呈鞍状，又称鞍状子宫。宫腔镜检查可根据子宫底向腔内嵴状突起的程度，区别弓形子宫、不完全或完全纵隔子宫。

9. 斜子宫 又称罗伯特子宫。如为有孔斜隔，通常无明显临床不适；如为无孔斜隔，可表现为继发性进行性加重的痛经，以及阻塞侧子宫体的子宫腺肌病。

10. 输卵管发育异常 一侧或双侧输卵管缺如；单侧或双侧有2条发育正常的输卵管，与子宫腔相通；输卵管发育不全，细长弯曲，无子宫腔或部分子宫腔闭塞或输卵管中段缺失。

11. 先天性子宫颈发育不全 可表现为进入青春期后原发性闭经及周期性下腹痛，腹腔镜下见经血潴留于子宫腔内引起子宫体增大或倒流入盆腔，引起子宫内膜异位症的表现。

12. 阴道斜隔 根据阴道斜隔是否有开口通向正常阴道或开口的高低，分为3种类型：阴道斜隔有孔，临床上可表现为经期淋漓不尽或月经过后持续有褐色阴道排液或脓性阴道排液（合并感染时）；如果是无孔斜隔，则同侧子宫腔的经血无法通向体外，长期经血潴留将引起盆腔包块，在腹腔镜下可见患侧阴道上段明显扩张，或患侧直肠子宫陷凹处有一向腹腔内隆起的边界欠清的囊性包块，以及患侧子宫腔有经血潴留和输卵管积血的表现，严重时引起同侧卵巢和/或盆腔的子宫内膜异位症。手术中会将经血潴留于患侧阴道形成的包块误判为盆腔肿物，术时剥离过程中穿破流出暗红或褐色积血才得以诊断。术前直肠（无性生活者）或经阴道超声或盆腔MRI可以提示诊断。

13. 阴道横隔 有孔横隔通常无月经异常表现，无孔横隔可表现为原发性闭经、周期性下腹痛，腹腔镜下见阴道明显扩张。

二、腹腔镜在治疗内生殖器畸形中的应用

1. 腹腔镜下切除残角子宫 有腔的残角子宫因存在有功能的子宫内膜，可发生子宫腔积血、输卵管积血和盆腔子宫内膜异位症，甚至发生残角子宫妊娠，必须切除。无腔的残角子宫，可不必切除。

手术步骤：用超声刀、Ligasure或双极钳电凝切断残角子宫侧的圆韧带、卵巢固有韧带，建议不保留患侧输卵管，电凝切断子宫动静脉，切除残角子宫，注意保护另一侧子宫壁的完整性。

2. 腹腔镜联合宫腔镜矫治双角子宫　双角子宫妊娠结局较差，发生流产、早产的概率高，有上述经历的双角子宫患者，应建议手术矫治。不孕患者行子宫矫治术后并不改变妊娠率，所以双角子宫矫治手术仅适合反复流产或早产者。

手术步骤：①置入腹腔镜后，观察盆腹腔脏器子宫、卵巢及输卵管大小、形态，确定子宫是否符合双角子宫的镜下诊断标准。②腹腔镜监视下或在B超监视下，通过宫腔镜下用针状电极切除子宫的隔板至子宫底正中浆膜层，人为造成子宫腔底部与腹腔相通，然后在腹腔镜下用单极电针横向切开子宫底肌层，延长切口距两侧子宫角1～1.5cm，用2-0可吸收线纵向分层间断缝合子宫体前后壁肌层，关闭子宫腔，再给予2-0可吸收线间断内翻缝合浆肌层，术毕于子宫内放置节育器防宫腔粘连，必要时给予雌孕激素人工周期治疗2～3个月，3～6个月可用宫腔镜检查评估宫腔情况，术后严格避孕至少1年。

3. 腹腔镜联合宫腔镜切除子宫纵隔　子宫纵隔是妇科最常见的生殖道畸形，占子宫畸形的80%～90%，可引起不孕、复发流产、早产，在不孕人群中发生率为17.9%。也有部分子宫纵隔不影响生育，不需手术。当子宫纵隔引起不孕、流产、早产、胎儿发育受限时，应给予手术矫正。

手术步骤：①置入腹腔镜后，观察子宫形态，排除双子宫和双角子宫畸形。腹腔镜下纵隔子宫的子宫底部浆膜面平坦，横径较宽，子宫底凹陷不明显或有轻微凹陷，确认为子宫纵隔后转为在腹腔镜监护下以宫腔镜切除纵隔。②扩张子宫颈，置入宫腔镜，用针状电极由下而上（如为完全性子宫纵隔，则可以从子宫颈内口水平开始）切除纵隔到子宫底部，恢复正常子宫腔形态。宫腔镜手术过程也可在B超监视下进行。③术后子宫腔内放置节育环支架或球囊支架防粘连，术后2～3个月取出支架，也可同时行宫腔镜检查。

4. 腹腔镜应用于先天性无阴道的治疗——人工阴道成形术　米勒管发育不全综合征和雄激素不敏感综合征是人工阴道成形术的主要患者。

（1）腹腔镜下Vecchiett阴道成形术。手术步骤：腹腔镜下分离膀胱直肠间隙，然后利用自身前庭黏膜经过膀胱直肠间隙由腹壁穿出，形成人工阴道，该手术简单、安全，有前庭黏膜形成的人工阴道对性激素有反应。

（2）腹腔镜下肠道代阴道成形术。手术步骤：先在腹腔镜监视下经外阴行阴道造穴，穴道与腹腔相通，再在腹腔镜下截除部分带血管蒂的乙状结肠肠管或回肠肠管，置入阴道穴内形成人工阴道。

（3）腹腔镜下腹膜阴道成形术。手术步骤：先在腹腔镜下分离膀胱及直肠反折腹膜，使分离的腹膜形成H形，游离腹膜长达6～8cm，再在腹腔镜监视下经外阴行阴道造穴，穴道与腹腔相通，从阴道将游离的前后片腹膜拉入阴道穴道内，并将腹膜下缘与阴道口对应的皮肤间断缝合，关闭阴道顶端腹膜，术后使用阴道模具扩张阴道防术后狭窄。

5. 腹腔镜联合宫腔镜治疗阴道斜隔综合征　手术步骤：阴道斜隔综合征是指双子宫或子宫纵隔、双子宫颈、一侧阴道斜隔。可以先行腹腔镜检查，观察子宫、双附件及盆腔其他器官的情况，进一步明确诊断，再通过宫腔镜经阴道进行阴道斜隔切除术。

6. 腹腔镜联合宫腔镜治疗子宫斜隔（罗伯特子宫）　手术步骤：可以先行腹腔镜检查，观察子宫、双附件及盆腔其他器官的情况，进一步明确诊断，再通过宫腔镜行子宫斜隔切除术，术毕应在子宫腔放置节育环支架或球囊支架防粘连，术后2～3个月取出支架，也可同时行宫腔镜检查。

第三节　腹腔镜在诊治性腺发育异常中的应用

一、腹腔镜在诊断性腺发育异常中的应用

性腺发育异常可以由性染色体异常或基因突变引起。含有 Y 染色体的性腺发育异常包括 XO/XY 性腺发育不全、XY 单纯性腺发育不全、真两性畸形。但是，由于酶或受体缺乏，导致男性性征缺乏及性腺位置异常，也属于性发育异常，如常见的雄激素不敏感综合征（男性假两性畸形）、染色体核型为 46，XY 的 17α-羟化酶缺乏。

【适应证】

临床诊断为 XO/XY 性腺发育不全、XY 单纯性腺发育不全、真两性畸形者，需于进入青春期前进行腹腔镜检查及切除性腺，防止成年后发生性腺肿瘤。完全性雄激素不敏感综合征或部分雄激素不敏感综合征患者已决定日后按女性社会性别抚养者、染色体核型为 46，XY 的 17α-羟化酶缺乏，可于成年后（23～28 岁前）行性腺切除术。

【腹腔镜下性腺发育异常的表现】

1. XO/XY 性腺发育不全　腹腔镜下见子宫细小或缺如，盆腔一侧见条索状性腺，另一侧见发育不良的睾丸，或双侧发育不全的睾丸或卵巢，有时可见输卵管。

2. XY 单纯性腺发育不全　腹腔镜下见子宫细小，有输卵管，两边性腺呈条索状，发育不良的或位置异常的性腺易于发生肿瘤，有恶变的可能，需予以切除。外生殖器幼稚，有阴道及子宫颈。

3. 真两性畸形　染色体核型为 46，XX、46，XY、46，XX/46，XY、45，XO/46，XY 等，2/3 的患者有乳房发育，多数患者有阴蒂增大或小阴茎，2/3 社会性别为男性。腹腔镜下可见子宫残迹或发育不良的子宫，极少数患者子宫发育良好；性腺的表现多样，在盆腔的两侧可见灰白色的性腺（有时一侧是卵巢，一侧为睾丸；或双侧为卵巢；或双侧卵睾）；性腺也可位于腹股沟管内或下降到阴囊或大阴唇内。有卵巢的一侧常有输卵管。应在术前决定患者要保留何种社会性别：①如保留男性社会性别，应切除卵巢；若睾丸位置异常，应进行睾丸下降固定术；如果睾丸发育不良，阴茎短小，应鼓励以女性社会性别生活，予以切除睾丸。②如保留女性社会性别，应切除全部睾丸组织，保留正常卵巢。性腺切除后，必要补充性激素以促进或维护与社会性别一致的第二性征发育，维护骨骼及其他器官的健康。

4. 雄激素不敏感综合征　完全性雄激素不敏感综合征患者染色体核型为 46，XY，乳房发育丰满，腋毛缺如，身材高，有阴道，呈盲端，原发性闭经。腹腔镜下可见子宫和输卵管均缺如，双侧睾丸大小可正常或较小，睾丸可位于盆腔内或靠近腹股沟管内口或位于腹股沟管内或大阴唇内。位于盆腔内或靠近腹股沟管内口的睾丸易于发现及切除；如果睾丸位于腹股沟管内或大阴唇内，体检时会在该部位触及质地中等的包块，或表现为腹腔沟疝。不完全性雄激素不敏感综合征患者通常出生后按男性抚养，表现为阴茎短小、隐睾和尿道下裂。

5. 染色体核型为 46，XY 的 17α-羟化酶缺乏症　由于合成甾体激素过程中的 17α-羟化酶缺乏，男性个体雄激素和肾上腺皮质激素合成障碍，患者身材偏高，外生殖器为女性幼稚型，常有低血钾和高血压，乳房不发育，阴道呈盲端。腹腔镜下可见子宫缺如，没有输卵管，盆腔内可见发育不良的睾丸，或睾丸位于腹股沟管或大阴唇内。

二、腹腔镜在治疗性腺发育异常中的应用

含有 Y 染色体的发育不良或位置异常

的性腺，于进入青春期后易发生性腺肿瘤，大多数可在腹腔镜下切除。

1. 腹腔镜下切除盆腔性腺　手术步骤：主要切除睾丸。切除位于盆腔内的性腺时应确定输尿管距离性腺的距离，以免切损伤输尿管。真两性畸形者应先取性腺活检，以确定性腺的性质，再切除。切除的性腺需行病理活检。

2. 腹腔镜下切除腹股沟管或大阴唇内的睾丸　手术步骤：在腹腔镜下找到腹股沟管开口处，切开此处腹膜，然后用钳子沿着精索持续、缓慢地向外牵拉，将性腺随之牵拉到腹腔内。也可用手法将位于腹股沟管内或大阴唇内的睾丸推入腹腔再切除。性腺呈灰白色，切面暗红，可见精曲小管结构。有时位于大阴唇内的睾丸不易被推进腹腔，可以在大阴唇内侧做纵向小切口切除睾丸。

不完全性雄激素不敏感综合征患者是否切除性腺要根据日后的社会性别取向，必要时行睾丸下降固定术和尿道阴茎成形术。

（王良岸　谢梅青　黄佳）

参考文献

1. 夏恩兰，黄胡信．妇科内镜学．2 版．北京：人民卫生出版社，2020：312-319.
2. 朱兰，Felix Wong，郎景和．女性生殖器官发育异常的微创手术及图谱．北京：人民卫生出版社，2010：141-160.
3. HUGH S TAYLOR，LUBNA PAL，EMRE SELL. Clinical gynecologic endocrinology & infertility.9th ed.Philadelphia：Lippincott Williams & Wilkins，2019：302-304.
4. 曹泽毅．中华妇产科学．3 版．北京：人民卫生出版社，2014：1461-1581.
5. BARBARA L HOFFMAN，JOHN O SCHORGE，KAREN D BRADSHAW，et al. USA：Williams Gynecology，fourth edition.McGraw Hill，2020：873-904.
6. 中华医学会妇产科学分会．关于女性生殖器官畸形统一命名和定义的中国专家共识．中华妇产科杂志，2015，50（9）：648-651.

第二十九章

细胞核型及染色体微阵列分析

第一节 细胞核型

【标本要求】 无菌采集静脉血 2ml，于无菌肝素抗凝管中。

【结果分析】

一、染色体的形态与类型

间期细胞核中的染色质在分裂期，经逐级螺旋、包装，便形成了光镜下能清楚辨认的染色体。处于细胞分裂中期的染色体形态特征最清楚，易于观察、分析。1 条中期染色体包含 2 条染色单体，彼此互称为姐妹染色单体（sister chromatid），两者之间靠 1 个着丝粒（centromere）相连。由于着丝粒处浅染内缢，故称主缢痕（primary constriction）。通过着丝粒，将染色体分为 2 个臂，较短的一端称为短臂（p），较长的一端称为长臂（q），在两臂的末端，各有一特化部位称为端粒（telomere），其分子组成是简单序列（TTAGGG）的多次重复，对维持染色体结构的稳定，防止染色体末端彼此黏着起重要作用。此外，有些染色体除具有主缢痕外，在染色体的短臂或长臂上还有另一个染色较浅的缢痕，这种位于染色体臂上的缢痕称为次缢痕（secondary constriction）。位于染色体短臂上的次缢痕与核仁的形成有关，因而称为核仁组织区（nucleolar organizing region，NOR）。根据着丝粒在染色体上的位置不同，可将人类染色体分为 3 种类型。

1. **中央着丝粒染色体（metacentric chromosome）** 着丝粒位于染色体全长 1/2～5/8 之间。

2. **亚中着丝粒染色体（submetacentric chromosome）** 着丝粒位于染色体全长 5/8～7/8 之间。

3. **近端着丝粒染色体（acrocentric chromosome）** 着丝粒位于染色体全长 7/8 以外。

在近端着丝粒染色体的短臂末端，常常可以看到有 1 个借助副缢痕处与之相连的球形小体，称随体（satellite）。近端着丝粒染色体的随体间容易发生连接，称随体联合（satellite association）。一般认为，随体联合可能是造成近端着丝粒染色体不分离（non-disjunction）和易位（translocation），而诱发染色体畸变的原因之一。

二、人类染色体的数目

不同物种的细胞中，染色体数目是不同的，但同一物种不同个体的染色体数目则是恒定的。人类正常体细胞中的染色体数目为 46 条，可划分为 23 对、7 个组。其中有 44 条染色体男女都有，称为常染色体（autosome），2 条为性染色体（sex chromosome）。在女性，这 2 条性染色体的形态、大小相同，称为 X 染色体。在男性，这 2 条性染色体的形态、大小相差悬殊，大的一条是 X 染色体，小的一条是 Y 染色体。

三、人类染色体的正常核型

核型（karyotype）是指 1 个细胞内全套染色体的形态特点及其数目。核型分析

（karyotype analysis）是指分析细胞核型的全过程。国际人类细胞遗传学命名委员会先后召开过10次人类细胞遗传学命名的国际会议，制定并完善了“人类细胞遗传学命名的国际体制”（an international system for human cytogenetic nomenclature，ISCN）。按照ISCN体制，每条染色体以阿拉伯数字标号，以其显著特征（如染色体的两臂末端、着丝粒和某些带）作为界标，将染色体的短臂、长臂划分为若干个区，每个区中又含有一定数量、一定排列顺序、一定大小和染色深浅不同的带，在带的基础上再分出若干个亚带。每条染色体的区和带均从着丝粒处开始，沿着染色体臂向臂的远端序列编号。靠近着丝粒的2个区分别标为长臂、短臂的1区，再由近到远依次编为2区、3区和4区等。作为界标的带就构成该区的1号带，其他各带均由近到远依次编为该区的2、3、4号带等。

在标定某一特定带时，需要包含4项内容：①染色体号；②臂号；③区号；④带号。这些符号依次连写，不间隔也不加标点。例如1q32表示1号染色体长臂3区2带。若此带再分成几个亚带，则在亚带前加句点，写成1q32.1、1q32.2等。

四、染色体多态性

染色体多态性（chromosome polymorphism）是指广泛存在于正常人群中的染色体的各种微小变异，表现为同源染色体（homologous chromosome，HC）大小形态、带纹宽窄或着色强度等方面的变异。因其仅涉及遗传上不活跃、含高度重复脱氧核糖核酸序列的结构异染色质区，不含结构基因，没有转录活性，因此不会对细胞表型造成严重影响。染色体多态性可按孟德尔遗传方式向子代传递，不属于临床的染色体异常，一般不具有明显的表型或病理学意义。这种多态性可用于亲缘关系鉴别或骨髓移植后嵌合度的判断。常见的染色体多态性包括以下几种：

1. 随体多态性 随体多态性是指不同个体中近端着丝粒所含的随体数目和大小有所不同。

2. 倒位结构多态性 在黑种人中，常见一种9号染色体的臂间倒位，约占人群的10%，未发现相应的病理学意义。此外，还发现一些其他染色体上的倒位也属于良性的染色体变异。

3. 副缢痕多态性 染色体着丝粒附近含异染色质DNA（heterochromatic DNA）的区域，可通过特殊的染色显带（C显带）。该区域的大小在不同个体中有差别，尤其是第1、9、16号和Y染色体。

五、染色体畸变的类型

（一）染色体数目畸变及其描述方法

在二倍体（2n）生物中，来自1个正常配子的全部染色体称为染色体组（n）。正常人有23对染色体，其中23条来自父方生殖细胞，另23条来自母方生殖细胞，即含有2个染色体组，故称为二倍体（2n）。以二倍体为标准，所出现的染色体数目的增加和减少统称为染色体数目畸变（chromosome numerical aberration），可分为整倍性改变和非整倍性改变2种形式。

1. 整倍性改变 整倍性改变是指细胞中染色体数目整组地增加或减少。整倍性改变的细胞可构成多倍体生物。多倍体在植物界较多见（如无籽西瓜、小黑麦等），在动物界少见。在人类自然流产的胚胎中，三倍体和四倍体约占自发流产胎儿的22%。

2. 非整倍性改变 如果体细胞中的染色体不是整倍数，而是增加或减少1条或几条染色体，这种数目畸变称非整倍性改变。由此细胞构成的生物个体称为非整倍体。非整倍体中细胞染色体数目少于46的称亚二倍体（hypodiploid），多于46的称超二倍体（hyperdiploid）。在亚二倍体中，丢失1条染色体构成某号染色体的单体型（monosomy），在超二倍体中多出1条染色体构成某号染色体的三体型（trisomy），多出几条染色体的构成多体型(polysomy)。

3. 非整倍体形成的机制　非整倍体产生的主要原因在于生殖细胞减数分裂或受精卵的早期卵裂中出现了染色体的不分离或丢失。

(1)染色体不分离:在细胞分裂中、后期,某一同源染色体或姐妹染色单体未能分离,同时进入1个子细胞,产生比正常配子多1条或少1条染色体的异常配子,这一过程称染色体不分离。

(2)染色体丢失:在细胞分裂过程中,由于纺锤丝或着丝粒功能障碍或染色体的行动迟缓,使某一染色体在分裂后期或末期未能随其他染色体一起进入子细胞核,遗留在细胞质中,逐渐消失,结果该细胞即因丢失1条染色体而成为亚二倍体。

4. 染色体数目异常核型的描述　描述内容为"染色体总数(包括性染色体),性染色体组成,+(-)畸变染色体序号"。例如,47,XY,+21表示含有47条染色体的男性,多了1条21号染色体;45,X表示含有45条染色体的女性,性染色体只有1条X。

(二)染色体结构畸变

染色体结构畸变(chromosome structural aberration)是染色体或染色单体发生断裂后,经非正常连接而形成的染色体结构异常。在体内外各种因素影响下,断裂端具有"黏性",可与其他断端接合,也可原位连接修复如初。由于染色体或染色单体发生断裂的部位及重接方式的不同,可以形成多种类型的结构畸变,主要有如下几种形式:

1. 缺失(deletion,del)　即染色体片段的丢失。缺失可分为末端缺失和中间缺失两种类型。X染色体长臂(Xq)和短臂(Xp)上分别存在与卵巢功能相关的关键区域:Xql3～q22,Xq22～q26,Xp11.2～p22.1,这是完成卵巢正常功能的必须完整区域,这些区域染色体的部分缺失可引起卵巢功能早衰(POF)。

2. 倒位(inversion,inv)　即某一染色体发生2处断裂,两断裂点之间的片段倒转180°后重接。根据倒位发生的部位可分为臂内倒位和臂间倒位2种。

(1)臂内倒位:指在染色体同一臂内发生倒位,倒位的片段不含着丝粒。

(2)臂间倒位:指1条染色体的长臂和短臂各发生1次断裂,两断裂点之间带有着丝粒的片段倒转180°后重接。

体细胞出现倒位染色体,不会出现遗传物质的增减,故一般无表型效应,这样的个体称为倒位携带者。减数分裂时常常会形成染色体异常的配子,最终导致受精卵或胚胎致死以及产生染色体异常的后代。

3. 重复(duplication,dup)　指2条同源染色体发生断裂后,1条染色体的片段连接到另一条同源染色体上,而使后者部分节段重复,前者相应节段缺失。如果重复节段与原来方向一致,称正位重复;如果重复节段与原来方向相反称反位重复。

4. 易位(translocation,t)　指2条或多条染色体之间发生片段交换所引起的染色体重排。主要类型有相互易位,单方易位和复杂易位。

(1)相互易位(reciprocal translocation):2条染色体发生断裂后相互交换,并在断裂点重接,形成2条新的衍生染色体。X/常染色体平衡易位已在许多POF患者中被报道。易位患者的断裂点可分布在整个X染色体上。

(2)单方易位:又称转位(transposition),即断裂发生在2条染色体上,但仅有其中的1条染色体片段连接到另1条染色体上。

(3)复杂易位:(complex translocation):指3条或3条以上的染色体发生断裂,断裂的染色体片段发生了易位和重接,从而形成多条衍生染色体。

(4)罗伯逊易位(Robertsonian translocation):又称着丝粒融合或罗氏易位,指发生在近端着丝粒染色体之间的一种特殊形式的相互易位。当2条近端着丝粒染色体在其着丝粒处或附近发生断裂，两者的长臂在着丝粒区融合形成1条大的亚中或中着丝粒染色体。这条大的染色体包含了2条染色体上的绝大多数基因，此类易位称罗氏易位，此个体称罗氏易位的携带者。其后代可能形成单体型和三体型，引起自发流产。2个极小的短臂也可能彼此连接形成1个很小的染色体，上面的遗传物质含量较少，一般在以后的细胞分裂中消失，它的存在与否不起表型异常。

5. 核型分析中常用符号和术语　详见表29-1。

表29-1　核型分析中常用符号和术语

符号术语	中文释义	符号术语	中文释义
A～G	染色体组的名称	h	副缢痕
1～22	常染色体号序	i	等臂染色体
→	从…到…	ins	插入
/	表示嵌合体	inv	倒位
+或–	在染色体和组的符号前表示染色体或组内染色体增加或减少；在染色体臂或结构后面，表示这个臂或结构的增加或减少	mal	男性
		mar	标记染色体
		mat	来源于母亲
		min	微小无着丝粒片段
?	染色体分类或结构情况不明		
:	断裂	mos	嵌合体
::	断裂与重接	p	短臂
ace	无着丝粒断片（见f）	pat	来源于父亲
b	断裂	Ph	费城染色体
cen	着丝粒	prx	近侧端
chi	异源嵌合体	psu	假
cht	染色单体	q	长臂
del	缺失	qr	四射体
der	衍生染色体	r	环状染色体
dic	双着丝粒	rcp	相互易位
dip	双线期	rec	重组染色体
dis	远侧端	rev	反向
dmin	双微体	rob	罗伯逊易位
dup	重复	s	随体
e	互换	sce	姐妹染色单体互换
end	（核）内复制	t	易位
=（等于号）	交叉数	tel	端粒
fem	女性	ter	末端
fra	脆性部位	tr	三射体
g	裂隙	var	可变区

（三）染色体结构畸变核型的描述方法

染色体结构畸变可用简式或详式 2 种方式进行描述。对于简式，描述内容如下："染色体总数（包括性染色体），性染色体组成，畸变的类型符号（受累染色体的序号）（断裂点的臂区带号）"，例如，46，XY，del（1）（q21）表示 1 号染色体在长臂 2 区 1 带处断裂，长臂远端无着丝粒节段缺失。46，XY，t（2；5）（q21；q31）表示 2 号染色体长臂 2 区 1 带和 5 号染色体长臂 3 区 1 带同时发生断裂，两断裂片段相互交换位置后重接，形成 2 条新的染色体。

简式中所采用的规定在详式中依然适用，不同之处在于最后 1 个括号内，不仅要描述断裂点，还要描述重排染色体带的组成，如上述简式描述的第 1 个核型用详式表示应为：46，XY，del（1）（pter → q21：），其中 pter 表示染色体短臂末端：表示染色体断裂，即 1 号染色体长臂 2 区 1 带处断裂，其远侧段（q21 → qter）缺失，保留短臂末端到长臂 2 区 1 带。

上述简式描述的第 2 个核型用详式表示应为：46，XY，t（2；5）（2pter → 2q21：：5q31 → 5qter；5pter → 5q31：：2q21 → 2qter），表示 2 号和 5 号染色体之间相互易位，两断裂点分别在 2q21 和 5q31 处，两断裂点以远端相互交换，形成 2 条易位染色体：1 条由 2 号染色体短臂末端到 q21 处的一段接上 5 号染色体 q31 到长臂末端；另一条由 5 号染色体短臂末端到 q31 的 1 段接上 2 号染色体 q21 到长臂末端，符号"：："表示断裂后重接。

【临床意义】

由染色体数目和结构畸变引起的疾病，称染色体病（chromosome disease），染色体病可分为常染色体病和性染色体病。

1. 常染色体病　指常染色体发生的数目和结构畸变，常见的有以下几种：

（1）21 三体综合征（又称唐氏综合征）：是由染色体异常（多了 1 条 21 号染色体）而导致的疾病，发病率约为 1/800。母亲年龄是影响发病率的重要因素：母亲年龄 20 岁发病率为 1：1 480，35 岁发病率为 1：380，40 岁发病率为 1：100，45 岁发病率升至 1：25。

60% 的患儿在宫内早期即流产，存活者有明显的智力低下、特殊面容、生长发育障碍和多发畸形。常见的畸形为：鼻扁平，脸裂细且上外倾斜，眼距过宽，内眦赘皮明显，舌大外伸（伸舌样痴呆之名由此而来），耳小，耳位低。约 1/2 以上的患者有先天性心脏病，主要是房间隔缺损。精神发育迟滞或智力低下（mental retardation，MR）是本病最突出、最严重的表现，但其程度在各患者不完全相同，智商通常在 25～60。

（2）18 三体综合征：又称爱德华综合征（Edwards syndrome），活产新生儿发病率 1/6 000～1/3 000，是次于唐氏综合征的第 2 种常见染色体三体征。

主要临床表现为多发畸形，重度智力低下。常见畸形为小颌（micrognathia），可高达 70%。手的畸形非常典型：紧握拳，拇指横盖于其他指上，其他手指互相叠盖。下肢最突出的是"摇椅足"，蹋趾短，向背侧屈起。95% 的病例有先天性心脏病，如室间隔缺损、动脉导管未闭等，这是死亡的重要原因。

（3）13 三体综合征：又称为 Patau 综合征，是由体细胞基因组额外多出 1 条 13 号染色体所致。活产中的发病率为 1/10 000～1/6 000，常有严重的多器官畸形。

典型的畸形为：小头、全前脑（78%～80%）、胼胝体缺失。80% 的患儿有心血管畸形，以室间隔缺损最常见。四肢畸形包括通贯掌、手指弯曲、指与指之间重叠呈握拳状，多指 / 趾出现在 75% 的病例。

（4）猫叫综合征（cri-du-chat 综合征）：为最见的缺失综合征（5p 缺失综合征），其发病率为 1/50 000～1/15 000，患婴的哭声小且似猫叫，故得名。

猫叫综合征最显著的特征为婴儿期有微弱、悲哀、似猫叫的哭声，此哭声在呼气时发生，吸气时不出现，随着年龄增长，猫叫样哭声好转。该病死亡率低，多数患儿可活到成人。由于该病有严重智能障碍及运动发育落后，建议行康复训练以促进运动功能的发育及智力发育。

2. 性染色体病　性染色体病是指 X 或 Y 染色体结构或数目异常所引起的疾病。这类疾病共同的临床特征是性发育不全或性发育障碍，有些患者表现为原发性闭经、生殖力下降或智力较差等特征。

（1）Klinefelter 综合征：又称 XXY 综合征或克莱恩费尔特氏综合征，先天性精曲小管发育不全综合征，是由男性患者细胞额外多出 1 条 X 染色体所致。本病发病率约为男性的 1/800，患者儿童期无任何症状，青春期表现为内外生殖器发育极差，阴茎小、睾丸小或隐睾，精曲小管萎缩，呈玻璃样变性，无精子产生。无胡须，体毛少，喉结不明显，皮下脂肪发达，性格体态均表现女性化趋势，25% 的患者有女性型乳房发育。患者身材高，四肢长，一部分智力低下，一部分精神异常。

本病产生原因主要是患者双亲之一在生殖细胞形成过程中发生性染色体不分离。绝大多数患者核型为 47，XXY，部分患者为 2 个或更多细胞系的嵌合体，如：46，XY/47，XXY；46，XY/48，XXXY 等。

由于本病在青春期以前临床症状不明显，常不易在儿童期发现，所以当发现儿童睾丸、阴茎特别小，应考虑进行染色体检查以早期诊断。用睾酮治疗能促进第二性征发育并改善患者的心理状态，具有一定的疗效。

（2）Turner 综合征：特纳综合征（性腺发育障碍症），是由于女性患者缺少 1 条性染色体或者 X 染色体的一部分。在新生女婴中发病率为 1/3 500～1/5 000，在自发流产胚胎中发生率可高达 70%。主要临床特征是：出生时低体重，原发性闭经，不育，身材矮小（成人 120～140cm），内眦赘皮，小额等。后发际低，蹼颈，肘外翻在本病十分典型。乳间距宽，至青春期乳腺不发育，性腺条索状，无卵泡，外生殖器幼稚，女性第二性征缺乏。患者核型多为 45，X，也有多种嵌合体，发生原因是双亲之一在配子形成过程中发生了性染色体不分离或丢失。也可由于性染色体结构异常，如 X 染色体长臂等臂 i（Xq）/i（Xp）、长臂或短臂缺失 Xq-/Xp- 等。

对于该病患者在青春期给予雌激素治疗，可以改善第二性征，使身高有一定程度的增加，但一般缺乏生育能力。

（3）47，XXX 综合征：也称为“X3 综合征”或“超雌综合征”，本病在新生女婴中的发病率约为 1/1 000，多数与正常女性无差异，性功能与生育力都正常，但有少部分可能伴有生长发育异常或社会行为障碍等临床表现。一般 X 染色体数愈多，智力损害和发育畸形愈严重，但 4X 和 5X 很少。

（4）47，XYY 综合征：又称超男性综合征，男婴中发病率约为 1/900，多数表型正常有生育能力，身高常超过 180cm。少数可见隐睾、睾丸发育不全、尿道下裂。患者智力正常，但性格暴躁粗鲁，自我克制力差，易兴奋产生攻击他人的行为。间期细胞性染色质检查有 2 个 Y 染色质，发病机制是父亲精子形成过程中在减数第二次分裂时发生染色体不分离。

（5）脆性 X 染色体综合征（fragile X syndrome）：本病的染色体异常是 X 染色体长臂 2 区 7 带 3 亚带（Xq27.3）处呈细丝样，且所连接的长臂末端形似随体。这一部分易发生断裂、丢失，因而称为脆性部位（fragile site，fra），这种异常的 X 染色体称为脆性 X 染色体。由此导致的智力低下等一系列疾病称为脆性染色体综合征。

此病主要发生于男性，因为男性是半合子，只要 X 染色体上存在脆性部位即可发病，女性多为携带者。男性患者的典型症状是：大睾丸（50% 患者睾丸体积在 30～50ml），大耳朵，智力发育明显落后，语言障碍，性情孤僻，长脸方额。

3. 性发育障碍疾病　是一类先天性的由于染色体异常、性腺发育异常、外生殖器解剖学异常所致的性发育障碍疾病，新生儿发病率 1/4 500。2006 年美国和欧洲儿科内分泌协会达成共识，摒弃原有界定混淆又加剧患者心理负担的诸如假两性畸形、真两性畸形、阴阳人、性反转等命名方式，分为性染色体异常、性发育异常 2 类，即 46，XY 性发育障碍和 46，XX 性发育障碍，详见表 29-2 和表 29-3。

（1）45，X：Turner 综合征（详见前述）。

表 29-2　既往“两性畸形”和现在性别发育异常分型与术语对照表

现在	既往
性别发育异常	间性 / 两性畸形
46，XY 型性别发育异常	男性假两性畸形
	XY 男性雄性化不足
	XY 男性男性化不足
46，XX 型性别发育异常	女性假两性畸形
	XX 女性过度雄性化
	XX 女性男性化
真雌雄同体	卵睾型性别发育异常
XX 男性或 XX 性逆转	46，XX 睾丸型性别发育异常
XY 性逆转	46，XY 完全性腺发育不全性别发育异常

表 29-3　性别发育异常的分型及表现

分型		表现
染色体异常型性别发育异常	45，X	Turner 综合征及各种亚型
	47，XXY	克氏综合征及各种亚型
	45，X/46，XY	混合性腺发育不良，卵睾型性别发育异常
	46，XX/46，XY	嵌合型，卵睾型性别发育异常
染色体正常型性别发育异常	46，XY 型性别发育异常	性腺（睾丸）发育异常：①完全性腺不发育（Swyer 综合征）；②部分性腺发育不良；③双侧性腺退化；④卵睾型性别发育异常
		雄激素合成或作用异常：①雄激素合成缺陷（例：17- 羟化酶缺乏，5α- 还原酶缺乏，*StAR* 突变）；②雄激素作用缺陷（例：完全性雄激素不敏感综合征，部分性雄激素不敏感综合征）；③黄体生成素受体缺陷（例：Leydig 细胞发育不良或发育不全）；④抗米勒管激素及其受体异常（米勒管永存综合征）
		其他（例：重度尿道下裂，泄殖腔外翻）
	46，XX 型性别发育异常	性腺（卵巢）发育异常：①卵睾型性别发育异常；② 46，XX 男性（睾丸型性别发育异常）；③单纯性腺发育不良
		雄激素过多：①胎儿因素（例：21- 羟化酶缺乏，11- 羟化酶缺乏）；②胎盘因素（芳香化酶缺乏，P450 氧化还原酶缺乏）；③母体因素（黄体瘤，外源性雄激素补充过度等）
		其他（例：泄殖腔外翻，阴道闭锁，米勒管、肾脏、颈胸部和体节异常等）

（2）47，XXY：克氏综合征（详见前述）。

（3）46，XX/46，XY 嵌合型：患者外观男性或女性，体内一侧为睾丸，一侧为卵巢；或一侧为睾丸，一侧为卵睾；或两侧均为卵睾。输精管、输卵管均可发育良好；外阴根据两性细胞的比例，可有不同的分化。若外阴为阴茎，可有尿道下裂；若外阴为阴道，则有阴蒂肥大，阴唇皮下有时有包块。手术矫正的原则是治疗后不具有男性性功能的，向女性矫正，同时切除睾丸以防癌变。

（4）46，XX/47，XXY 嵌合型：这一类型中，大多数病例以 46，XX 型细胞占优势，故常见病例是一侧有发育较好的卵巢、输卵管、子宫，可有成熟的卵泡并排卵；另一侧为发育不良的小睾丸，没有精子产生。外阴多为阴茎伴尿道下裂，阴囊中空或有包块，阴毛呈女性分布。外观男性，但第二性征为女性，可有周期性血尿或鼻出血。治疗一般向女性矫正。

（5）46，XY/45，X 嵌合型：这一类型中 46，XY 型细胞占优势，故常见病例为发育良好的睾丸和输精管，另一侧为发育不良的卵巢和输卵管。外生殖器多为阴茎，伴尿道下裂及隐睾；有些为女性外生殖器，则表现阴道短浅，阴蒂肥大，阴唇下有包块。这类患者的治疗应根据实际情况做外阴矫正手术，并配合以激素治疗。隐睾患者应在适当的时候切除睾丸，以防癌变。

（6）46，XY 型性别发育异常：是指染色体核型为 XY、性染色质阳性的男性个体，具有男性性腺睾丸，但外生殖器变化很大，可以从外阴男性化不全到完全女性化外阴。

所有人类胚胎默认的初始发育程序是向女性方向发育，即形成输卵管、子宫、阴道及外生殖器完全女性外观；至胚胎第 6 周时在尿生殖嵴上出现未分化的性腺和 2 个导管，中肾管（Wolffian duct）和副中肾管（Müllerian duct）；至胚胎第 7～8 周，当睾丸决定因子如 Y 染色体短臂上的 *SRY* 基因启动及在后续一系列相关基因（这些基因有的在性染色体上，有的在常染色体上）的调控下，未分化的性腺向睾丸发育。如果 *SRY*、*SOX9*、*NR5A1*、*MAP3K1* 等基因突变，无法启动睾丸决定因子，则会出现 46，XY 完全性性腺发育不全（complete gonadal dysgenesis，CGD），胚胎最终发育成女性外观，如 Swyer 综合征，青春期后无乳房发育。因含有 Y 染色体，发育不良的性腺多为条纹状性腺，其不仅没有（或极少）内分泌功能，还易出现恶性肿瘤，外观多为黄色细长条状，附着在输卵管下，故也有称为条索状性腺，经活检证实后，建议不分年龄予以切除。

根据病因不同可以分为 3 大类：

1）性腺发育不良：完全性腺发育不良（Swyer 综合征）；部分性腺发育不良；睾丸退化综合征；卵睾性性别发育异常。

2）雄激素合成或功能障碍

①雄激素合成障碍：LH 受体突变（间质细胞萎缩）；Smith-Lemli-Opitz 综合征；类固醇合成急性调节蛋白突变；睾酮的合成和代谢所需的各种酶缺乏（17α-羟化酶缺陷、20，22-碳链酶缺陷、3β-羟类固醇脱氢酶缺陷、17，20-碳链裂解酶缺陷、17β-羟基类固醇脱氢酶缺陷；5α-还原酶缺乏。

②雄激素功能障碍：完全性雄激素不敏感综合征（complete androgen insensitivity syndrome，CAIS）；部分性雄激素不敏感综合征（partial androgen insensitivity syndrome，PAIS）；药物或环境调节。

3）其他类型：男性生殖发育异常综合征（泄殖腔外翻）；米勒管永存综合征；双侧无性腺综合征；严重的尿道下裂；特发性低促性腺激素性性腺功能减退症（idiopathic hypogonadotropic hypogonadism，IHH）；隐睾症；环境因素。

（7）46，XX 型性别发育异常：根据发育的生殖器官分为 2 种，即 46，XX 男性和 46，XX 女性。

1）46，XX/SRY+ 男性，根据 *SRY* 基因检测结果，将 46，XX 男性患者分为 2 类：即

46,XX/SRY+男性和46,XX/SRY-男性。目前认为这是在减数分裂过程中由于Xp-Yp染色体同源重组,*SRY*基因易位至X染色体所致。46,XX/SRY+男性患者在临床表现为外生殖器发育无明显缺陷或畸形,但是睾丸体积较小,1～2ml,明显低于正常6ml的标准。由于该类患者存在*SRY*基因,因此存在睾丸发育。但是由于X染色体的数量比正常男性多1条,故其睾丸组织发育不良。临床上睾酮明显低于正常,垂体的促性腺激素反馈性增高,表现为男性的第二性征发育不良。由于产生精子的基因目前认为定位在Yq11,在此类患者中亦丢失,故该类患者表现为无精。

2)46,XX/SRY-男性既无Y染色体,亦无*SRY*基因,但是存在睾丸发育,这提示在性别决定与发育的过程中还有其他的重要基因参与。

3)雄激素过多:女性的性分化不需要卵巢分泌雌激素的参与。当没有雄激素的作用时,性分化原基就自然而然地分化为女性的内、外生殖器。相反,当性分化时暴露于过高的雄激素水平,就会导致阴蒂增大、大阴唇融合等男性化表现,而这些雄激素,可能来源于肾上腺,也可能来自外源的药物和食物。

4. 染色体病的遗传效应估计　尽管染色体畸变的种类很多,但不是所有的染色体异常都能导致明显的表型异常。评估染色体病的遗传效应一般遵循以下几个原则:

(1)如果子代染色体异常是从亲代遗传而来,而不是新发性,通常可根据亲代的表型估计其健康状况。新发性染色体异常的致畸率一般为正常人群先天畸形发生率的3.5～5倍。

(2)染色体数目异常变化越大,后果通常越严重。一些三体或单体可存活,多体或三倍体一般难以足月出生,常导致死胎或死产。

(3)嵌合体的遗传效应一般不如纯合体严重,但染色体畸变的细胞比例越高,表现型通常越严重;镶嵌体所处的部位越重要(如脑组织),后果也越严重。

(4)染色体非平衡性畸变通常导致畸形,平衡性突变致畸效应小,除非断裂点正好位于某个基因内,或者属隐性重排,或者出现基因组印记现象。但平衡性畸变经减数分裂后可产生非平衡性配子。

(5)染色体非平衡性畸变所涉及的片段越大,丢失或增加的基因数目也越多;该区域内的基因功能越重要,致畸效应越明显。一般以单倍体常染色体长度(HAL)百分数来粗略估计非平衡染色体异常的遗传效应,通常认为,当丢失的片段小于1% HAL时,畸形儿可存活。当重复的区域超过2% HAL时,畸变通常是致死性的,导致宫内死亡或流产。但应注意,臂间倒位对子代的遗传效应与倒位区域大小成反比。

(6)人体对遗传物质增加的承受力要大于对丢失的承受力。换句话说,缺失的致畸效应通常比重复要大。

(杜涛　陈慧)

第二节　染色体微阵列分析

一、技术简介、检测范围及局限性

染色体微阵列分析(chromosomal microarray analysis,CMA)是指基于核酸分子杂交的原理,通过高通量特异性核酸探针对全基因组进行高分辨率检测,用于检测基因组拷贝数变异(微缺失和微重复等基因组非平衡性改变)和纯合区域的一种微阵列分析技术。

CMA技术的检测范围包括:①CMA可检出三倍体、整条染色体数目增多或减少的非整倍体、大片段缺失/重复及全基因组范围内 100kb 甚至更小的拷贝数变异，而传统的细胞染色体核型分析方法只能分辨 5～10Mb 以上的变异；②含有 SNP 探针的 CMA 还可检测出纯合状态 ROH、提示单亲同二体 UPD 这些与疾病相关或可能相关的变异。相对于核型技术，CMA 能提高 7%～15% 的异常检出率。

CMA 技术的局限性：①主要用于检测染色体或基因组的非平衡型重组，不能检测染色体平衡易位、倒位及复杂重排；②不能检测本机构使用 CMA 芯片分辨率以下的更小染色体片段异常、探针未覆盖区域的异常、点突变、动态突变等情况；③对于较低概率的异常嵌合（<10%～30%）可能检测不出；④对于同一片段同时存在缺失和重复的嵌合体，会误判为单一异常嵌合甚至是正常；⑤对于四倍体以上的多倍体异常可能检测不出；⑥由于目前人类医学对基因功能理解的局限性，部分结果的临床意义无法判断，会增加临床医生的遗传咨询难度。

二、实验流程

以 Affymertix 平台及 Cytoscan HD/750K 芯片标准操作规程为例，实验流程主要包括基因组 DNA 的提取、消化、连接、PCR 反应、PCR 产物的纯化、片段化、杂交、洗涤和扫描等步骤，整个流程需要 3～4 天的时间，可参见实验流程图 29-1。

三、数据过滤

对于进入分析流程的数据，建议根据不同平台预设的探针数目和 / 或片段大小阈

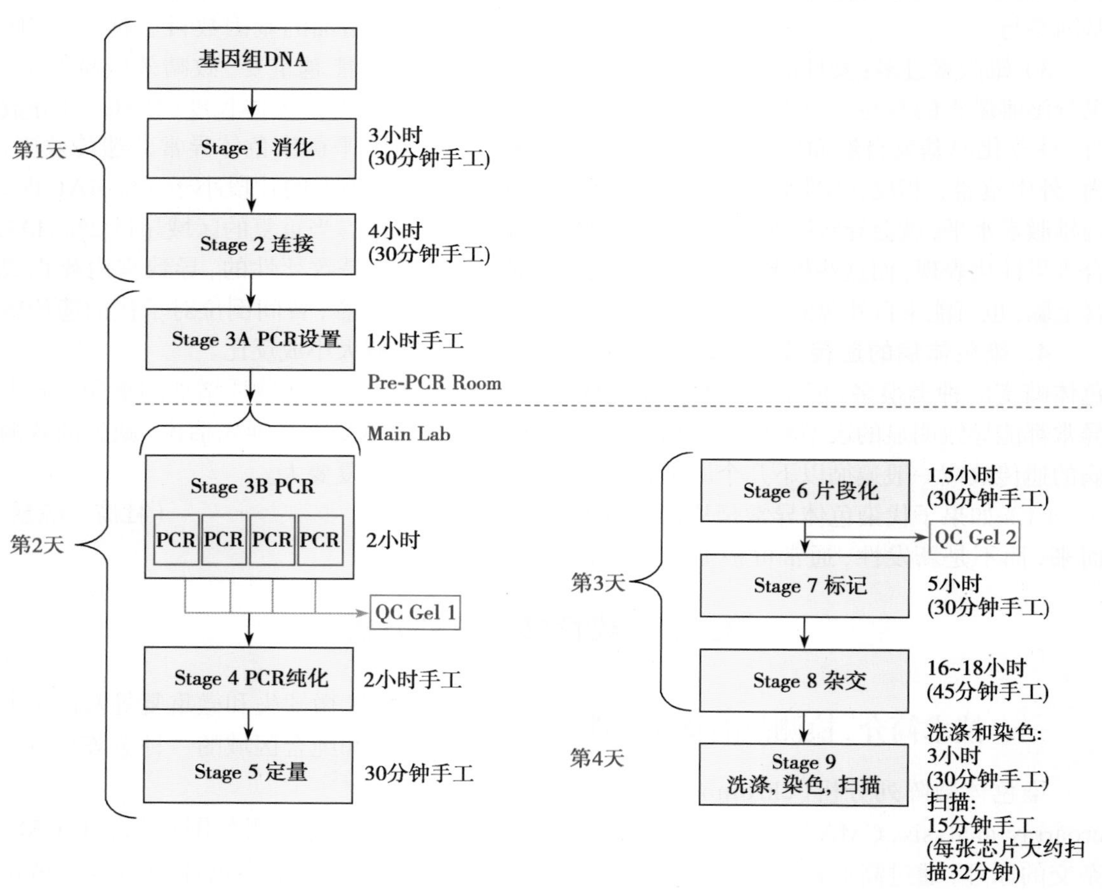

图 29-1　CMA 技术实验流程（Affymertix 平台）

值进行数据初步分析。国内大多数已开展CMA产前诊断的实验室在数据分析时多以25～50条探针、100kb（SNP array平台）或连续3个探针信号（Array CGH平台）为阈值进行CNV结果的初步过滤，阈值设定过小可能带来更多不确定或假阳性结果。这里的cutoff阈值指的是数据分析所得到的存在统计学显著性的DNA片段大小，b指代base，即一个碱基，kb是1 000个碱基的单位，Mb是100万个碱基的单位。对于基因组纯合区域（regions of homozygosity，ROH），建议以5Mb设置数据过滤条件。

四、拷贝数目变异的分析

拷贝数目变异（copy number variation/copy number variant，CNV）是由基因组发生重排而导致的、一般指长度为50bp以上的基因组大片段的拷贝数增加或者减少。主要表现为亚显微水平的缺失和重复，是人类疾病的重要致病因素之一。

综合国内外指南、共识，特别是美国医学遗传学与基因组学学会（ACMG）和临床基因组资源机构（ClinGen）2019年联合发布的共识建议，将拷贝数变异分为5类：致病性、可能致病性、临床意义不明、可能良性和良性。

根据美国医学遗传学与基因组学学会（ACMG）和临床基因组资源机构（ClinGen）2019年联合发布的共识建议，对CNV分类的判断主要依据包括CNV是否涵盖蛋白编码基因或重要调控元件，蛋白编码基因的数量，所含基因或区域的剂量敏感性，文献报道、ClinVar、ClinGen、DECIPHER、OMIM等数据库报道情况、实验室内部数据库收录情况、普通人群频率（DGV/DGV-gold/gnomAD数据库）、共分离情况、变异来源（新发或遗传自父母）等。并且值得注意的是，拷贝数目变异的分类可能因科学研究的进展或数据库更新而改变。

1. 致病性CNV 多篇文献已明确其致病性，即使该CNV存在外显不全和表现度有差异也应判定为致病性。该类别还包括以下情况：

（1）一段缺失或重复与一个已报道的微缺失/微重复综合征致病区域在位置和大小上匹配；

（2）缺失区域包含因单倍剂量不足敏感基因，重复区域包含三倍剂量敏感基因（ClinGen剂量敏感分数3分）；

（3）按ClinGen CNV综合评分体系：得分≥0.99分。

2. 可能致病CNV 有较强证据表明其致病的可能性非常大，但目前的证据尚不足以完全确定其致病性，包括以下情况：

（1）涉及已知单倍剂量不足敏感基因5'端（及其他编码序列）的缺失（在已知不存在其他转录起始位点的情况下）；

（2）涉及已知单倍剂量不足敏感基因包括3'端在内的多个外显子的缺失；

（3）涉及多篇病例报道的基因缺失或重复，表型一致且高度特异或者按ClinGen CNV综合评分体系得分为0.90～0.98分。

3. 良性CNV 多篇文献已证实或权威数据库报道为良性变异，特别是良性特性已经非常明确或是常见的多态性片段，包括：

（1）涉及的CNV在DGV gold或gnomAD数据库的频率≥1%；

（2）按ClinGen CNV综合评分体系得分≤-0.99分。

4. 可能良性CNV 有较强证据表明该CNV很可能与孟德尔遗传疾病不相关，但目前还没有达到“良性”分类的充分证据。该类变异包括：

（1）普通人群中多次被观察到，但频率<1%；

（2）在病例组和对照组中无统计学差异；

（3）按ClinGen CNV综合评分体系得分为-0.90～-0.98分。

5. 临床意义不明确CNV 不符合以上

任何一类的CNV，是一个包含范围广泛的分类，其中一些可能在以后通过额外的证据将被证实为致病性或良性的CNV。主要包括以下情况：

（1）CNV片段大小超过实验室制定的报告阈值；

（2）CNV在普通人群中可检出，但频率＜1%，不足以被认为是多态性；

（3）CNV包含少量基因，但尚不清楚基因是否对剂量敏感；

（4）文献或数据库对此CNV的分类存在争议；

（5）单个基因内的CNV，其是否对转录阅读框有影响尚不清楚；

（6）按ClinGen CNV综合评分体系得分介于–0.89～0.89分之间。

五、基因组纯合区域的分析

基因组纯合区域（regions of homozygosity，ROH）指基因组区域中一定范围内连续呈现的杂合性丢失的现象。对于大部分的二倍体细胞如人类体细胞，拥有2份基因组，一份来自父亲，另一份来自母亲，在某一个等位基因位点上，如果来自父本和母本的碱基不同时，则该位点为杂合（heterozygous）。如果因为某种机制（如远亲关系或近亲关系婚姻或基因转换）导致在一定范围内连续的等位基因序列都是纯合子而无杂合子（拷贝数仍为2个），则该区域为基因组纯合区域（ROH）。

从形成机制上，ROH一般包括血缘一致性和单亲二体2种情况。血缘一致性（identical by descent，IBD）指某些群体的祖先可能是由同一个人衍化而来。如果在多条染色体上均存在大片段ROH时需考虑父母存在亲缘关系（consanguinity）。常染色体上ROH片段长度总和在基因组中所占比例可以反映胎儿父母亲缘关系，计算方法为常染色体上≥5Mb的ROH总和除以2 881Mb（所有常染色体大小总和，GRCh37/h19）。当ROH总和在25%左右的比例提示一级亲缘关系，12.5%左右的比例提示二级亲缘关系，6.25%左右的比例提示三级亲缘关系。

单亲二体（uniparental disomy，UPD）指一个个体的2条同源染色体都来自同一亲本，或来自父母一方的染色体片段被另一方的同源部分取代。UPD从产生机制分析主要包含单亲异二体（heterodisomy）和单亲同二体（isodisomy）及混合型3种情况。早期的研究表明UPD的发生率为1/3 500～1/5 000，最近Nakka团队对440多万份样本研究后发现，UPD在活产儿中的发生率可达1/2 000。目前明确涉及印记疾病的染色体有6、7、11、14、15、20号染色体，此外，关于母源性16号染色体单亲二体的临床效应也有部分文献报道。如果仅在1条染色体发现≥10Mb的ROH，应判断是否存在单亲二体（uniparental disomy，UPD）的可能性。SNP array平台只能检测出单亲同二体，因此，当考虑6、7、11、14、15、20号染色体检出大片段ROH可能为UPD时，即使印记基因不在ROH区域内，也应进行UPD验证可使用MS-MLPA或家系SNP/STR分型（Methylation-Specific Multiplex Ligation-dependent Probe Amplification）等方法。若ROH已被验证为UPD，并且该UPD涉及可导致明确表型的相关疾病，则报告为致病UPD。若排除了UPD可能，则归类为临床意义不明确ROH。

因此当6、7、11、14、15、20号其中某一条染色体上存在≥5Mb（位于染色体末端）或≥10Mb（非染色体末端）的ROH而其他染色体上未见ROH时，建议报告并提示进行UPD检测。原则上，对小于上述范围的临床意义不明确的ROH一般不进行报告。如检出多条染色体上均存在大片段ROH时需考虑父母亲缘关系，通过常染色体上ROH片段长度总和在基因组中所占比例可以反映胎儿父母亲缘关系，一般小于三级亲缘关系可以不进行报告。

此外，无论对于哪种情况下的 ROH 区域，均需考虑潜在的孟德尔隐性遗传疾病显性化的可能性，基因组大片段纯合区域较多，常染色体隐性遗传病的发病风险增高。尤其是如果 ROH 区域包含可以导致严重后果的孟德尔隐性遗传病相关基因且超声提示的表型与该疾病相符或有相关疾病家族史时，建议报告且提示需额外检测（如外显子测序）以排除潜在的隐性遗传致病基因纯合（或半合）变异事件。例如 16 号染色体短臂 1 区 3 带 3 亚带（16p13.3）区域的 ROH，由于南方人群 α 地中海贫血疾病基因变异携带率高，其潜在的患病风险应给予重视，由于 ROH 和点突变而致病的病例并不罕见。

六、CNV/ROH 数据分析流程

CNV/ROH 数据分析的可供参考流程如下：

（1）染色体数目判断：首先对染色体数目进行判断，是否为三倍体、非整倍体等；

（2）判断是否存在嵌合体情况；

（3）判断 CNV 是否属于良性：可检索 ClinGen-curated benign、DGV-gold 及 gnomAD 数据库等分析检测到的 CNV 是否与已知的良性 CNV 区域完全重叠或被其完全覆盖。

数据分析采用的数据库包括但不限于以下数据库：

1）PubMed；

2）UCSC Genome Browser；

3）Online Mendelian Inheritance in Man（OMIM）；

4）Database of Genomic Variants；

5）DECIPHER；

6）GeneReviews；

7）UPD 检索网站；

8）ClinVar；

9）ClinGen；

10）Genome Aggregation Database；

11）CNV Interpretation Scoring Rubric；

（4）判断是否为明确的致病 CNV：查询 DECIPHER、ClinGen、ClinVar、Gene Reviews 等数据库及 PubMed 已发表文献，分析检测到的 CNV 是否与已知明确的致病性 CNV 区域完全重叠或完全覆盖；

（5）对非明确良性、非明确致病性 CNV 或经以上步骤未能确定类别的 CNV，建议进行综合得分评估：分析 CNV 区域内包含的基因组内容，是否包含蛋白编码基因或调控元件、是否包含剂量敏感基因或区域、蛋白编码基因的数量等，检索已发表的文献，公共数据库和 / 或内部实验室数据库分析是否新发 CNV、有无家系共分离证据、有无病例 - 对照研究数据以及分析 CNV 的遗传模式或亲本来源等；

（6）对 ROH 进行分析。

（王　晔）

参考文献

1. RIGGS ER，ANDERSEN EF，CHERRY AM，et al. Technical standards for the interpretation and reporting of constitutional copy-number variants：a joint consensus recommendation of the American College of Medical Genetics and Genomics（ACMG）and the Clinical Genome Resource（ClinGen）.Genetics in medicine，2020，22（2）：245-257.
2. 刘维强，卢建，章钧，等 . 产前遗传学诊断拷贝数变异和纯合区域的数据分析解读及报告规范化共识 . 中华医学遗传学杂志，2020，37（07）：701-708.
3. 陆国辉，张学 . 产前遗传病诊断 . 2 版 . 广州：广东科技出版社，2020：238-239，1315-1317.

第三十章

单基因遗传性内分泌代谢病基因诊断的临床应用

第一节　遗传性青春期发育异常

青春期发育异常多以性征出现的早晚分为性早熟（precocious puberty）和青春期延迟（delayed puberty）。一般来说，女孩 8 岁前，男孩 9 岁前就出现明显第二性征，称为性早熟。如年龄到达 14 岁，女孩仍无乳房发育的迹象，男孩无睾丸体积的增大，应考虑为青春期延迟。性早熟以女孩多见，青春期延迟则以男孩为多。

一、性早熟疾病

女孩同性第二性征于 8 岁前发育或男孩同性第二性征于 9 岁前发育称为性早熟，不同的种族性早熟的年龄界定会有所差异，如非洲人种女孩性早熟为 6 岁前，欧洲白种人男孩性早熟为 9 岁 6 个月以前。性早熟的原因众多，按是否激素依赖可将性早熟分为 2 类：中心性或促性腺激素依赖性性早熟（central precocious puberty），外周性或非促性腺激素依赖性性早熟（peripheral precocious puberty）。前一类多由于下丘脑 - 垂体 - 生殖腺轴的早期激活导致促性腺激素依赖性性早熟，大多数女性和半数以上男性性早熟患者属于这一类，其中约 2/3 的患病女孩属于特发性中枢性性早熟（idiopathic central precocious puberty）；后一类的特点是没有下丘脑 - 垂体 - 生殖腺轴的早期激活，而是由于性腺激素过多导致特征性的青春期生理改变，约占病例数的 1/5。按病因学来分，性早熟可分为遗传性和获得性。遗传性病因包括中枢性性早熟（如 *MKRN3* 基因变异）、McCune-Albright 综合征、家族性男性性早熟等；获得性病因可能有激素分泌性肿瘤或囊肿、脑部感染或外伤、外源性性激素暴露等。此处主要介绍与遗传相关的性早熟。

（一）中枢性性早熟

中枢性性早熟是指由于下丘脑 - 垂体 - 生殖腺轴的早期激活导致促性腺激素依赖性性早熟，其青春期的时间由多种复杂因素的相互作用所影响，如遗传、营养、环境和社会经济因素。青春期出现的时间与随后的疾病的风险有关，女孩初潮年龄越早，罹患乳腺癌、子宫内膜癌、肥胖、2 型糖尿病和心血管疾病的风险增加；同时中枢性性早熟也有增加青少年期行为障碍的风险。5%～30% 患者是由于 *MKRN3* 基因变异所致。

【临床表型特征】

女性患者首诊时主要是由于乳房发育和阴毛出现，男性患者主要是由于睾丸发育和阴毛出现就诊，很少患者会出现痤疮、油性皮肤、腋毛及月经等表现。中枢神经系统的影像学检查未见异常。

【遗传方式及相关致病基因】

目前共发现 4 个基因与中枢性性早熟相关。常见的致病基因为 *MKRN3* 基因，为常染色体显性遗传，位于 15q11.2，长约 2.7kb，含有 1 个外显子，编码锌指蛋白，虽与 Prader-Willi 综合征相关的印记区域（15q11～q13）重叠，具有印记基因的特征，即父源变异遗传至后代可导致疾病发生，而母源变异遗传至后代无临床表现，该基因变异并不导致Prader-Willi综合征。致病基因*DKL1*基因，为常染色体显性遗传，位于14q32.2的印记区域，与*MKRN3*基因相同，该基因也为母源印记模式，即母源等位基因被印记沉默，父源变异遗传致后代致病。另外2个致病基因见表30-1。

表30-1　中枢性性早熟的已知致病基因

致病基因	染色体定位	编码蛋白	遗传方式
KISS1R	19p13.3	KISS1受体	常染色体显性遗传
KISS1	1q32.1	转移抑制蛋白KISS1	常染色体显性遗传

【实验室诊断】

1. 临床检验　包括血清基础LH和FSH，促性腺激素释放激素（GnRH）激发试验，血清性激素（E_2、T）和影像学检查（详见第十章）。

2. 基因检测　*MKRN3*、*DKL1*、*KISS1R*、*KISS1*基因测序。

【诊断标准】

1. 临床诊断　详见第十章。

2. 基因诊断　*MKRN3*、*DKL1*、*KISS1R*、*KISS1*基因的杂合变异。

【治疗与预后】

目前尚无特殊治疗方法，一般限于对症处理。性早熟的治疗目的以改善患儿的成年期身高为核心，还应注意防止早熟和早初潮带来的心理和行为问题。

一般应用GnRH类似物（GnRHa）治疗。GnRHa能有效抑制LH分泌，使性腺暂停发育、性激素分泌回至青春前期状态，从而延缓骨骺的增长和融合，尽可能达到延长生长年限、最终改善成年期身高的目的。国内目前可供应儿童用的缓释型GnRHa制剂有曲普瑞林（triptorelin）和醋酸亮丙瑞林（leuprorelin）。

【遗传咨询与产前诊断】

1. 遗传咨询

（1）确定咨询者家系中先证者以中枢性性早熟为特征的临床诊断，如发病年龄、体征、血清促性腺激素水平及影像学改变等，建立遗传咨询档案。

（2）绘制家系系谱图，大部分是符合常染色体显性遗传特征。值得注意的是，*MKRN3*和*DKL1*致病基因为印记基因，问诊时的家系图可能表现为每代遗传（变异遗传：祖父-父-子/女）或隔代遗传（变异遗传：祖母-父-子/女）模式。

（3）对先证者需要明确致病基因及变异，并进行家系成员该变异位点的验证，以确定表型-基因型共分离。

（4）如致病基因为*MKRN3/DKL1*，男性患者其后代50%的概率会遗传致病变异而发病；女性患者的后代有50%会遗传致病变异，但不会出现表型，而其后代中的男性携带者会将该致病变异遗传给子代且出现性早熟表型。

（5）确诊后尽早进行身高及心理干预。

2. 产前诊断　对临床和基因确诊的有生育要求的患者可进行介入性产前诊断或胚胎植入前遗传学诊断。介入性产前诊断时间选择可以于孕11～13周绒毛穿刺或孕16～24周羊水穿刺。

（二）家族性男性早熟

家族性男性性早熟（familial male-limited precocious puberty）是一种常染色体显性遗传的外周性性早熟疾病，由于LHCGR受体蛋白的获得功能性变异使睾丸间质细胞（Leydig细胞）合成和产生大量睾酮，导致男性早熟，既往称之为“睾丸中毒症（testotoxicosis）”，属于非黄体生成素（LH）依赖性性早熟。

【临床表型特征】

家族性男性性早熟以男性患者为主，女性多为携带者。典型临床表现为男孩青春期早现，即4岁前出现快速生长、身高高于同龄儿、睾丸及阴茎增大、会阴阴毛等。实验室检查可见血清睾酮达青春期水平，但促性腺激素水平（LH、FSH）仍处于青春前期。如未经治疗，患儿可能会因骨骺提前闭合导致成年时身材矮小，部分患儿成年后还会出现生育方面问题。同时，由于过早暴露于高雄激素状态，家族性男性性早熟患者成年时也会有睾丸精原细胞瘤、睾丸腺瘤、混合性生殖细胞肿瘤等风险。患者皮肤无变黑或咖啡斑。

【遗传方式及相关致病基因】

家族性男性性早熟遗传方式为常染色体显性遗传，且仅在男性中出现性早熟，女性携带者表型正常。致病基因目前报道只有 *LHCGR*，定位于 2p16.3，全长 69kb，含 11 个外显子，编码的 LH/hCG 受体蛋白富含亮氨酸重复序列和 7 个跨膜螺旋结构域，属于 G 蛋白偶联家族成员之一。由于 *LHCGR* 基因的杂合性激活变异，导致编码蛋白获得功能，细胞内的 cAMP 基值升高，刺激睾丸间质细胞增生，导致睾酮合成增加。

值得注意的是，*LHCGR* 基因的纯合变异或复合杂合变异也会导致疾病发生，但在家系各成员男女患者临床表现不同（见本章第二节提到的“空卵泡综合征”）。

【实验室诊断】

1. 临床检验　包括血清的 LH、FSH，促性腺激素释放激素（GnRH）激发试验，影像学检查（详见第十章）。

2. 基因检验　*LHCGR* 基因测序。

【诊断标准】

1. 临床诊断　详见第十章。

2. 基因诊断　*LHCGR* 基因的杂合变异，常染色体显性遗传模式。

【治疗与预后】

家族性男性性早熟确诊后应尽早进行身高及心理干预。在出现性发育开始，使用抗雄激素药物螺内酯（spironolactone）5.7mg/（kg·d）和芳香化酶抑制剂睾内酯（testolactone）40mg/（kg·d）至少 6 年，并在开始用药的 2～3 年后加入 LH 受体兴奋药物地洛瑞林（deslorelin）4mg/（kg·d）。在开始用药的 1 年内，生长速度变为正常，骨龄增长在用药的第 2 年内开始正常，能显著的增加其预计成年身高，同时第二性征也得到有效抑制。但由于螺内酯 + 睾内酯治疗需要 1 天内多次服药，患儿的依从性较差。

【遗传咨询与产前诊断】

1. 遗传咨询

（1）确定咨询者家系中先证者以外周性性早熟为特征的临床诊断，如发病年龄、体征、血清性激素水平及影像学改变等，建立遗传咨询档案。

（2）绘制家系系谱图，是否符合常染色体显性遗传特征。值得注意的是，*LHCGR* 致病基因的不同变异类型决定很大表型异质性，该基因杂合变异在男性患者表现为家族性男性性早熟，女性无表型；纯合或复合杂合变异在男性表现为性发育障碍疾病，女性则表现为不孕症（空卵泡综合征或 LH 抵抗）。

（3）对先证者需要明确致病基因及变异，并进行家系成员该变异位点的验证，已确定表型 - 基因型共分离。

（4）如夫妇双方一方携带，其后代男性患者 50% 的概率会遗传致病变异而发病，女性则有 50% 会成为携带者；如夫妇双方均为变异携带者，其后代中有 25% 可能为完全正常，50% 可能为携带者（男性表现为家族性男性性早熟，女性无临床表型），25% 可能为患者（男性表现为性发育障碍疾病，女性则有 LH 抵抗或空卵泡综合征等不孕症风险）。

2. 产前诊断　对临床和基因确诊的有生育要求的患者可进行介入性产前诊断或胚胎植入前遗传学诊断。介入性产前诊断可以为孕 11～13 周绒毛穿刺或孕 16～24 周羊水穿刺，胚胎的植入前遗传学诊断也可以作为选择之一。

值得注意的是，如夫妇双方均为 *LHCGR* 基因杂合性变异，其后代中男性发生家族性男性性早熟和性发育障碍疾病风险很高，且女性后代也有不孕症风险，优先建议进行胚胎植入前诊断，且如果候选胚胎中仅存在携带者（杂合变异）胚胎，需要进行性别选择，即选择女性携带者胚胎。

二、遗传性青春期发育延迟

青春发育并非一个突发的生理事件，而是从出生时就已开始，经历整个儿童期逐渐向成年转变的连续过程。青春期发育异常多以其出现早迟分为性早熟（precocious puberty）和青春发育延迟（delayed puberty）。一般来说，女孩在 8 岁前出现月经初潮，男孩在 9 岁前就出现明显男性第二性征称为性早熟。青春期发育延迟是指女孩到 13 岁仍无第二性征发育，至 16 岁仍无月经来潮，或者是青春期启动时间正常，但进展缓慢，青春期开始后 5 年仍无月经初潮。青春期发育延迟与多种遗传因素相关，发病率为 0.4%～0.6%。

青春期发育延迟按照其发病机制可分为 3 类：

1. 体质性青春期延迟（constitutional delayed puberty，CDP） 为暂时性青春发育延迟，此类患者青春发育启动时间推后，但最终可以自发地完成正常的青春发育，其主要临床表现为小阴茎、小睾丸以及青春期发育延迟。体质性青春发育延迟是由于下丘脑 GnRH 脉冲式分泌功能延迟发动，生长激素基础值较低，患者的直系亲属多有青春发育延迟的病史，因此推测体质性青春发育延迟和遗传因素有关，已发现 2 个可能与青春期发育时间相关的基因座，分别位于 6 号染色体 q21 和 9 号染色体 q31，但尚未发现明确的候选基因。

2. 功能性青春期延迟 常因慢性系统性疾病或营养不良所致，在原发疾病和营养状态改善后，能恢复正常青春发育，此类青春期延迟一般与遗传因素无关。

3. 性腺功能减退症 包括高促性腺激素性性腺功能减退症（hypergonadotropic hypogonadism）和低促性腺激素性性腺功能减退症（hypogonadotropic hypogonadism，HH），此类为遗传性青春期发育延迟，需要进行长期的性激素替代治疗，若不经治疗，此症患者终身无第二性征发育，为永久性无青春期发育。

（一）低促性腺激素性性腺功能减退症

低促性腺激素性性腺功能减退症是由于缺乏 GnRH 脉冲分泌使 FSH 和 LH 分泌不足所致性征发育延迟，可分为下丘脑性依赖性，垂体性依赖性和下丘脑 - 垂体性依赖性。相关的疾病见表 30-2。

1. Kallmann 综合征

【概论】 Kallmann 综合征（Kallmann syndrome，KS）又称低促性腺激素性性腺功能减退伴嗅觉缺失综合征或性幼稚嗅觉缺失综合征，是特发性低促性腺激素性性腺功能减退症（IHH）临床最为多见的类型。1944 年美国学者 Kallmann 报道了 3 个家族中的 12 例类无睾丸症，其中 9 例嗅觉功能缺失，开始提出并认识到这是一种遗传病，故将其命名为 Kallmann 综合征。KS 是一种罕见的遗传性疾病，具有临床和遗传异质性，呈家族性或散发性发病，其中散发性病例约占 2/3。男女均可发病，男性发病率约为 1/10 000，女性发病率约为 1/50 000。

【遗传学发病机制】 KS 分子遗传学机制十分复杂，已发现的致病基因突变仅占 KS 的不到一半，尚有一半以上的 KS 未找到相应的致病基因，有待进一步挖掘。KS 已有 22 种类型，有 22 个致病基因被鉴定，家族遗传型 KS 主要的遗传方式涉及 X 连锁隐性遗传、常染色体显性遗传及常染色体隐性遗传 3 种遗传模式。致病基因及相应的发病机制见表 30-2。

KAL1、*FGFR1*、*PROKR2* 或 *PROK2* 基因发生突变，会阻碍大脑发育过程中嗅神经细胞和 GnRH 分泌神经细胞的迁移，若嗅神经细胞不能正常聚集于嗅球，则导致个体的

表 30-2　低促性腺激素性性腺功能减退症相关疾病

分类	疾病	OMIM	候选基因	遗传方式	基因定位	临床表现
下丘脑性依赖性	KS-1	#308700	*ANOS1*	XR	Xp22.31	GnRH 缺乏，性腺功能减退和嗅觉缺失，LH 和 FSH 低下；骨龄延迟； 男性患者阴茎短小，睾丸小，睾酮低下，可伴无精，隐睾； 女性患者表现为原发性闭经，内外生殖器发育幼稚，无生育能力，E_2 低下
	KS-2	#147950	*FGFR1*	AD	8p11.23～p11.22	
	KS-3	#244200	*PROKR2*	AD	20p12.3	
	KS-4	#610628	*PROK2*	AR	3p13	
	KS-5	*608892	*CHD7*	AD	8q12.1	
	KS-6	#612702	*FGF8*	AD/AR	10q24.32	
	KS-7	#146110	*GNRHR*	AR	4q13.2	
	KS-8	#614837	*KISS1R*	AR	19P13.3	
	KS-9	*608137	*NSMF*	AD	9q34.3	
	KS-10	#614839	*TAC3*	AR	12q1.3	
	KS-11	#614840	*TACR3*	AR	4q24	
	KS-12	#614841	*GNRH1*	AR	8p21.2	
	KS-13	#614842	*KISS1*	AR	1q32.1	
	KS-14	#614858	*WDR11*	AD	10q26.12	
	KS-15	#614880	*HS6ST1*	AD	2q14.3	
	KS-16	#614897	*SEMA3A*	AD	7q21.11	
	Ks-17	#615266	*SPRY4*	AD	5q31.3	
	KS-18	#615267	*IL17RD*	AD/AR/DD	3p14.3	
	KS-19	#615269	*DUSP6*	AD	12q21.33	
	KS-20	#615270	*FGF17*	AD	8p21.3	
	KS-21	#615271	*FLRT3*	AD	20p12.1	
	KS-22	#616030	*FEZF1*	AR	7q31.32	

续表

分类	疾病	OMIM	候选基因	遗传方式	基因定位	临床表现
垂体性依赖性	可育性类无睾症	#228300	*LHB*	AR	19q13.33	患者睾丸大小正常或偏小，表现为少精、弱精、畸精等症状，睾酮低下
	单纯 FSH 缺乏症	#229070	*FSHB*	AR	11p14.1	女性表现为乳房不发育和原发性闭经。男性患者第二性征不发育或正常，无精症
	Rieger 综合征	#180500	*PITX2*	AD	4q25	双眼发育缺陷；可伴有全身发育异常；继发性青光眼
	CPHD	#613038	*POU1F1*	AD/AR	3p11.2	联合垂体激素缺乏症 1
		#262600	*PROP-1*	AR	5q35.3	联合垂体激素缺乏症 2
		#221750	*LHX3*	AR	9q34.3	联合垂体激素缺乏症 3
		#262700	*LHX4*	AD	1q25.2	联合垂体激素缺乏症 4
	视隔发育不良	#182230	*HESX1*	AD/AR	3p14.3	垂体前叶发育不全；脑垂体后叶异位；ACTH、LH、FSH 降低或缺乏
	瘦素缺陷所致的病态肥胖	#614962	*LEP*	AR	7q32.1	无青春期发育征象，肥胖始于儿童期，但出生体重正常
		#614963	*LEPR*	AR	1p31.3	
下丘脑-垂体性依赖性	Bardet-Biedl 综合征	#209900	*BBS1*	AR	11q13.2	智力发育迟缓或低下，性腺功能不全，向心性肥胖、色素性视网膜病、多指 / 趾畸形及肾功能异常男性小睾丸、小阴茎，女性月经失调
		#209900	*BBS10*	AR	12q21.2	

注：卡尔曼综合征（Kallmann syndrome，KS）；在线人类孟德尔遗传数据库（Online Mendelian Inheritance in Man，OMIM）。

嗅觉受损或消失。而 GnRH 分泌神经细胞的错位会阻止特定性激素产生，干扰正常性发育，引发低促性腺素性性腺功能减退症的典型症状。*CHD7* 突变可能影响染色质结构和基因表达，从而影响胚胎发育调控；*CHD7* 基因可能在发育过程中影响 *KAL1*，*FGFR1*，*PROK2* 和 *PROKR2* 的表达；*FGF8* 突变可能导致从胚胎发育到性成熟的失败，与嗅觉上皮细胞、嗅觉泡的发育紧密相关。

【诊断】 KS目前主要依靠临床表现、MRI 及内分泌学检查予以确诊。同时存在嗅觉障碍（嗅球发育不全）和性腺功能减退及发育不良（下丘脑 GnRH 缺乏）是诊断 KS 的必备条件。

（1）主要的临床表现

1）性腺功能减退：多数男性患者下部量大于上部量，呈类宦官体形，外生殖器幼稚状态，阴茎短小，睾丸小或隐睾，青春期第二性征发育缺如（无胡须、腋毛、阴毛生长，无变声）。女性患者内外生殖器发育不良，功能障碍，盆腔超声检查未见子宫、附件回声或子宫、附件发育不良。青春期时无乳房发育，无腋毛、阴毛生长，无月经来潮。

2）嗅觉缺失或减退：患者可表现为完全的嗅觉缺失，不能辨别香臭，但部分患者可能仅表现为嗅觉减退。

3）相关躯体异常表现：除了 GnRH 缺乏及嗅觉缺失，可伴有各种各样的躯体异常，包括面中线发育缺陷如唇裂、腭裂，掌骨短及肾脏发育异常等。神经系统的表现包括感觉性听力下降，镜像运动（联带运动），眼球运动异常及小脑共济失调。迄今，肾脏发育异常及镜像运动仅在 X 连锁的 KS 中发现。

（2）实验室检测

1）内分泌检测：LH 和 FSH 低或正常，外周循环性激素水平低，男性睾酮（T）$<$100ng/dl，女性雌二醇（E_2）$<$50pg/ml。下丘脑 - 垂体 - 性腺轴激素水平明显低下，性腺激素缺乏、性腺功能减退。

2）MRI 可显示嗅球缺失或发育不全，还可以排除下丘脑及垂体的器质性病变。Kallmann 综合征具有独特的临床特点及影像特征，MRI 可以清楚显示嗅球、嗅沟、嗅束，对于诊断本病具有优势。

3）嗅觉识别测试[宾夕法尼亚大学嗅觉识别试验（university of pennsylvaniasmell identification test，UPSIT）]：嗅觉缺失或减退。

4）精液检查：无精子症或少精症。

【遗传检测】 KS 患者染色体核型多数显示正常。已发现 22 个与 Kallmann 综合征相关的致病基因，通过对候选基因进行检测，也可考虑运用相关的基因 Panel 或者全外显子测序筛查。如发现相关突变则更加支持 KS 的诊断。

【治疗】 目前对 KS 尚无根治性的治疗，仅限于激素替代治疗，目的是恢复性发育、诱导或维持第二性征以及恢复生育能力。多数患者为青春期后才得以确诊，错失最佳的治疗时机。而嗅觉障碍尚无根治性的治疗。

2. 可育性类无睾症

【概述】 可育性类无睾症（fertile eunuch syndrome），又称孤立性 LH 缺乏症或者低促性腺激素性性腺功能减退症 23 型，病因主要是 LH β - 亚单位基因突变，少数是下丘脑肿瘤引起，是特发性促性腺 HH 的一种较轻表现型，有正常的性分化，但是青春发育延迟，尤其是男性。

【遗传发病机制】 本病为常染色体隐性遗传，主要由 *LHB* 基因突变引起，*LHB* 基因定位于 19q13.33，其编码产物为垂体分泌的激素 LH 的亚基，其突变导致无功能或活性下降的 LH 产生，不能调控性腺的功能。

【临床表现】 男性表现为青春发育延迟，睾丸大小正常或偏小，以及一定程度精子生成障碍。女性月经稀少，继发性闭经，多囊卵巢，子宫大小正常或偏小。

【遗传检测】 可进行 *LHB* 基因突变检测。

【治疗】 该病可通过睾酮或 hCG 单独

治疗以达到正常男性化或正常生育。

（二）高促性腺激素性性腺功能减退症

高促性腺激素性性腺功能减退症与原发性性腺功能缺乏和甾体激素产生或作用障碍有关，三者均引起性腺甾体激素对下丘脑和垂体两个水平上的负反馈抑制丧失，血清促性腺激素水平升高，包括性染色体异常导致的性腺分化障碍（性腺发育不全）、性腺缺如及性腺损伤等，相关的疾病见表30-3。

1. Noonan 综合征

【概述】 努南综合征（Noonan syndrome，NS）于1968年由Noonan正式提出，又称先天性侏儒痴呆综合征或翼状颈综合征，主要临床表现为特殊面容、身材矮小、隐睾、智力发育障碍伴先天性心脏病、骨骼发育异常、出血倾向、淋巴管发育不良等多发性先天畸形，发病率1/1 000～1/2 500，国内的发病率还未有相关数据统计。

【遗传发病机制】 NS具有遗传异质性，多个基因的突变可引起该病。多数患者表现为常染色体显性遗传模式，有家族史者突变多来自母亲，而散发的NS患者的新生突变主要来自父方，少数患者也可表现为常染色体隐性遗传。先后发现13个相关的致病基因：*PTPN11*、*KRAS*、*RAF1*和*SOS1*等致病基因。

（1）*PTPN11*：约占NS的50%，编码非受体蛋白酪氨酸磷酸酶SHP2，由酪氨酸磷酸酶SHP2自体磷酸化而获得自身功能，Ras/Raf/MAPK信号通路保持持续激活状态，可引起细胞异常增殖及凋亡障碍等。

（2）*SOS1*：占NS的10%～15%，SOS1蛋白调节RAS/MAPK信号通路的活性，而该信号通路调节细胞的生长、分裂、分化、细胞运动以及细胞凋亡。*SOS1*基因突变导致SOS1蛋白持续活跃，RAS/MAPK信号通路不受控制。

（3）*RAF1*：占NS的5%～10%，RAF1蛋白是RAS/MAPK信号通路的一部分。*RAF1*基因突变打断了正常的RAF1蛋白合成过程，使得细胞分裂、凋亡、分化和运动异常。

（4）*KRAS*：约占NS的2%，*KRAS*基因指导合成K-Ras蛋白，在调节细胞分裂中有重要作用。K-Ras接收信号从细胞外转运到细胞核，指导细胞的生长、分裂和分化。*KARS*突变改变了K-Ras蛋白，表现出高GTP-结合能力和低GTP→GDP的能力。过度活跃的K-Ras使得细胞不停地生长、分裂。

【临床诊断】 可用掌指骨模式谱（metacarpophalangeal pattern profile，MCPP）方法，可对该病进行评估，应用掌骨1和中指骨3两套MCPP变量，可对93%的Noonan综合征进行正确分类。临床表现累及多个器官，主要表现如下：

（1）特殊面容：眼睑下垂、突眼、眼距增宽、弱视、鼻梁塌、耳郭低位、颚弓深、小下颌、齿异常、蹼颈、后发际低等。

（2）骨骼畸形：鸡胸、漏斗胸、脊柱侧弯、肘外翻，身材矮小等。

（3）生殖器发育不良：女性卵巢发育不良，男性隐睾，但血清睾酮可以正常，亦可能生育。

（4）出血倾向：智力轻、中度低下或正常。大多数合并心血管畸形，以肺动脉和房间隔缺损最为常见。50%的患者有心电图异常，染色体核型正常。NS-3有更多的智力受损；NS-5患心脏病概率增高，特别是增厚型心肌病。

【遗传检测】 对*PTPN11*、*KRAS*、*RAF1*和*SOS1*等致病基因进行测序筛查（详见表30-1）也可考虑运用相关的基因Panel或者全外显子测序筛查。

【治疗与预防】 该病目前无特殊治疗方法，以对症治疗为主。NS的治疗目的主要是改善身高，使其尽可能达正常范围，同时需多学科协作，治疗其他系统存在的先天缺陷。

2. 雄激素不敏感综合征

【概述】 雄激素不敏感综合征（androgen

表 30-3　高促性腺激素性性腺功能减退症疾病相关疾病

分类	疾病	OMIM	候选基因	遗传方式	基因定位	主要临床表现
原发性性腺功能缺乏	NS-1	#163950	*PTPN11*	AD	12q24.13	生殖器发育不良：女性卵巢发育不良，男性隐睾，但血清睾酮可以正常，亦可能生育
	NS-2	#605275	*LZTR1*	AR	22q11.21	
	NS-3	#609942	*KRAS*	AD	12p.12.1	
	NS-4	#610733	*SOS1*	AD	2p22.1	
	NS-5	#611553	*RAF1*	AD	3p25.2	
	NS-6	#613224	*NRAS*	AD	1p13.2	
	NS-7	#613706	*BRAF*	AD	7q34	
	NS-8	#615355	*RIT1*	AD	1q22	
	NS-9	#616559	*SOS2*	AD	14q21.3	
	NS-10	#616564	*LZTR1*	AD	22q11.21	
	NS-11	#618499	*MRAS*	AD	3q22.3	
	NS-12	#618624	*RRAS2*	AD	11p15.2	
	NS-13	#619087	*MAPK1*	AD	22q11.22	
	NF-NS	#601321	*NF1*	AD	17q11.2	
性激素生成障碍	男性间质细胞发育不全 / 女性黄体生成素阻滞	#238320	*LHCGR*	AR	2p16.3	男性伴高促性腺激素性性腺功能减退症，从男性假两性畸形伴有女性或者模糊的外生殖器到男性原发性性腺功能不足；女性闭经，有第一性征和第二性征的发育
	卵巢发育不全 / 卵巢 FSH 反应低下	#233300 %276400	*FSHR*	AR	2p16.3	女性有高促性腺激素性卵巢发育不全
	先天性类脂质肾上腺增生症	#201710	*STAR*	AR	8p11.23	男性外生殖器完全女性化，广泛皮肤色素沉着，女性第二性征能发育并且有初潮，然而无排卵，糖皮质激素、盐皮质激素、性激素及其代谢物水平明显降低

续表

分类	疾病	OMIM	候选基因	遗传方式	基因定位	主要临床表现
甾体激素受体依赖性	雄激素不敏感综合征	# 300068	*AR*	XR	Xq12	患者由于雄激素受体异常而导致雄激素的效应全部或部分消失，其临床表型变化范围很广，可从外表发育良好、仅有原发性闭经的无毛女性到发育良好的不育男性。一般都呈女性体态或女性化不完全，女性外生殖器，盲端阴道，或有部分男性化表现（阴蒂肥大，阴唇部分融合），青春期乳房发育。睾丸大小正常，睾酮分泌正常或升高。常位于腹股沟管内，无精子生成
	雌激素抵抗（少见）	+133430	*ESR1*	AR	6q25.1	身高持续增长到成年，原发性闭经，乳房发育异常，血清雌二醇、雌酮、卵泡刺激素和黄体生成素浓度升高，血清睾酮浓度正常，不完整的骨骺闭合，骨密度低于正常人群，糖耐量受损，高胰岛素血症
染色体异常导致的性腺分化障碍	Turner 综合征	核型：①典型：45，X；②嵌合体，如 45，X/46，XX；45，X/47，XXX；45，X/46，XX/47，XXX。③46，XX，但其中一条 X 染色体异常				原发性闭经，生殖器与第二性征不发育，女性外阴，发育幼稚，有阴道，子宫小或缺如
	Klinefelter 综合征	核型：47，XXY				患者有类无睾身材、男性乳房发育、小睾丸、无精子及尿中促性腺激素增高等

注：努南综合征（Noonan syndrome，NS）神经纤维瘤病 - 努南综合征（Neurofibtomatosis-Noonan syndrome，NF-NS）；OMIM：在线人类孟德尔遗传数据库。

insensitivity syndrome，AIS，OMIM#300068）又叫睾丸女性化综合征，首先由 John Morris 于 1953 年报道并命名，是男性假两性畸形中最常见的类型。患者的核型一般为 46，XY，主要表现为不同程度的男性性分化发育异常及某些特发性男性不育症。该病根据外生殖器女性化程度分为 3 型：完全型（CAIS），部分型（PAIS）和轻度或最小型（MAIS）。其中以完全型雄激素不敏感综合征较多见，发病率占出生男婴的 1/64 000～1/20 000。

【遗传发病机制】 AIS 是一种与 *AR* 基因缺陷密切相关的 X 连锁隐性遗传病。*AR* 基因定位于 Xq12，基因全长约 90kb，由 8 个外显子组成，目前已知的突变类型超过 400 种，突变类型包括：基因缺失、剪接位点突变、提前终止密码子、错义突变等。AR 蛋白广泛表达于睾丸、卵巢、前列腺等生殖系统。

【临床表现】 完全型（CAIS），部分型（PAIS）和轻度或最小型（MAIS）临床表现有差异。

（1）CAIS：在新生儿期诊断很困难，出生后按女性抚养，个别患者可因大阴唇或腹股沟包块或者疝修补术发现睾丸而被确诊。成年后女性体形，青春期乳房发育，原发性闭经，阴道盲端且较短浅。睾丸常位于腹股沟管内，无精子生成。

（2）PAIS：临床表型多样，患者女性化不完全，阴蒂肥大，阴唇部分融合，有部分男性化表现，但仍为女性体形，乳房青春期亦有一定程度发育。

（3）MAIS：外生殖器可能未发育成男性或者仅表现为冠状沟型尿道下裂或阴囊中缝突出。青春期，MAIS 会有 2 种表型，其中一种有生精但生育力低下，而另一种生精正常或可生育，但 2 种均有不同程度的男性乳房发育，高音调，头发稀疏和阳痿。

【检测项目】

（1）激素测定：17- 羟皮质酮水平正常，偶尔升高。青春期前 AIS 患者的 LH 和 T 水平与其年龄相符，青春期后血浆 T 水平和 LH 水平比正常男性高，FSH 水平正常，生殖腺切除后明显升高。血浆雌二醇值也高于正常男性（约为正常男性的 2 倍）。

（2）遗传学检查

1）染色体核型及性染色质试验：46，XY 核型，性染色质试验阴性。

2）基因检测：筛查致病基因 *AR* 基因。

（3）hCG 刺激试验：有血 T 和 DHT 的正常增加，这在鉴别诊断中很有意义。

（4）影像学检查：如有大阴唇或腹股沟包块，应当经影像学检测是否存在睾丸恶变。

（5）性腺病理检查：完全型雄激素不敏感者睾丸处于发育不成熟状态，精曲小管充满了支持细胞，有少数精原细胞，但没有精母细胞。青春期后没有精子生长的现象，精曲小管的基膜变厚，个别段落有透明变性，间质细胞过度增生。约 50% 患者有附睾，但其组织多纤维化。不完全型雄激素不敏感者在 12 岁前睾丸的构造是正常的，12 岁后睾丸开始退化，精曲小管中的支持细胞及精原细胞不多，间质细胞却过度增生，罕见有精子生长。由于大多数的性腺没有生殖细胞，患者不能生育。附睾形成正常，这一点与完全型者不同。

（6）产前遗传诊断：存在家族史患者妊娠期作羊水细胞核型鉴定，如果为 46，XY，则应用 B 超探查外阴部。怀孕 28 周后 B 超探查外阴的正确率较高，必要时可采用胎儿镜检查。由于高度异质性，DNA 诊断仍然存在困难。但是，通过分析受体结合区突变热区可以将相当部分病例检测出来。

（7）腹腔镜检查：可见子宫和输卵管均缺如，双侧睾丸大小可正常（完全型雄激素不敏感者）、亦可小于正常（不完全型雄激素不敏感者），当睾丸位于腹股沟管内或大阴唇内时，在盆腔内则未见睾丸。

【鉴别诊断】

需与 46，XY 单纯性腺发育不全和 17β-HSD3 缺乏鉴别。对于一个 46，XY 患者，hCG 刺激后血 T 和 DHT 的正常增加是诊断 AID 的必要条件。

【治疗】 AIS 患者的女性表型与染色体核型 46，XY 使其存在遗传性别、性腺性别和身体性别不一致性，面临着身份认同障碍，根据患者及其家属意愿及患者女性化程度决定治疗方案。心理支持是治疗的重要组成部分，有助于患者调整心态，正确认识自身情况，健康成长。

（袁萍　郑灵燕）

第二节　遗传性不孕不育

一、遗传性不孕

（一）卵巢早衰与早发性卵巢功能不全

正常情况下，绝大多数女性出现绝经的平均年龄约为 51 岁，但仍有小部分女性会出现提前闭经。卵巢早衰（POF）是一种常见的导致育龄女性出现闭经且不孕的疾病，在 <40 岁的女性中发生率为 1%～2%，<30 岁的女性中发生率为 0.1%。早发性卵巢功能不全（POI）是指女性在 40 岁以前出现卵巢功能减退，主要表现为月经异常（闭经、月经稀发或频发）、促性腺激素水平升高（FSH > 25IU/L）、雌激素水平波动性下降。可根据是否出现自发月经，将早发性卵巢功能不全分为原发性和继发性早发性卵巢功能不全。早发性卵巢功能不全早期可表现为卵巢储备功能减退（diminished ovarian reserve），主要表现为卵巢内卵母细胞的数量减少和 / 或质量下降，同时伴有抗米勒管激素（AMH）水平降低、窦卵泡数减少，FSH 水平升高。POF 属于早发性卵巢功能不全的终末阶段，特征表现为 40 岁前出现闭经，促性腺激素水平升高（FSH > 40IU/L）。早发性卵巢功能不全的病因复杂，可由遗传、感染、免疫或医源性（手术、放疗、化疗）因素所致，具有高度的临床表现和遗传的异质性（遗传因素占 20%～25%）。从卵巢储备功能减退到早发性卵巢功能不全再到卵巢早衰是卵巢功能逐渐减退的过程。

【临床表型特征】

早发性卵巢功能不全临床表现可由病因不同而表现各异，患者可有 1 种或多种以下表现：①月经改变：原发性早发性卵巢功能不全表现为原发性闭经；继发性闭经多发生在青春期后，部分患者曾有生育史。初期表现为月经周期不规律，周期变长，经期缩短，最后发展为闭经。但此类患者的第二性征及外生殖器发育正常。从卵巢功能减退到衰竭，可有数年的过渡时间，临床异质性很高。②生育力降低或不孕：表现为稀发排卵或不排卵所致不孕。在卵巢储备功能减退初期，由于偶发排卵，仍然有 5%～10% 的妊娠机会，但自然流产和胎儿染色体异常的风险增加。③雌激素下降的表现：原发性早发性卵巢功能不全主要表现为无第二性征发育（如乳房发育不全、阴毛和体毛稀少甚至缺如等）及发育较差（生长缓慢、身材矮小等）。继发性早发性卵巢功能不全主要表现为围绝经期症状，潮热、出汗、失眠、记忆力减退、阴道干涩、性欲减退、骨质疏松、骨痛、骨折等。④存在其他疾病表现或风险：先天性心脏病、智力障碍、肾上腺和甲状腺功能减退、糖尿病、复发性流产等。

同时卵巢早衰可因伴随其他临床特征的不同，分为非综合征型卵巢早衰和综合征型卵巢早衰。非综合征型早发性卵巢功能不全主要为卵巢功能减退所致上述临床表现，而综合征型早发性卵巢功能不全除卵巢功能减退外，还伴有特殊临床表现，如小睑裂综合征（blepharophimosis-ptosis-epicanthus inversus syndrome）Ⅰ型表现为小睑裂、上睑下垂、内眦赘皮、眼距宽等，Perrault 综合征表现为感觉神经性耳聋（sensorineural hearing loss）等。

【遗传方式及相关致病基因】

早发性卵巢功能不全存在强遗传异质性，染色体异常和单个基因缺陷均可导致。染色体异常占 POI 人群的 10%～13%，包括染色体数目和结构异常，常见于 X 染色体数目或者结构异常（如 X 单体综合征、X 染色体嵌合异常、X 等臂染色体等，如表 30-4 所示）。根据文献及数据库报道，有 30 个基因可致早发性卵巢功能不全，详见表 30-5。卵巢早衰 1 型为常染色体隐性遗传，其致病基因 *FMR1* 位于 Xq27.3，长约 39kb，含 17 个外显子，编码脆性 X 精神发育迟缓蛋白。卵巢早衰 4 型及卵巢发育不全 2 型为 X 染色体连锁遗传，其致病基因 *BMP15* 位于 Xp11.22，长约 5.9kb，含 2 个外显子，编码骨形成蛋白 15。

早发性卵巢功能不全的发病机制目前尚不明确，超过 50% 的患者原因不明。目前认为 2 种可能的机制是：①原始卵泡数目过少；②窦前卵泡闭锁过快。

【实验室及辅助检查】

1. 基础性激素水平 FSH＞25IU/L（月经周期第 2～4 天，或闭经时检测），LH 高于正常，E_2 水平低于正常。

2. 血清抗米勒管激素低于正常。青春期前或青春期女性抗米勒管激素水平低于同龄女性 2 倍标准差，提示有早发性卵巢功能不全风险。

3. 部分患者抗过氧化物酶抗体、抗卵巢抗体、甲状腺自身抗体（TPO-Ab）、肾上腺皮质抗体、21 羟化酶抗体（21OH-Ab）阳性。

4. 子宫及双附件超声提示子宫偏小（始基子宫或子宫显示不清），双附件呈条索状稍低回声（或卵巢隐约可见或卵巢显示不清），双侧卵巢窦卵泡（直径 2～10mm）数少（双侧总数＜5 个）。

5. 骨骼 X 线片提示存在骨密度下降；部分青春期患者骨龄 X 线片提示骨龄低于实际年龄。

6. 染色体核型异常（表 30-4）。

7. 卵巢早衰相关致病基因变异（表 30-5）。

【诊断标准】

早发性卵巢功能不全患者病因不同，临床表现多样。临床诊断要点如下，①年龄＜40 岁；②原发性闭经，或继发性少经 / 闭经持续时间至少 4 个月；③间隔 1 个月以上 2 次血清基础 FSH 水平＞25IU/L 以及 E_2 低值。如合并身体其他部位或器官病变，则考虑为综合征型早发性卵巢功能不全。在排除免疫、手术及放化疗等外因后，仍然原因不明的患者，考虑其遗传因素的可能性较大，建议进一步行遗传学分析（如染色体核型、致病基因变异检测），诊断流程如图 30-1 所示。

【治疗与预后】

目前较为广泛的治疗方案为激素替代治疗至其生理性绝经时间（约 50 岁）。大多数治疗方案为雌激素替代治疗，如序贯疗法或口服避孕药。

在早发性卵巢功能不全患者初诊时，应测量骨密度，如骨密度降低，激素治疗 5 年内需复查骨密度。早发性卵巢功能不全（特别是 Turner 综合征）患者存在心血管疾病风险，遗传咨询的同时建议患者定期到心内科和生殖内分泌科诊治。

对于有生育要求的早发性卵巢功能不全患者而言，可考虑人工周期下接受供卵体外受精治疗，同时可避免相关的致病基因变异遗传给后代。有 5%～10% 的患者有排卵现象或能成功妊娠。另一措施是生育力保存，如胚胎冷冻、成熟卵母细胞冷冻、未成熟卵母细胞体外成熟技术、冷冻卵巢组织，后两者由于涉及人类冷冻非成熟卵后的体外生长和成熟技术有待完善，目前尚未进入临床应用。

【遗传咨询与产前诊断】

1. 早发性卵巢功能不全患者多数为原发性不孕或继发性不孕，对于非医源性的原发性患者以及有早发性卵巢功能不全家族史的女性，建议尽早妊娠并行遗传学诊断。

2. 如遗传学诊断发现染色体异常与早发性卵巢功能不全相关，建议患者临床妊娠后进行介入性产前诊断（染色体）；如遗传学

表 30-4　早发性卵巢功能不全的染色体核型

X 染色体核型异常			46，XY 核型异常	常染色体核型异常
X 染色体数目异常	X 染色体结构异常	X 染色体与常染色体易位		
45，X	46，X，del（X）（q13）	46，X，t（X；2）（q13；q36）	45，X［95］/46，XY［5］	46，XX，t（5；13）（q13；q14）［7］
47，XXX	46，X，del（X）（q21）	46，X，t（X；4）（q22；q21）		
45，X/46，XX	46，X，del（X）（q22）	46，X，t（X；5）（q24；q22）		
45，X/47，XXX	46，X，del（X）（q24）	46，X，t（X；6）（q24；q25）		
45，X/46，XX/47，XXX	46，X，del（X）（q25）	46，X，t（X；12）（q22；p24）		
46，XX/47，XXX	46，X，del（X）（q27）	46，X，t（X；14）（p10；p10）		
	45，X［72］/46，X，del（X）（p11）［28］	46，X，t（X；14）（q22；q32）		
	45，X［34］/46，X，del（X）（p21）［66］	46，X，t（X；19）（q22；q13）		
	45，X［2］/46，X，del（X）（q26）［18］/46，XX［80］			
	46，X，i（X）（p10）			
	46，X，i（X）（q10）			
	45，X［61］/46，X，i（X）（p10）［39］			
	45，X［46］/46，X，i（X）（q10）［34］			
	45，X［89］/46，X，r（X）（p22～q25）［11］			
	45，X［57］/46，X，inv（X）（q12q26）［43］			
	46，X，psu idic（X）（q28）			
	46，X，der（X），t（X；X）（p22；p22）			

表 30-5　OMIM 数据库中早发性卵巢功能不全的致病基因

分型	致病基因	染色体定位	遗传方式	早发性卵巢功能不全发生率
POF1	*FMR1*	Xq27.3	XL	3%～15%
POF2A	*DIAPH2*	Xq21.33	XLD	罕见
POF2B	*POF1B*	Xq21.1 ~ q21.2	XLR	2.2%
POF3	*FOXL2*	3q22.3	AD	罕见
POF4	*BMP15*	Xp11.22	XL	1.5%～12%
POF5	*NOBOX*	7q35	AD	1%～6.2%
POF6	*FIGLA*	2p13.3	AD	1%～2%
POF7	*NR5A1*	9q33.3	AD	8%
POF8	*STAG3*	7q22.1	AR	罕见
POF9	*HFM1*	1p22.2	AR	罕见
POF10	*MCM8*	20p12.3	AR	罕见
POF11	*ERCC6*	10q11.23	AD	罕见
POF12	*SYCE1*	10q26.3	AR	罕见
POF13	*MSH5*	6p21.33	AR	罕见
POF14	*GDF9*	5q31.1	AR	罕见
POF15	*FANCM*	14q21.2	AR	罕见
POF16	*BNC1*	15q25.2	AD	罕见
卵巢发育不全 1	*FSHR*	2p16.3	AR	0～1%
卵巢发育不全 2	*BMP15*	Xp11.22	XL	罕见
卵巢发育不全 3	*PSMC3IP*	17q21.2	AR	罕见
卵巢发育不全 4	*MCM9*	6q22.31	AR	罕见
卵巢发育不全 5	*SOHLH1*	9q34.3	AR	罕见
卵巢发育不全 6	*NUP107*	12q15	AR	罕见
卵巢发育不全 7	*MRPS22*	3q23	AR	罕见
卵巢发育不全 8	*ESR2*	14q23.2～q23.3	AD	罕见
Perrault 综合征 1	*HSD17B4*	5q23.1	AR	罕见
Perrault 综合征 2	*HARS2*	5q31.3	AR	罕见
Perrault 综合征 3	*CLPP*	19p13.3	AR	罕见
Perrault 综合征 4	*LARS2*	3p21.31	AR	罕见
Perrault 综合征 5	*TWNK*	10q24.31	AR	罕见
Perrault 综合征 6	*ERAL1*	17q11.2	AR	罕见

AD：常染色体显性遗传；AR：常染色体隐性遗传；XLD：X 连锁显性遗传；XLR：X 连锁隐性遗传；XL：X 连锁遗传。

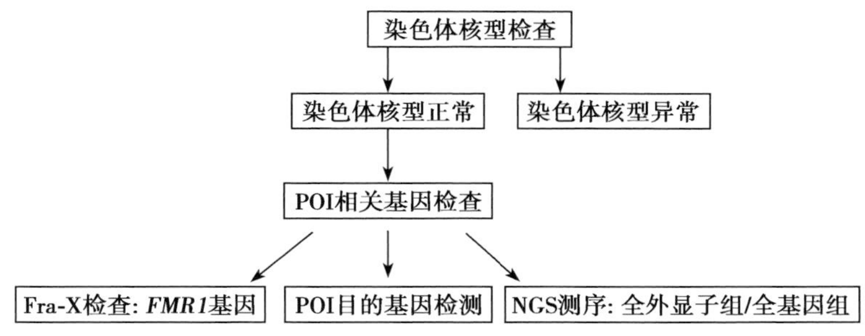

图 30-1　早发性卵巢功能不全(POI)遗传学检测流程

诊断发现基因变异与早发性卵巢功能不全相关，可根据具体致病基因情况来看是否需行配偶的相关基因检测（如 AR 遗传方式建议配偶检测），以判断后代风险。上述 2 种遗传风险均需建议患者进行家族女性成员遗传咨询和检测。

3. 对于有非遗传性早发性卵巢功能不全家族史的家族成员的建议如下，①目前还没有任何预测试验能证明家族女性成员发生早发性卵巢功能不全，除非先证者已检测到 1 个已知的相关变异。②针对早发性卵巢功能不全的发生目前还没有有效的预防措施。③生育力保存可能作为一个选择方式。④可能存在潜在早绝经风险，建议尽早进行生育规划。

4. 植入前胚胎遗传学诊断在早发性卵巢功能不全患者的应用目前尚无文献报道，其可行性值得商榷，主要原因在于患者自身卵巢储备低下且对促排卵药物的反应不良，无法获得可利用的胚胎。

（二）卵巢抵抗综合征

卵巢抵抗综合征（resistant ovary syndrome，ROS）是一类罕见的女性高促性腺激素性性腺功能减退症。该病最早于 1969 年由 Jones GS 等人报道，曾被认为是早发性卵巢功能减退的一种特殊类型。

【临床表型特征】

该类患者有类似于 POI 临床特征，如女性 40 岁前出现月经异常（闭经或月经稀发）、促性腺激素水平升高（FSH＞25IU/L）、雌激素水平波动性下降。但患者的女性第二性征和卵巢储备功能基本正常，表现在乳房和外生殖器发育正常，抗米勒管激素（AMH）水平和窦卵泡数均正常。

此外，患者因不孕症就诊行辅助生殖体外受精（in vitro fertilization，IVF）取卵手术过程中，常表现为对促性腺激素（Gn）刺激无反应或低反应，取出卵子小且不成熟，需经体外成熟技术（in vitro maturation，IVM）培养 24 小时后，不成熟卵子发育到成熟才能进行下一步体外受精。

【遗传方式及相关致病基因】

ROS 表现为常染色体隐性遗传，其致病基因 *FSHR*，定位于 2p16.3，全长 192kb，含 10 个外显子，编码的 FSH 受体蛋白，纯合变异或复合杂合性变异均可导致疾病发生。

【实验室诊断】

1. 基础性激素水平 FSH＞25IU/L（月经周期第 2～4 天，或闭经时检测），LH 高于正常，E_2 水平低于正常。

2. 血清抗米勒管激素和双侧卵巢窦卵泡数正常提示卵巢储备正常。

3. 患者免疫相关检查，如甲状腺自身抗体（TPO-Ab）、肾上腺皮质抗体、抗核抗体、抗 DNA 抗体、抗 21 羟化酶抗体（21OH-Ab）等均阴性。

4. 部分患者查抑制素 B 正常。

5. 染色体核型正常。

6. 卵巢早衰相关致病基因 *FSHR* 突变（目前报道已知致病基因）。部分患者未检测到致病基因 *FSHR* 突变。

【诊断标准】

典型的临床特征：卵巢储备正常；反复

多次性激素水平均升高；对 Gn 刺激不敏感。存在以上临床特征即可诊断。

常染色体隐性遗传：*FSHR* 基因纯合变异或复合杂合变异。

【治疗与预后】

目前较为广泛的治疗方案为激素替代治疗至其生理性绝经时间（约 50 岁）。大多数治疗方案为雌激素替代治疗，如序贯疗法或口服避孕药。

对于有生育要求的卵巢抵抗综合征患者而言，可考虑辅助生殖技术中卵母细胞体外成熟技术（IVM）后再进行体外受精治疗，可获得成功妊娠。另一措施是生育力保存，如未成熟卵母细胞体外成熟技术后冷冻、冷冻卵巢组织等。

【遗传咨询与产前诊断】

1. 如遗传学诊断发现基因变异与卵巢抵抗综合征相关，可根据具体致病基因情况来看是否需行配偶的相关基因检测（如 *FSHR* 基因致病是按 AR 遗传方式建议配偶检测），以判断后代风险。上述 2 种遗传风险，均需建议患者进行家族女性成员遗传咨询和检测。

2. 对有不明确为遗传性 ROS 诊断的家族成员的建议：针对 ROS 的发生目前还没有有效的预防措施，生育力保存可能作为一个选择方式，建议尽早进行生育规划。

（三）空卵泡综合征

空卵泡综合征（empty follicle syndrome，EFS）是指在辅助生殖体外受精（IVF）取卵手术过程中发生反复抽吸、多次冲洗均无法获得卵子的现象，但患者卵巢反应及卵泡生长均正常。在 IVF 控制性促排卵过程中，空卵泡综合征发生率为 0.045%～7%。根据取卵日血清人绒毛膜促性腺激素（beta human chorionic gonadotropin，β-hCG）水平，分为假性空卵泡综合征（false empty follicle syndrome）和真性空卵泡综合征（genuine empty follicle syndrome）。大部分患者为假性空卵泡综合征，主要是由于医源性注射不当以致血清 β-hCG 浓度不足而不能发挥其药理作用，通过改变助孕方案可成功助孕。而真性空卵泡综合征取卵日查血清 β-hCG 浓度正常，由于其发生率极低（约占 IVF 周期的 0.016%），目前认为主要是由遗传因素导致。这里主要介绍和遗传相关的真性空卵泡综合征。

【遗传方式及相关致病基因】

遗传相关的空卵泡综合征可呈常染色体隐性遗传或常染色体显性遗传，目前有 4 个致病基因（表 30-6）。其致病基因 *LHCGR* 定位于 2p16.3，全长 69kb，含 11 个外显子，编码的 LH/hCG 受体蛋白，纯合变异或复合杂合性变异均可导致疾病发生，但家系各成员男女患者临床表现不同（表 30-6）。

【临床表型特征】

空卵泡综合征患者多数为原发性不孕症。*LHCGR* 相关的 EFS 大部分表现为月经周期不规则，排卵监测可见优势卵泡生长，无排卵。基础性激素水平正常或黄体生成素（LH）升高，抗米勒管激素正常及双侧窦卵泡

表 30-6　空卵泡综合征的致病基因和相关的临床表型

临床诊断	性别	致病基因	染色体定位	遗传方式
睾丸间质细胞发育不全合并性发育异常	男性			AR
性早熟	男性（青春期）	*LHCGR*	2p16.3	AD
空卵泡综合征 /LH 抵抗	女性			AR
空卵泡综合征	女性	*ZP1*	11q12.2	AD/AR
空卵泡综合征	女性	*ZP2*	16p12.3～p12.2	AD/AR
空卵泡综合征	女性	*ZP3*	7q11.23	AD

AD：常染色体显性遗传；AR：常染色体隐性遗传。

数正常，提示卵巢储备尚可。患者子宫双附件超声提示双侧卵巢体积大小不均等。IVF助孕时多次反复抽吸冲洗均不能在显微镜下发现任何卵子或卵丘复合物或颗粒细胞。*ZP* 相关的 EFS 临床表现不同之处在于月经周期规则，排卵监测可见正常排卵，基础性激素水平正常，患者子宫双附件超声未见异常。IVF 助孕时多次反复抽吸冲洗在显微镜下见卵丘复合物或退化卵子。

【实验室诊断】

1. 反复多次取卵均未见任何卵子或仅见卵丘复合物或颗粒细胞或退化卵子。

2. 取卵日血清 β-hCG 正常（>40IU/L）。

3. 基础性激素中 LH 正常或升高。

4. 抗米勒管激素和双侧卵巢窦卵泡数正常提示卵巢储备正常。

5. 染色体核型涉及 2p16.3 处倒位或易位。

6. 染色体核型正常但致病基因 *LHCGR* 纯合变异或复合杂合变异。

【诊断标准】

典型的临床特征：卵巢储备正常；反复多次取卵均未见任何卵子或卵丘复合物或颗粒细胞；取卵日血清 β-hCG 正常（>40IU/L）。常染色体隐性遗传：*LHCGR* 或 *ZP* 基因纯合变异或复合杂合变异。

【治疗与预后】

根据假性和真性空卵泡综合征治疗方案有所不同（图 30-2），如经基因诊断证实存在基因致病变异，绝大部分真性空卵泡综合征患者获得卵子可能性很低，建议采取人工周期下供卵体外受精治疗。

【遗传咨询与产前诊断】

1. 先证者如诊断为真性空卵泡综合征并发现致病基因及其变异，建议家族其他成员进行该基因位点的检测，特别是男性家族成员可能有睾丸间质细胞发育不全和性发育障碍疾病，后期存在睾丸癌变风险。

2. 真性空卵泡综合征为常染色体隐性遗传，女性患者极大可能由于无法获取卵子而无后代，遗传咨询时可以着重咨询家系其他成员的风险：如家系其他成员为 *LHCGR* 基因变异携带者，建议进行配偶的该基因变异检测，以明确后代遗传风险。

（四）卵母细胞成熟障碍与早期胚胎发育阻滞

哺乳动物的卵子生长发育、成熟受精是

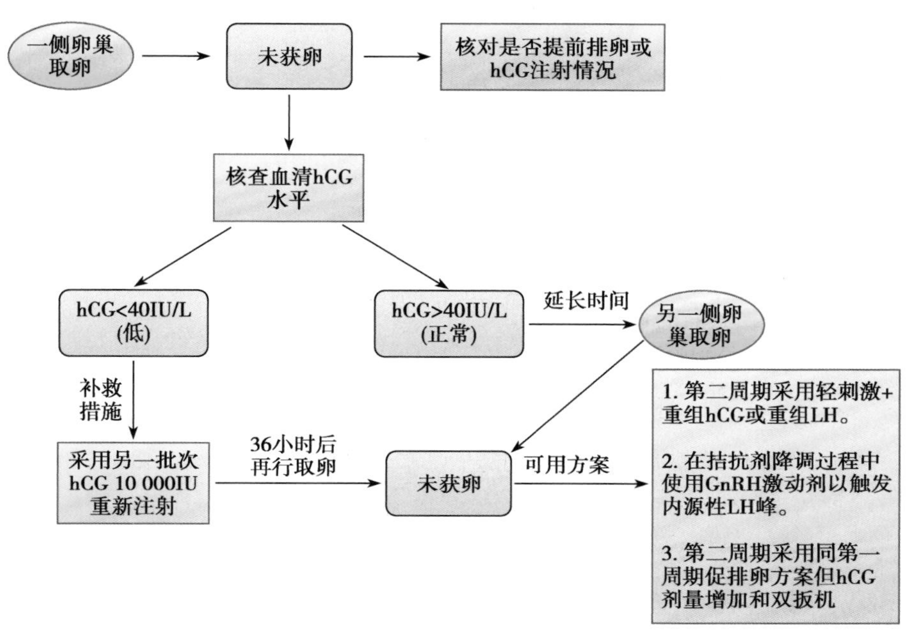

图 30-2　空卵泡综合征的诊疗方案及流程图

由一系列分子信号调控各个关键节点，同时伴随卵子形态学变化的过程。出生后，卵母细胞一直停滞于GⅤ期（即初级卵母细胞减数分裂前期Ⅰ双线期），形态上可见生发泡（GⅤ）；青春期后，在黄体生成素的刺激下，GⅤ期卵母细胞恢复减数分裂Ⅰ，生发泡破裂（germinal vesicle breakdown）同时伴随染色质浓缩、纺锤体形成、染色体排列到赤道板上，卵母细胞进入到MⅠ期（即初级卵母细胞减数分裂后期Ⅰ～末期Ⅰ），形态上生发泡消失但未见第一极体；随后卵母细胞完成减数分裂Ⅰ，排出第一极体，并停滞在减数分裂中期Ⅱ（即MⅡ期）直到受精；成熟精子进入MⅡ期卵母细胞后再次启动减数分裂Ⅱ，并排出第二极体，完成受精及后续早期胚胎发育（图30-3）。辅助生殖体外受精技术为我们观察卵母细胞及胚胎发育提供了一个窗口。卵母细胞成熟障碍（oocyte maturation failure）是指初级卵母细胞停滞在GⅤ期或MⅠ期，以致无法出现生发泡破裂、排出第一极体完成正常受精的现象。早期胚胎发育阻滞主要包括受精障碍、异常多原核受精、卵裂障碍、胚胎发育迟缓等表型。卵母细胞成熟障碍和胚胎发育阻滞都是女性不孕的原因之一。

【临床表型特征】

卵母细胞成熟障碍和早期胚胎发育阻滞的患者多以不明原因的原发性不孕于辅助生殖科初诊。绝大多数患者的一般情况、体格检查及生殖内分泌激素水平均正常。同时，反复辅助生殖体外受精（IVF）助孕失败，失败的主要原因发生在配子、胚胎表型异常。

卵母细胞成熟障碍表现为卵母细胞停滞于GⅤ期或MⅠ期（图30-4），主要特征为：①多次辅助生殖体外受精技术助孕绝大多数卵子均不成熟（不成熟比例>70%）。②体外成熟技术也不能促使其成熟。

受精障碍（fertilization failure）表现为成熟卵母细胞与精子结合后，无法完成正常受精排出第二极体（图30-5），即使采用卵胞质内单精子注射（intracytoplasmic sperm injection，ICSI）也无法使其受精。其中部分患者

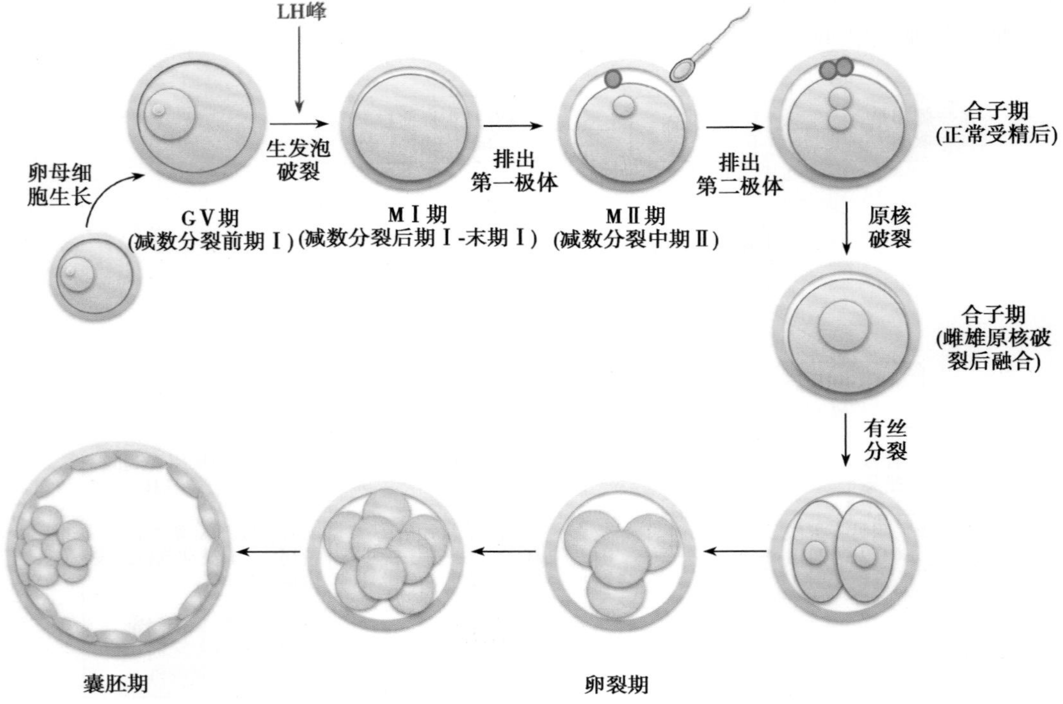

图30-3　卵子生长发育、成熟受精、早期胚胎发育图示

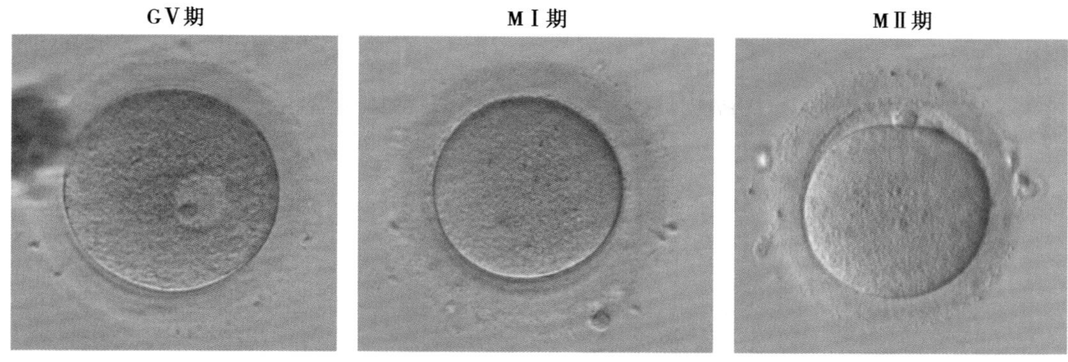

图 30-4　光学显微镜下成熟障碍的卵母细胞（GV期和MⅠ期），成熟的卵母细胞（MⅡ期）

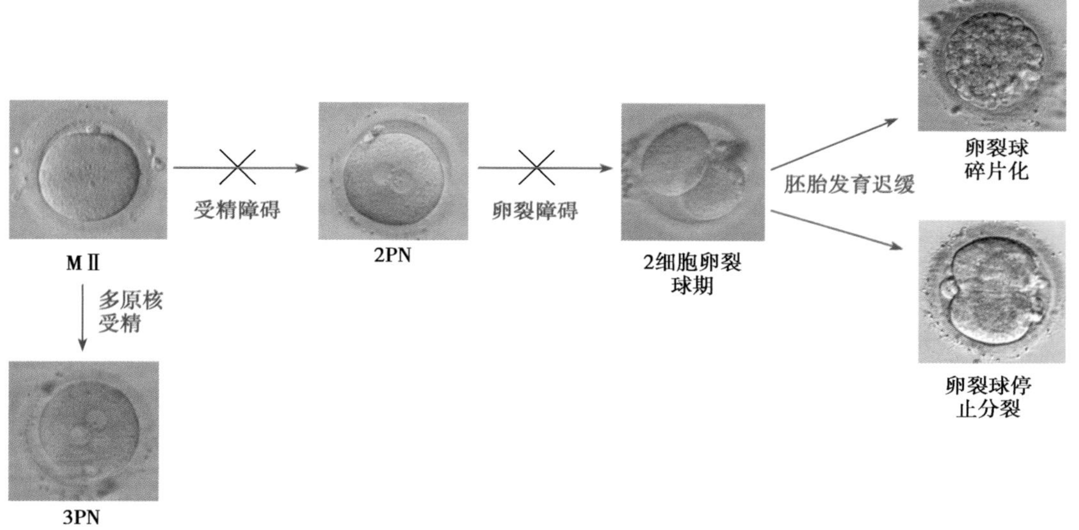

图 30-5　光学显微镜下观察的早期胚胎发育停滞

可通过 ICSI 联合人工卵母细胞激活（artificial oocyte activation，AOA）技术提高其受精率，部分患者即使采用上述联合技术也无法完成受精。

正常受精的原核为两原核（two pronuclei，2PN），故异常多原核受精是精卵结合时发生异常原核形成，表现为出现多个原核（multiple pronuclei，MPN），如 3PN 或＞3PN（图 30-5）。

卵裂障碍（cleavage failure）表现为正常受精的卵子无法进一步有丝分裂形成 2 细胞以上的胚胎（图 30-4）。

胚胎发育迟缓（embryonic developmental arrest）表现为在 IVF 胚胎观察中发现受精卵进入卵裂期后发育迟缓或者细胞碎片增多，或体外培养的第 3 天仍不能发育为可用于胚胎移植的卵裂期胚胎（常表现为 4 细胞以下）或第 3 天的可用胚胎均无法进一步形成囊胚。

【遗传方式及相关致病基因】

卵母细胞成熟障碍及早期胚胎发育阻滞的已知致病基因见表 30-7，值得注意的是，其中 AD（pat）遗传方式主要表现为父源变异遗传至女儿发病。

【实验室诊断】

1. IVF 胚胎室光学显微镜下观察到卵母细胞成熟障碍和早期胚胎发育阻滞。

2. 相关基因发现致病性变异。

表 30-7 卵母细胞成熟障碍及早期胚胎发育阻滞的致病基因及其表型

表型分类	致病基因	染色体定位	遗传方式
卵母细胞成熟障碍	*TUBB8*(F)	10p15.3	AD(pat)/de novo/AR
	PATL2(F)	15q21.1	AR
	TRIP13(F)	5p15.33	AR
	CDC20(F)	1p34.2	AR
	TBPL2(F)	14q22.3	AR
受精障碍	*PLCZ1*(M)	12p12.3	AR
	TLE6(F)	19p13.3	AR
	WEE2(F)	7q34	AR
异常多原核受精	*REC114*(F)	15q24.1	AR
	NLRP7(F)	19q13.42	AR
卵裂障碍	*TUBB8*(F)	10p15.3	AR
	BTG4(F)	11q23.1	AR
胚胎发育迟缓	*TUBB8*(F)	10p15.3	AD(pat)/de novo/AR
	PADI6(F)	1p36.13	AR
	NLRP2	19q13.42	AR
	NLRP5	19q13.43	AR
	ACTL7A(M)	9q31.3	AR

AD：常染色体显性遗传，de novo 表示新生变异，AR：常染色体隐性遗传，F 表示女方因素致病，M 表示男方因素致病。

【诊断标准】

临床诊断标准：①原发性不孕症；②多次辅助生殖体外受精技术助孕绝大多数卵子均不成熟（不成熟比例>70%）；③受精障碍（不受精或低受精，受精比例<30%）；④异常多原核受精（3PN 或>3PN）；⑤卵裂障碍；⑥胚胎发育迟缓或卵裂球碎片化。

基因诊断标准：发现相关基因的致病性变异。

【治疗与预后】

目前尚无治疗成功的案例。由于卵子成熟障碍而无法正常受精及胚胎发育，对于有生育要求的患者而言，可考虑人工周期下接受供卵体外受精治疗。

【遗传咨询与产前诊断】

1. 绝大部分女性先证者就诊年龄在 25 岁以上，如先证者诊断为卵母细胞成熟障碍或早期胚胎发育阻滞并发现致病基因及其变异，建议家族其他成员进行基因检测。由于先证者父母大都处于停育年龄，故遗传咨询重在咨询先证者家系其他成员情况，特别是男性家族成员，以免后代再次出现不风险。

2. 如为常染色体显性遗传，先证者的同胞有 50% 的概率会遗传致病变异；如基因诊断家系成员育龄男性为变异携带者，则其后代女儿患病风险为 50%，儿子均不患病但有 50% 的携带者风险。

3. 如为常染色体隐性遗传，先证者的同胞有 25% 的概率会遗传致病变异；如基因诊断家系成员育龄男性为变异携带者，其女性后代的发病风险需结合配偶该基因检测情况判断。

二、遗传性不育

世界卫生组织（WHO）统计大约有 15% 的夫妇面临着不孕不育的问题，其中男性因素约占 40%，女性因素占 40%，男女共同因素占 20%。根据世界卫生组织规定，夫妇未采用任何避孕措施同居 1 年以上，由于男方因素造成女方不孕者，称为男性不育症。男性不育是由多种疾病和 / 或因素造成的结果，目前仍有高达 60%～75% 的患者找不到病因，临床称为特发性男性不育。遗传因素是引起男性不育的重要原因之一，无精子症、少精子症、弱精子症、畸形精子症、先天性输精管缺如和纤毛不动综合征等疾病的发生都有相应的遗传背景。

（一）无精子症及重度少精子症

【概述】 无精子症及重度少精子症是男性不育常见的原因之一。无精子症的分类方法很多，通常根据是否存在梗阻因素将无精子症分为梗阻性无精子症（obstructive azoospermia，OA）和非梗阻性无精子症（non-obstructive azoospermia，NOA）。前者睾丸生精功能正常，精子通路梗阻或缺如，后者病变发生在睾丸，生精功能有不同程度的损伤，但可能存在局灶正常生精组织。随着生殖遗传学的不断发展，无精子症的遗传学病因不断被挖掘，而克氏综合征（Klinefelter syndrome，KS）、Y 染色体微缺失和先天性输精管缺如（congenital absence of vas deferens，CAVD）是目前已知的 3 种常见的导致无精子症的男性生殖遗传学疾病。染色体核型异常和 Y 染色体微缺失可解释 15%～20% 的 NOA 及重度少精子症。

【遗传学发病机制】 精子发生是个复杂的过程，基因的变异及染色体异常可以不同程度地影响到精子的发生，并影响男性的生育能力。1976 年，Tiepolo 和 Zuffardi 等在无精子症患者中发现 1 个 Y 染色体长臂缺失（Yq11.23），提出在 Y 染色体长臂上存在与精子生成相关的基因，故该部位称为无精子症因子（azoospermia factor，AZF），目前已明确 AZF 由 4 个重要亚区即 AZFa、AZFb 和 AZFc 和 AZFd 组成。Y 染色体微缺失现在被认为是引起的无精症及少精子症最重要的遗传学病因。自 AZF 发现以来，各国各地区报道 AZF 缺失在不育男性中的发生率略有差异（5%～20%）。检测不育患者是否有 AZF 微缺失，不仅能明确不育患者的病因，对于通过辅助生殖技术将这种基因缺陷遗传给下一代的可能性评估也具有重要意义。AZF 相关致病基因见表 30-8。47，XXY 是 KS 最经典的核型，约占全部 KS 患者的 80% 以上，其次为 47，XXY/46，XY，即典型核型嵌合正常男性核型，约占全部患者的 15%；其余核型为多出 2 条及 2 条以上的 X 染色体，即 48，XXXY 或 49，XXXXY 等。

【临床表现】

患者表现为不育症。3 次或 3 次以上精液分析，同时离心沉淀后镜检未发现精子（WHO 推荐转速 3 000r/min，离心 15 分钟），每次精液分析时间间隔 1 周以上。同时排除不射精和逆行射精等即可诊断为无精子症。精液分析、精液细胞学检测、血清性激素检测和生殖系统的超声检查应作为无精子症的临床常规检查项目。可选择通过 PESA/TESA 等微创手段结合活检组织病理检测来鉴别无精子症类型。

【遗传检测】

1. 非梗阻性无精子症和重度少精子症

（1）染色体核型检测：47，XYY 是克氏综合征的经典核型，当患者的染色体核型异常涉及 Y 染色体时，例如染色体平衡易位、倒位异常等，则存在断裂点破坏生精功能相关基因的可能。

（2）Y 染色体微缺失检测：无精子症或者重度少精子症患者行卵胞质内单精子注射（ICSI）治疗前，建议进行 *AZF* 基因检测。运用多重 PCR 分析定位于 *AZF* 区域的序列标签位点（sequence tagged site，STS）位点，包括 6 个已知突变热点：*AZFa* 区的 sY86 和 sY84，*AZFb* 区的 sY127、sY134，*AZFc* 区的 sY254 和 sY255。

（3）致病基因：NOA 致病基因涉及精子发生的多个生物学过程，包括精原细胞增殖及分化（例如 *NANOS1*、*SOHLH1*），联会复合体形成（例如 *SYCE1*、*SYCP2*、*SYCP3*、*TEX11*、*MEIOB*），同源重组修复（例

表 30-8　AZF 相关的致病基因及相关机制

	候选基因	OMIM	基因定位	可能的发病机制	常见临床表现
AZFa	*USP9Y* *DBY* *UTY*	*400005 *400010 *400009	Yq11.21 Yq11.21 Yq11.221	该区域主导精母细胞的增殖，缺失或突变将导致严重的生精障碍及睾丸发育不良	大多表现为Ⅳ型纯睾丸支持细胞综合征（SCOS），同时伴有睾丸体积的缩小，也可以表现为重度少精子
AZFb	*RBMY* *HSFY*	*400006 *400029	Yq11.223 Yq11.222	可能是由于一些基因的 mRNA 前体剪接发生障碍而导致精子发生障碍，一般没有减数分裂后的精子细胞，精原细胞和初级精母细胞的比例通常在正常范围	少弱精子症、严重少弱精子症，甚至是无精子症；AZFb 的完全缺失常常提示临床睾丸获取精子失败
AZFc	*DAZ*	*400003	Yq11.223	减数分裂后的精子细胞成熟阻滞，*DAZ* 只在睾丸表达，是影响精子生成的重要基因，只有 DAZ1/DAZ2 与生精障碍有关，而 DAZ3/DAZ4 几乎没有影响	患者临床表现多种多样，可表现为无精子症，也可表现为精子计数正常但伴有精子形态异常。可出现随时间进行性精子数量减少的现象，即可表现为迟发性和进展性
AZFd	暂无相关基因的报道				轻度少精或精子数目正常但精子形态异常

OMIM：在线人类孟德尔遗传数据库。

如 *TEX15*、*FANCM*），细胞间桥形成（*TEX14*）等，以上基因变异均可造成精子发生障碍。其中，*TEX11* 变异可解释 2% 的 NOA 病因，其他基因所占比例尚不明确。

2. 梗阻性无精子症　先天性输精管缺如（详见本章第二节遗传性不孕不育）和常染色体显性多囊肾可导致梗阻性无精子症，常染色体显性多囊肾的致病基因为 *PKD1*，*PKD2* 和 *GANAB*，分别占比 80%～85%，15%～20% 和 0.3%。

【治疗】

1. 克氏综合征的患者，可通过常规的 ICSI 助孕获得后代，虽然患者的染色体核型异常，但是精子的染色体核型正常比例较高，不建议行 PGT 助孕。

2. 部分 Y 染色体微缺失患者可通过睾丸精子抽吸技术结合 ICSI 生育下一代，其临床结局与非 AZ 缺失的无精子症或严重少精子症患者之间差异无统计学意义，但应建议这类患者尽量行 PGT 选择女婴以达到优生目的。

3. 无法通过男科手术获得精子的无精症患者，可建议供精助孕治疗或者领养子女。

（二）畸形精子症

精子形态是评估男性生育能力的重要指标之一。近年来，男性不育患者不断增加，而与不育相关的畸形精子症发病率也逐年上升，包含但不仅限于圆头精子症、无头精子症、原发纤毛运动障碍等。

1. 圆头精子症

【概述】

圆头精子症（globozoospermia，round-headed spermatozoa）是一种由于精子发生缺陷导致的男性不育疾病，主要特点是精子头部呈圆形、顶体异常或缺失，可伴有杂乱的中断和尾部，圆头精子症不但有核形态异常，而且有线粒体排列异常。按照患者圆头精子比例可分为完全型（Ⅰ型）和部分型（Ⅱ型），Ⅰ型患者精液检查显示圆头精子占 100%，顶体和顶体酶完全不存在，Ⅱ型患者精液检查显示圆头精子<100%，射出的精液中精子保留残余顶体或存在其他形态类型。圆头精子症在男性不育患者中的发生率

<0.1%，是导致男性不育的罕见疾病。

【遗传发病机制】

本病具有遗传异质性，任何参与顶体形成过程的骨架蛋白、高尔基体组装、分子伴侣蛋白或者顶体结构蛋白的异常均有可能导致顶体缺失进而导致圆头精子症状，因此不同的圆头精子症家系可能有不同的致病基因。通过对圆头精子症的家系研究表明，圆头精子症的候选基因包括精子发生 *SPATA16*、*DPY19L2* 和 *PICK1* 等，均呈常染色体隐性遗传。另外在小鼠的模型实验中，发现高尔基体有关的包含有 PDZ 和卷曲盘旋的蛋白基因（Golgi-associated PDZ and coiled-coil motif containing protein，*Gopc*）、HIV-1 转动结合蛋白（HIV-1Rev binding protein，*Hrb*）、酪蛋白激酶Ⅱ α2 亚基（casein kinase 2α prime polypeptide，*Csnk2a2*）和小鼠 *Bs* 基因（blind-sterile，Bs）也与小鼠圆头精子的发生相关。目前认为圆头精子症不增加精子 DNA 碎片，也不会提高非整倍体的发生率。

（1）*DPY19L2* 基因定位于 12q14.2，编码多个跨膜结构域蛋白，促进核致密层的固定，并稳固顶体锚定体盘（在精子头部形成过程中有固定顶体和细胞核的作用）与核外膜之间的连接，其纯合大片段缺失是造成圆头精子症的主要原因，占所有已知突变一半以上。2011 年 Koscinski 首次在约旦的一个圆头精子症家族发现 *DPY19L2* 基因是圆头精子症的发病基础，*DPY19L2* 基因在患者中存在纯合大片段缺失。随后又在其他家系和散发病例中发现了 *DPY19L2* 基因的不同外显子区域有不同程度的缺失，而患者双亲这些区域呈杂合状态。*DPY19L2* 基因的纯合缺失多数出现在Ⅰ型圆头精子症患者中。

（2）*SPATA16* 基因定位于 3q26.31，精子发生相关基因 16，含有 11 个外显子，编码蛋白激酶 C1，其包含 1 个 TPR 结构域，TPR 结构域能够调节蛋白质的相互作用以及装配多蛋白复合体，其在顶体的形成过程中起关键作用。在一个犹太不育患者家系中，第 1 次发现了 *SPATA16* 基因与圆头精子症相关，*SPATA16* 基因的第 4 外显子 c.848G → A 纯合突变是该家系患者发病的分子遗传学基础。

（3）*PICK1* 基因定位于 22q13.1，其编码参与蛋白质运输的外膜蛋白，是促进精子顶体发育的关键蛋白，缺失该蛋白将导致精子结构破坏，失去活动能力和受精能力。*PICK1* 基因与圆头精子症发生相关首先在一个中国家系中被发现，*PICK1* 基因第 13 外显子 c.198G → A 的纯合突变是发病的分子遗传学基础。

【临床诊断】

圆头精子症患者除生育能力下降外并无其他特殊的临床特征。精液检测精子数目一般正常，精子小顶体或者顶体缺失。Ⅰ型圆头精子症患者精液检查显示圆头精子占 100%，顶体和顶体酶完全不存在，Ⅱ型圆头精子症患者精液检查显示圆头精子<100%，精子保留残余顶体。

【遗传检测】

已明确的候选基因有 *SPATA16*，*DPY19L2*，*PICK1*。由于 *DPY19L2* 基因目前发现的突变多为大片段缺失，因此可采用高通量芯片进行筛查。而 *SPATA16*，*PICK1* 基因突变为点突变，可通过 PCR 加 Sanger 测序的方法进行筛查。Ⅰ型圆头精子症患者可优先筛查 *DPY19L2* 基因。

【治疗】

由于该类患者顶体酶低或缺如。ICSI 是目前治疗圆头精子症的最佳方法，但往往受精率很低，甚至完全不受精。最新研究表明圆头精子缺乏卵子激活物质 PLCζ，ICSI 结合卵母细胞激活的方案能够提高受精率，可用钙离子载体或者 PLCζ 蛋白激活卵子。

2. 原发性纤毛运动障碍

【概述】

原发性纤毛运动障碍（primary ciliary dyskinesia，PCD）又称不动纤毛综合征（immobile cilia syndrome，ICS），是以细胞的纤毛或鞭毛的超微结构缺陷为特征的一组多系统疾病，发病率为 1/20 000～1/60 000。主要表现为反复呼吸道感染和精液中的精子不活动，可导致鼻窦炎、支气管炎、支气管扩张和男性不育。1933 年，Kartagener 首次较系统地描述了一种以慢性鼻窦炎、支气管扩张和内脏反位 3 种症候为特征的综合征，即 Kartagener 综合征（Kartagener syndrome，KS）。1976 年 Afzelius 首次发现 Kartagener 综合征患者的精子不活动并导致男性不育，并证实患者呼吸道感染和精子不活动均为纤毛的结构缺陷所致，之后 Eiasson 将此种包括慢性呼吸道感染和男性不育的综合征命名为 PCD。Kartagener 综合征约占 PCD 的 50%。

【发病机制】

PCD 是一种异质性疾病，纤毛结构由至少 20 余种蛋白构成，涉及许多调控基因，任何一个基因突变都有可能导致纤毛结构缺陷，因此不同的患者基因突变可能不相同，造成的纤毛结构缺陷也不一样，而且同一患者不同基因突变造成的纤毛和鞭毛的缺陷类型也可能不同。PCD 为常染色体隐性遗传，已被证实的致病基因有 *DNAH5*，*DNAI1* 及 *DNAH11*，*DNAH5* 及 *DNAI1* 突变致病约占 1/3 的 PCD 患者，其中 *DNAH5* 约占 28%、*DNAI1* 约占 10%，这 2 个基因成为目前 PCD 最主要的致病基因。也有性染色体的报道，突变定位于 X 染色体上的 *RPGR* 基因。

【临床表现】

（1）下呼吸道症状：由于纤毛的结构缺陷与清除功能障碍，可反复发生下呼吸道感染。

（2）耳鼻咽喉科症状：慢性鼻窦炎和有听力损伤的中耳炎，鼻息肉、额窦异常或鼻旁窦发育不全等。中耳和耳咽管纤毛异常，可致慢性复发性中耳炎、鼓膜穿孔，耳流脓。

（3）男性患者易患不育症：精液中的精子不活动。

【遗传检测】

PCD 是遗传异质性较大的一个疾病，可优先筛查 *DNAH5* 及 *DNAI1* 这两个基因比较常见的候选基因，必要时行全外显子组测序。

【治疗】

PCD 患者由于精液中的精子不活动，无法通过自然途径使其配偶妊娠。目前唯一可行的方法是通过 ICSI 治疗获得后代。在行 ICSI 治疗之前，有必要告知患者相关的遗传风险。

3. 无头精子症

【概述】

无头精子症（acephalic spermatozoa），也称为断头精子症（decapitated spermatozoa）或大头针样精子（pinhead sperm），是精子头部畸形中罕见的一种，指精液中大部分精子呈现精子头部缺失、头部与尾部断开或松散连接。自 1981 年第 1 个人类无头精子症病例报道以来，国内外上已陆续报道无头精子症病例。

【遗传发病机制】

2016 年 前人类无头精子症尚处于疾病的描述阶段，该病致病因素尚不明确，但通过家族性聚集发病推测其与遗传因素有关。2016 年安徽医科大学的专家首次发现导致男性不育的无头精子症致病基因 *SUN5* 基因。之后多个无头精子症致病基因陆续被报道。目前发现的致病基因遗传模式均为常染色体隐性遗传。

【临床诊断】

（1）临床表现：患者主要表现为不育或者生育力下降。

（2）实验室检查：光镜下特征有 3 种类型，①最多的是有完整颈、中段、主段结构；②其次中段包含胞质小滴；③最少的是尾末端有 1 个球形结构。

（3）基因检测：已知致病基因发现 2 条染色体均携带致病变异。

【遗传检测】

已明确的候选基因有 *SUN5*，*DNAH6*、*PMFBP1*、*TSGA10* 和 *BRDT*。通过 Sanger 测序或者高通量测序检测已知的致病基因，或者通过全外显子组或者全基因组寻找新的致病基因。

【治疗】

激素治疗无头精子症被证明是无效的。ICSI 是获得亲生子代的有效途径，但有遗传风险，因此无头精子症患者在生育前进行遗传学检测是必要的，若患者检测到明确的致病基因，配偶可排查是否携带相同致病基因的致病位点，可预防后代患病。

（三）先天性输精管缺如

先天性输精管缺如（congenital absence of the vas deferens，CAVD）是由于输精管发育异常所致的部分或完全缺如，是男性梗阻性无精子症及不育的重要原因。根据缺如特征分为 3 种亚型：先天性双侧输精管缺如（congenital bilateral absence of vas deferens）、先天性单侧输精管缺如（congenital unilateral absence of vas deferens）和先天性部分输精管缺如（congenital bilateral partial aplasia of vas deferens）。其缺如部位可包括阴囊段和腹股沟段缺如（外缺如）与盆腔段缺如（内缺如），极少部分患者合并肾脏畸形。流行病学调查显示，先天性输精管缺如在男性不育患者的发生率为 1%～2%，在梗阻性无精子症中可达 25%。97%～98% 的囊性纤维化男性患者合并有先天性双侧输精管缺如，其发病率在东西方人种间差异较大，西欧人群中为 1/3 000～1/2 000，亚洲人群中发生率为 1/31 000。*CFTR* 基因变异是导致囊性纤维化和单纯性先天性输精管缺如的主要致病基因。

此外，极少数先天性输精管缺如患者合并肾脏畸形（如肾缺如、马蹄肾等），这部分患者中绝大多数未能检测出 *CFTR* 基因变异，部分患者表现为变异携带者。目前认为先天性输精管缺如合并肾畸形致病基因不同于囊性纤维化或单纯性先天性输精管缺如患者，其机制可能与胚胎发育初期（输尿管芽形成前 / 时）中肾管（Wolffian duct）的缺陷导致整个中肾管缺如致随后的输精管的缺如。

【临床表型特征】

大多数囊性纤维化患者会以慢性呼吸道疾病为首发表现就诊，如咳嗽、咳痰、气喘、鼻窦炎等；可伴有胃肠道或营养不良表现，如胎粪性肠梗阻、新生儿黄疸期延长、远端肠梗阻综合征、胰腺功能不全（胰腺炎）、脂肪泻、直肠脱垂、慢性肝病等。成年男性患者可因输精管缺如所致梗阻性无精子症导致不育。女性患者基本不影响生育能力，少数患者可能会存在子宫颈黏液异常导致不孕。囊性纤维化患者后期可表现为肺脓肿、肺部纤维化、急性 / 慢性胰腺炎、糖尿病、门脉纤维化、胆道梗阻、局灶性胆汁性肝硬化等，其中呼吸道病变是其主要致死原因，患者人群寿命中位数预测为 40.7 岁。

单纯性先天性输精管缺如患者大多因不育症就诊，无其他临床症状。极少数患者有偶发的肺炎或胰腺炎病史。体检无法触及一侧或双侧阴囊段输精管。阴囊及盆腔 B 超可进一步提示精囊腺缺失或发育不良，患

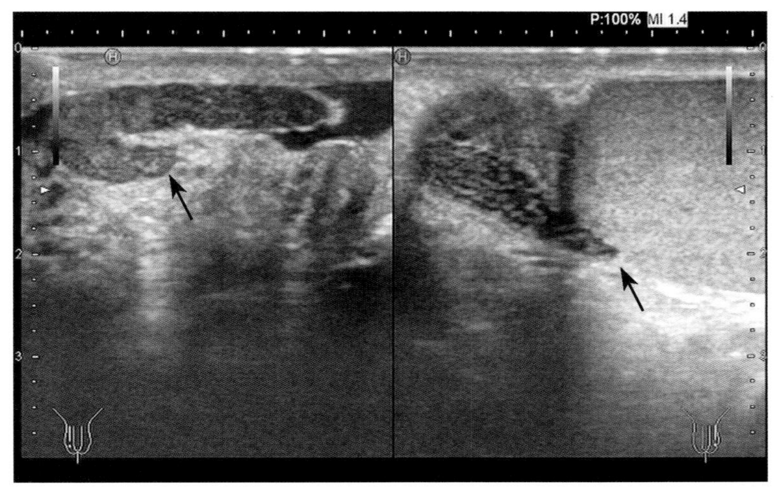

图 30-6　附睾部分体部及尾部缺如

附睾头部及部分体部增大，内见扩张管道，部分体部及尾部未见显示（箭头所示）。

侧附睾头增大，或合并附睾体尾部的发育不良（图30-6）。患者精液检查可见精液量少（0.5～2.0ml），精液pH降低（5.5～6.5），精浆果糖降低或阴性提示梗阻性无精。先天性输精管缺如患者多为无精子症，表现为精液离心后显微镜下观察仍无精子；部分先天性单侧输精管缺如和先天性部分输精管缺如患者为极重度少弱精子症，精液中精子数量少且活力低。睾丸病理提示大部分患者睾丸发育及生精功能均正常。

【遗传方式及相关致病基因】

绝大多数先天性输精管缺如为*CFTR*基因致病变异所致，呈常染色体隐性遗传。*CFTR*基因定位于7q31.2，长约188kb，含27个外显子，编码的CFTR蛋白锚定于细胞膜上，具有氯离子通道作用，其活性状态能降低细胞内的氯化钠水平，提高细胞黏液分泌的作用。78%的先天性输精管缺如患者存在至少1个*CFTR*基因致病变异，46%的先天性输精管缺如患者存在2个*CFTR*基因致病变异。目前报道*CFTR*基因有近2 000个致病变异，变异类型涵盖了错义、无义、框移、剪切位点变异及片段缺失变异。目前认为严重的*CFTR*变异导致CFTR蛋白活性低于3%，造成CFTR蛋白功能丧失，合并胰腺受损；3%～8%的CFTR蛋白活性则致轻度/无症状囊性纤维化，胰腺功能正常；具有8%～12%的CFTR蛋白活性的患者则表现为输精管缺如（如先天性输精管缺如），囊性纤维化症状很轻甚至无。

极少数先天性输精管缺如患者存在*ADGRG2*基因的缺陷，呈X连锁隐性遗传。*ADGRG2*基因定位于Xp22.13，含29个外显子，存在9种可变转录本。ADGRG2蛋白属于G蛋白偶联受体家族成员，同时由于其特异性表达于男性生殖系统附睾输出管，又称为附睾特异跨膜蛋白。目前发现了5例先天性双侧输精管缺如患者存在该基因变异，变异类型有错义变异、插入/缺失变异。

【实验室诊断】

1. 无精子症　显示精液离心后显微镜下观察仍无精子；极重度少弱精子症：精液常规中精子总数少（$<2\times10^6$/ml）且活力低（PR＜32%）。

2. 精液常规　显示精液体积减少（＜1.5ml），低pH，离心后无精子。

3. 精浆生化　显示精浆果糖和α葡萄糖苷酶低于正常。

4. 性激素水平（FSH、LH、T）及抑制素B均正常。

5. 睾丸超声或经直肠超声　显示双侧或单侧输精管或精囊异常，多数为附睾体尾部缺失或发育不良。

6. 单纯性先天性输精管缺如患者胸部X线检查和胰腺功能检查均正常。

7. AZF微缺失检查正常。

8. 染色体核型检查绝大部分为正常核型（46，XY），极少数患者存在7号染色体臂间倒位或臂内倒位。

9. *CFTR*基因存在纯合变异或复合杂合变异，*ADGRG2*基因存在半合子变异。

【诊断标准】

1. 临床诊断标准　典型表现为无精子症，体检或超声均提示存在输精管/精囊缺如或发育不良。

2. 基因诊断标准　*CFTR*基因存在纯合变异或复合杂合变异，*ADGRG2*基因存在半合子变异。

3. 诊断流程图　如图30-7所示。

【治疗与预后】

先天性输精管缺如本身无法治疗，其引起的不育症可通过经皮穿刺附睾/睾丸抽吸精子后经体外受精-胚胎移植中的卵胞质内单精子注射助孕方式来治疗。但如不进行胚胎植入前遗传学诊断，则有可能带来子代遗传相同疾病的风险。因此，对于先天性输精管缺如患者来说，除了治疗不育症外，遗传咨询及*CFTR*基因检测更有助于查找病因及预防疾病传递给后代。

囊性纤维化患者存在预后不良，单纯性先天性输精管缺如患者主要影响不孕不育，其寿命不会因该病而受影响。

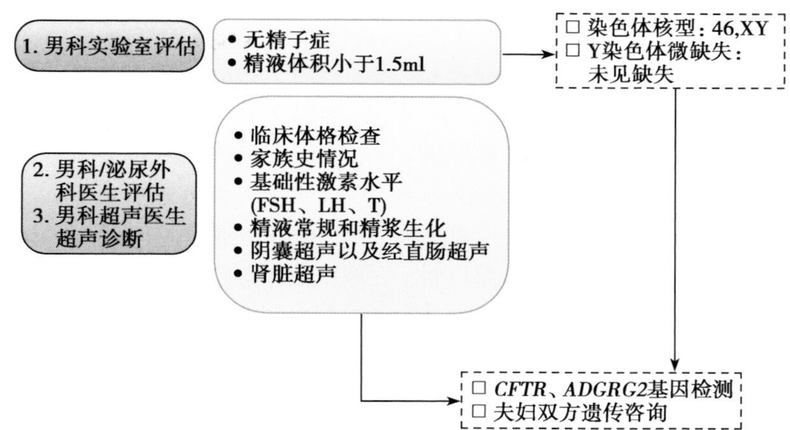

图 30-7　先天性输精管缺如患者临床诊断流程图

【遗传咨询与产前诊断】

1. 遗传咨询

（1）确定咨询者先天性输精管缺如的临床诊断，建立遗传咨询档案，询问不育病史、家族史、既往史，是否有肺炎、胰腺炎或消化系统病史，精液检查是否为梗阻性无精子，超声检查是否存在输精管缺如或发育不良。

（2）绘制咨询者家系图，一般只有男性患者，患者父母多为携带者，判断是否符合常染色体隐性遗传或X连锁隐性遗传模式。

（3）对先证者首先进行 *CFTR* 基因检测（全部外显子区域），如 *CFTR* 基因未找到变异，再进行 *ADGRG2* 基因变异检测。

（4）先证者确定变异后，需进行其父母变异验证；进行其配偶的 *CFTR* 基因检测（全部外显子区域）。

（5）大部分患者的检测结果为严重的 *CFTR* 杂合变异复合 5T 杂合变异（c.121012T［5］），或 5T 纯合变异。如其配偶未检测到任何 *CFTR* 基因致病变异，则子代 100% 为 *CFTR* 变异携带者，理论上后代不会出现囊性纤维病或单纯性输精管缺如表型。需注意的是 *CFTR* 基因突变由于涉及两种临床表型（囊性纤维病或单纯性输精管缺如），遗传咨询时需根据具体突变致病程度进行分析和风险解读。

（6）先证者如为 *ADGRG2* 基因变异，其母亲多为携带者。先证者后代中，女儿为变异携带者，儿子正常，但存在隔代遗传风险（即先证者外孙存在先天性输精管缺如风险）。

（7）如子代存在囊性纤维化或先天性输精管缺如患病风险，再生育时建议行辅助生殖技术的植入前胚胎遗传学诊断或者介入性产前诊断。

2. 产前诊断

（1）确认先证者的临床表型和 *CFTR* 基因致病变异位点。

（2）绝大多数先天性输精管缺如患者采用辅助生殖技术助孕，如子代存在囊性纤维瘤或先天性输精管缺如患病风险，可考虑胚胎植入前遗传学诊断；或者在孕 10～13 周进行绒毛穿刺取样或孕 16～23 周抽取羊水进行胎儿细胞的 *CFTR* 基因变异检测。根据 *CFTR* 基因检测结果进行遗传咨询。

（3）对于产前基因诊断后出生的新生儿，应进行随访和记录。

（袁萍　郑灵燕）

第三节　遗传性女性肿瘤基因检测

【遗传性卵巢癌、乳腺癌与早发性卵巢功能不全】

BRCA1 和 *BRCA2* 相关的遗传性乳腺癌和卵巢癌综合征（hereditary breast and ovarian cancer syndrome，HBOC）的特点是女性和男性乳腺癌、卵巢癌（包括输卵管和原发性腹膜癌）的风险增加。此外，*BRCA2* 突变还可能涉及其他癌症的发生，如前列腺癌、胰腺癌、黑色素瘤（表 30-9）。

2016 年 Phillips KA 等研究人员历时 15 年，对 693 名平均年龄为 35 岁女性群体进行血浆 AMH 检测和 *BRCA* 基因的突变检测。结果显示，携带 *BRCA1* 基因突变者的 AMH 水平显著比无突变者低 25%。而 *BRCA2* 基因突变在两者间无显著差异。这显示出 *BRCA1* 基因可能在 DNA 双链上具有更重要的修复作用。随后，陆续研究证实了 *BRCA2* 基因可导致早发性卵巢功能不全（POI）。

【临床特征】

遗传性乳腺癌和卵巢癌：呈家族聚集趋势，即家族里至少有 2 人以上发病，以女性居多。乳腺癌包括浸润癌和导管癌。卵巢癌包括上皮性卵巢癌、输卵管癌和原发性腹膜癌。

（1）乳腺癌被诊断的年龄为≤50 岁；

（2）乳腺癌家族成员中合并卵巢癌；

（3）单侧或双侧多发性乳腺癌；

（4）男性乳腺癌患者；

（5）三阴乳腺癌患者（即雌激素受体阴性、孕激素受体阴性及人类表皮生长因子受体 2［HER2］阴性）；

（6）乳腺癌 / 卵巢癌合并胰腺癌和 / 或前列腺癌（Gleason 评分≥7 分）；

（7）祖籍为德系犹太人乳腺癌患者（任何年龄阶段）；

（8）家族中存在≥2 个以上成员为乳腺癌患者，其中 1 个成员年龄<50 岁；

（9）家族中存在≥3 个以上成员为乳腺癌患者（任何年龄阶段）；

（10）家族成员中已发现 *BRCA1/BRCA2* 基因致病突变。

早发性卵巢功能不全临床特征见本章第二节。

【遗传方式及相关致病基因】

BRCA 基因作为一类抑癌基因，编码核内磷酸蛋白，对稳定和修复同源重组过程中 DNA 双链有重要的作用。HBOC 主要是由 *BRCA1* 和 *BRCA2* 杂合突变所致，呈常染色

表 30-9　生殖细胞系的 *BRCA1* 或 *BRCA2* 致病性突变在各类恶性肿瘤中的发病风险

肿瘤发生部位	人群发病风险	恶性肿瘤风险	
		BRCA1	***BRCA2***
乳腺（breast）	12%	46%～87%	38%～84%
乳腺部位再发（second primary breast）	2%（5 年内）	21.1%（10 年内） 83%（70 岁前）	10.8%（10 年内） 62%（70 岁前）
卵巢（ovarian）	1%～2%	39%～63%	16.5%～27%
男性乳腺（male breast）	0.1%	1.2%	高达 8.9%
前列腺（prostate）	6%（超过 69 岁）	8.6%（65 岁前）	15%（65 岁前），20%（终身）
胰腺（pancreatic）	0.50%	1%～3%	2%～7%
黑色素瘤［melanoma（cutaneous & ocular）］	1.6%		风险增高

体显性遗传，存在外显不全现象；POI 主要是由 *BRCA2* 纯合突变或复合杂合突变所致。

【实验室检查】

外周血 *BRCA* 靶基因测序，MLPA 或全外显子组测序确定 *BRCA* 基因突变。根据表 30-10 突变检出比例，建议先进行测序检测，如为阴性再进行 MLPA 检测。

【遗传咨询与产前诊断】

（1）确定咨询者为 HBOC 或 POI 的临床诊断，建立遗传咨询档案，询问不育病史、家族史、既往史、现病史等，绘制咨询者家系图。

表 30-10 *BRCA* 基因致病突变的检测方法及比例

基因	*BRCA1/BRCA2* 致病突变相关 HBOC 的比例	致病突变检出方法的比例	
		测序	MLPA
BRCA1	66%	>80%	～10%
BRCA2	34%	>80%	～10%

（2）对先证者首先进行 *BRCA* 基因测序检测，如未找到致病变异，再进行 MLPA 检测。先证者确定变异后，需进行其父母变异验证和其他家系成员检测。

（3）HBOC 患者如为 *BRCA* 基因杂合致病突变，患者后代中，女儿有 50% 可能为遗传该致病突变，最高约 80% 风险可能患 HBOC 病。

（4）POI 患者如为 *BRCA* 基因纯合或复合杂合致病突变，建议进行配偶 *BRCA* 基因检测。如配偶为阴性，患者后代中，则女儿 100% 会携带其中 1 个致病突变，最高约 80% 风险可能患 HBOC 病。

（5）如子代存在 HBOC 或 POI 患病风险，再生育时建议行辅助生殖技术的植入前胚胎遗传学诊断或者介入性产前诊断。

（6）建议 *BRCA* 基因突变携带者尽可能早生育后代，最好能将生育年龄提早至 20～30 岁。

（袁 萍）

参考文献

1. 中华医学会儿科学分会内分泌遗传代谢学组．中枢性（真性）性早熟诊治指南．中华儿科杂志，2015，53（6）：412-414.
2. 陈子江，田秦杰，乔杰，等．早发性卵巢功能不全的临床诊疗中国专家共识．中华妇产科杂志，2017，52（9）：577-581.
3. BRCA2 in Ovarian Development and Function.N Engl J Med，2019，381（7）：690.
4. EUROPEAN SOCIETY FOR HUMAN R，POI EMBRYOLOGY GUIDELINE GROUP ON，WEBBER L，et al. ESHRE Guideline：management of women with premature ovarian insufficiency.Hum Reprod，2016，31（5）：926-937.
5. FLAGEOLE C，TOUFAILY C，BERNARD DJ，et al. Successful in vitro maturation of oocytes in a woman with gonadotropin-resistant ovary syndrome associated with a novel combination of FSH receptor gene variants：a case report.J Assist Reprod Genet，2019，36（3）：425-432.
6. JIAO SY，YANG YH，CHEN SR.Molecular genetics of infertility：loss-of-function mutations in humans and corresponding knockout/mutated mice. Hum Reprod Update，2021，27（1）：154-189.
7. ROBERTS SA，KAISER UB.GENETICS IN ENDOCRINOLOGY：Genetic etiologies of central. precocious puberty and the role of imprinted genes.Eur J Endocrinol，2020，183（4）：R107-R117.
8. ROSSETTI R，FERRARI I，BONOMI M，et al. Genetics of primary ovarian insufficiency.Clin Genet，2017，91（2）：183-198.
9. VUKOVIC P，PECCATORI FA，MASSAROTTI C，et al. Preimplantation genetic testing for carriers of BRCA1/2pathogenic variants.Crit Rev Oncol Hematol，2021，157：103201.
10. YUAN P，HE Z，ZHENG L，et al. Genetic evidence of ‘genuine’ empty follicle syndrome：a novel effective mutation in the LHCGR gene and review of the literature.Hum Reprod，2017，32（4）：944-953.

第三十一章

输卵管通畅度检查

不孕症夫妇双方排除男方生育功能障碍和女方排卵障碍的因素后，应对女方的输卵管进行通畅度检查，输卵管通畅度检查的主要目的是检查输卵管是否通畅，了解子宫腔和输卵管腔的形态及输卵管的阻塞部位。方法有输卵管通液术、子宫输卵管碘油造影术、子宫输卵管超声造影（含子宫输卵管动态三维超声造影）、宫腔镜下经输卵管口插管通液检查、腹腔镜直视下输卵管亚甲蓝通液术。

第一节　输卵管通液术

【适应证】

1. 女性不孕症，疑有输卵管阻塞者。

2. 检验和评价输卵管再通术或输卵管成形术的效果。

【禁忌证】

1. 内外生殖器急性炎症或慢性炎症急性或亚急性发作。

2. 月经期或有不规则阴道流血。

3. 可疑妊娠。

4. 严重的全身性疾病，如心、肺功能异常等，不能耐受手术。

5. 体温高于37.5℃。

【术前准备】

1. 月经干净后3～7日，术前3日禁性生活。

2. 术前半小时肌内注射阿托品0.5mg，防止输卵管间质部及峡部肌肉痉挛。

3. 患者排空膀胱。

【方法】

1. 常规消毒外阴、阴道、子宫颈。

2. 用Y形管将子宫颈导管与压力表、注射器相连，压力表应高于Y形管水平，以免液体进入压力表。

3. 将注射器与子宫颈导管相连，并使子宫颈导管内充满生理盐水或抗生素溶液（庆大霉素8万U、地塞米松5mg、透明质酸酶1 500U、注射用水20ml，可加用0.5%利多卡因2ml减少输卵管痉挛）。排出空气后沿子宫腔方向将其置入子宫颈管内，缓慢推注液体，压力不超过160mmHg。

【结果判断】 根据注液阻力大小、有无回流、注入液体量和患者感觉等判断输卵管是否通畅。

1. 输卵管通畅　顺利推注20ml生理盐水无阻力，压力维持在60～80mmHg以下，或开始稍有阻力，随后阻力消失，无液体回流，患者也无不适感，提示输卵管通畅。

2. 输卵管阻塞　勉强注入5ml生理盐水即感有阻力，压力表见压力持续上升而不见下降，患者感下腹胀痛，停止推注后又回流至注射器内，表明输卵管阻塞。

3. 输卵管通而不畅　注射液体有阻力，再经加压注入又能推进，说明有轻度粘连已被分离，患者感轻微腹痛。

【注意事项】

1. 所用无菌生理盐水温度以接近体温为宜，以免液体过冷造成输卵管痉挛。

2. 注入液体时必须使子宫颈导管紧贴子宫颈外口，防止液体外漏。

3. 术后2周禁盆浴及性生活，酌情给予

抗生素预防感染。

【评价】 结果不够客观，不通的假阴性率为6.3%，假阳性率为27.7%。因假阳性率高，现在已较少用，但由于操作简便，无需特殊设备，在基层医院仍广泛用于临床，可以作为筛查，对输卵管黏膜轻度粘连有疏通作用。

（王良岸）

第二节　子宫输卵管造影

【适应证】

1. 了解输卵管是否通畅及其形态、阻塞部位。

2. 了解子宫腔形态，确定有无子宫畸形及类型，有无宫腔粘连。子宫黏膜下肌瘤、子宫内膜息肉及异物等。

3. 内生殖器结核非活动期。

4. 不明原因的复发性流产，于排卵后做造影了解子宫颈内口是否松弛，子宫颈及子宫是否畸形。

【禁忌证】

1. 内、外生殖器急性或亚急性炎症。

2. 严重的全身性疾病，不能耐受手术。

3. 妊娠期、月经期。

4. 产后、流产、刮宫术后6周内。

5. 碘过敏者。

6. 体温超过37.5℃。

【术前准备】

1. 造影时间以月经干净3～7日为宜，术前3日禁性生活。

2. 做碘油滴眼过敏试验。

3. 术前半小时肌内注射阿托品0.5mg解痉。

4. 术前排空膀胱，便秘者术前行清洁灌肠，以使子宫保持正常位置，避免出现外压假象。

【方法】

1. 造影剂　均使用碘造影剂，分油溶性与水溶性2种。油剂（40%碘化油）密度大，显影效果好，刺激小，过敏少，但检查时间长，吸收慢，易引起异物反应，形成肉芽肿或油栓；水剂（76%泛影葡胺液）吸收快，检查时间短，但子宫、输卵管边缘部分显影欠佳，细微病变不易观察，有的患者在注药时有刺激性疼痛。

2. 操作步骤

（1）常规消毒外阴、阴道、子宫颈。

（2）将40%碘化油充满子宫颈导管，排出空气，沿宫腔方向将其置入子宫颈管内，徐徐注入碘化油，在X线透视下观察碘化油流经输卵管及子宫腔情况并摄片。24小时后再摄盆腔平片，以观察腹腔内有无游离碘化油。若用泛影葡胺液造影，应在注射后立即摄片，10～20分钟后第2次摄片，观察泛影葡胺液流入盆腔情况。

（3）注入碘化油后子宫角圆钝，输卵管不显影，则考虑输卵管痉挛，可保持原位，肌内注射阿托品0.5mg或针刺合谷、内关穴，20分钟后再透视、摄片；或停止操作，下次摄片前线使用解痉药物。

【造影并发症】 造影剂进入子宫壁间质、血管及淋巴管，一般无症状，个别造影剂进入肺血管引起呛咳，此时应给予抗生素预防感染，对症处理。

【结果判断】

1. 正常子宫、输卵管　子宫腔呈倒三角形，双侧输卵管显影形态柔软，24小时后摄片盆腔内见散在造影剂。

2. 子宫腔患子宫内膜结核时，子宫失去原有的倒三角形态，内膜呈锯齿状不平；子宫黏膜下肌瘤时可见子宫腔充盈缺损；子宫畸形时有相应显示。

3. 输卵管异常　输卵管结核显示输卵管形态不规则、僵直或呈串珠状，可见钙化点；输卵管积水见输卵管远端呈气囊状扩张；24小时后盆腔X线摄片未见盆腔内散在造影剂，说明输卵管不通；如输卵管远端增粗呈盲端，但24小时仍有弥散，且弥散局限，说明伞端有粘连，盆腔内亦有粘连；输卵管发育异常，可见过长或过短的输卵管、异常扩张的输卵管、输卵管憩室等。

【评价】 该检查损伤小，能显示子宫和输卵管内部结构、形态、结节串珠状、卷曲增粗、僵直、积水等，对输卵管阻塞做出较正确的诊断。X线片还可供他人参考分析，准确率达80%，且具有一定的治疗作用。

【注意事项】

1. 碘化油充盈子宫颈导管时，必须排尽空气，以免空气进入子宫腔造成充盈缺损，引起误诊。

2. 子宫颈导管与子宫颈外口必须紧贴，以防碘化油流入阴道内。

3. 子宫颈导管不要插入太深，以免损伤子宫或引起子宫穿孔。

4. 注碘化油时用力不可过大，推注不可过快，防止损伤输卵管。

5. 透视下发现造影剂进入异常通道，同时患者出现咳嗽，应警惕发生油栓，立即停止操作，取头低脚高位，严密观察。

6. 造影后2周禁盆浴及性生活，可酌情给予抗生素预防感染。

7. 有时因输卵管痉挛造成输卵管不通的假象，必要时重复进行。

（王良岸）

第三节　子宫输卵管二维超声造影

【适应证】

1. 了解输卵管是否通畅及其形态、阻塞部位。

2. 了解子宫腔形态，确定有无子宫畸形及类型，有无宫腔粘连、子宫黏膜下肌瘤、子宫内膜息肉及异物等。

3. 内生殖器结核非活动期。

4. 不明原因的复发性流产，于排卵后做造影了解子宫颈内口是否松弛、子宫颈及子宫是否畸形。

【禁忌证】

1. 内外生殖器急性炎症或慢性炎症急性或亚急性发作。

2. 严重的全身性疾病，如心、肺功能异常等，不能耐受手术。

3. 体温高于37.5℃。

4. 妊娠期、月经期、产后、流产、刮宫术后6周内。

【术前准备】

1. 月经干净3～7日，术前3日禁性生活。

2. 术前半小时肌内注射阿托品0.5mg解痉。

3. 患者排空膀胱。

【方法】

常规消毒外阴、阴道、子宫颈。从子宫颈导管依次注入的液体分别如下：①先注入生理盐水15ml，再缓慢注入5%过氧化氢3～5ml，或1.5%过氧化氢10～15ml。②生理盐水40ml，糜蛋白酶5mg，地塞米松5mg，庆大霉素8万IU。③造影剂：声诺维。然后在腹部或阴道B超下观察液体能否通过输卵管进入腹腔。

【结果判断】

1. 注入液体为过氧化氢　①如输卵管通畅，先见到子宫腔内有液体翻滚，并向两侧输卵管移动，最后在直肠陷凹内出现液体及气泡；②若子宫内有气体，部分输卵管内有气泡回声，但无气泡向盆腔溢出，说明输卵管阻塞；③如进入盆腔的气泡堆积，表明盆腔有粘连。

2. 注入液体为生理盐水　①输卵管通畅，注射液体无阻力，可见子宫角部有液体溢出，液体聚集在直肠子宫陷凹；②输卵管阻塞，液体不能注入或堆积在子宫腔，甚至使子宫颈内导管受压或被压出子宫腔；③输卵管通而不畅，注液有阻力，稍加压，注射液体达40ml以上，可见子宫角部有液体流动，不久直肠子宫陷凹内也有液体。

3. 注入液体为造影剂　①输卵管通畅，注射液体无阻力，见造影剂从伞端溢出；②输卵管通而不畅，注液有阻力，稍加压力，继续注入，并见造影剂从伞端溢出；③如伞端膨大，造影剂不能溢出，说明输卵管积水；如整条输卵管不显影，表明间质部阻塞。

【注意事项】　同输卵管通液术。

【评价】　B超创伤小，但不能像腹腔镜和子宫输卵管造影那样可见到子宫腔及输卵管内部和外观。

（周力学）

第四节　经阴道输卵管动态三维超声造影

子宫输卵动态三维超声造影，即输卵管四维超声造影（four-dimensional hysterosalingo-contrast-sonography，4D-HyCoSy），是近十几年来兴起的输卵管通畅性评估方法，其准确性较高，是除腹腔镜下亚甲蓝通液外效能最高的评估方法之一（详情可参阅参考文献9、10所述）。

【适应证】

1. 了解输卵管是否通畅及其形态、阻塞部位。

2. 了解子宫腔形态，确定有无子宫畸形及类型，有无宫腔粘连。子宫黏膜下肌瘤、子宫内膜息肉及异物等。

3. 内生殖器结核非活动期。

4. 不明原因的复发性流产，于排卵后做造影了解子宫颈内口是否松弛，子宫颈及子宫是否畸形。

【禁忌证】　阴道流血，生殖系统急性炎症，近3天有性生活史。

【检查时机】

1. 月经周期>28天且无月经提前史。

2. 月经第20天内。

3. 月经干净5～10天。

【检查方法】　造影检查前30分钟为受检者肌内注射0.5mg阿托品或间苯三酚20mg。造影检查开始前嘱排空膀胱，取膀胱截石位，消毒铺巾，暴露及固定子宫颈，插入双腔子宫输卵管造影导管。二维模式下将阴道探头置于阴道顶端，扫描角度为179°，在子宫横切面显示水囊及双侧或一侧卵巢，保持探头固定，选择编码对比成像模式，使整个盆腔变成完全无回声区，启动三维成像功能，容积框置于感兴趣区上，容积扫描的角度调整到最大100°，容积框为1Lit，三维成像质量选择Low-Mid。经造影导管缓慢匀速注入造影剂。当见到造影剂从造影管前端流出时即刻启动三维容积数据采集。检查过程中进行图像采集并记录推注造影剂用量、有无阻力、造影管及阴道口造影剂返流量及有无不良反应。

【观察指标、影像质量分级及结果分类】　主要观察指标有：三维——子宫输卵管动态三维形态、输卵管末端特征、子宫腔表面形态、直肠子宫陷凹有无造影剂积聚池；二维——卵巢周围造影剂溢出情况、造影剂在直肠子宫陷凹积聚情况、造影剂有无渗入子宫肌层、造影剂静脉逆流情况；其他信息，如造影剂的入出量、造影剂推注阻力及有无疼痛等等。

子宫输卵管三维影像质量分级：本研究统计每一病例影像采集序列中第1个容积影像。Ⅰ级，子宫腔及输卵管腔表面清晰，子宫肌层无造影剂逆流；Ⅱ级，子宫腔表面清晰，子宫肌层无造影剂静脉逆流，盆腔造影剂弥漫；Ⅲ级，出现子宫肌层造影剂静脉逆流。

4D-HyCoSy结果分为2类，①输卵管通畅：推注无明显阻力，三维容积成像见输卵管腔呈条索状自子宫角向远端伸展，管壁平滑，管腔渐渐扩大，伞端呈“鸟尾状”或“树枝状”，有时管腔可纤细或呈断续状，直肠子宫陷凹可见造影剂积聚；②输卵管阻塞：推注造影液 5ml 后有阻力，加压后仍推注困难，子宫肌层可见强回声光点弥散，在三维容积成像未见输卵管显影，或见输卵管显影但远端明显增粗纡曲，末端膨大呈盲囊状。

【检查的并发症】 包括子宫腔插管所致的人工流产综合征、造影后少量阴道流血、月经提前及生殖道炎症等，造影剂过敏反应极其罕见，笔者所在专科目前已完成造影例数达 25 000 余例，目前尚未见过敏反应出现。

【输卵管通畅与否的动态三维超声特征】 根据输卵管各部的三维成像及二维显影情况、卵巢周围造影剂环及直肠子宫陷凹造影剂积聚情况，可将子宫输卵管动态三维超声造影检查结果分为 2 类：①输卵管通畅，见图 31-1；②输卵管阻塞，见图 31-2。

通畅的输卵管可见同侧卵巢周边造影剂溢出形成的点状强回声涌动环，阻塞输卵管同侧卵巢周边未见点状强回声涌动环。

【准确性】 4D-HyCoSy 是一种效率较高的输卵管通畅性评价方法，判断输卵管通畅与否的准确（符合）率为 90.0% 以上。

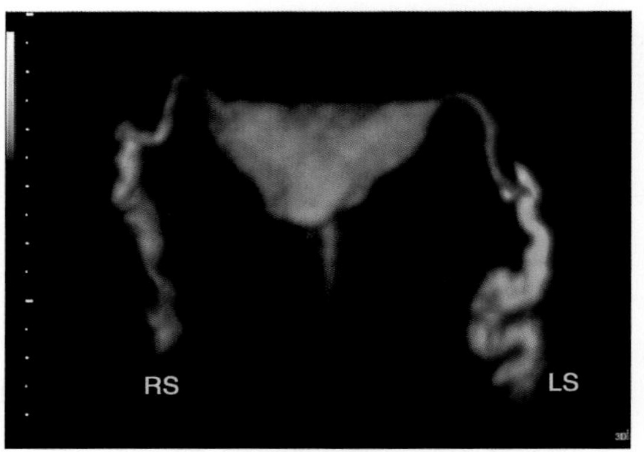

图 31-1　双侧输卵管通畅
四维模式下可见子宫冠状面，图中可见子宫及双侧输卵管完整显像；RS：右侧输卵管，LS：左侧输卵管。

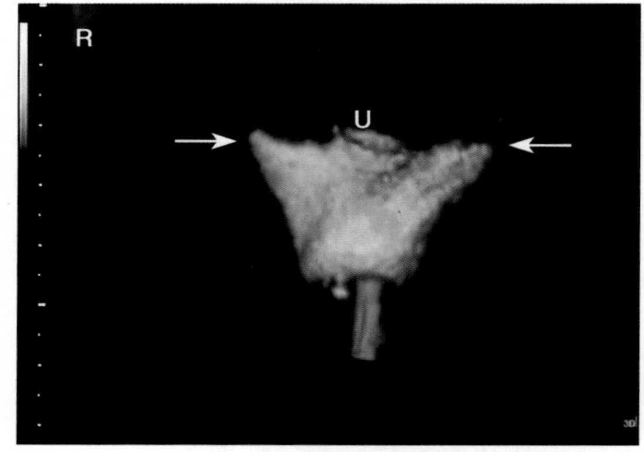

图 31-2　双侧输卵管近端阻塞
四维超声模式下可见双侧输卵管未见显影，U 表示子宫，白色箭头表示子宫角部，R 表示右侧。

（周力学）

第五节　宫腔镜下经输卵管口插管通液

【适应证】

1. 了解输卵管是否通畅。

2. 了解子宫腔形态，确定有无子宫畸形及类型，有无宫腔粘连、子宫黏膜下肌瘤、子宫内膜息肉及异物等。

3. 内生殖器结核非活动期。

4. 不明原因的复发性流产，检查子宫及子宫颈是否可见畸形。

【禁忌证】

1. 内外生殖器急性炎症或慢性炎症急性或亚急性发作。

2. 心、肝、肾功能衰竭及其他不能胜任手术者。

3. 妊娠期、月经期。

4. 体温高于 37.5℃。

【术前准备】 月经干净后 3～7 天，术前 3 天禁性生活。

【方法】

受检者取膀胱截石位，消毒外阴、阴道、子宫颈，探子宫腔深度和方向，扩张子宫颈，向子宫腔内冲入甘露醇膨宫，将宫腔镜插入子宫腔，直视下找到输卵管开口，将外径 1.4mm 的医用塑料导管插入输卵管口内 2～3mm，先注入亚甲蓝，视有无阻力或有无染液回流入子宫腔，以判断是否通畅，然后注入 10ml 生理盐水，含地塞米松 5mg 和庆大霉素 8 万 IU。

【结果判断】

1. 通畅　注液阻力小，无液体回溢。

2. 不通畅　阻力大，大量液体回流。

3. 欠通畅　阻力中度，少量液体回流。

【注意事项】　同输卵管通液。

【评价】　此检查除了可以检查输卵管是否通畅外，还可以直视子宫腔，发现子宫腔病变。但其费用比 HSG 高，仅可检查子宫，不能确定输卵管阻塞的部位，因此不能替代 HSG。

（王良岸）

第六节　腹腔镜下输卵管通液检查

【适应证】

1. HSG（子宫 - 输卵管造影）异常。

2. 原因不明性不孕症。

3. 输卵管整形术后仍不孕者，须行第 2 次腹腔镜以了解治疗效果。

【禁忌证】

1. 严重心肺功能不全。

2. 凝血功能障碍。

3. 腹腔内广泛严重粘连。

【术前准备】

1. 术前检查　同一般妇科手术。

2. 肠道准备　同妇科腹部手术。

3. 麻醉、体位　可用硬膜外麻醉或气管内麻醉，采用头低臀高并倾斜 15°～25°。

【方法】

1. 消毒外阴、阴道，插尿管，向子宫腔插入双腔管。

2. 沿脐轮下缘切开皮肤，用气腹针穿刺入腹腔，充入 CO_2，形成人工气腹，置镜。在腹腔镜直视下观察盆腔，并经双腔管注入稀释的亚甲蓝 20ml，行输卵管通液，通过镜下直视亚甲蓝从输卵管伞端流出评价输卵管的通畅性。

【结果判断】

1. 通畅　注入亚甲蓝没有阻力，即见亚甲蓝自伞端流出。

2. 通而不畅　推液时有轻度阻力，输卵管先膨大，屈曲，再见亚甲蓝自伞端流出。

3. 不通　推液阻力大，未见亚甲蓝自伞端流出，近端阻塞，子宫角部呈高张力状，整条输卵管无亚甲蓝充盈，远端阻塞时，伞端和远端膨胀。

【注意事项】　同输卵管通液术。

【评价】

腹腔镜直视下输卵管通液检查准确率达 90%～95%，可以观察盆腔内情况，评估输卵管的外部结构，发现微小病灶，进行病灶切除和粘连分离。但绝不是首选的检查方法，因为它是创伤性的检查手段，通常仅对不孕、不育患者行内镜检查时例行输卵管通液检查。

（王良岸　周力学）

参考文献

1. BONED-LOPEZ J，ALCAZAR JL，ERRASTI T，et al. Severe pain during hysterosalpingo-contrast sonography（HyCoSy）: a systematic review and meta-analysis.Arch Gynecol Obstet，2021，304（6）: 1389-1398.
2. CAMPBELL S.Ultrasound Evaluation in Female Infertility: Part 2，the Uterus and Implantation of the Embryo.Obstet Gynecol Clin North Am，2019，46（4）: 697-713.
3. DE NEUBOURG D，JANSSENS L，VERHAEGEN I，et al. Live birth after additional tubal flushing with oil-based contrast versus no additional flushing: a randomised，multicentre，parallel-group pragmatic trial in infertile women with at least one patent tube at hysterosalpingo-foam sonography

(HYFOIL study).BMJ Open, 2021, 11(11): e054845.

4. DISHUCK CF, PERCHIK JD, PORTER KK, et al. Advanced imaging in female infertility.Curr Urol Rep, 2019, 20(11): 77.
5. GRIGOVICH M, KACHARIA VS, BHARWANI N, et al. Evaluating fallopian tube patency: what the radiologist needs to know.Radiographics, 2021, 41(6): 1876-18961.
6. GRIMBIZIS GF, DI SPIEZIO SARDO A, SARAVELOS SH, et al. The Thessaloniki ESHRE/ESGE consensus on diagnosis of female genital anomalies. Hum Reprod, 2016, 31(1): 2-7.
7. LEVAILLANT JM, RABOURDIN A, PINTO M, et al. HyFoSy for fallopian tube test, the how: Sonographic signs and standardization with a simple classification.J Gynecol Obstet Hum Reprod, 2022, 51(3): 102307.
8. RAJESH H, LIM SL, YU SL.Hysterosalpingo-foam sonography: patient selection and perspectives.Int J Womens Health, 2017, 9: 23-32.
9. RAMOS J, CALIGARA C, SANTAMARIA-LOPEZ E, et al. Diagnostic accuracy study comparing hysterosalpingo-foam sonography and hysterosalpingography for fallopian tube patency assessment. J Clin Med, 2021, 10(18): 4169.
10. VAN WELIE N, VAN RIJSWIJK J, DREYER K, et al. Can hysterosalpingo-foam sonography replace hysterosalpingography as first-choice tubal patency test? A randomized non-inferiority trial. Hum Reprod, 2022, 37(5): 969-979.
11. WANG Y, QIAN L.Three-or four-dimensional hysterosalpingo contrast sonography for diagnosing tubal patency in infertile females: a systematic review with meta-analysis.Br J Radiol, 2016, 89(1063): 20151013.

第三十二章

骨龄测定

骨龄（bone age，BA），即人体骨骼年龄的简称。正常人体在骨骼发育过程当中，骨骼的骨化速度及骨骺与干骺端闭合时间及其形态的变化都呈现一定的规律性，这种规律用时间来表示即为骨龄。骨龄是评价儿童生长发育、疾病诊断的重要指标，在儿童生长监测、影响生长疾病的诊断以及治疗、监测方面具有重要作用。

骨龄评价儿童及青少年生长发育水平可借助骨骼X线的特定图像来确定，通过X线片判别骨成熟、骨骼的正常发育以及骨龄。

手腕部因骨骼数目较多，有腕骨、掌骨、指骨加上尺骨和桡骨共29块，以及内侧籽骨也是骨骼发育的重要标志，并且易于拍片和防护，所以其判定骨龄优点较多。因此，国内外多采用拍摄手腕骨X线片的方法进行骨骼成熟测量。

【手腕骨X线检查要点】

正确的拍摄姿态和拍摄条件对准确评定骨龄非常重要。通常有以下几点：①左手下掌面朝下片夹（暗盒）接触；中指中轴与前臂中轴在一条线上；上臂和前臂在同一水平面上。②手指分开以刚好指间不能接触为度；大拇指自然旋转摆放，并与示指成30°角。③左手掌面轻压片夹，年龄太小者可用绷带固定在正确的位置。④X线管置于第三掌骨头上，管片距离76cm，使用高分辨屏幕。⑤X线片应包括全手指和至少约2～4cm的桡、尺骨骨干。⑥注意保护性腺免受照射。⑦X线片亮度（曝光度）以大些为宜。

【骨龄评价方法】

测定骨龄的方法有简单计数法、图谱法、评分法和计算机骨龄评分系统等，最常用的是G-P图谱法和TW2（TW3）评分法；预测成年身高包括B-P法、RWT法、TW2法等。

1. 计量骨化中心的“骨龄计数法” 计算方法是一个单一或多点观测二次骨化中心的数目和成熟度，测量骨骼发育水平的年龄。但正常儿童在10岁以后就没有新的骨化中心出现，所以适用年龄范围比较窄，在我们国家只适用于骨龄的粗略估计，目前国外已很少使用。

2. 与标准图谱比较的“骨龄图谱法” 1950年美国著名学者Greulich和Pyle以美国中上层家庭儿童从出生到成年的手腕骨发育X线为基础，发表了G-P图谱。G-P图谱法主要是根据不同年龄段的手腕和干骺端生长发育的进展，分别根据男性和女性的骨龄标准建立评价测试的X线片和图谱，包括男31幅、女29幅标准片。此法简便、直观、易行，目前全世界应用最为广泛，但是主观性太强。

3. 按骨发育分期评分的“骨龄评分法” 按照骨骼的发育和骨龄进行评分，计算总分数的骨龄评估方法来确定合适的标准。这是评估骨龄最准确的方法。Tanner和Whitehouse等（1962）通过对英国和西欧2 600位儿童生长发育的长期纵向研究提出TW1骨龄记分法，1975年修改为TW2法。TW2法采用计分制，附着在骨骼发育和骨骼发育的年龄标准体系，评估骨龄更准确，是计算方法和图谱法无法比拟的。2001年修改的TW3法，放弃了TW2-20块骨的骨龄评价方法，分别制定了 TW3-RUS 和 TW3-Carpal，是目前国际上最新的一种评判标准，但是该标准受时代、人群等因素影响较大。

4. 中国人手腕骨发育标准 CHN 法 1980 年，张绍岩教授在我国 11 个省市选择试验对象，用修改的 TW2 法和最小和迭代方法，制定了《中国人手腕骨骨龄评价方法与标准》（CHN 法）。2005 年，再根据国际骨龄标准研究进展和长期应用骨龄的实践经验，提出了《中国人手腕骨发育标准——中华 05》。

5. 其他 叶氏法：20 世纪 80 年代，叶义言在长沙地区采集了 2 000 例健康儿童的手腕部 X 线片，用 TW2 评价标准计算出所有儿童骨发育成熟程度，再依据骨龄的成熟程度，设定骨龄对照值。为使评价更加准确，叶义言在 CHN 法 14 块骨的前提下增加了尺骨和 5 块腕骨。并且，叶义言对 TW2 法也进行了修正、改良，使评估准确度更高。CHN 法和 TW2 两者的评估思想一致，被命名为中国版 TW 系列。

【骨龄评价的临床应用】

骨龄评价是儿童疾病诊断和监测的重要辅助手段，影响生长发育的不同疾病可表现出不同的骨龄生长学特征，在儿科临床尤其是内分泌疾病和生长障碍方面具有特别重要的意义，包括在诊断（如生长迟缓的矮小儿童）和治疗监测（如甲状腺功能减退、先天性肾上腺皮质增生症以及同化类激素治疗生长迟缓等）方面；同时骨龄也用来预测学龄期儿童的成年身高；此外，骨龄评定在公共健康方面也有用途（因为群体之间骨龄的比较可能生长速度更能说明环境的不良影响）。

骨龄异常提前于生活年龄，是诊断性早熟的重要指标。但骨龄对 CPP 诊断无特异性，按骨龄提前程度及增长速度可判断成熟程度的骤、缓。骨龄评价有不同方法，不同人读片及同一个人在不同时间读片可以有误差，正确的评价关键在于评阅者对读片标准的熟悉程度以及要有好的重复性。小年龄的误差可大于 2 岁以上。骨龄超过生活年龄 1 岁以上可视为提前，超过 2 岁则视为明显提前。

骨龄判断后可按之预测成年身高，可对剩余身高生长潜能进行早期评估，是国际通用的预测成年身高的唯一客观指标。也是性早熟预后估计以及疗效判断的重要依据。但和骨龄评价一样，按骨龄预测的成年身高，应考虑靶身高、种族特点、营养状况的长期趋势、不同评价方法间的差异等因素，合理和客观地使用这一指标。

（梁立阳）

参考文献

1. 孔倩倩．儿童青少年骨龄评估的现状与展望．医学影像学杂志，2011，21（6）：921-924.
2. 张绍岩，吴真列，沈勋章，等．中国人手腕骨发育标准：中华腕骨方法的读片可靠性．中国运动医学杂志，2006，11（25）：641-646.
3. 叶义言．中国儿童骨龄评分法．北京：人民卫生出版社，2005：83-183.
4. TANNER JM，LANDT KW，CAMERON N，et al. Prediction of adult height from height and bone age in childhood：a new system of equations（TW Mark Ⅱ）based on a sample including very tall and very short children. Arch Dis Child，1983，58（10）：767-776.
5. TANNER JM，HEALY MJR，GOLDSTEIN H，et al. Assessment of skeletal maturity and prediction of adult height（TW3 method）. 3rd ed. London：Saunders WB，2001：26-42.
6. 徐济达，王杏英，肖黎，等．儿童少年的身高预测．中国学校卫生，1993，14（1）：49-53.

第三十三章

骨密度测定

骨密度(bone mineral density, BMD)是指单位体积(体积密度)或者是单位面积(面积密度)所含的骨量,是骨强度的重要指标,也是反映骨质疏松程度的重要指标。

【哪些人需要做骨密度的检查】

1. 女性65岁以上和男性70岁以上,无其他骨质疏松危险因素。

2. 女性65岁以下和男性70岁以下,有1个或者多个骨质疏松危险因素。

3. 有脆性骨折史和/或脆性骨折家族史的男、女成年人。

4. 各种原因引起的性激素水平低下的男、女成年人。

5. X线片显示有骨质疏松征象者。

6. 接受骨质疏松治疗、进行疗效监测者。

7. 有影响骨代谢疾病或使用影响骨代谢的药物者。

8. 国际骨质疏松基金会(International Osteoporosis Foundation, IOF)骨质疏松症1分钟测试题回答结果阳性者。

9. 亚洲人骨质疏松自我筛查工具[简称OSTA指数(Osteoporosis Self-assessment Tool for Asians, OSTA)]结果≤-1者。

【骨密度的测量方法】

目前在临床上所使用的各类骨密度仪的原理大致为:使用携带一定能量的射线或机械波透射人体目标骨骼和软组织,再使用特定的探测器对透射的物质进行检测,以获得相关的透射信息,后使用一定的算法处理得到某测量部位的骨密度。目前常用的骨密度测量技术主要包括双能X线骨密度测量(DXA)、四肢DXA(pDXA)和定量CT(QCT)等。跟骨超声及其他四肢骨骨密度测量适用于体检筛查。

1. 双能X射线吸收测量法(DXA) DXA骨密度测量是临床和科研最常用的骨密度测量方法,可用于骨质疏松症的诊断、骨折风险性预测和药物疗效评估,也是流行病学研究常用的骨骼评估方法。双能X线骨密度测量仪是采用双能X线吸收测定法测量骨密度的设备,其利用骨骼和软组织对X射线吸收不同的特性,获得高低2种不同能量下的数据,从而进行对比计算。双能X线骨密度仪的输出参数包括实际测量值和计算值,实际测量值即骨密度值,通过计算软件将该值与参考数据库进行对比,从而得到T值和Z值。T值表示相对于同种族同性别正常青年人正常参考数据库的计算结果,Z值表示相对于同种族同性别同龄人正常参考数据库的计算值。骨密度通常用T值(T Score)表示。T值=(实测值-同种族同性别正常青年人峰值骨密度)/同种族同性别正常青年人峰值骨密度的标准差。

DXA测量的骨密度是目前通用的骨质疏松症诊断指标。其主要测量部位是中轴骨,包括:腰椎和股骨近端,如腰椎和股骨近端测量受限,可选择非优势侧桡骨远端。DXA诊断骨质疏松症的标准为:测量腰椎和髋部2个部位,共选择第1～4腰椎椎体、髋部的股骨颈和全髋3个感兴趣区(region of interest, ROI),以3个ROI中最低的T值进行判断。如果上述2个部位中1个部位测量受限（如严重变形、内固定、植入物干扰等），则增加"非优势侧前臂"作为补充测量部位，取桡骨远端1/3为ROI。对于绝经后女性、50岁及以上男性，建议参照WHO推荐的诊断标准。基于DXA测量结果，骨密度值低于同性别、同种族健康成人的骨峰值1个标准差及以内属正常，降低1～2.5个标准差为骨量低下（或低骨量），降低等于和超过2.5个标准差为骨质疏松，骨密度降低程度符合骨质疏松诊断标准，同时伴有1处或多处脆性骨折为严重骨质疏松（表33-1）。

表33-1　基于DXA测定骨密度分类标准

分类	T值
正常	≥-1
低骨量	-2.5<T值<-1
骨质疏松	≤-2.5
严重骨质疏松	T值≤-2.5+脆性骨折

注：T值=（实测值-同种族同性别正常青年人峰值骨密度）/同种族同性别正常青年人峰值骨密度的标准差。

由于DXA的平面投影成像技术原理，DXA测量的面积骨密度受体重、脊柱侧凸、骨质增生、椎体骨折和血管钙化等因素影响，从而降低骨密度测量的准确性，并漏诊一定比例的骨质疏松患者。因此，当临床遇到体重过低、严重肥胖、脊柱侧凸或脊柱退变等情况时，建议采用QCT测量骨密度以减少上述因素的影响，或行影像检查寻找是否存在脆性骨折的证据。

2. 定量CT　QCT是在CT设备上，应用已知密度的体模（phantom）和相应的测量分析软件测量骨密度的方法。该方法可分别测量松质骨和皮质骨的体积密度，可较早地反映骨质疏松早期松质骨的丢失状况。QCT通常测量的是腰椎和/或股骨近端的松质骨骨密度，QCT腰椎测量结果预测绝经后妇女椎体骨折风险的能力类似于DXA腰椎测量的评估。QCT测量也可用于骨质疏松药物疗效观察。与双能X线骨密度仪测量面积骨密度不同的是，定量CT骨密度分析系统分析的是体积骨密度，CT扫描的断层图像可区分松质骨和皮质骨，且松质骨感兴趣区域不易受脊柱退行性改变的影响，因此可反映骨质疏松症早期的松质骨丢失情况。

QCT可以测量多个部位的骨密度，目前应用较多的是脊柱和髋部。对于椎体，QCT测量的是椎体中央松质骨的体积骨密度，单位mg/cm^3，其测量结果不受脊柱退变、侧凸和体重等因素的影响。而对于髋部，QCT采用的是类似DXA的测量技术（CTXA hip），其测量的面积骨密度与DXA测量的骨密度相当。

中国老年学与老年医学学会骨质疏松分会和中华医学会健康管理学分会联合11家学会于2018年制定了《中国定量CT（QCT）骨质疏松症诊断指南（2018）》，该QCT诊断标准被《中国老年骨质疏松症诊疗指南（2018）》和《骨质疏松症中西医结合诊疗指南》采纳，诊断标准如表33-2所示。

表33-2　腰椎定量CT骨密度诊断骨质疏松标准

诊断	腰椎骨密度值
正常	体积骨密度>120mg/cm^3
低骨量	80mg/cm^3≤体积骨密度≤120mg/cm^3
骨质疏松	体积骨密度<80mg/cm^3
严重骨质疏松	体积骨密度<80mg/cm^3，伴脆性骨折

注：腰椎骨密度值指定量CT测量的腰椎松质骨体积骨密度，取2个腰椎椎体松质骨骨密度平均值。

3. 定量超声　QUS定量超声测量的主要是感兴趣区（包括软组织、骨组织、骨髓组织）结构对声波的反射和吸收所造成超声信号的衰减结果，通常测量部位为跟骨。QUS测量结果不仅与骨密度有不同程度的相关，还可提供有关骨应力、结构等方面的信息，目前主要用于骨质疏松风险人群的筛查和骨质疏松性骨折的风险评估。目前国内外尚无统一的 QUS 筛查判定标准，可参考 QUS 设备厂家提供的信息，如结果怀疑骨质疏松，应进一步行 DXA 测量。

（陈亚肖）

参考文献

中华医学会放射学分会骨关节学组，中国医师协会放射医师分会肌骨学组，中华医学会骨科学分会骨质疏松学组，中华医学会影像技术学分会骨密度学组．骨质疏松的影像学与骨密度诊断专家共识．中华放射学杂志，2020，54（8）：745-752.

中英文名词对照索引

H

J

K

L

M

Q

R